图解实用按摩大全

谢景文◎编著

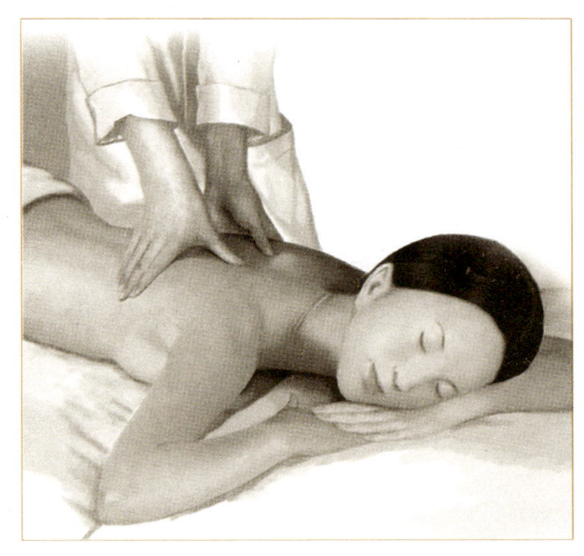

西苑出版社

图书在版编目（CIP）数据

图解实用按摩大全／谢景文编著．－北京：西苑出版社，2010.01
ISBN 978-7-80210-656-7

Ⅰ．图…　Ⅱ．谢…　Ⅲ．按摩疗法（中医）－图解
Ⅳ．R244.1－64

中国版本图书馆CIP数据核字（2009）第237075号

图解实用按摩大全

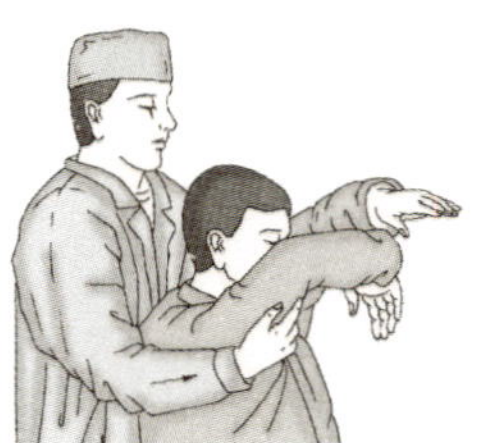

编　　著：谢景文
出版发行：西苑出版社
通讯地址：北京市海淀区阜石路15号　邮政编码：100143
电话：010-88624971　传真：010-88637120
网　　址：www.xycbs.com　E-mail：xycbs8@126.com
印　　刷：北京市兆成印刷有限责任公司
经　　销：全国新华书店
开　　本：787mm×1092 mm　1/16
字　　数：21千字
印　　张：22
版　　次：2010年3月第1版
印　　次：2010年3月第1次印刷
书　　号：ISBN 978-7-80210-656-7
定　　价：53.80元

编者序

按摩术的起源

在原始社会中，原始人的生存环境恶劣，劳动工具匮乏，完全靠与野兽博斗而获得食源，其中也必定要受些外伤而感觉疼痛，因此他们自然而然地用手去抚摸伤口，逐步让痛处或伤口痊愈。人类本能地如此重复应用一些能够祛病的抚摸手法，经过长时间的延续，此手法得到也相应的积累与发展。约在几千年前，我国祖先为按摩术奠定了基础，并逐步形成古时的按摩术。战国时期，我国最早的医书《黄帝内经》对按摩术有所记载。其中《素问·异法方宜记》指出："中央者，其地平以温，…故其病多痿厥寒热，其治宜导引按跷。故导引按跷者，亦从中央出也。"此表现当时我国已有推拿按摩术，起源地为黄河流域，称按跷，由于操作简单，因此在我国各个时期都得到了迅速发展。

按摩术的形成

由于原始社会生产力水平低下，文化不发达，所以一些抚摸的手法，形成了早期医疗的雏形。随着原始社会的瓦解，以及奴隶社会的形成，在当时医事管理方面，按摩术已成为一科。夏商时期生产力水平提高，医事有所发展，出现了中药，此时，按摩术与中药成为这个时期的主要医疗方法。春秋战国时期，涌现出众多学派医学思想，并对按摩治疗疾病有所记载。如《韩非子》、《老子》、《墨子》、《史记·扁鹊传》等对按摩术都有记述，并且形成了一些手法。秦汉时期，中国成为统一的封建集权国家，祖国医学逐步形成体系，推拿按摩也随医学发展而形成独立体系，出现了第一部按摩专著《黄帝岐伯按摩经》，它和《黄帝内经》、《华佗别传》等著作记述了十几种按摩手法。

按摩术的发展

经过漫长的岁月，按摩术在我国逐步得到了发展。隋唐时期，是封建社会强盛时期，按摩术也已发展到鼎盛阶段，按摩手法有了大的发展，并且推出小儿按摩的新方法。宋朝医学著作《圣济总录》有独立篇对按摩进行记载，这说明推拿按摩比以前有了新的发展。明清时期，随着按摩术的发展，保健按摩也取得了进展。近现代，许多省、市医院特设了按摩科，整理出按摩手法上百种，按摩范围涉及心、脑血管、神经、内分泌等疑难杂症。在传统按摩手法的基础上又发展出来捏脊疗法，推拿麻醉，并运用于临床。

按摩这一古老而又年轻的学科，许多外国人与学者纷纷来中国学习取经，相信不久的将来，按摩作为中国传统医学的重要部分会得到迅速的推广和发展。

常见保健按摩

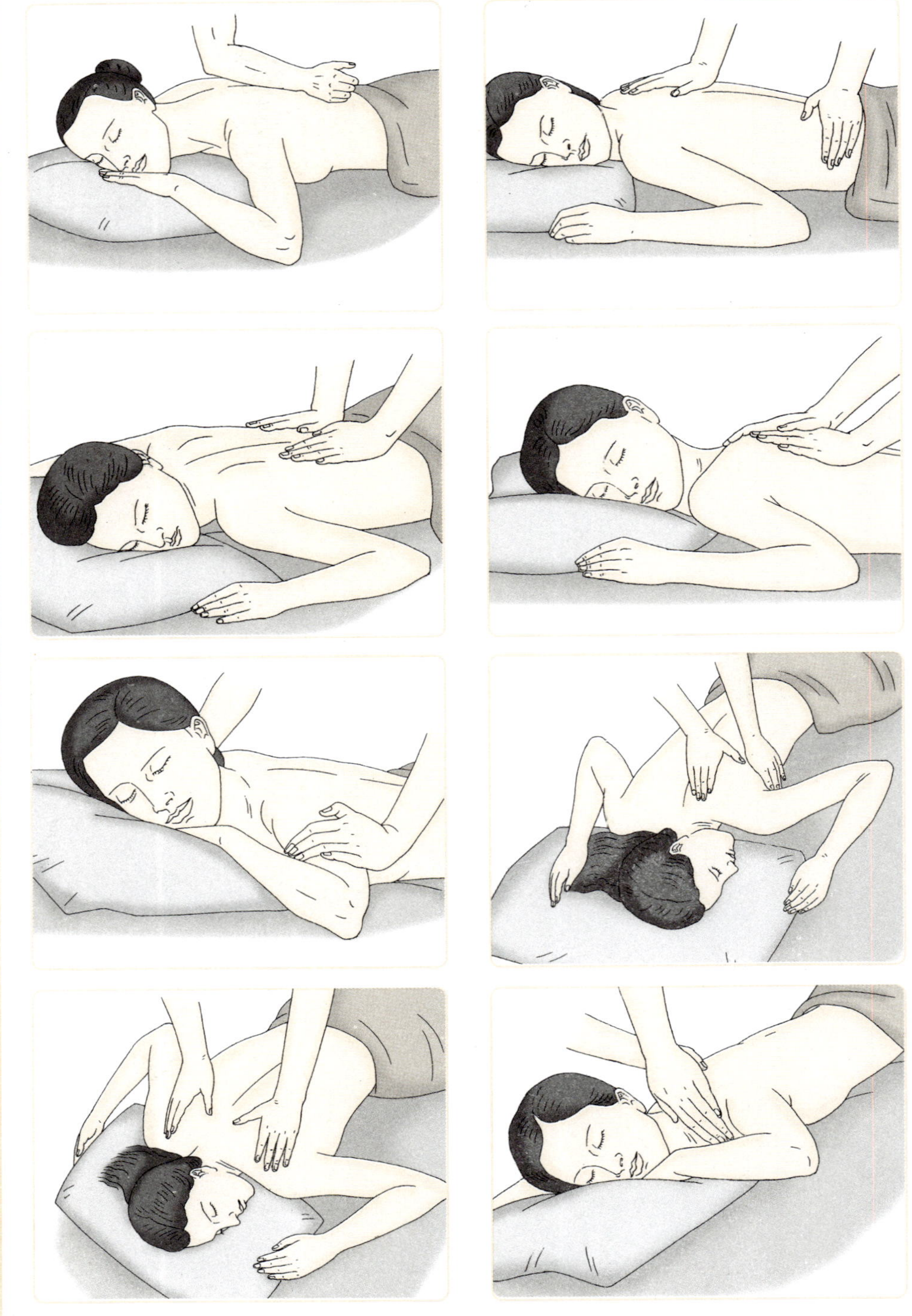

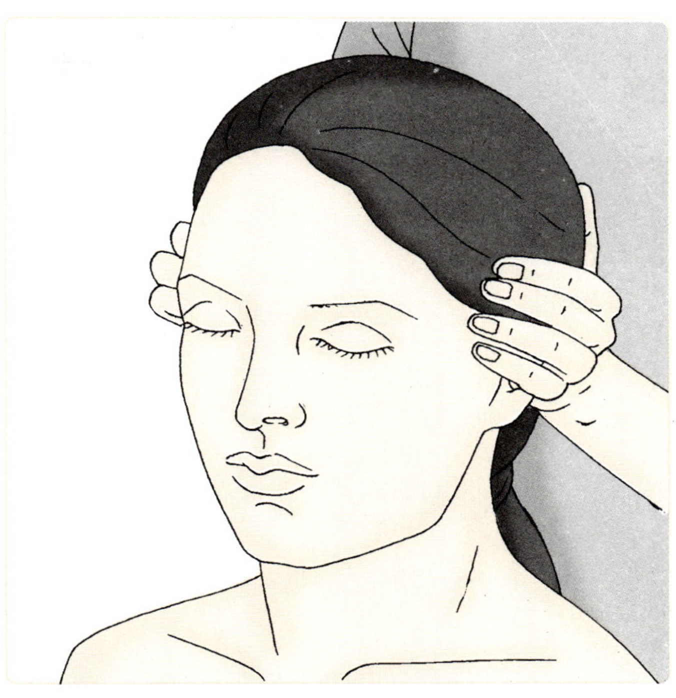

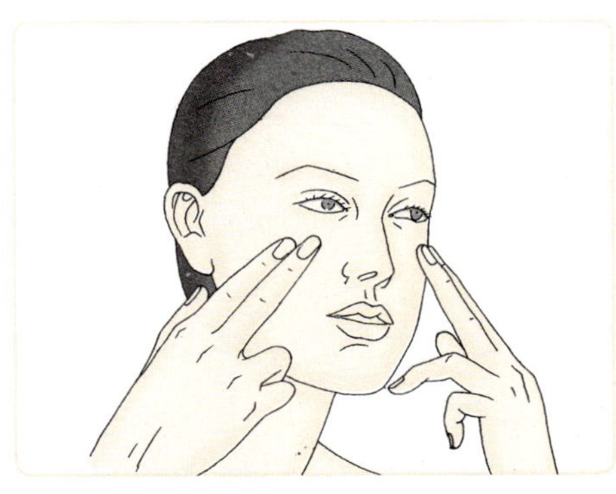

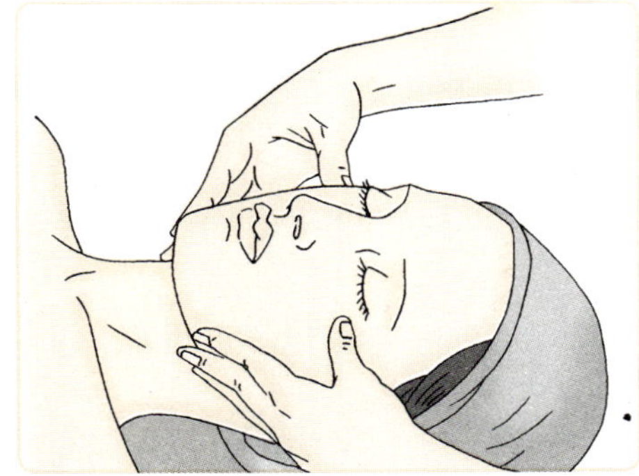

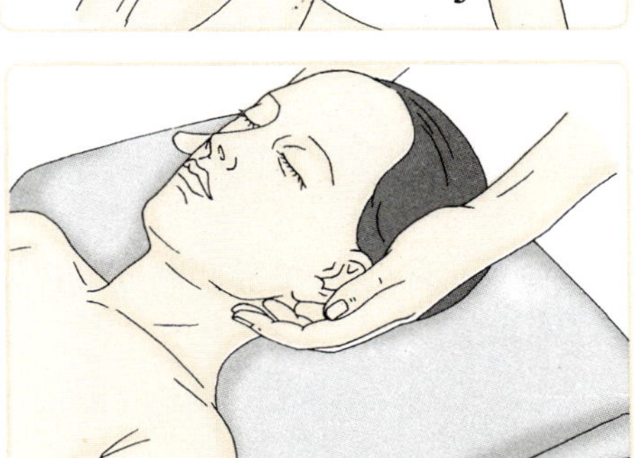

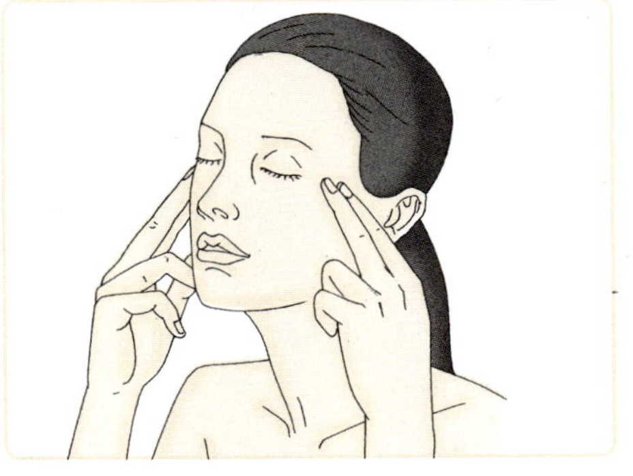

常用按摩手法分类

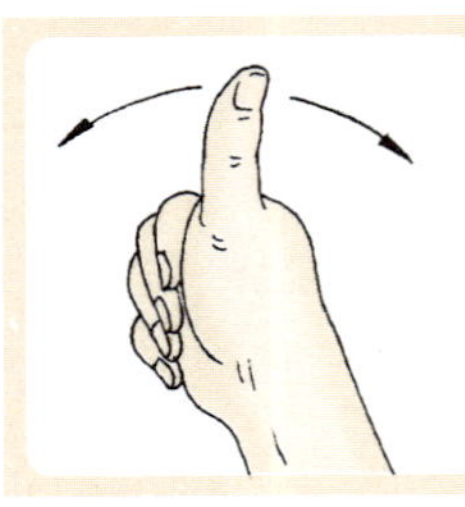

按法

按法为按摩推拿手法中最常用的手法之一，常与推法、摩法、捏拿法等相互联系。多作用于腰背及腹部。

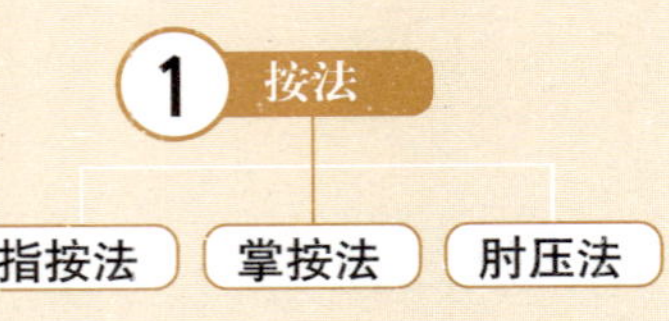

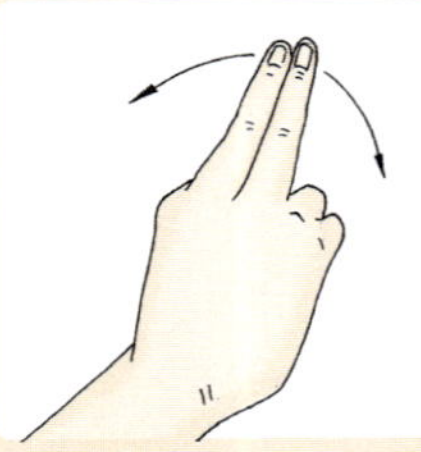

摩法

摩法为按摩推拿手法中最常用的手法之一，本手法力度轻柔，仅限于皮肝肤与皮下。多作用于胸部和腹部及腿部。

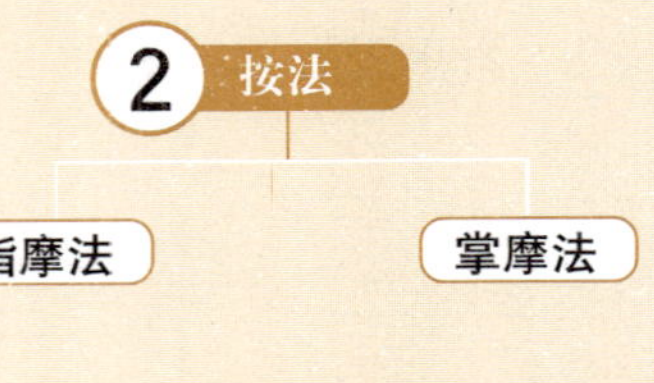

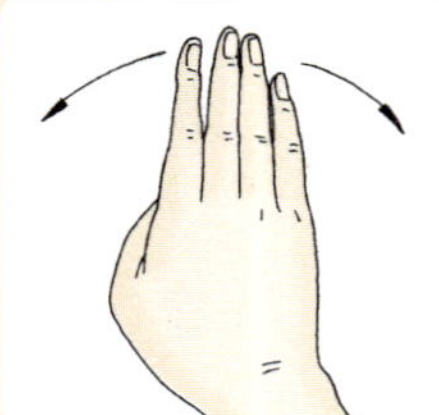

推法

推法为按摩推拿手法中最常用的手法之一，常与按法、摩法、捏拿法等相互联系。多作用于肩膀、腰及四肢和胸腹部。

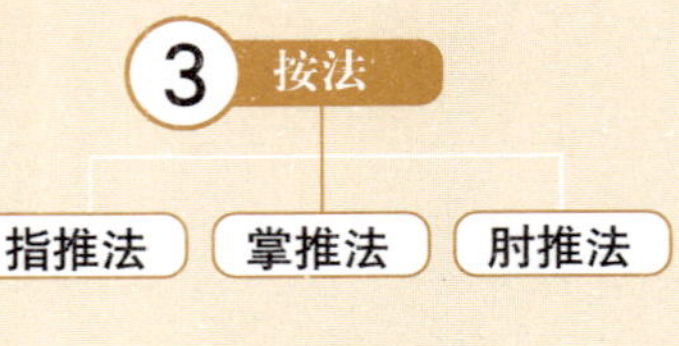

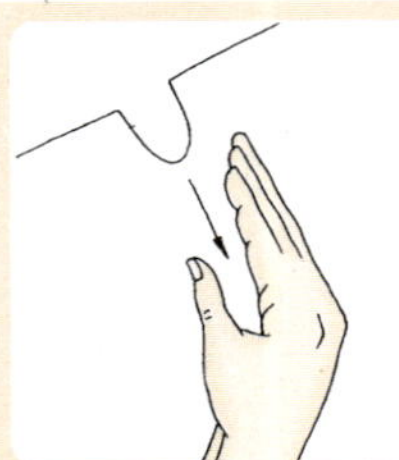

捏拿法

按法为按摩推拿手法中最常用的手法之一，常与推法、运法、摩法、按法等相互联系。多作用于颈部和肩部及四肢。

4 捏拿法

手指度量法

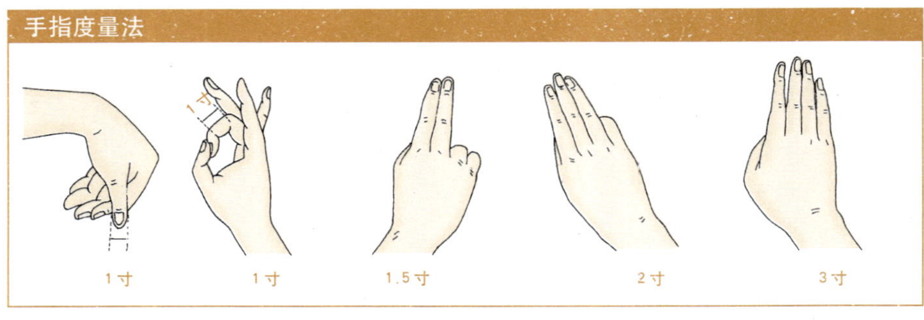

图解实用按摩大全

第一篇 按摩推拿手法

一、基础手法

（一）单式手法

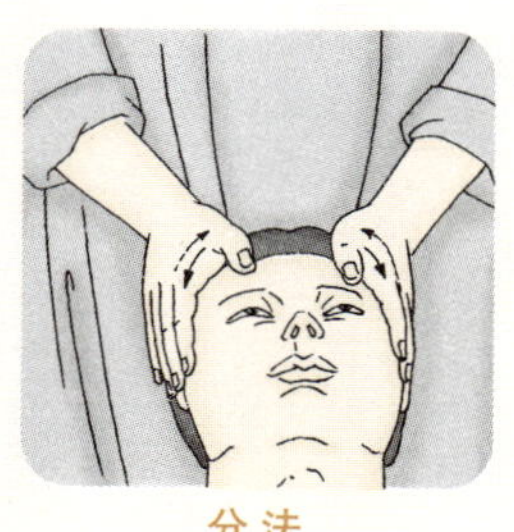
分法

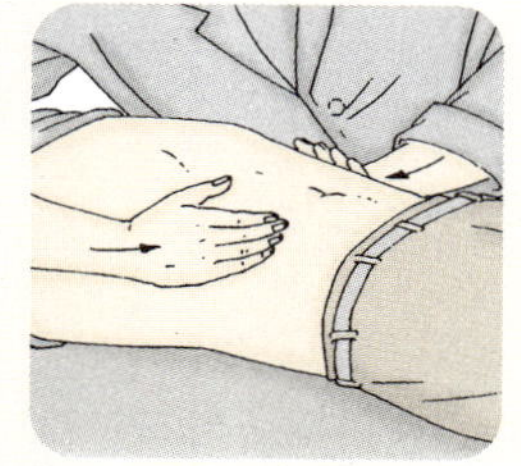
合法

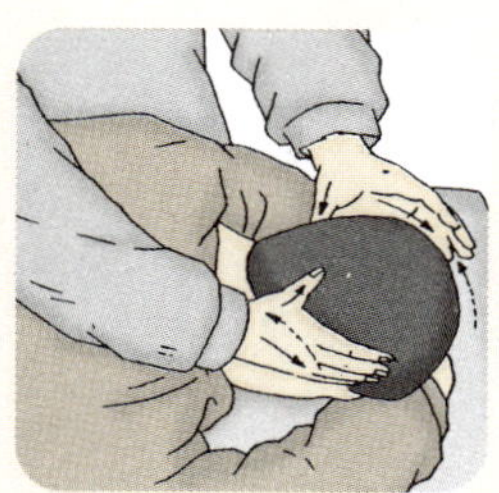
扫法

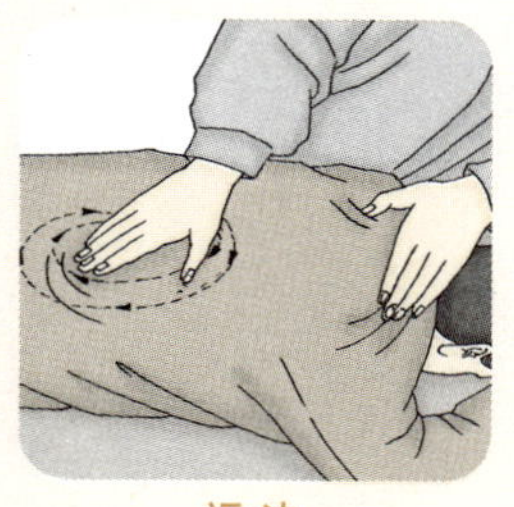
运法

（二）复式手法

图解实用按摩大全

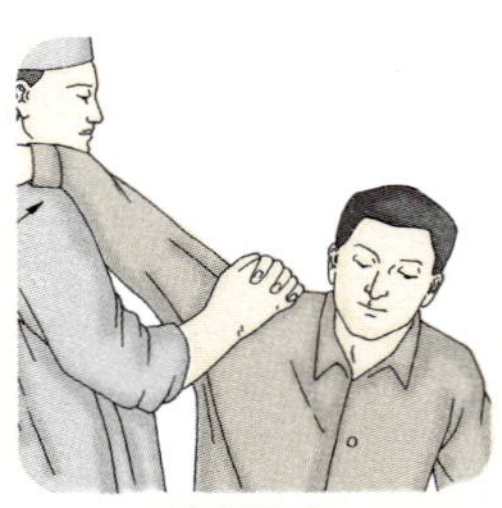
扳颈法

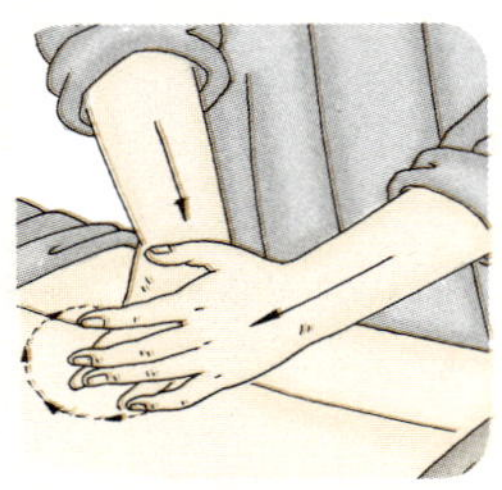
揉捏法

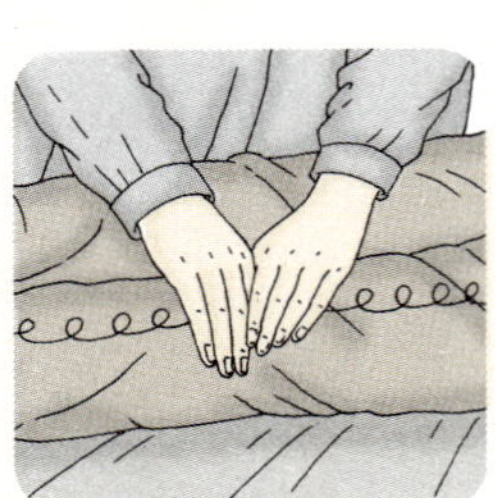
提拿法

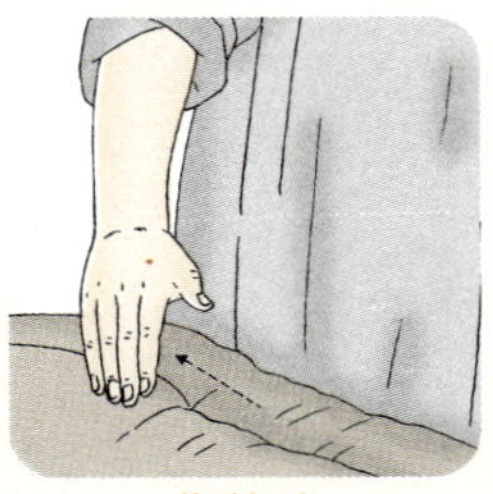
指擦法

（二）上肢治疗手法

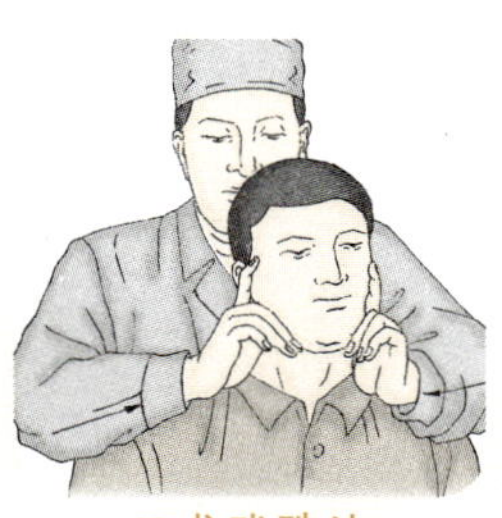
二龙戏珠法

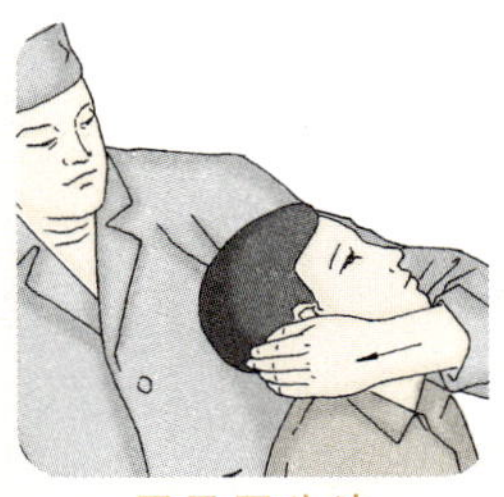
恶马回头法

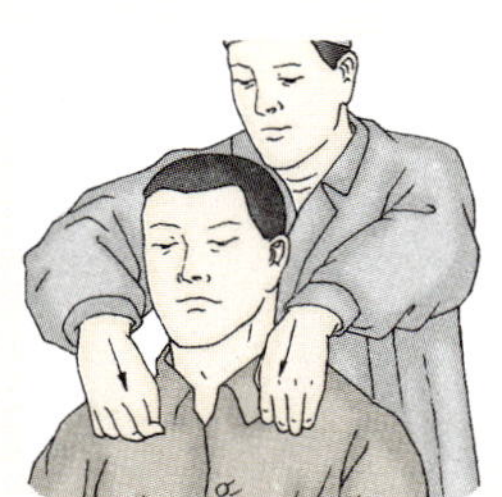

丹凤展翅法

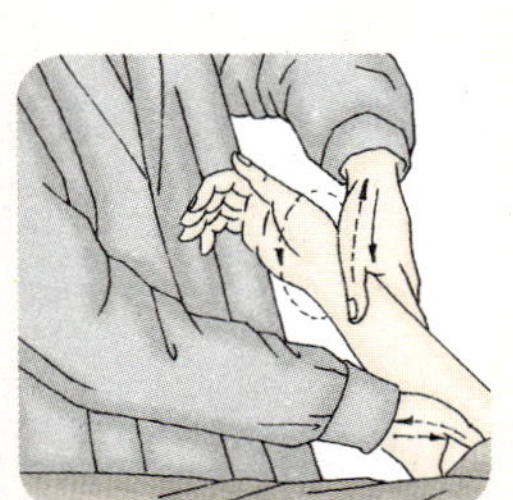
金凤摆尾法

（三）腰背部治疗手法

图解实用按摩大全

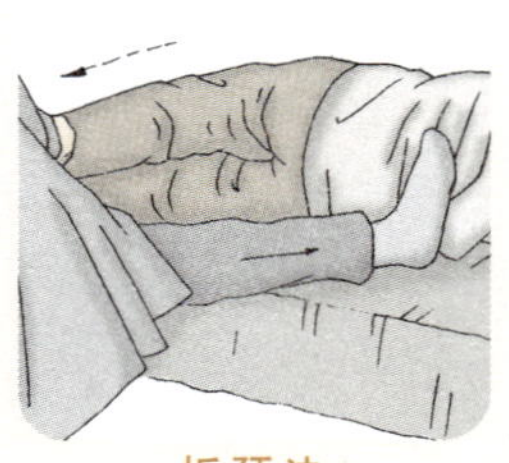

扳颈法

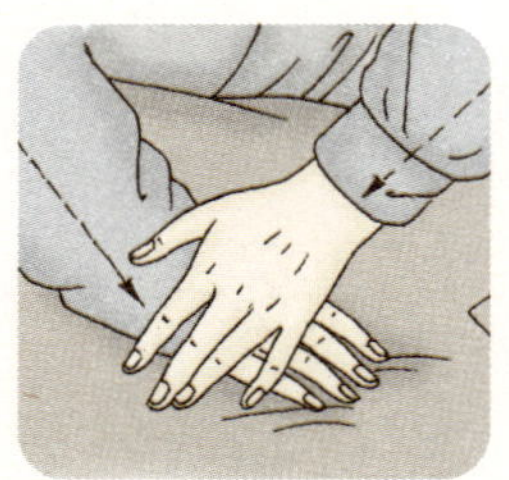

揉捏法

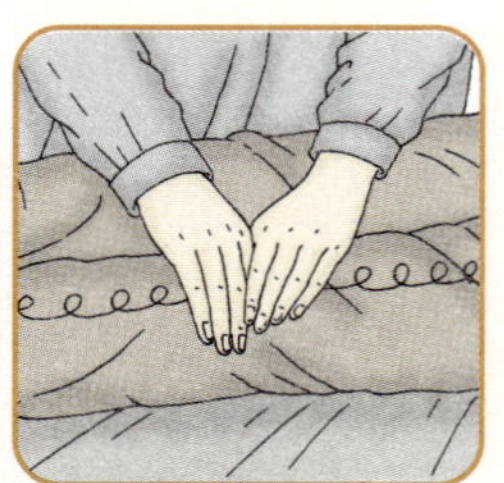

提拿法

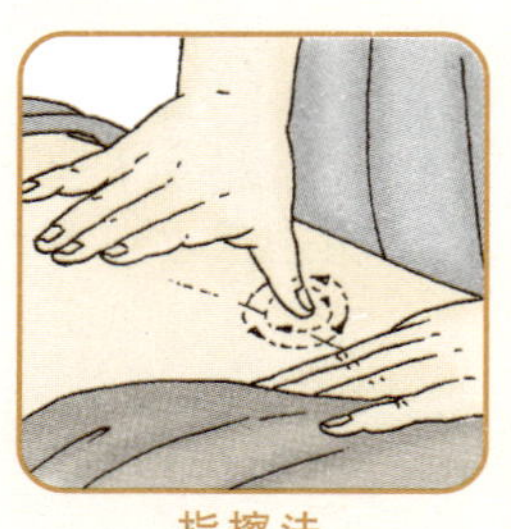

指擦法

图解实用按摩大全

第二篇 按摩推拿手法辨证治疗

一、内科

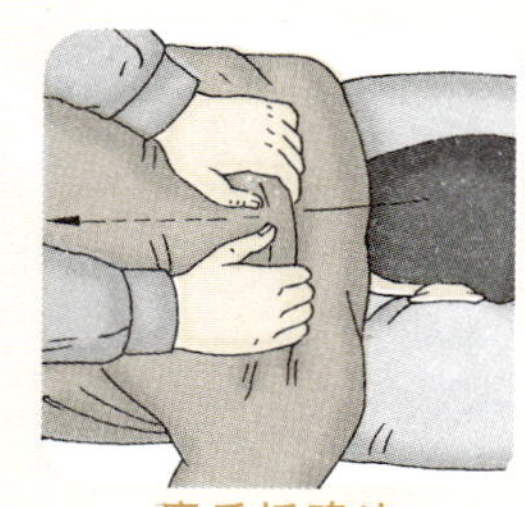
鹰爪抓鸡法

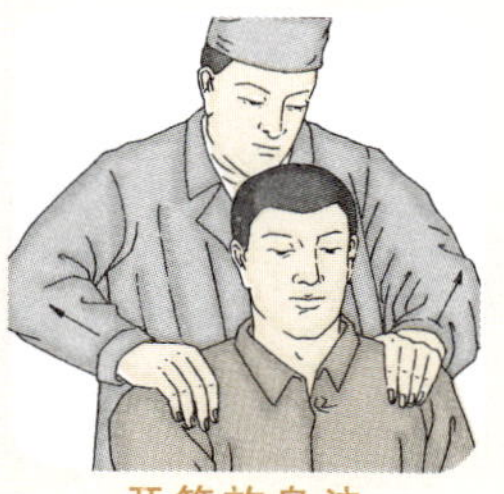
开笼放鸟法

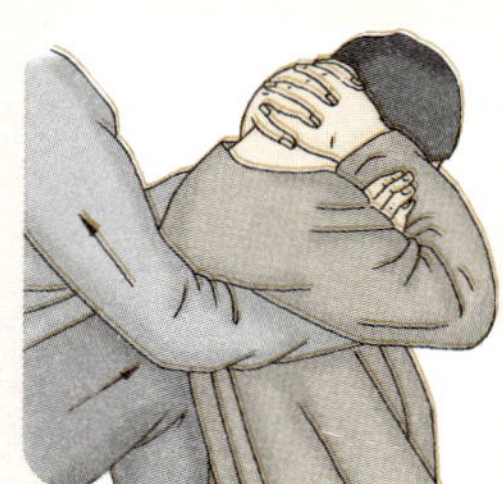
抱项提膝项法

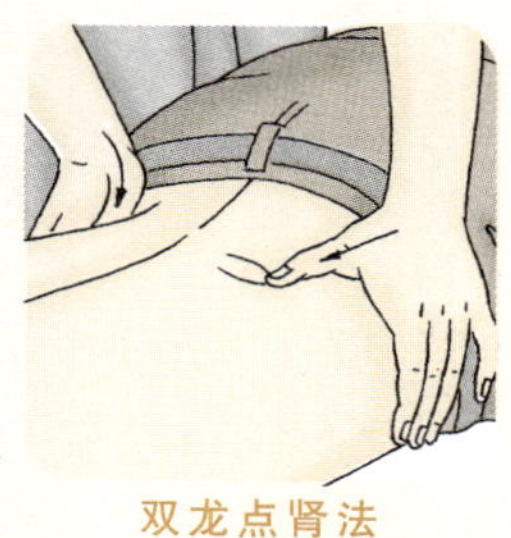
双龙点肾法

二、外科

图解实用按摩大全

三、妇 科

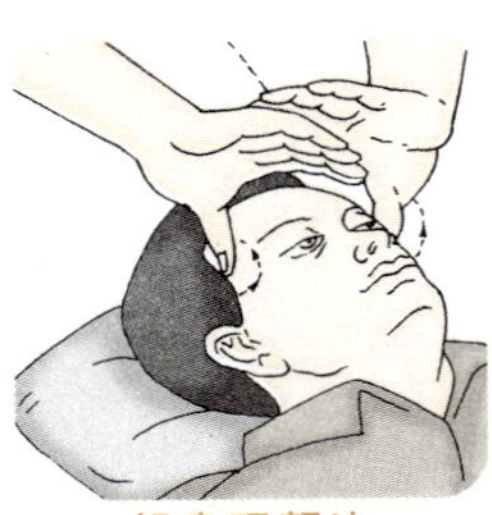
鸳鸯理额法

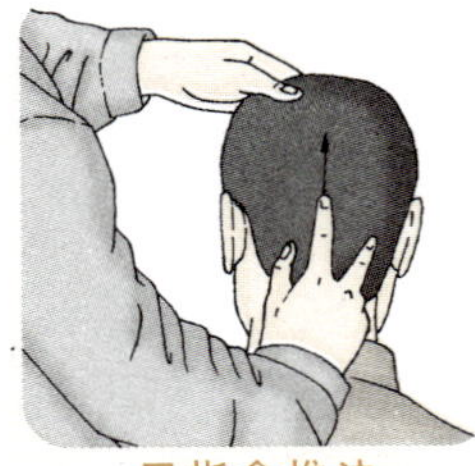
三指拿推法

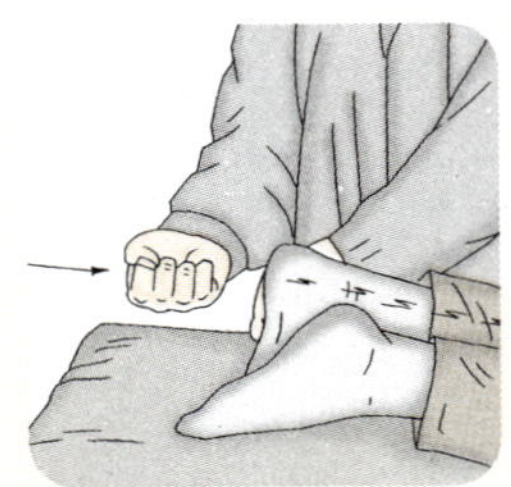
贯 法

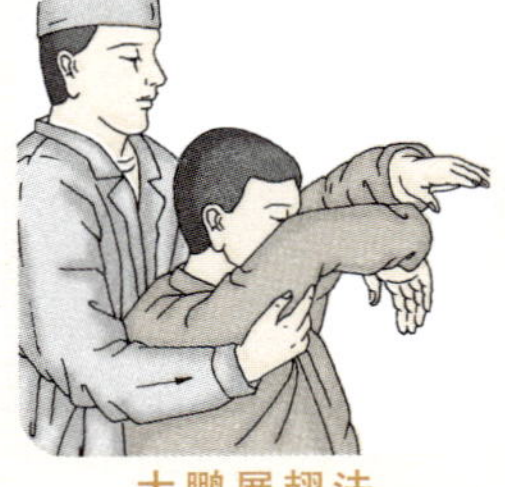
大鹏展翅法

四、儿科

五、五官科

第一篇

按摩推拿手法

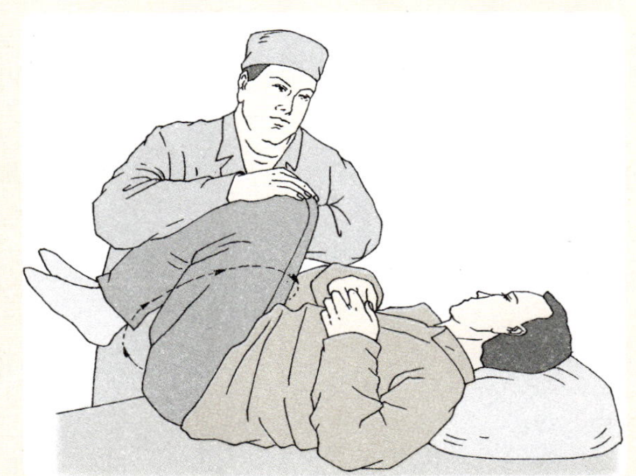

基础手法

（一）单式手法

分 法

分法为按摩推拿手法中的摩擦类及补泻类手法之一，常与推法、运法、摩法、按法等相互联系。本手法操作简单，临床应用广泛，在经络脏腑按摩流派中被用于调畅气机；在伤科按摩流派中用于活血散瘀；在儿科按摩流派中被用于调节阴阳；在正骨按摩流派中被用于辨引捺正。

医者用手掌或者手指在施治部位反向而行作分开的手法，称为分法。分法一般分为指分法、掌分法和掌指分法。

【操作要领】

患者呈坐位或卧位姿势，医者用手指指腹或手掌在施治部位做左右或上下分开的手法动作。

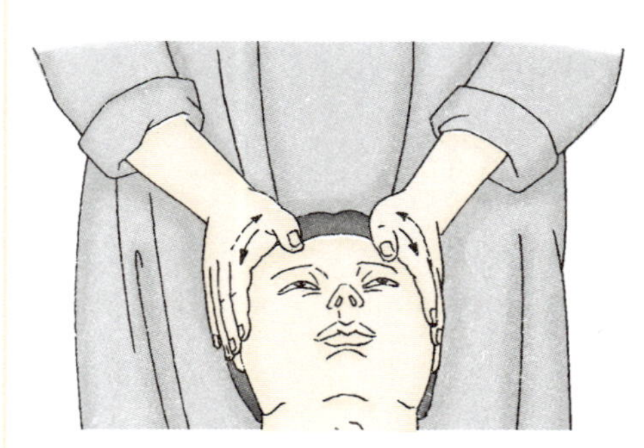

指分法 双手拇指指腹或拇指偏峰或余四指指腹并在一起，于施治部位一左一右或一上一下地往返分之。此法多用于头面部。(图1－1)

指分法

双手拇指指腹或拇指偏峰或余四指指腹并在一起，于施治部位一上一下或一左一右地往返分之。此手法多用于头面部（图1−1)。

掌分法

以双手掌面或大鱼际或小鱼际或掌根部，于施治部位同一处，一左一右、一上一下地往返分之(图1－2)。此法主要用于面积较大的施治部位，如腰、腿、背部。

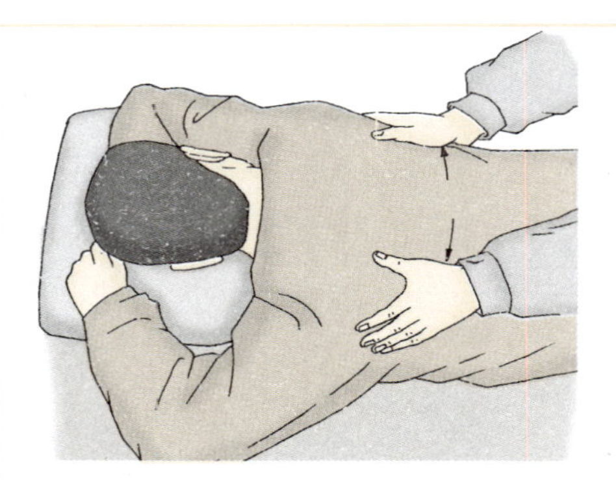

掌分法 以双手掌面或大鱼际或小鱼际或掌根部，于施治部位同一处，一左一右、一上一下地往返分之。(图1－2)

掌指分

用双手掌指的掌心、指腹螺纹面作用于施治部位作分开的动作手法，相互从左到右或从上到下地往返分之。此法多用于胸胁、腹部等面积较大的施治部位。

不管哪一种分法，都需在施治部位

均匀地按顺序施以缓和而持续的分推或分运法，一般着手时用力稍重，分推时慢慢减轻。

【功效】

调和阴阳，解郁散滞，通经活络，舒肝止痛，消食利水，开胸顺气，活血散瘀。

【主治】

伤风感冒，头痛头晕，脘腹胀满，胸闷心烦，局部血肿。

要点提示

在分法操作过程中，施力要悬而不浮，沉而不滞。要尽量保护皮表，体质较弱者慎用或少用。

■ 切 法

切法为按摩推拿手法中的一种强刺激按摩手法，与按法、压法、点法、掐法相互联系。目前，指切法治病在临床上单独使用还不很广泛，需要进一步推广。

指端按顺序在施治部位点按，称为指切法。切与掐不同，掐为不刺，切则是横而点押。

【操作要领】

患者呈坐势或仰卧势，医者用拇指端或余四指端略屈曲对齐，在施治部位或穴位上一起一落、直上直下、弹而不拔地施用内劲点按切押。手法用力要深沉，施以内动劲并柔中有刚，顺序而切，缓慢移动，如播种，如插秧。切以指端押切，而施以压力；掐则以爪刺，而施以合力，两者不宜相混。此外，掐法是刚中有柔，而

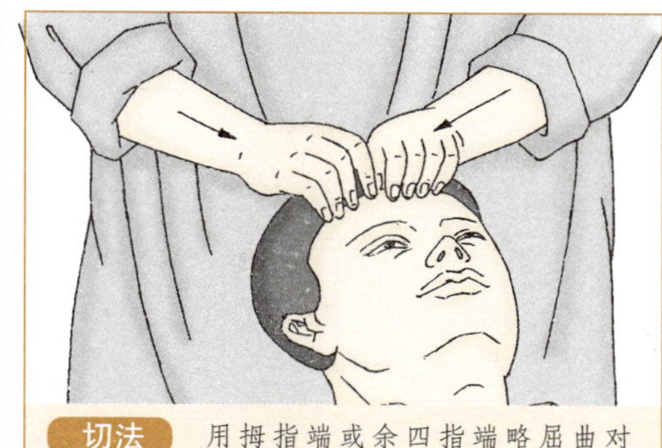

切法 用拇指端或余四指端略屈曲对齐，在施治部位或穴位上一起一落、直上直下、弹而不拔地施用内劲点按切押。（图 2）

切法是柔中有刚，用力大小也不同(图 2)。

【功效】

活血散瘀，顺理肌筋，疏散风寒，消炎止痛，消除痉挛。

【主治】

局部粘连，肌筋拘挛，腰腿疼痛，肩背劳损，风湿痹痛，尤以对脊椎增生性病变及因退行性变所致的肌筋僵硬、板滞等有效。

要点提示

操作前，需将指甲剪短修圆滑，在施加部位垫一层薄纱布或少许棉花，以保护皮表，避免损伤。

■ 打 法

打法为按摩推拿手法中的叩击类手法之一，常与拍法、叩法、击法、振法联合应用，有行气活血，振击开泄，引邪外出的作用，特别对风湿痹症及气滞有很好的疗效。朱金山先生临床应用打法时别具一格，较为细腻。

基础手法

（一）单式手法

五指屈曲握拳，以下拳眼在施治部位进行一起一落打击着力的方法，以力由表达于内者，称为打法。打法分为掌打法、拳打法（图3）。掌打法又分为侧掌打、虚掌打、合掌打、反掌打。拳打分为两拳心相对或两拳眼相对，用拳交替击打。

【操作要领】

患者呈正坐或卧位，医者以双手或单手，五指屈曲握拳，用下拳眼（尺侧小鱼际及掌指部）在施治部位，一起一落地连续着力。用力要均匀，不要过猛，要打而击之，或缓慢触打，或连续击打，或反掌击打。施力的大小和着力的部位要根据患病的部位、患者躯体的胖瘦、病情的虚实来决定。当双手打击着力时最好有节奏的交替或同时施力。此法多用于肩腰部、背部、下肢股外侧。除拳打法外还有以五指分开的五指撒打法或用器械的抽打法等。

拳打法 手握空拳以拳背击打所治部位。能宣通周身之气血，祛风散寒，最适于麻痹不仁症。(图3)

【功效】

透毛孔，引邪达表，营养筋脉，健肌皮，松腠理，宣通气血，祛风散寒。

【主治】

表皮神经麻木，四肢肌肉麻木。反背捶打法：手握成拳，用肘关节屈伸样捶打动作，以手指掌骨捶打患处体表，力量适宜，不可太猛。五指撒打法：以五指撒开、伸直，用小指外侧前端随着上肢向下运动，拍打患者肢体或肌筋，往返数次，要求谨慎使用，由轻到重，多用于头部印堂、百会及肩背。屈打法：医者手抓患者踝部，活动膝关节，以其足根部叩打自身臀部，要求患者肌肉松弛。

要点提示

操作前应与患者讲清楚施用此法之**作用**，与患者配合密切，以免产生误会。操作时施力的大小，应根据临床辨证来决定，以腕关节为中心的摆动打法为小力，用于虚证及体弱患者；以肩关节为中心的摆动带动拳打的方法着力为重力，用于实证及体壮者；以肘关节为中心摆动带动拳打着力的方法为中力，用于一般患者。老年体弱及小儿禁用打法。

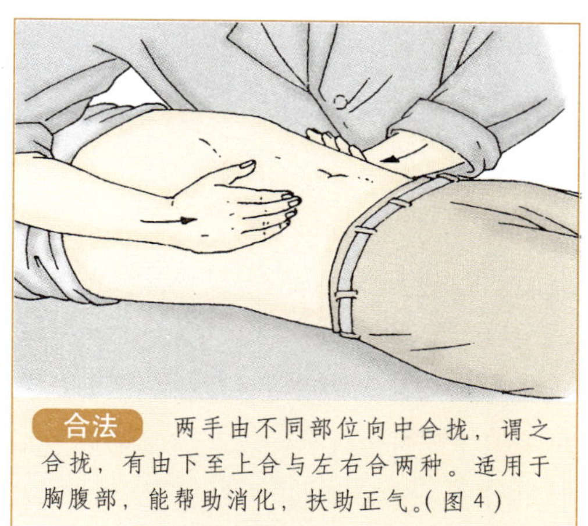

合法　两手由不同部位向中合拢，谓之合拢，有由下至上合与左右合两种。适用于胸腹部，能帮助消化，扶助正气。(图 4)

合　法

合法为按摩推拿手法中的摩擦类及补益类手法之一，用于内科经络脏腑按摩中的补益与调合、伤科按摩的捺正复平一挤合，常与推法、运法、捏法相互使用，为临床常用的按摩手法。郑怀贤先生、曹锡珍先生分别对合法从不同角度作了细致的分析和阐述，对临床操作有一定的推导作用。

双手指掌螺纹面从两个不同的位置及方向，相对应地向同一中心点汇拢合之，称为合法。根据施治部位的不同，合法可分为指腹合法、掌面合法、掌指合法。

【操作要领】

患者呈坐位或卧位，医者将力着于双手指腹或以单手的拇、食指指腹于施治部位的两个不同点，持续而均匀地向同一点推运，合归而汇拢。主要用于头、胸、腹部等(图 4)。此法与分法的操作手法作用相反。

【攻效】

扶助正气，通经活络，补心益脾，讽和脾胃，理气和血，平衡阴阳。

【主治】

气郁不舒，语低气短，中气不足，饮食不化，泄泻下痢，肌肉萎缩，气血不足，肢体麻木，关节冷痛，消化不良，胸胁挫伤，扭挫闪岔。

【作用】

解热散寒，调和阴阳。

扫　法

扫为是按摩推拿手法中的疏散类手法之一，在内功推拿流派及经络脏腑流派中经常用到。内功推拿流派强调了施用扫法的力源，经络脏腑流派介绍了施用扫法的治疗范围。

以拇指循经引路，余四指随之在施治部位自由摆动，扫散的手法，称为扫法。

【操作要领】

患者呈坐位或仰卧位，医者双手拇指伸直，置于施治部位之经络，余四指略屈曲呈扇形分开，拇指在前循经引路，余四指在腕关节的自然摆动的带动下随腕摆动扫散，轻摩浮动。动作要持续连贯，轻巧自如，快扫而慢移。此法主要用于头部（图 5）。

【功效】

通经活络，行气理血，疏通皮部，驱风散寒，温经活络。

基础手法

（一）单式手法

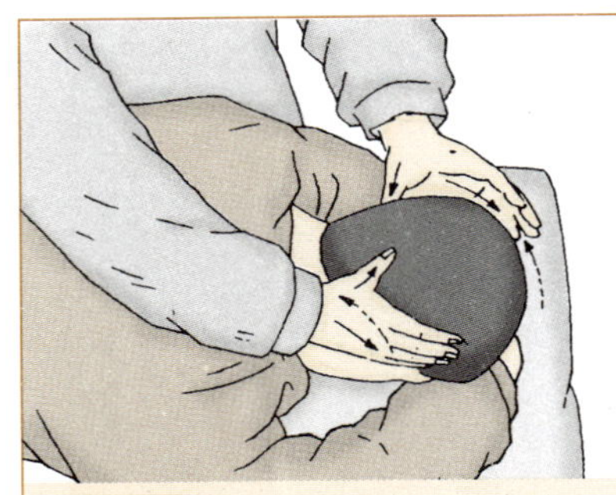

扫法 操作者拇指与四指分开，拇指置于角孙穴，其余四指放在相当于脑空穴至风池穴处，五指螺纹贴着头皮，由前向后，靠腕关节来回摆动做扫散动作。（图5）

【主治】

神经衰弱，胃肠功能紊乱，消化不良，胃脘胀痛，肝郁不舒，双胁胀满。头痛眩晕，外感风寒，轻扫法可治局部麻木，失眠健忘。重扫法可治失眠及高血压。

要点提示

操作过程中需沉肩，屈肘，悬腕，将力集中于指端。拇指应与余四指密切配合，不宜抓、搔。

■压　法

压法为按摩推拿手法中的挤压类手法之一，所需着力的大小及部位在临床分为指压、挤压、掌压、肘压、点压、合压等数十种不同的施压手法。目前就压法多以经络点穴、点压或指压法较为常用；其次是对称点压及胸穴的指压法，也逐渐得以完善。以蒋春亭先生为代表的学者认为：内脏与胸背体表的这种联系可能与节段性的神经支配有关，指压胸穴即能调整相应的内脏功能，达到治疗疾病的目的。此外，压法还用于骨科按摩的整复，伤科按摩的理筋等等，应用比较广泛。

单手或双手的手指或手掌着力于施治部位压而抑之，称为压法。

压法，医者两手交叉，右手在上，左手在下，以手掌在第一胸椎开始，沿棘突即督脉向下按压至腰骶部，左手按压中稍向足侧用力，连续三次（图6）。

托压法，患者取俯卧位，医者一手或用肘尖压住患者第四、五腰椎、骶椎一处，另一手托着患者膝关节，使关节后伸，双手同时用力（相对用力），恰当时

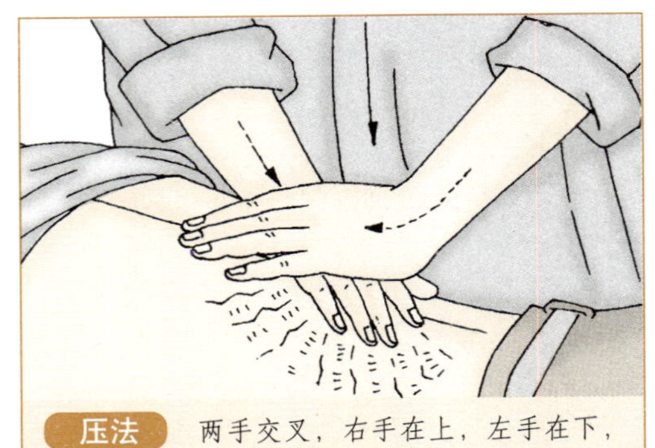

压法 两手交叉，右手在上，左手在下，以手掌在第一胸椎开始，沿棘突即督脉向下按压至腰骶部，左手按压中稍向足侧用力，连续三次。（图6）

得弹响声。左右各一次，二足并托再复一次。摇压法，右手掌置于患者腰部，左手复置于右手背上，微用力转动双手并左右摇晃，摇压时稍向足侧用力。旋压法，患者取仰卧位，屈膝屈骶，医者站患者右侧，双手握患者双膝，并将其贴近（患者自己的）胸前，左右旋转，并推动双膝，使膝部及髋部过度屈曲，重复数次后，用左手固定（推压）患者左肩，右手用力向内、向下压双膝，使膝部扭转，然后换对侧重复一次。

【操作要领】

患者呈仰卧位或俯卧位，医者以双手手指或手掌（亦可用单手操作），单独或重叠于施治部位缓慢而间断地着力，以上身之前倾贯力，臂腕之合力。深压而抑之，缓慢移动，间断压抑，压而不动，提则轻缓，一起一伏，指力则腕劲，掌力则臂劲，力宜深沉。此法用于胸背、腰臀及四肢。

【功能】

驱散风寒，消除烦闷，舒展肌筋，解痉止痛，疏通经络，活血止痛，扶助正气，镇静安神。

【主治】

消化不良，神经衰弱，头痛头晕，腰腿疼痛。

要点提示

胸壁禁止用单指压法，采用多指压或掌压时，手应与肋骨呈十字交叉形，以增加疗效，保护局部。老人及小儿慎用。

■ 抖　法

抖法为按摩推拿手法中的振动类手法之一，根据临床实际应用，抖法有两种不同的概念：一是抖动关节，用于四肢、腰背部的骨伤科疾病的治疗，这是以郑怀贤先生为代表的伤科按摩手法。另一种是将力集中于手施以颤抖，常用于治疗内科疾病或软组织损伤，对此以朱金山先生为代表的流派曾作过详细的介绍，他们以内功施抖，具有武功推拿之特色。

手握肢体远端作摇转导引，使整个肢体随之呈波纹状起伏抖动，或将手掌平吸于施治部位做左右、前后的旋转抖动及往返的操作，均称为抖法。

根据不同的患部及施抖力量的大小分为抖臂(图 7—1)、抖腿、抖腰、抖指（图 7 — 2），根据抖动的范围和作用部位来决定施力的大小，即力小抖动腕、肘关节，中力抖动达肩，重力抖动则自腕至颈，甚至自腕至巅顶；抖腰、腿部，患者仰卧抖腿，俯卧抖腰。医者双手握患踝，先以轻

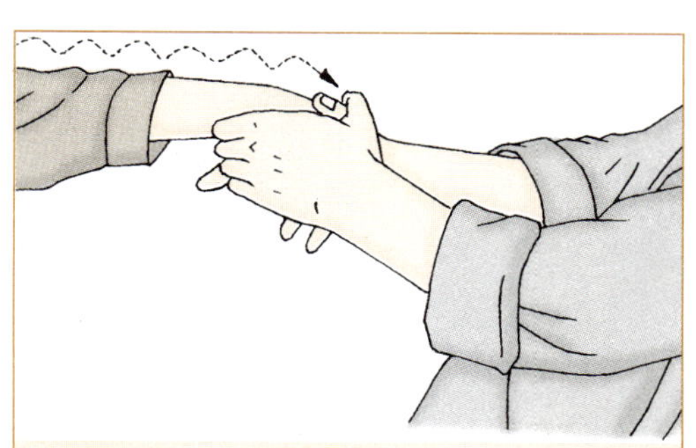

抖臂 医者双手握于患肢腕部（患者手心向下），先以轻缓的摇动旋转导引，使患臂完全放松后，再微用送劲寸抖，使患臂呈起伏的波纹状。(图 7—1)

基础手法

（一）单式手法

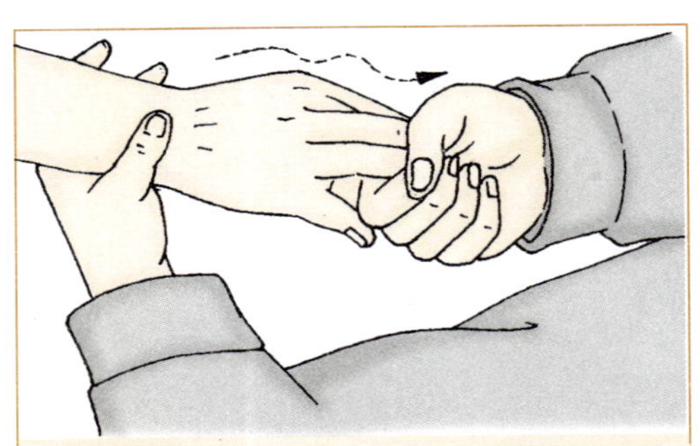

抖指 医者一手握于患者腕部（患者手心向下），一手握患指，先以轻缓的摇动旋转导引，使患指完全放松后，再微用送劲寸抖，使患指呈起伏的波纹状。(图 7－2)

力抖动单侧或双侧患肢，待患肢放松后再以送劲寸抖，使整个下肢呈波纹状起伏，用力及作用部位同前呈正比。按摩推拿后感觉舒适，轻松。据临床辨证来决定施抖的着力点，采取所用的按摩手法。手法上又分为点抖、按抖、环形抖、撒抖、合抖、提抖、背抖。

点抖法

医者手掌平放，用中指、食指的内劲儿，腕关节灵活地随着肌肉弹动而上下抖动，要求力度均匀且速度快，并有深透内部之感。用于腹部，治内脏功能虚弱，脾胃不健，并作为诊断腹部胀满于水疾、气体或食积等辅助之用。

按抖法

用手掌按在腹部或腰部，以内动之劲，使手腕抖动，用于腹部、腰部，可治脾胃不健，肾亏腰痛。

环形抖法

医者以手掌呈半圆形，以掌根开始到小鱼际，再到小指、无名指、中指、食指、大拇指，最后到大鱼际又回到掌根，如此反复呈圆形抖动，用于腹部。

【主治】

脾胃虚弱，运化失司。

撒抖法

用手背贴腹部来回撒抖；拉抖法，以两手抓住患者肢端，然后呈波浪形抖动，由慢到快，由轻到重。操作时不使患者躯体移动，用于四肢远端，能通经络，活气血，松腠理，利关节。

合抖法

两手平放，夹住两季肋部，由两侧向中间进行抖动。

提抖法

医者以双手抱住患者的腹部或置于两腋下，向里向上进行提抖，用于腹部及腋部，有疏通气机之功。

背抖法

医者用上肢挽住患者上肢，医者的脊背靠紧患者脊背，使患者处于悬空地位，然后以医者自身的抖动，带动患者而抖动。用于胸腰椎病变，对轻度脱位可复

位，有松弛椎体的作用。

【操作要领】

患者坐位或卧位，医者以单手或双手握于患者被施治的肢体远端，先以缓慢轻柔的手法做摇转、导引及摆动，以使患肢放松，随之摇转导引后使患肢呈波纹状起伏抖动。

【功效】

祛郁消积，活血止痛，放松肌筋，和中理气，消导化滞，解除粘连，通利关节，消除疲劳，顺理筋经。

【主治】

腰腿疼痛，肢体麻木，局部粘连，骨质增生。如点抖治腹胀水积，气滞食积。按抖治脾胃不健，肾亏腰痛。环形抖治脾胃虚弱，运化失司。

要点提示

施抖前，施用放松局部的准备动作及手法，让患者处于完全放松状态，做施抖后效果理想。而按抖、撒抖等是一种和缓的放松疏导手法，应避免叩击拍打，以免影响治疗效果。

运　法

运法是由摩擦类手法演变而来的一种手法，为按摩推拿疗法中的摩擦类手法之一，常与推法、摩法、揉法、捻法相互联系，并常与推法并用。因其着力轻柔，多用于儿科，在治疗神经系统疾病时用，以调节及按抚神经，多用于成人。另外，还可疏通皮部，发散解表等。在伤科按摩推拿中，运法作为关节的导引运动，

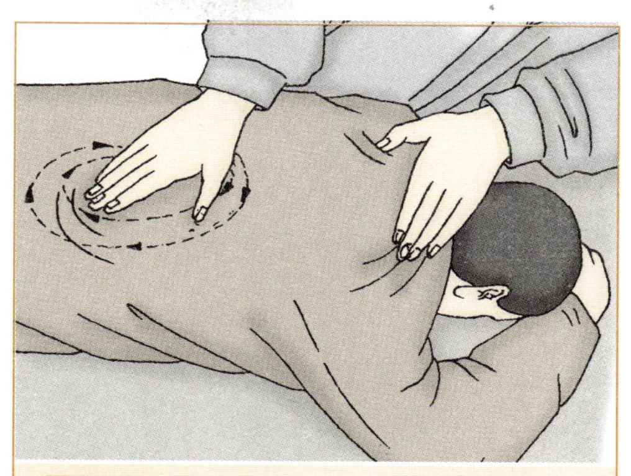

运法 医者以拇指指腹或手掌螺纹面，于施治部位做直线推运及环揉搓捻转运摩旋动的动作。用力较轻柔，作用力仅达皮表，不可带动深层组织。(图8)

常与摇法同用。根据各流派之不同的理解，运法在临床应用不尽相同，各有独道之处。陈宇清先生提出的将“运法”作为伤科按摩中的辅助手法具有非常重要的意义。

以掌指螺纹面于施治部位做直线及环形的反复运摩、揉动，称为运法。

【操作要领】

患者呈仰卧或俯卧位，医者以拇指指腹或手掌螺纹面，在施治部位做直线推运及环揉搓捻转运摩旋动的动作。用力较轻柔，作用力仅达皮表，不可带动深层组织（图8）。此法多用于小儿，成年人则多用于治疗胸腹部及头面部的疾病。

【功效】

通经活络，活血通脉。

【主治】

头痛，恶心呕吐，消化不良，大便秘结，上吐不止，下泻不尽，脘腹胀满，外

基础手法

（一）单式手法

感风寒。感冒，头痛，眩晕等疾病。两眼见风流泪，鼻塞不通，慢性鼻炎，耳鸣、耳聋等。

■扯　法

扯法为按摩推拿手法中的导引及挤压类手法之一，为伤科类的按摩导引，作用是解除关节粘连、强直、错位及内伤所引起的气血瘀滞；脏腑按摩推拿中的挤压类手法常与捏法、拿法、抓法、挪法密切联系，作用是疏通皮部、经络、筋经，泄热开窍，调和气血，治疗内科脏腑疾病。

患者肢体放松，医者握患侧肢体远端，以寸劲扯动，称为扯法。

【操作要领】

患者呈坐位或卧位，医者立于患侧，

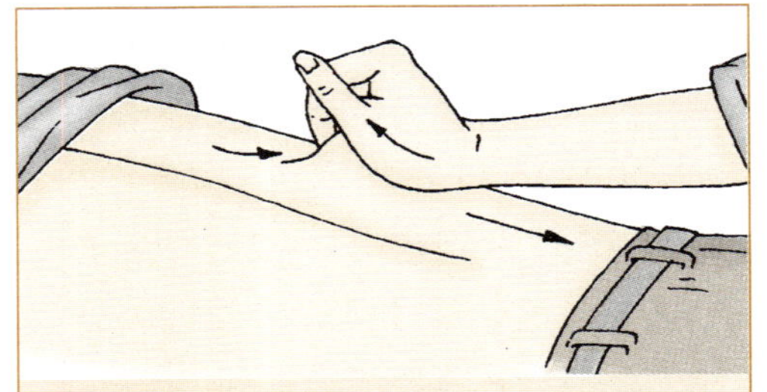

扯法　用拇指和食指拧起一部分皮肤和皮下组织，又急速放松，使拧住组织的手略旋后，并向一侧牵拉拧住的组织，然后又急速松手。依次连续地向一定的方向拧扯，以皮肤发红为度。（图9）

以双手握住患者肢体远端，先摇动放松，然后握紧肢体远端，同时将患侧肢体向正常的功能范围内扯动，使患肢伸直，以力施寸劲顿拉、伸扯，做上下、前后、左右往返的扯动（图9）。扯法可与拉法、捋法、抖法相并用，此法多用于四肢的关节部位及腰背部，关节用于粘连之松解。腰背用于解表及驱风散寒等。

【功效】

解表发汗，散风活络。滑利关节，解除粘连，活血化瘀，理肌开筋，消炎止痛，通经活络。

【主治】

关节扭伤，关节周围粘连，陈旧性损伤，挫岔扭闪，恶寒发烧，脊背寒凉。肩关节炎，强直性关节炎。

要点提示

施用扯法前必须先使施治的局部完全放松，不可施暴力乱扯或拉动，年老体弱者及小儿禁用。

■伸　法

伸法为按摩推拿手法中的被动运动类的导引手法之一。临床上根据病情，按照关节生理的功能活动范围、角度、功能，通过医者的手法导引，可逐渐恢复其正常的生理功能。伸法不仅是正骨按摩

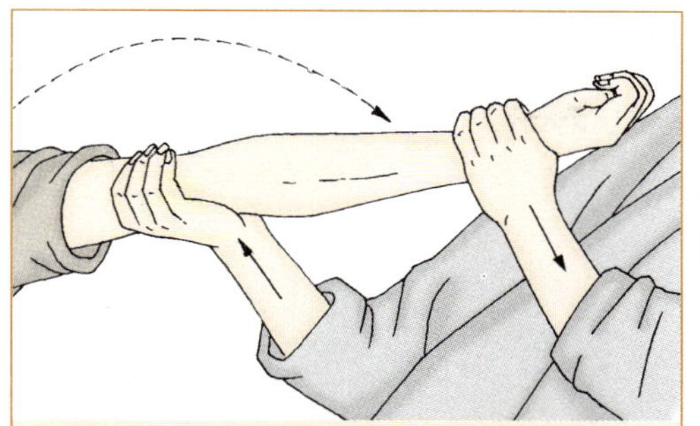

伸法　医者一手托患肢屈曲关节之外侧，另手握患肢远端后侧，双手密切配合同时着力，在根据关节正常功能位决定牵伸角度、根据关节屈曲程度决定施力大小后，持续施力以托、推屈曲之背侧（外侧），并同时牵拉肢体的远端，将屈盐部逐渐牵拉伸开。（图10）

流派中整复手法的重要内容，而且也是伤科按摩的重要手法内容。伸法常与其他导引手法相互运用。除治疗骨折外，本法还是治疗诸关节功能障碍的必要手法。

对屈而不能伸者，持续着力施以牵、托的手法，称为伸法。

【操作要领】

患者呈坐位或卧位，医者一手托患肢屈曲关节之外侧，另手握患肢远端后侧，双手同时着力密切配合，在根据关节正常功能位决定牵伸角度、根据关节屈曲程度决定施力大小后，持续施力以托、推屈曲之背侧（外侧），并同时牵拉肢体的远端，将屈盐部逐渐牵拉伸开(图10)。施用伸法宜缓不宜急，更不易暴力伸扯，一般不应使患者感到疼痛。将患者关节伸开后再重复上述动作数次，以利关节。此法常用于四肢关节如肩、肘、腕、髋、膝、踝等部位。

【功效】

解除粘连，顺理肌筋，滑利关系，调和气血。

【主治】

关节僵直，局部肌肉萎缩，半身不遂后遗症，关节周围粘连，关节捩伤后遗症等。

要点提示

施用伸法前应在被伸的关节部位予以充分的揉、捻手法，使关节周围的肌筋松弛，以便于操作和提高疗效。陈旧性粘连者，以仰卧施术为宜。老年患者，施术时着力宜慎重。

■ 扼　法

扼法为按摩推拿手法中的挤压类手法之一，主要用于血管及神经表浅的部位。多与按法、压法、点法、掐法、合法等相互联系，此法应用不甚广泛，但作用极为微妙，所以值得进一步加深研究。

以单手或双手掌指面拢住施治部位扼压片刻的手法称为扼法。

【操作要领】

患者呈坐位或卧位，医者以单手按压或以双手掌指面于施治部位相对扼拢切压片刻（以呼气时而松扼为泻，吸气时扼之为补，反之则作用相反），而后松扼，患者有股温热暖流感或麻嗖嗖的感觉。此法多用于颈、腹及腋、股部。施手法时，先在局部疏揉以放松，再扼、提，须随呼吸而操作（图11）。

基础手法

（一）单式手法

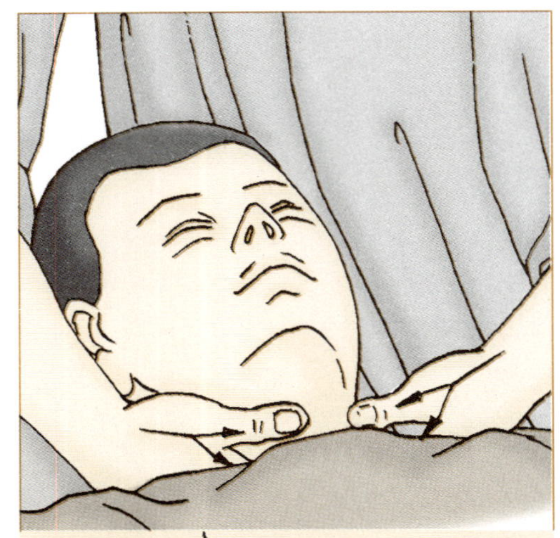

扼法　患者坐位或卧位，医者以单手按压或以双手掌指面于施治部位相对扼扰切压片刻，而后松扼，患者可有温热暖流感或麻窜嗖嗖感。（图11）

【功效】

扼止过盛气血，濡养经筋，调和气血；平衡阴阳，引邪外出。

【主治】

结症，挫闪扭岔，肝阳亢盛，头晕目眩，头痛脑胀，脘腹胀痛。

要点提示

施用此术前，应与患者讲清其手法目的，求得患者配合。操作时须集中精力，并应严密观察患者反应，如有不适感应立即停止手法，在颈部操作时，应特别注意。此法重神经质患者慎用，心脏病患者禁用。

■抓　法

抓法为按摩推拿手法中的捏挤类的疏皮手法之一。意在将病抓出，实为抓提患部之肌肤。此法应用相对广泛，多与拿法、提法等相互联系。其主要是清热解表，通经活络，舒展肌筋，剥离粘连等。

手指掌贴于体表施治部位，聚指将皮肉肌筋握于掌指内，然后逐渐松脱，称为抓法。

【操作要领】

患者俯卧位，医者以单手或双手掌指贴于施治部位，先以掌根施压力，后屈曲指掌下叩，以掌根与指端的对合力将局部皮肉肌筋握于掌指内，然后掌根抬起使皮肉肌筋逐渐自掌内松脱滑出，如此反复操作。此法多用于肩井、脊背及腹部（图12）。

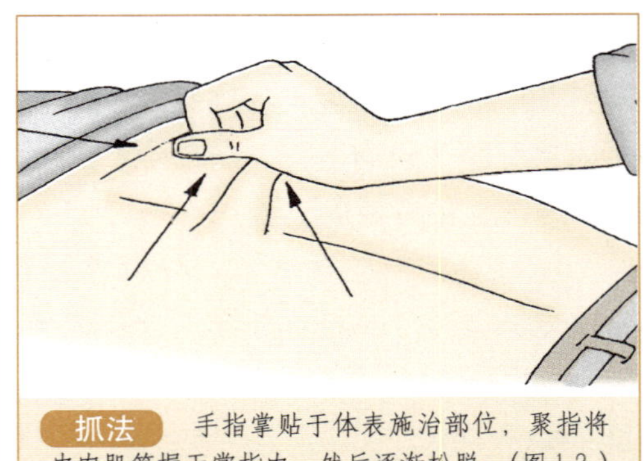

抓法　手指掌贴于体表施治部位，聚指将皮肉肌筋握于掌指内，然后逐渐松脱。（图12）

【功效】

祛风散寒，温散解表，引邪出经，通经活络，调和阴阳。

【主治】

四肢酸痛，肌肉麻木，肩背酸痛，外感风寒，头痛头晕，高血压症，肝阳上亢。

要点提示

抓起后迅速松弃，注意保护皮扶，避免指甲抠抓。更不要将肌肤握于掌内进行揉、捻、搓、挪、旋转。

抚　法

抚法为按摩推拿手法中的摩擦类手法中最轻着力的按抚手法之一，临床常与摩法、运法、推法、擦法相互密切配合使用。主要用于调节神经末梢，以调节肌肤，皮表气血之功能。

五指自然伸直着力于施治体表，轻而滑地往返移摩，称为抚法。

【操作要领】

患者呈坐位或卧位，医者以单手或双手的指腹螺纹面（沉肩，屈肘，悬腕）平放于施治部位的体表，以内动劲，腕关节左右自然摆动带动掌指轻而滑地往返摩抚，手法要轻而不沉，滑而不滞，以使局部感到温和而舒适。此法多用于头面部及小儿腹部（图13）。

【功效】

活血散浅瘀，缓解疼痛，镇静安神，温通经络。

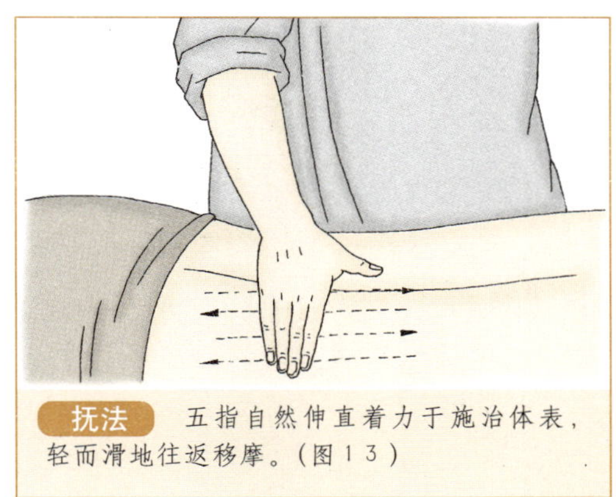

抚法　五指自然伸直着力于施治体表，轻而滑地往返移摩。（图13）

【主治】

头痛失眠，神经衰弱，四肢寒痛，局部麻木，皮下瘀血。

要点提示

抚法操作时以表皮稍有微热为宜，避免红润或灼热发红。

拍　法

拍打法为按摩推拿手法中的叩击类手法，多数医者以手的上下起落叩打着力于施治部位，少数以器具作为拍打叩击物着力于施治部位。如贾立惠先生将武功中的“扎腰功”一手法，引用到按摩推拿手法中的拍打法；魏指薪先生认为手掌拍打的三击掌“震击开泄，可行气活血，清利关节”；这些都是拍打法的独特手技，各有特色。

以五指并拢微屈，用手腕部的自然摆动着力于施治部位，做起落反复拍打患处体表的动作，称为拍法。

基础手法

（一）单式手法

【操作要领】

患者呈坐位或卧位，医者以单手或双手五指并拢，呈自然微屈状，用腕部关节的自然摆动做起落，反复着力于施治部位的体表。用力要均匀，掌指同时着力于患部。按一定的顺序拍打，并做有节奏的轻巧而有弹性的自然拍打，以局部发生轻微振动，皮表略发红晕，患者自感施治的部位有轻微的颤动并舒适为宜。此法常配合其他手法使用，多用于全身按摩后的结束手法。临床主要用于肩、背、腰、臀及下肢等部位（图14）。

【功效】

透毛孔，缓解肌肉痉挛，解除肌肉疲劳，疏理肌筋调和气血，营养经络，引邪达表，松腠理。

【主治】

四肢肌肉麻木，表皮神经麻痹，肌肉萎缩，风湿性酸痛，局部知觉迟钝，肌肉痉挛，半身不遂。

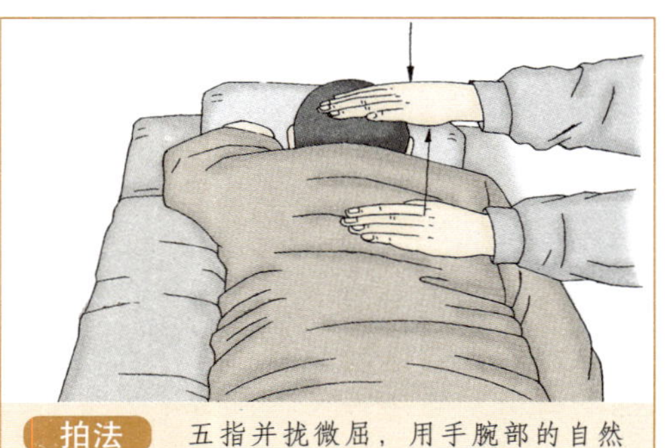

拍法　五指并拢微屈，用手腕部的自然摆动着力于施治部位，做起落反复拍打患处体表。（图14）

要点提示

根据疾病的性质决定施力的大小及施拍的方法。如轻症体虚者用腕部的自然摆动施以轻拍法，重症体实者用全臂的摆动施以重力重拍法，而中力是以肘关节为中心带动手掌施以拍法。在操作过程中切忌施用暴力，特别是老年人及小儿患者应慎用或禁用此法。

屈　法

屈法为按摩推拿手法中被动运动类的导引手法之一，与伸法的操作、作用相反，常与伸法、推法、按法、压法、摇法相互联系。屈法操作简单，应用广泛，是伤科按摩及正骨按摩流派的基本手法。有人将屈法称为屈叠（迭）法，多指两个关节以上的屈曲法。

对伸而不能屈者，持续用力，施以按、推的手法，称为屈法。

【操作要领】

患者呈坐位或卧位，医者以一手按于伸而不能屈之患关节屈曲侧，另手握于患肢远端，而后医者双手配合（根据关节的正常功能决定屈曲的范围、施力的方向和角度，根据伸而不能屈的程度决

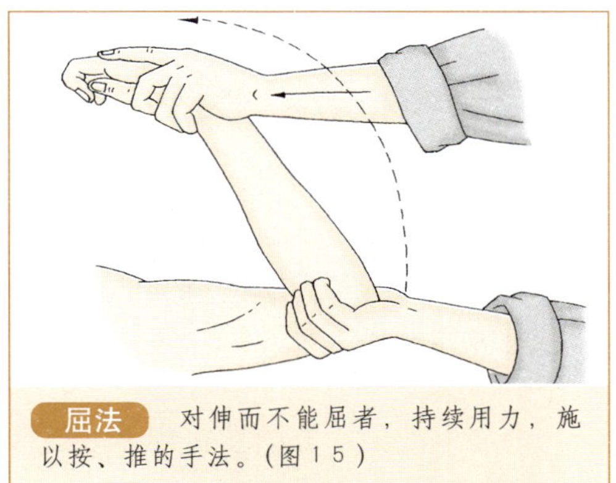

屈法 对伸而不能屈者，持续用力，施以按、推的手法。(图15)

定施力的大小)，协调持续地按屈侧、推屈患肢体远端，将伸直而不能屈之关节逐渐屈曲（屈法施力宜缓不宜急，必须持续用力，使关节逐渐恢复屈曲功能，但一般不应使患者感到有疼痛刺激）。再反复上述动作数次。此法主要用于四肢关节部位（图15）。

【功效】

解除粘连，恢复功能，顺理肌筋，滑利关节，调和气血。

【主治】

关节扭伤，关节创伤性粘连，关节僵直，局部屈伸困难，半身不遂。

要点提示

在施屈法前，必须将被屈施治的关节周围先以揉法、捏法、捻法使局部放松，以利于屈法的施用和提高疗效。年老体弱者，施力不宜过急，应逐渐加大力量。

■拨　法

拨法为按摩推拿手法中的强刺激手法之一，常与弹拨、弹筋等法同时应用。何传毅先生曾将指拨法分为拇指平推和扣拨两个部分。董好魁先生将拨法分为：拧拨法、弹拨法、提拨法，对拨法作了较详尽的分析，并对广泛应用拨法作了细致的叙述。吴文豹先生对压疼点推拿也进行了全面的研究，认为根据以知为数，以痛为腧的原则，着力对准压痛点，施以点拨法、提拿法、肘拨法，可起到松解粘连，消除疼痛的作用。拨法在近年有较大的发展，并被现代医学所受用。

以拇指端深按于肌腱部，着力按而拨动之的手法称为拨法。临床又分为：拇指拨法、三指拨法、四指拨法等。

【操作要领】

拇指拨法，即以拇指端按于肌筋施治部位，将力集中到着力的指端，做按而动之的拨动。此法常用于肌筋表浅及面积窄小的腋窝、腘国、肘窝等部位。

三指拨法

即医者以拇指与食指、中指的协同作用或食指、中指、无名指三指指端并齐，三指端同时插入肌筋缝中，将力集中到着力的三指端按而拨动或以食指端着力，拇指及中指辅以食指者（图16）。此法用于肌筋丰满的部位，如下肢的臀部或股外侧。

四指拨法

施用方法同上，常用于肌肉丰厚的部位，如臀、腰及脊椎两旁。

【功效】

解痉止痛，疏理肌筋，通经活络，消

基础手法

（一）单式手法

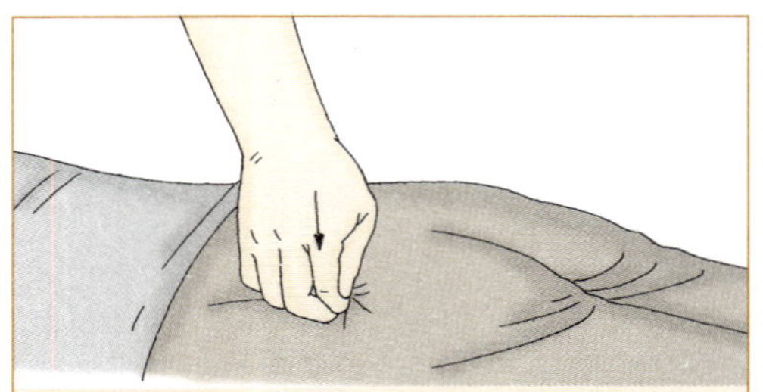

三指拨法　以拇指与食指、中指的协同作用或食指、中指、无名指三指指端并齐，三指端同时插入肌筋缝中，将力集中到着力的三指端按而拨动或以食指端着力，拇指及中指辅以食指者。（图16）

炎镇痛，解除粘连。

【主治】

扭挫伤后上肢举提困难，下肢步态艰难，外伤后局部粘连等四肢扭伤，肌筋痉挛。

要点提示

操作中应注意保护皮肤和软组织。施力的大小应要根据部位及辨证决定，拨动的方向、角度、幅度应根据局部肌筋的走行决定，拨动时指下应有弹动感。

刮　法

刮法为按摩推拿手法中的疏皮类手法中的重擦法，是在疏皮类手法基础上加重手法的演变手法，亦是民间流传较广的治疗手法。本法方法众多应用广泛，仅操作方法就有数十种之多，且根据民间的习惯结合辨证选用的器械施用刮法又各有特色，故深受患者欢迎。

指端或拳尖于施治部位直行或横行地反复刮拭，称为刮法。

【操作要领】

患者呈坐位或卧位，医者以指端或拳尖（掌背侧骨突部）及四指的第二节背侧骨突部，于施治部位着力做直行或横行的反复刮拭，以局部皮肤呈紫红色或青紫色为度。皮下脂肪薄弱的部位及软组织不宜施用刮法，本法多用于筋肌丰厚的部位，脊椎两旁自上而下刮拭滑动或循经络，或顺肌筋，或逆肌筋刮拭，胸背部可循胁肋的间隙斜行刮拭。刮法在临床应用时可分为手指刮法（屈指刮法）、木针刮法、羚羊角尖刮法达以熄风、鹿角尖刮法达以益阴、犀牛角刮法达以散寒、姜片（头）刮法达以散寒及铜钱刮

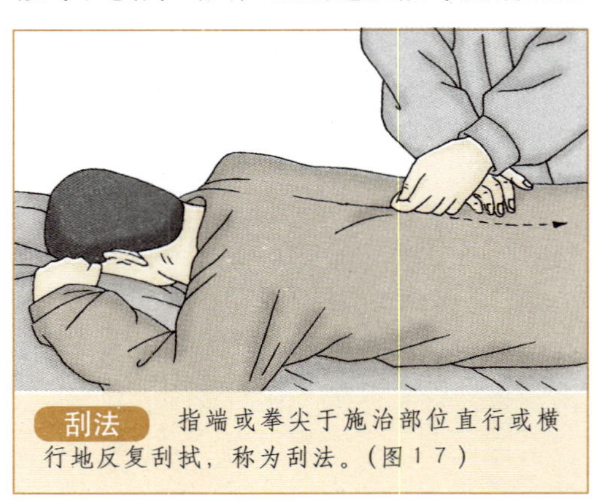

刮法　指端或拳尖于施治部位直行或横行地反复刮拭，称为刮法。（图17）

法以及蘸汤药刮法等（图17）。

【功效】

松筋活血，解痉止痛，温通经络，祛风散寒，引邪外出。

【主治】

头痛发热，肩背酸痛，风寒感冒，咽喉肿痛，脊背紧沉，胸闷发憋。

要点提示

无论用手或器械刮拭，均应注意保护皮表，避免破损。

贯 法

贯法为按摩推拿手法中的叩支类手法之一，由于贯法须有贯点，而叩击法可任选患者的体表部位或穴位，所以有别于贯法与叩法。贯法的贯点多在于人体的头顶或足底，顶贯于百会，底贯于足跟。汪砚云先生提出，“在病人咳呛时使用手法，呛咳时全身肌肉处于紧张状态，立即施法可以促进软组织得到复位。”从而阐述并解释了叩击法与贯法的位置与作用不同，也是区别于贯法与叩法的标志及贯法以人体纵轴叩贯而上下串通，叩法则为横叩而振泄等。

手握空拳，间接着力叩捶施治部位，称为贯法。

【操作要领】

患者呈仰卧或俯卧姿势，医者一手掌平贴于选用的部位或穴位（贯点）正中，另一手握空拳，以下拳眼着力叩捶已贴于贯点的掌背。如：头部多以百会为贯点（图18－2），着力宜轻不宜重，叩贯时嘱患者略张口，使患者自觉叩贯后贯点有一股热流徐徐下散。足部多以足跟为贯点（图18－1），着力宜重不宜轻，叩贯后使患者巅顶有微震感及全身有轻松舒适的感觉。此法常与其他按摩推拿手法配合使用或作为全身按摩推拿的结束手法。施力的大小、叩击的次数及贯点应根据临床辨证而决定。一般上贯为补为提，下贯为补为通。

【功效】

健身益智，贯通经脉，通调气血，通经活络，调和阴阳，清眩安神。

【主治】

神经衰弱，脑神经损伤后遗症，偏瘫，截瘫，对脑血管意外所致的偏瘫及脑血管痉挛所致的瘫痪有一定疗效。

要点提示

上贯时，头宜放平，不可过高、过低或后仰、前屈。下贯时双下肢伸直，仰卧者两足须并拢，俯卧时对足应垂于床缘。

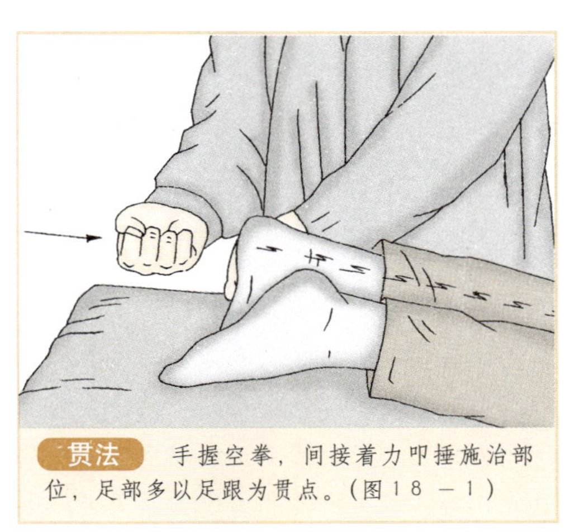

贯法 手握空拳，间接着力叩捶施治部位，足部多以足跟为贯点。（图18－1）

基础手法

(一)单式手法

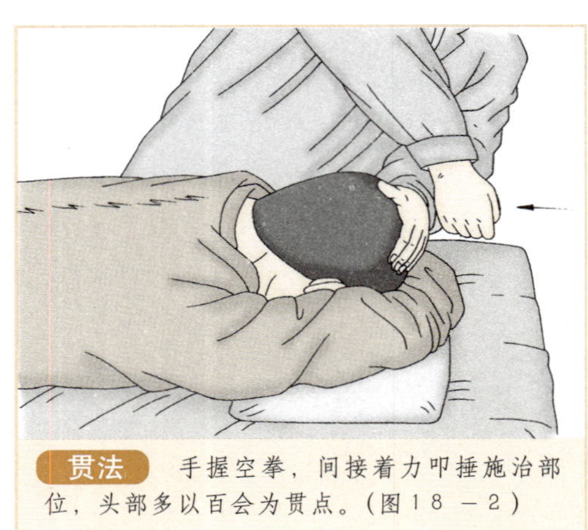

贯法　手握空拳，间接着力叩捶施治部位，头部多以百会为贯点。(图18－2)

迭　法

迭法为按摩推拿手法中的被动引伸类及挤压类手法之一，迭即迭屈。陈宇清先生扎实的基本功及别具一格的手法，在施用迭法上较为娴熟，为其精华所在。

手或臂施力，着力于施治部位，使患侧充分被动屈曲或牵伸，称为迭法。

迭法是一种连环折叠的刺激法，分为：拳迭法，两手握拳，拳眼相对，向外上方渐折，拳心向上，掌骨和指骨本节杵捺患处（向怀里折迭，拳心向上）。去积消肿，与推拿法、按摩法、揉法、掐法配合使用。腰迭法，腰上部折返，令患者坐起，两腿伸直，然后腰向下迭，迭时呼气，两手前伸，还原时吸气，两手举起和耳门相对，使胸腔扩大，能下宿食，男可益精固肾。股迭法，医者左手捺住病人膝盖，右手托住小腿，使股向上前方折迭，称股迭法，治大便干燥，与推拿，按摩，点、运法联系。

【操作要领】

医者根据不同患处，用单手或双手，单臂或双臂施力于施治部位或施治部位远端，选用特定的姿势，着力由轻而重，充分被动屈曲或牵引伤者患处，再慢慢由重而轻地反复操作，施力应缓慢持续均匀。本手法主要用于治疗肌筋损伤、粘连或气滞性病变（图19）。

【功效】

解除粘连，疏理经筋，滑利关节，益

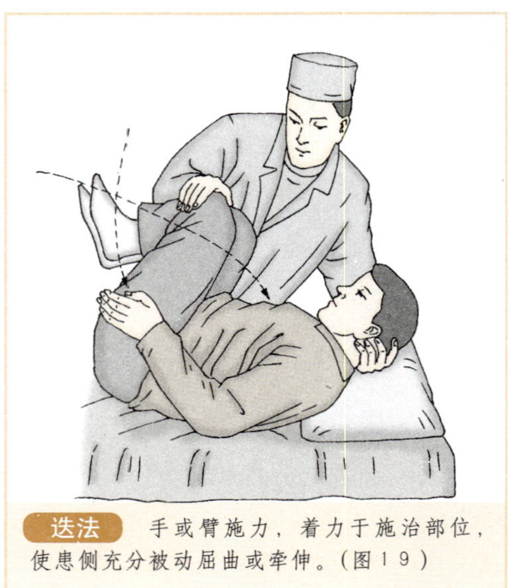

迭法　手或臂施力，着力于施治部位，使患侧充分被动屈曲或牵伸。(图19)

气固肾，调理肠胃，去积消胀，散瘀消肿，缓痉解肌。

【主治】

顽食不化，肝郁气滞，关节疼痛，外伤后关节疼痛，以及关节退行性变引起的疼痛、粘连等。腰腿疼痛，屈伸困难，腹部胀满，

要点提示

操作过程中禁止使用暴力，以免损伤肌筋及骨骼。特别是老年骨质疏松者，忌用本手法。

■背 法

背法为按摩推拿手法中的一种导引运动关节的手法，自从攀索叠砖法治腰椎病变后逐渐发展到牵引、背法及牛背驮等来治疗腰椎关节的错位、扭措伤。当代背法的施用较为广泛，王子平先生属北方武术伤科流派之一，他把“摔跤”中的“下把温”运用到背法治疗中，突出了武术伤科的特点。魏指薪先生则曾对背法提出自己独特的见解，认为背法不但可以正常理筋，“拨乱反正”，而且还可起到骨正筋柔，气血以流的效能。李国衡教授曾对魏指薪先生的背法进行了多次亲自操作，动作细致，成效可靠，为骨伤科流派中的典范。

医者背起患者将其悬空，以达牵引，并加施其他作用力的整个手法过程称为背法。

【操作要领】

患者呈站立位，医者站立与患者背靠背，两手臂分别挽于患者两臂，使患者背部紧贴医者背部，然后前屈弯腰，将患者背起悬空，并以臀部顶颠患者腰部，同时摇晃摆动，以使患者的脊椎及腰部充分受到牵拉并放松，施用颠、摇、摆、晃后，使患者轻轻站于地面，医者再施用局部的推、揉手法，称之为反背法（图 20）。另者，患者站于地面，医者与患者方向立于患者前面，使患者两臂分别过医者两肩，交叉于医者胸前，然后医者前屈弯腰将患者背起，使患者双足悬空（操作过程同反背法），称为正背法。不易盲目从事，一般多应用在其他手法不能得到缓解者。临床可根据辨证具体选择其中一种背法，但要严格做到恰到好处的程度。

【功效】

通经活络，捺正归位，通利腰脊。顺理肌筋，活血化瘀，消炎止痛，

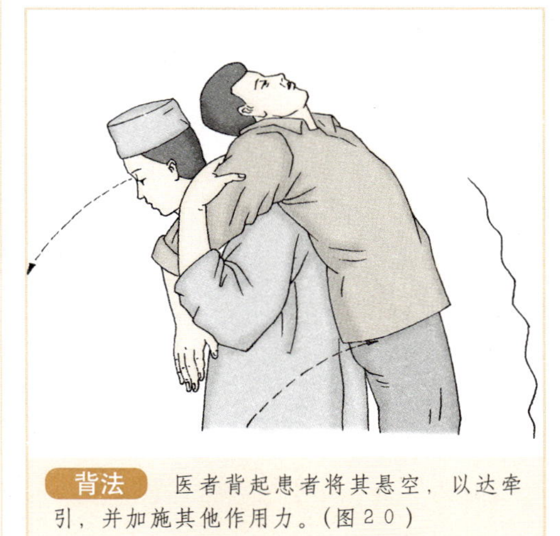

背法 医者背起患者将其悬空，以达牵引，并加施其他作用力。（图 20）

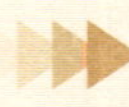

基础手法

（一）单式手法

【主治】

慢性腰腿痛急性发作，滑膜嵌顿，腰椎小关节机能紊乱，腰椎前屈、后伸受限。腰扭伤，椎间盘突出症，椎间盘滑脱症。

要点提示

背法操作中，导引后应着力于摇、颤、摆、抖，切不可忽略。背法施术后将病人徐徐和缓立于地上，避免摔伤或倾倒。年老体弱、骨质疏松及风湿性关节强直畸形等患者禁用本手法。

点　法

点法为按摩推拿手法中的按压类手法之一，又称点穴法，是根据经络穴位施以点按、点压、点击着力治疗手法。点穴是我国武功术式之一，有着悠久的历史，分为点穴、打穴、抠穴、踢穴，一概以点穴为名。点穴后可以使人发生巨大的生理、病理变化，根据这个原理点法吸取了武功点穴的一些穴位，采用改进了武功点穴的一些手法，用手指点穴，配合其他手法而达到治疗的目的。以贾立惠先生为代表的点穴流派应用点法具有独特之处，他们的手法不仅种类较多，而且运用灵活，操作敏捷，轻巧有力，刚柔相济，深透性强，感应强大，治疗时间短，奏效较快。李墨林先生也非常善用点穴法。点穴法简单易行，应用广泛，属按摩推拿手法中常用手法，与针灸有着密切的联系。

以指端或肘尖或屈指骨突部，着力于施治部位或穴位上，按而压之，戳而点之，称为点法。

【操作要领】

临床根据施治的部位、患者身体的胖瘦而选择施点的方法、施力的大小。如以拇指伸直，将力贯注于指端，着力于施治部位及穴位上，按而压之，为指点法（图21－1）。此法是点法中的常用手法之一，用于一般较明显的穴位及小儿全身诸穴。以食指或中指屈曲，将拇指端抵于屈曲之指第二节屈侧，以屈曲的骨突部位着力于施治部位，为屈指点法。此法多用于穴位较深，面积稍大的部位，为强力点法。肘尖点法（图21－2），是医者

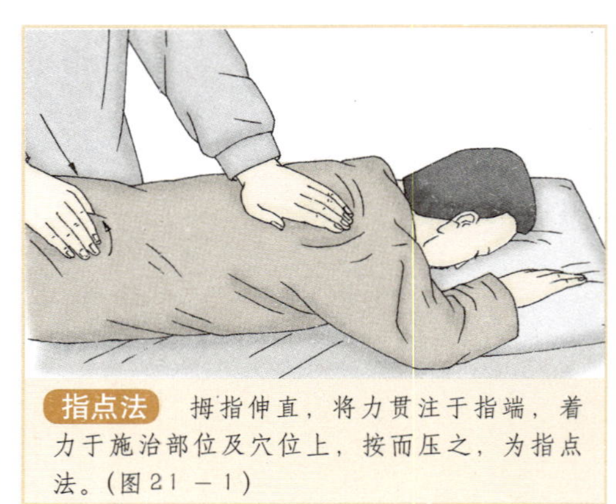

指点法　拇指伸直，将力贯注于指端，着力于施治部位及穴位上，按而压之，为指点法。（图21－1）

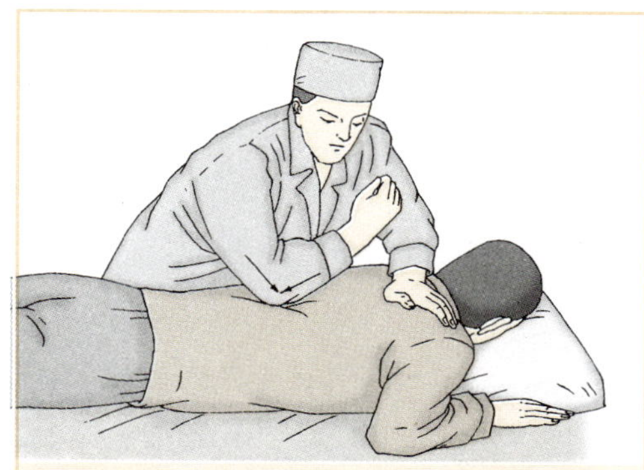

肘尖点法 医者屈肘，以肘尖着力于施治部位，压而点之或点而循之，为肘尖点法。（图21－2）

屈肘，以肘尖着力于施治部位，压而点之或点而循之的方法。此法主要用于肌肉丰厚的穴位或体形肥胖的患者，是循经治疗的方法之一。指点者多用于穴位，肘点者多施于经筋或深部组织。

【功效】

调和阴阳，点穴开筋，消肿止痛，通经活络，消积破结。

【主治】

根据点法选择的部（穴）位，决定治疗的不同疾病。如点合谷可治头痛，牙疼，点肾俞则补肾气，利筋骨，治腰腿疼，等等。

要点提示

操作中禁止使用暴力，而应按压深沉，逐渐施力，再逐渐减力的反复施力，必要时可略加颤动，以增加其疗效。

■挪　法

挪法为按摩推拿手法中的挤压类手法之一，临床应用较少，多在脏腑按摩时用到。本法作为发汗解表，驱散风寒的手法，常与推法、捏法、挤法、扯法相互联系，但必须予以区分。临床施术一般以患者局部有舒适发热感为度。

医者以掌或指与体表贴实，捏住肌肤稍停片刻后，再使肌肤逐渐从掌内、指间滑脱出来的连续操作手法称为挪法。

【操作要领】

患者呈俯卧位，医者以单手或双手同时或交替平放于脊椎及脊椎两侧的施治部位，手与体表贴实，施用功心劲，先下拉或上推，同时将体表肌肤逐渐握手掌、指中稍停片刻，然后手下移或上移持续用力，使握于掌内的肌肤缓慢自然地从掌内滑滚出掌指间。如此反复施术，直至挪完施治部位为止（图22）。

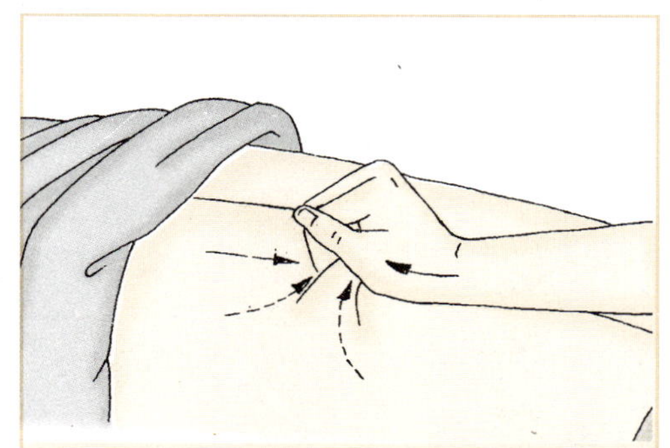

挪法 以掌或指与体表贴实，捏住肌肤稍停片刻后，再使肌肤逐渐从掌内、指间滑脱出来。如此反复施术，直至挪完施治部位为止。（图22）

基础手法

（一）单式手法

【功效】

软坚散结，开腠理，透毛孔调和气血，疏风散寒，温经活络。

【主治】

外感风寒，发热无汗，肌肉酸痛，胸闷心烦，肩背疼痛。

要点提示

操作应按照上下左右的顺序进行，避免损伤肌肤、皮表。以上移上推为补，下移下拉为泻。

■ 挤　法

按法为按摩推拿手法中的挤压类手法之一，是由按摩推拿手法中的捏法与比较古老的民间手法相结合而逐渐形成的一种完善手法，常与捏法、合法、推法相互联系。本手法临床应用广泛，多用于正骨按摩的整复、对位，伤科按摩，内科的脏腑经络按摩等。

医生用指或掌的对合力，着力于施治部位挤而压之，挤而合之，称为挤法。根据施治部位不同所需作用力大小的不同，挤法可分为指与指对挤法、掌与掌对挤法、指与骨挤压法。

【操作要领】

患者呈坐位，医者单手或双手的拇指与食指指端对合着力于施治部位，一紧一松地凑挤捏动，或用拇指与其余四指的凑挤捏合力着力于施治部位挤捏皮肉，捏挤后局部呈现紫红色。此法常用于部位表浅而面积较小的部位或穴位，如前额、颈前、项后、脊背等处。此为指与指对挤法（图23）。

掌与掌对挤法

双手掌掌心相对，着力于施治部位一松一紧地挤压。此法多用于肩、臂、肘、腕、髋、腿、膝、踝等部位。

指与骨挤压法

双手拇指端同时或重叠于手或足背的腱鞘囊肿的一端挤压，用指与患者掌

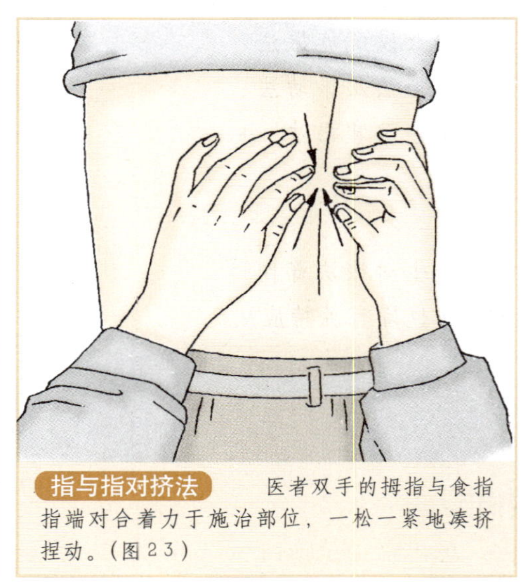

指与指对挤法　医者双手的拇指与食指指端对合着力于施治部位，一松一紧地凑挤捏动。（图23）

蹈骨形成的压力将突起的腱鞘囊肿挤破。此法主要用于腱鞘囊中。

【功效】

活血止痛，引血下行，调和阴阳，通经活络。

【主治】

风寒感冒，肢体麻木，高血压，腱鞘囊肿，头痛，头晕，肩关节周围炎，关节酸痛，咽痛。

要点提示

在施用指挤、掌挤还是指与骨挤，用力都须对称而缓慢、持续，避免损及皮表。

■振　法

振法为按摩推拿手法中的振动类手法之一，应用范围极广。常与颤法、按法、抖法、点法密切联系，振法中分为指振法（以指着力）与掌振法（掌及掌根着力），又根据施振时发力的部位不同分为以力施振法及以气施振法，及根据操作的方法分为振法及振动法。振法是一般常用的指振法及掌振法，振动法则是以一手掌平放于患处，另手握空拳叩击平放于患处的手背，而产生振动作用的方法。郑怀贤先生对振法曾作过详细的阐述，临床操作也确有独特应用之处。

医生以掌或指于施治部位做上下快速振颤动作，称为振法。

【操作要领】

患者呈坐位或卧位，医者以单手或双手掌或指掌平贴于施治部（穴）位上，手部肌肉及臂部肌肉绷紧协同为一，将力集中在手的掌指部（首先应有此概念）做上下急骤的振动动作，使着力点产生振动，振动的幅度小而频率快，这是以力施振法。还有以气施振法，即施用内功，将丹田气运至施术着力的手臂，使局部有振动感。无论施力、施气、施振，均需使施治部位产生振颤感及微热感。医者在施用此手法时双臂不宜摆动，施治部位应有舒适、轻松感，手法为内动外不动（图24）。

【功效】

和中理气，温经散寒，祛郁消积，消食导滞，调节胃肠，顺理气血，消除郁闷，活血止痛。

【主治】

肝郁气滞，胃肠功能紊乱，腹泻肠鸣，消化不良，对肠粘连、肠扭转、肠套叠均有缓解作用，可促进胃肠手术后恢

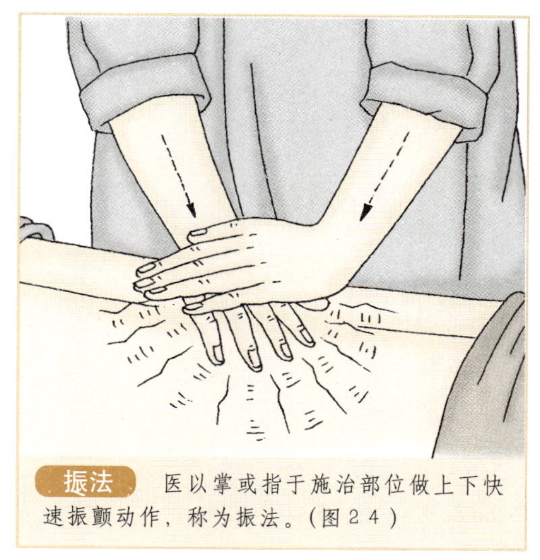

振法　医以掌或指于施治部位做上下快速振颤动作，称为振法。（图24）

基础手法

（一）单式手法

复，防止术后粘连。

要点提示

振法操作时，无论单手或双手施振法，无论以力或以气施振，施术者手均不离开施术部位的体表。否则与叩击、拍打法相混，应特别避免按压。

■捏 法

捏法为按摩推拿手法中的挤压类手法之一，也是比较古老的手法。此手法操作简单，容易接受，所以能够广泛应用而流传至今。本手法常用于小儿捏（脊）积及治疗内科疾病。另外，亦作为骨伤科的正骨及诊治手法。近代，捏法有所发展，特别是在小儿捏积的治疗手法上有了进一步的系统化。刘开运的小儿推拿疗法所施用的捏法和捏积老专家冯全福先生对儿科疾病的捏法都有自己独特的见解，别具一格，各有独到之处。

以拇指与余四指的对合力，着力于施治部位，反复交替捏拿，称为捏法。

【操作要领】

患者坐位或卧位，医者以单手或双手拇指与余四指指腹的对合力交替、持续、反复、均匀地捏拿皮肉肌筋。被着力的局部在于指的不断对合转动下捏起，再以手的自然转动，使皮肉肌筋自指腹间自然滑脱出来，如此反复交替捏动（图25－1），使局部舒适并有温热感。此法多用于四肢及肩颈部。腰部施用捏法时多以双手拇指与余四指重叠着力（图25－2）。捏法主要通过指的对合钳夹式捏拿达到疏松肌筋的目的，操作过程中应

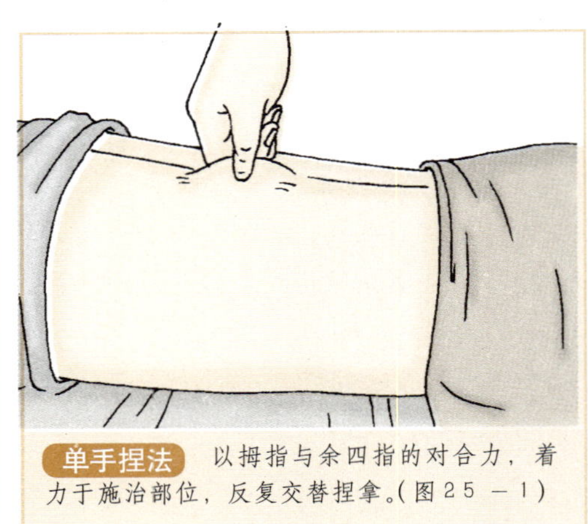

单手捏法　以拇指与余四指的对合力，着力于施治部位，反复交替捏拿。（图25－1）

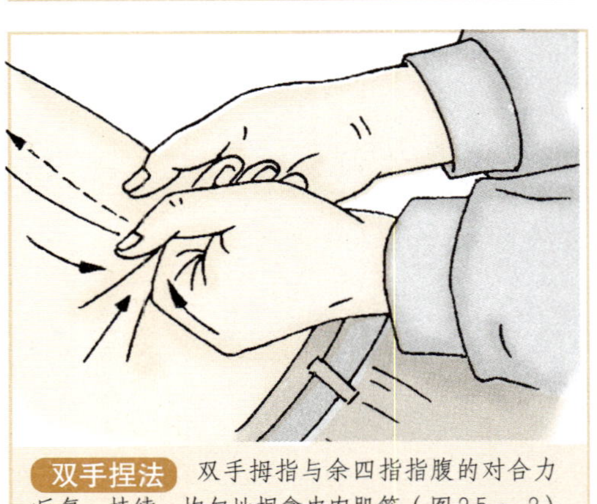

双手捏法　双手拇指与余四指指腹的对合力反复、持续、均匀地捏拿皮肉肌筋。（图25－2）

以柔中有刚，刚中有柔，灵活自如，按其经络、穴位捏而拿之，不可呆滞。

【功效】

消除肌肉酸胀，调和气血，通经活络等，促进局部血液循环，促进肌肉萎缩的恢复。

【主治】

肢体麻木，肌肉萎缩无力，肢体萎弱废用，腰腿疼痛，肩背酸痛，局部劳损等。

> **要点提示**
>
> 捏法要与拧法、撮挤、抠法相区分，避免损及皮表。患者有皮损，破溃者禁用捏法。

晃 法

晃法为按摩推拿手法中的摆动类手法之一，常与摇法、推法、抖法相互配合使用，晃法集中了摇法、推法及抖法的作用，使晃法成为一个单独的手法而又无需特殊的操作，所以流传较广，是生活中常可遇到的手法。

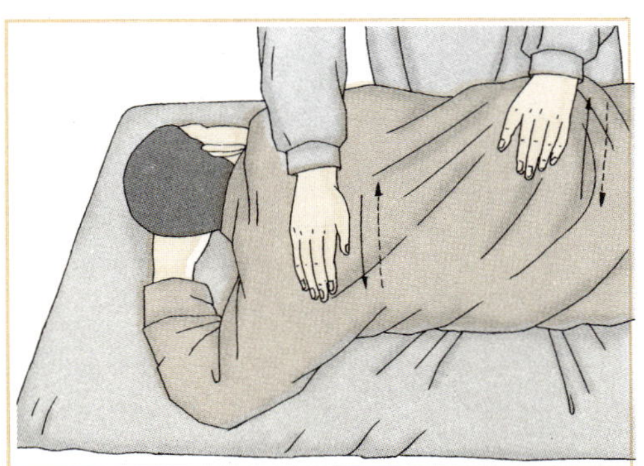

晃法 医者单手或双手扶于患者躯干，并用臂的支撑颤动力摇晃患者的整个躯体，使患者整个躯体摇动、摆动、放松。（图26）

双手摇动或摆动患者，称为晃法。

【操作要领】

患者呈仰卧或俯卧位，尽量放松身体，医者单手或双手扶于患者躯干，并用臂的支撑颤动力摇晃患者的整个躯体，使患者整个躯体摇动、摆动、放松。施法时不宜推、按、拍、打。轻晃宜高频率，低幅度，以放松肢体；重晃低频率，宜高幅度，以镇惊醒神（图26）。

【功效】

解除疲劳，缓解痉挛，放松肌筋，养血安神通窍镇惊，平衡阴阳，调和气务。

【主治】

四肢乏力，腰膝酸痛昏迷不醒，神经衰弱，失眠健忘。

> **要点提示**
>
> 晃法用于治疗时手法应频率低，幅度小；用于急救时须频率高，幅度大。施力均匀，动作准确。

捋 法

捋法为按摩推拿手法中的摩擦类及挤压类手法，急拉滑为摩擦，急速捋搓为挤压，所捋法具有摩擦与挤压的双重作用。近代以曹锡珍先生为代表的流派应用捋法颇有独到之处。

手指掌略屈曲，放置施治部位的肢体上，快速而急促地做反复滑搓，称为捋法。

【操作要领】

患者呈坐位或卧位，医者一手握患

基础手法

（一）单式手法

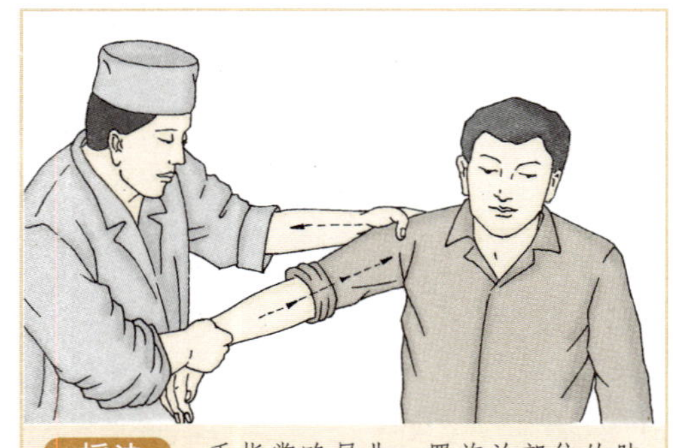

捋法　手指掌略屈曲，置施治部位的肢体上，快速而急促地反复滑搓。（图27）

肢远端，另手掌指略屈曲，将患肢拿握于手中，垂肘悬腕，手与患者施治部位贴实，快而急速地反复滑搓，滑而不浮，搓而不滞，应连贯着力。此法用于四肢及项部（图27）。

【功效】

松肌解痉，祛风散寒，流通血脉，通经活络，调和气血。

【主治】

落枕，颈椎病，关节增生并发症。四肢冷痛，颈项劳损，肢体麻木。

要点提示

操作过程中注意施力滑搓的掌指不要与肢体相贴过紧，以免损伤皮表。

拿　法

拿法为按摩推拿手法中的挤捏类手法之一，常与捏、揉、推、按、挤等密切联系，临床应用广泛，又以用手指着力，所以与掐、抠、点法也有联系。

单手或双手的拇指与余四指对合呈钳形，施以夹力提拿于施治部位，称为拿法。

【操作要领】

患者呈坐位或卧位，医者以单手或双手的拇指与余四指指腹施用对合呈钳形，着力在施治部位做一紧一松的提拿动作。对合时手指施力需对称，由轻而重加力，重而不滞，灵活有力地提拿，边提拿边连续地旋转移动，或下或上、或前或后移动，将拿于手指中的肌肉逐渐挤捏自然松脱滑弃。无论单手或双手，用力均

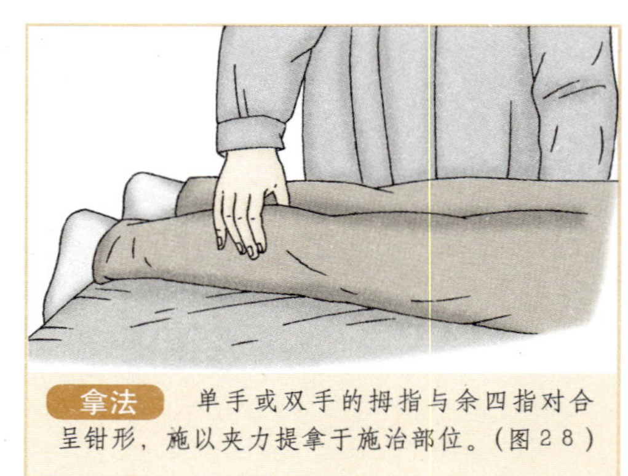

拿法　单手或双手的拇指与余四指对合呈钳形，施以夹力提拿于施治部位。（图28）

需持续反复，以指腹着力为拿法，以指端着力为抠法，应予区别（图28）。

【功效】

通经活络，散寒祛邪，顺气活血，调节肠胃，分离粘连，缓解痉挛，止痛开窍，开导闭塞，消除疲劳，促进新陈代谢。

要点提示

操作过程中不可拧挤，扭扯。不可跳跃略过。

一指推法

一指推法在按摩推拿手法中分为三类：一是拇指推法，此推法为小手法，从推法中分离出来，常用于施治面积较小的部位或循（走）经络及着力相对表浅的部位。二是一指禅推法，为一指禅派中演变出来的重要手法之一，除循经外，还有内功及摆动。三是以痛为腧的治疗手法中的指拨基本手法，即根据临床辨证，指力垂直而平行推动的手法。此三者代表了一指推的三个流派，各具不同的手法技能。

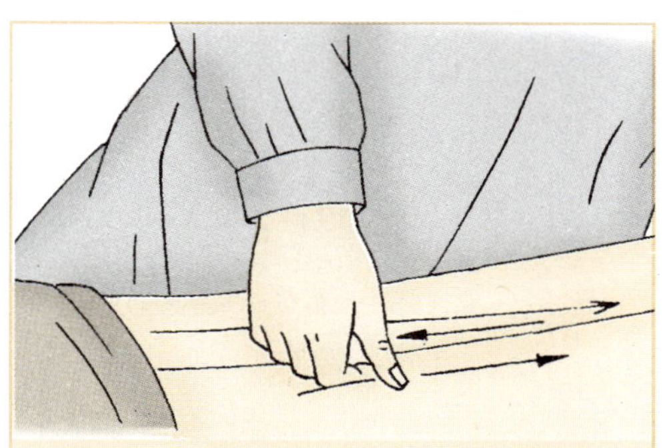

推法　以拇指指腹螺纹面或偏峰着力于机体的一定部位或循经稍施压力，往返并有节奏地向前推进。（图29）

以拇指指腹螺纹面或偏峰着力于机体的一定部位或循经稍施压力，往返并有节奏地推进向前者，称为推法（一指推法）。

【操作要领】

患者呈坐位或卧位。医者以单手或双手拇指指腹螺纹面或偏峰着力于施治部位，或循经络将拇指平贴于施治部位。操作时医者上肢肌肉放松，沉肩、垂肘、悬腕，将力贯注于着力指端，并有节奏地往返呈直线向前推进，注意用腕部的摆动带动拇指的摆动，使之产生均匀持续的推力与压力作用于经络、穴位。此法适用于头面、胸腹及四肢等部位（图29）。

【功效】

健脾和胃，舒筋理肌。疏筋活络，调和营卫，祛郁消积。

【主治】

头痛，胃痛，四肢关节酸痛，腹痛等。

要点提示

着力施推过程中，腕部摆动要自如、灵活，不可跳跃或略过。

捻　法

捻法为按摩推拿手法中的挤压类手法之一，捻法常与揉法、推法、搓法、提法密切联系。但在临床应用又必须与挤压相区别，以避免皮损。操作时各以指端着力。董好魁先生对捻法提出了独特的见解，认为捻法可产生一种捻转摩擦力，通过捻转疏皮可以疏通皮部，防病治病，

基础手法

（一）单式手法

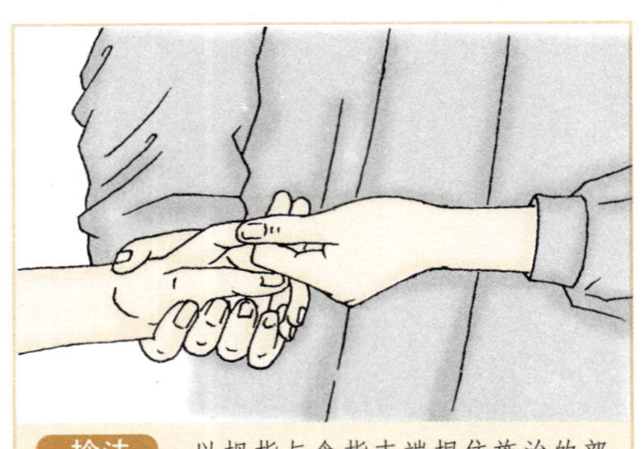

捻法 以拇指与食指末端捏住施治的部位，着力做对合的左右或上下或前后的旋转捻动。（图 30）

并根据现代医学的理论对捻法进行了科学的论述。

以拇指与食指末端捏住施治的部位，着力做对合的左右或上下或前后的旋转捻动，称为捻法。

【操作要领】

患者呈坐位或卧位医者以拇指与食指的指腹或双手夹捏住施治部位的贱体或皮肉、肌筋做对合交替的旋转捻动。操作时以两手指的对合力，对称着力捻转，往返捻动，捻而滑动，用力不可死板，着力应和缓、持续，避免损及皮表。此法常用于疏皮部、背部、脊椎及其两旁，以及治疗关节肢体损伤等，常与揉法、提法、摩法、运法相联系（图 30）。

【功效】

行气理血，通利关节，疏通皮部，通经活络，祛风止痛，软坚化结。

【主治】

局部麻木酸痛，局部粘连、萎缩关节损伤，局部皮神经炎。

要点提示

此法操作要灵活，捻而不滞，转而不浮。操作适当加用一些润滑剂辅以治疗并保护皮表不受损伤。在施用捻法时要与按法、压法相区分，也是避免皮损的另一方面。施用捻法的部位必须明确诊断，局部有撕脱、骨折、血肿及关节囊损伤者禁用此法。

■ 掐　法

掐法为按摩推拿手法中的强刺激手法之一，运用颇为广泛，自古至今均有记载，是一种传统的急救按摩推拿手法。多用于急救，是以指甲代针刺，贾立惠先生以武功为基础，将武功中的蛇皮法发展引用到掐法中，并结合现代医学，将掐法作为鉴别了解患者反应的一种方法用于临床。对掐法具有独特的技巧。

用指端（多以拇指端）甲缘重按穴位，而不刺破皮肤的方法，称为掐法。

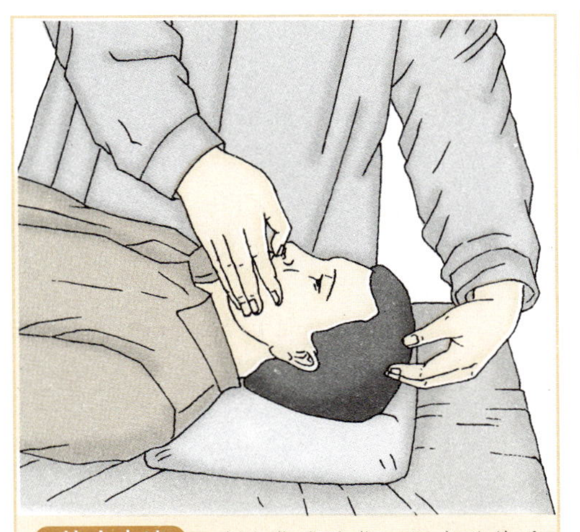

掐人中法 者坐位或卧位，医者以单手或双手拇指端甲缘，将力贯注于着力的指端，一上一下之掐点。(图31－1)

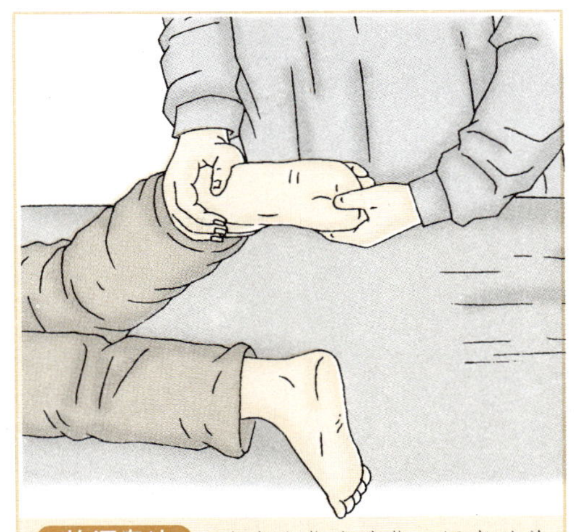

掐涌泉法 患者坐位或卧位，医者以单手或双手拇指端甲缘，将力贯注于着力的指端，一上一下之掐点。(图31－2)

【操作要领】

患者呈坐位或卧位，医者以单手或双手拇指端甲缘，将力集中于着力的指端，施用掐法时着力或持续，或一上一下进行掐点。在需治的穴位上重按并掐之，或两指同时用力抠掐之，但不刺破皮肤的持续着力的方法为掐法。掐法是重刺激手法之一，临床常以甲掐代针，久病者先掐人中，急病者或掐大筋，或掐跟腱，掐之有声者易治，掐者无声则难医（图31－1，图31－2）。

【功效】

祛风散寒，兴奋神经，温通经络，开窍醒神，回阳救逆。

【主治】

头晕，昏迷不醒，中风不语，半身不遂，癔病发作等。

要点提示

掐前需将穴位取准，施掐时为了避免刺破皮肤，可在施掐部位（穴位）上置一薄布，掐后可于局部轻揉以缓解疼痛。

勒　法

勒法为按摩推拿手法中的捏挤类手法之一，勒法的应用虽然很广泛，但仅作为配合全身按摩的结束手法使用，即辅助手法使用，目前还未被列入单独治疗手法。近代，少林内功推拿流派对勒法有较熟练的操作和一些临床报道，值得进一步探讨。

用拇指与食指第二节指腹挟住患指，急拉滑开的手法称为勒法。

【操作要领】

患者坐位，医者以一手握患腕，另手先以拇指、食指指腹捻揉诸指后，再顺序

基础手法

（一）单式手法

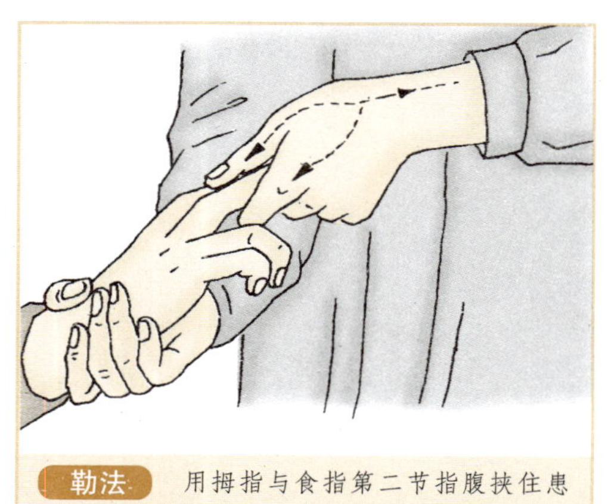

勒法 用拇指与食指第二节指腹挟住患指，急拉滑开的手法称为勒法。（图32）

用拇指指腹与食指第二节指腹桡侧挟摄住患指（从指根部至指端）急拉滑开并旋转或用寸劲抖动，再将患者诸指依次勒之。在操作过程中，医者的指腹既要与患指贴实，又要急速而旋转地拉住滑开，每勒一指均有作响为宜。手法要轻快灵巧，避免滞而不滑与滑而不实的操作。此法多用于按摩推拿的结束手法（图32）。

【功效】

通利关节，活血理气，消炎止痛。通经活络，调和阴阳。

【主治】

屈伸不利，肢体末梢麻木，诸疾。

要点提示

施勒法前先揉捻各指，以放松肌筋，操作过程中应注意急速拉滑操作，动作宜轻巧自如而灵活。切勿引起扭伤。

弹 法

弹法为按摩推拿手法中的捏挤类手法及叩击类手法之一，主要用于肌筋部位，是伤科按摩的重要手法。常与拨法、叩法、击法等相互联系，近年来，本法应用广泛，逐渐被现代医学所接受，将其作为解除粘连及治疗麻痹的重要措施之一。

以指端着于筋腱部位，施以弹动、弹拨、提弹、驳弹的手法均称为弹法。

【操作要领】

食指伸直，拇指或中指辅之着力于肌腱缝隙之间，弹动、弹拨。

中指弹法，患者坐位或卧位，医者中指伸直，拇指端抵于中指指腹的二、三节间，食指指腹抵于中指背部的二、三

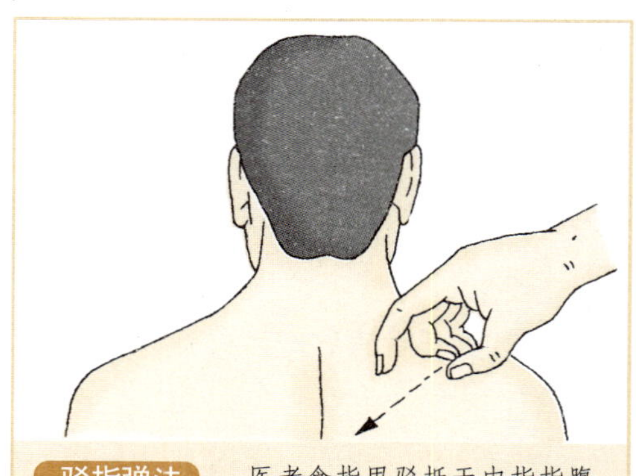

驳指弹法 医者食指甲驳抵于中指指腹，或中指甲端抵于拇指指腹内，用指的驳动暴发力驳开中指，使食指甲突然着力于施治部位或穴位上。（图33）

节间，将被抵的中指对准所需施治部位的肌筋或肌腱，力集中于中指端，拨而弹之。

食指弹法，患者坐位或卧位，医者食指伸直，拇指端抵于食指（其他同中指抵法），着力拨而弹之。

驳指弹法，以上两法的操作截然不同，是弹而击之。医者食指甲驳抵于中指指腹，或中指甲端抵于拇指指腹内（图33），用指的驳动暴发力驳开中指，使食指甲突然着力于施治部位或穴位上。

【功效】

指端弹，疏理肌筋，通经活络，活血止痛，解除粘连，提弹，缓解肌筋，引邪外出。驳指弹，点穴开筋，调和气血。

【主治】

驳指弹治呃逆上气，肢体痛，或用于精神诱导。腰腿疼痛，局部粘连，关节不利，关节酸痛。

要点提示

指端弹法以弹筋腱为主，驳指弹法则是以弹击局部或穴位为主，两者虽然都属弹法，但着力点不同，方法也不同，不可相提并论。

掖　法

掖法为按摩推拿手法中伤科按摩的顺理类、按摩推拿的点按类中的治疗手法。施用前先顺理复平不全断端，后掖点固定，以归位复正，流畅气血，顺接肌筋，而止痛。本法应用较少，临床多以点法代替，但点法又不能解决断裂肌筋挛缩的问题，所以刘寿山先生强调以掖点法补其不足，并进一步对掖法的具体操作、临床应用作了独特而详细的阐释。

用拇指端于施治部位点掖肌筋的不全断端，以使其固定的方法，称为掖法。

【操作要领】

患者呈仰卧或俯卧位，医者一手固定患肢，另手拇指指端于施治的隆起或凹陷部位循触肌筋不全断端，循触准确后，以双拇指端将断端顺理捋开（图34－1），再将捋开之断端点用双拇指端掖塞于局部肌筋缝隙之中（图34－2）（以患者自身的肌筋达到固定邻近的损伤断端），然后用布带绑扎敷药养治。此法多用于四肢肌筋抻伤、捩伤。

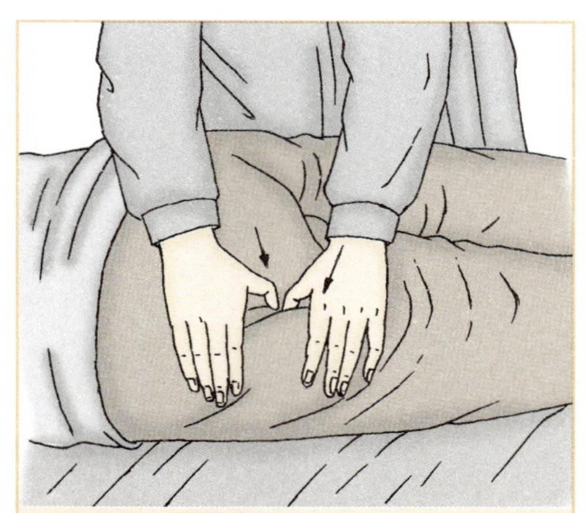

掖法　将捋开之断端点用双拇指端掖塞于局部肌筋缝隙之中，然后用布带绑扎敷药养治。（图34－1）

【功效】

续筋止痛，消肿散瘀，理筋解索，顺气和血，局部固定。

基础手法

（一）单式手法

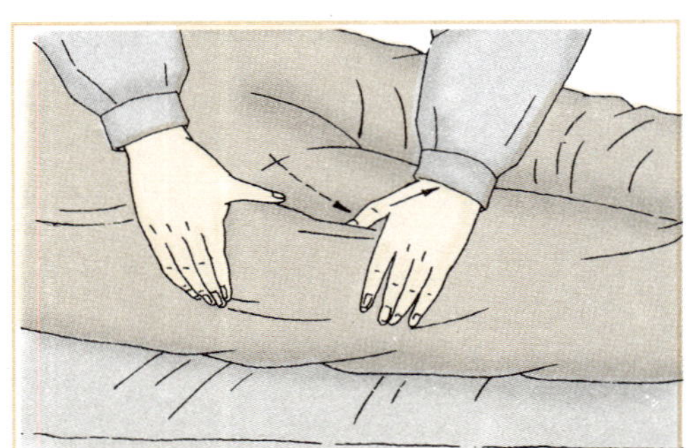

掖法　医者一手固定患肢，另手拇指指端于施治的隆起或凹陷部位循触肌筋不全断端，循触准确后，以双拇指端将断端顺理捋开。(图34－2)

【主治】

扭伤腰痛，挫闪扭岔，四肢肌肉捩伤，肌筋不全断裂等。

要点提示

施用前局部可辅以顺理复平手法，但禁用揉、捻、摩等手法，以避免增加损伤程度。

捣　法

捣法为按摩推拿手法中的强刺激手法之一，常与点法、戳法、弹法、拨法、掐法、压法等相互联系。捣法与点法在操作上也有实质不同，常被点法所代替，但，捣法除具有点法的作用外，还具有拨法、弹法及戳法的功效，作用深沉。但因捣法的操作要求比较高，所以未被临床广泛应用，有待于进一步推广。

用指端对准施治部位或穴位，点而动之的手法，称为捣法。

【操作要领】

患者呈坐位或卧位，医者将食指伸直，拇指指腹抵于食指指腹部二、三节间，中指指腹抵于食指指背二、三节间，将力贯注于食指端，用食指端对准施治部位及穴位高频率，低幅度地施用功心劲，行左右上下点而动之（图35）。一般下病捣上，上病捣下，右病捣左，左病捣右。此法多用于腰背及四肢等部位。

【功效】

解痉通闭，通经活络，调和气血。

【主治】

脑震荡后遗症，癔病发作，腰背疼痛，晕厥，气逆。

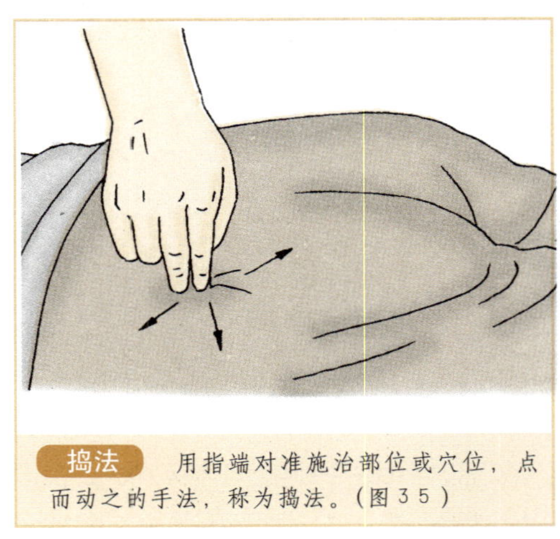

捣法　用指端对准施治部位或穴位，点而动之的手法，称为捣法。(图35)

要点提示

操作时须找准穴位或肌筋部位捣，不可乱捣或乱抠抓，避免损伤皮表及软组织。

啄　法

啄法为按摩推拿手法中的叩击类手法之一，在临床主要用来调节神经及诱导等。常与叩法、击法、敲法相联系，本手法很少单独使用，一般作为全身按摩推拿的辅助手法。

手指自然屈曲，以腕部自然的上下屈伸的摆动带动指端，并着力于施治部位啄击，称为啄法。

【操作要领】

患者呈仰卧位或俯卧位，医者五指自然屈曲，指端并齐，以诸端为着力点，以腕部自然的上下屈伸的摆动带动手指端着力于施治部位啄击，手指与体表须垂直，着力须均匀，根据施治部位而定（图36）摆动的幅度及频率。如头部幅度小，频率快；背部则幅度大，频率慢。此法主要用于头部及胸背部，一般均用双手交替啄击或用双手同时着力啄击，如鸡啄米样，轻啄抑制，重啄兴奋。

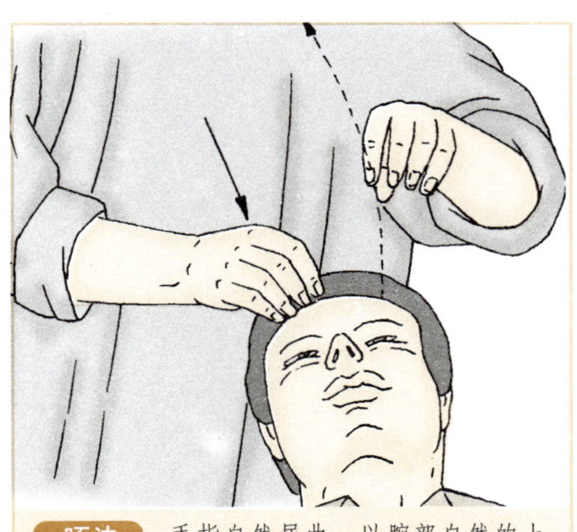

啄法　手指自然屈曲，以腕部自然的上下屈伸的摆动带动指端，并着力于施治部位啄击。（图36）

【功效】

散风祛邪，开胸顺气，活血止痛，通经活络。

【主治】

头痛，头晕，失眠，神经衰弱，脑震荡后遗症，脑栓塞后遗症，胸胁胀痛。

要点提示

操作过程中应根据患者的体质及病情来确定手法及施力大小，要灵活掌握。

梳　法

梳法为按摩推拿手法中的摩擦类、推荡类手法之一，临床运用较为广泛，操作简便，是内科按摩中的主要手法，但应与压法、按法严格区分。常与推法、摩法、运法相互联系，经络按摩流派用梳胸而宣调肺气，儿科按摩流派常用于梳胁顺气，伤科按摩流派则用于梳理伤肿而活血散瘀等。

医者以手指或拳背部在施治部位上做来回梳动或梳搔，形如梳头、实为梳理的方法称为梳法。

【操作要领】

患者呈坐位或卧位，医者以沉肩，垂肘，将力集中于双手指腹或五指自然屈

基础手法

（一）单式手法

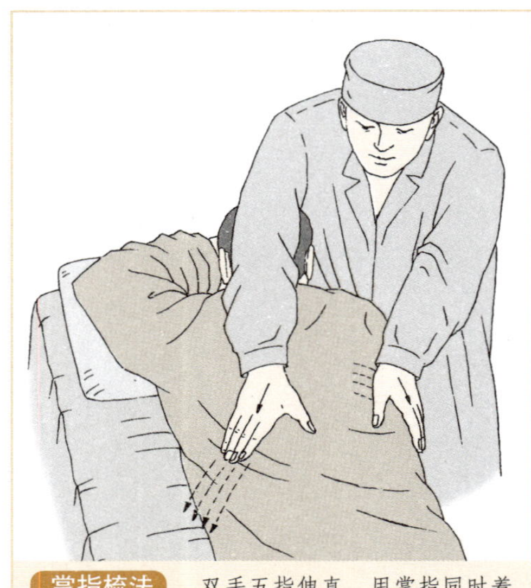

掌指梳法　双手五指伸直，用掌指同时着力于施治部位持续、缓慢地梳理。（图 37 － 1）

伸或握空拳，以骨空部在施治部位同时或交替梳搔，来回快速或缓慢而持续地梳运。根据施治部位及作用力的不同可分为：爪形梳法、掌指梳法、拳骨梳法等。

爪形梳法

双手五指分开略屈曲，形如爪状，以指端及指腹着力于头部，左右、上下梳搔，如从左右耳同时对称梳搔至头顶而交叉，或从前额及枕后同时对称梳搔至头顶而交叉，如此往返操作，此法主要用于头部。

掌指梳法（图 37 － 1）：双手五指伸直，用掌指同时着力于施治部位持续、缓慢地梳理。此法多用于胸背部、肋间隙。

拳骨梳法（图 37 － 2）：双手屈曲握空拳，用拳骨突部着力于施治部位，同时或交替梳理。此法多用于脊柱两旁等部位。

【功效】

解表助阳，温通经络，疏散风邪，理经顺络，疏通气血，调和营卫，疏理肝气，解郁除烦。

【主治】

胸胁胀满，身热酸痛，局部挛急，头痛发热，神经衰弱，失眠，偏瘫。

要点提示

梳法施力要深沉，沉而不滞，悬而不浮。持续均匀，并按一定顺序梳理或梳搔。

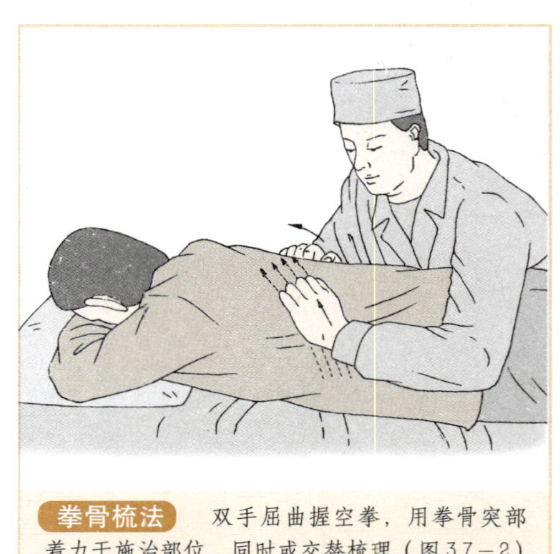

拳骨梳法　双手屈曲握空拳，用拳骨突部着力于施治部位，同时或交替梳理。（图 37－2）

掏 法

掏法为按摩推拿手法中的强刺激手法之一，多以指端掏压，临床常与掐法、按法、压法、切法、抠法等相互联系，但又别于以上诸法，不可相混。夏宇祥等虽曾对掏法作了详细的介绍，掏法至今仍未能得到广泛应用，掏法与掐法的应用容易混淆或以掐代掏，而使掏法被忽略，直到近几年掏法在临床的应用才有了一些发展。

拇指端着力于穴位或施治部位，按伸而弄出，则为掏法。

【操作要领】

患者坐位或卧位，医者将力集中于指端，以拇指指端着力于穴位或病患处，按伸掏压弄出，有将病邪掏弄出来之势。施用掏法之后可施以揉摩，以缓解局部刺痛（图38）。

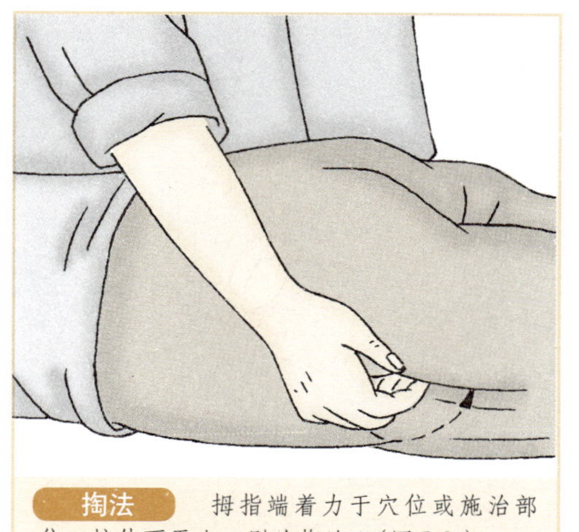

掏法 拇指端着力于穴位或施治部位，按伸而弄出，则为掏法。（图38）

【功效】

止呕止泻，调理肠腑，疏散气滞，活血散瘀，醒神开窍，镇惊，调和气血，疏通经络，舒肝利气，祛痰止咳，开胸顺气。

【主治】

小儿急惊风，腹痛腹胀，肝郁有舒，气滞血瘀，中风不语，口眼歪斜，喉中痰鸣，胸胁胀闷，半身不遂。

要点提示

临床根据辨证选用所掏穴位。注意保护皮表。避免损伤。

揉 法

揉法为按摩推拿手法中的摆动法之一，本法应用广泛，临床多用于体表、肌肉、关节及经络、穴位等部位，是按摩推拿手法中常用的手法。与摩法、按法、推法、捏法、提法、捻法互相使用。刘寿山先生曾多次指出："筋喜柔不喜刚，所以治疗伤筋时，手法应柔韧和缓。"此外，他还明确指出揉法多用于治疗筋肌及软组织病变。

医者以指或掌吸定在施治部位，进行左右、前后的内旋或外旋揉动的方法，称为揉法。

【操作要领】

患者呈取坐位或卧位。医者以单手或双手的指腹或掌根、鱼际及掌心吸定在施治部位或穴位上，将手腕及臂部放松，做腕关节连动前臂的回旋动作，使腕部灵巧自如的旋动，称为掌揉法；以单指

基础手法

（一）单式手法

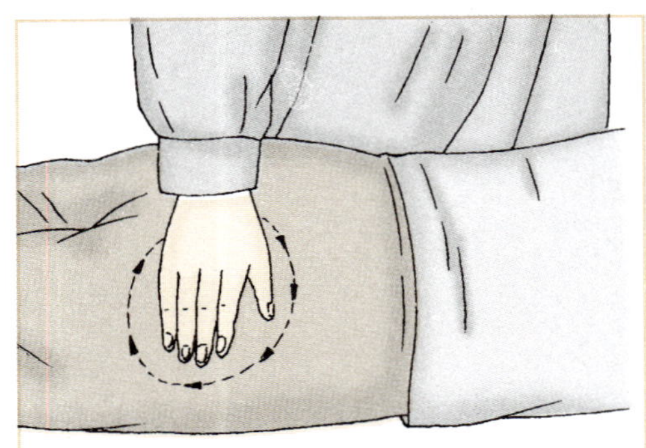

揉法　以指或掌吸定在施治部位，进行左右、前后的内旋或外旋揉动。（图39）

吸定于一定穴位施以旋转回环的连续动作称为一指揉法；两指相对，将患处夹摄于两指之间，相对旋转揉动称揉捻法。施以揉法要动作连续，着力由小逐渐增大，再由大逐渐减小，均匀持续而轻柔地旋转回环，动作宜轻宜缓，根据施治部位局部软组织及肌肉的厚薄来决定施力的大小（图39）。

【功效】

消肿止痛，宽胸理气，促进血液循环、淋巴通畅，消食导滞，调和气血，疏筋活络，温经散寒，活血化瘀，理气松肌。

【主治】

脘腹胀痛，胸胁胀闷，便秘，泄泻，外伤所致红肿疼痛。

要点提示

手着力于患部并吸定，以腕的回旋随之移动，避免触打或跳跃。此法用于全身各部位，但不可久揉。

敲　法

敲法为按摩推拿手法中的叩击类手法之一，常与击法、叩法、打法相互联系。此手法主要用于表浅的骨突部，如头部、脊柱两旁等。

指端垂直方向着力于施治部位，如敲打戳击，并略有弹响的手法为敲法。

【操作要领】

患者坐位或卧位，医者手指自然弯

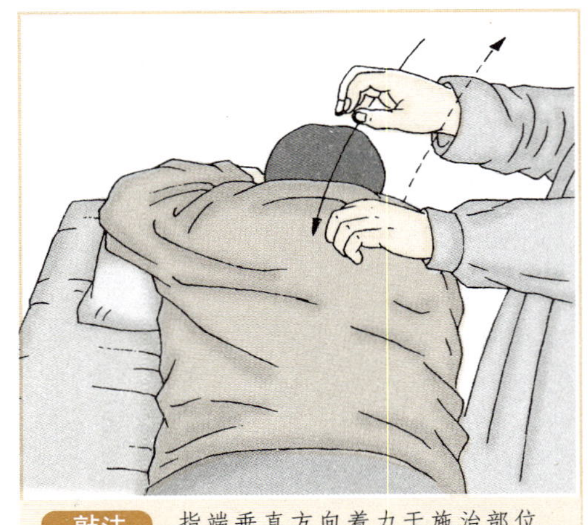

敲法　指端垂直方向着力于施治部位，如敲打戳击，并略有弹响。（图40）

曲，将力倾注于着力指端，以腕部一起一落的自然屈伸摆动带动指端垂直着力于施治部位，或以两指相互重叠相搏，以搏力弹动敲击于施治部位，或用五指并拢伸直以纵掌尺侧敲打。临床上无论是以单指指端，还是以搏指、骨突及纵掌敲打，均应在施治部位垂直着力，均匀持续、反复敲打，使敲之有声，声有节奏，轻松自如，此法与啄法不同，啄法快而无响，敲法快而有声（图40）。

【功效】

营养脉络，宣通气血，祛风散寒，活血散瘀，调和气血，引血归经。

【主治】

失眠，神经衰弱，麻木不仁。

要点提示

操作时有声为敲，多用于体表的表浅部位，与打法、叩法不可混淆，因打法及叩法用于肌肉丰厚的部位。

■ 提　法

提法为按摩推拿手法中的被动运动类及导引，拽拉等手法的综合运用，常与按法、拉法、拿法、挤法、合法等相互联系，应用较广泛。目前，以夏锡武先生应用的提法具有独特见解，他将提法分为数十种，如坐式背提法、搭提法、端提法、背提法等等，在临床的正骨按摩中发挥了重要的作用。

双手对按而向上提，或双手按于施治部位以寸劲向上（反方向）提，或垂手拿起的手法均称为提法。

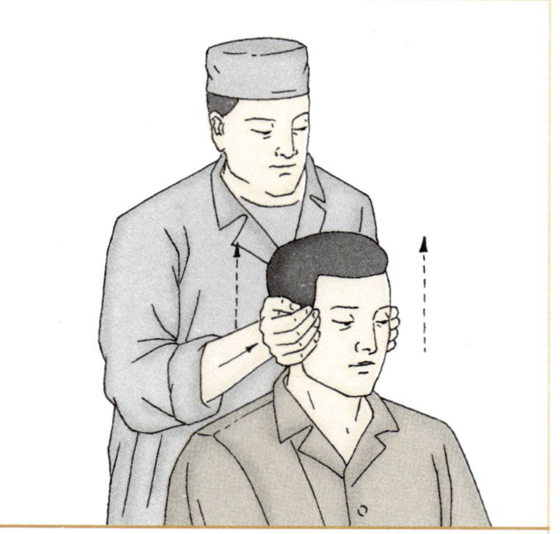

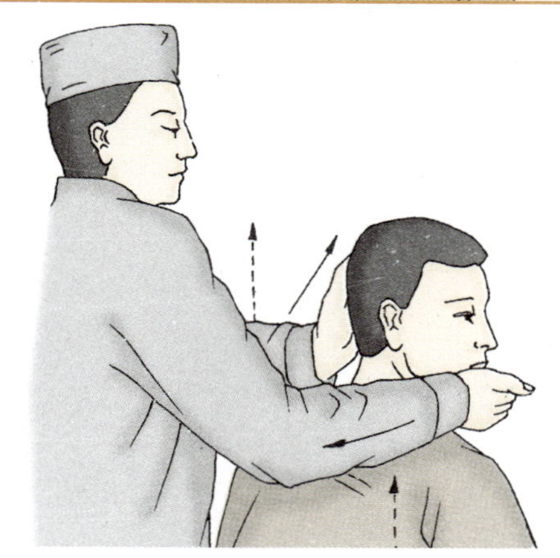

端提法　患者正坐，医者立于患者背后，双手虎口置患者同侧耳垂下，拇指于耳后高骨处，食指于下颌角缘，置准贴实后，双手同时用力向内合之并向上提，施用持续之缓力。（图41－1，图41－2）

顿提法

【操作要领】

患者正坐，医者立于患侧，使患肢抬举过头并伸直（手心向内），于左手握食指、拇指，右手握无名指、中指、小指，先缓慢导引放松局部，再以寸劲上提3

基础手法

（一）单式手法

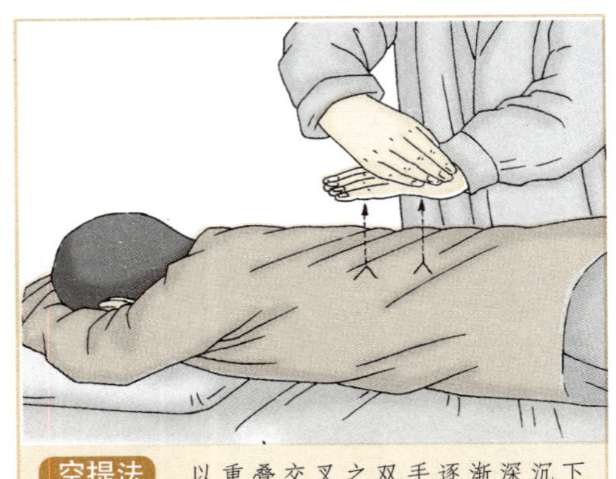

空提法　以重叠交叉之双手逐渐深沉下按，并随呼吸突然施以寸劲向上提之，有将病邪提出之势。（图 41 － 3）

次，每提 1 次关节可发出 1 次弹响。

【功效】

解除粘连，行气活血，顺理肌筋。

【主治】

局部粘连，扭挫闪岔，肩关节周围炎。

要点提示

操作时避免使用暴力。

端提法

【操作要领】

患者正坐，医者立于患者背后，双手虎口置患者同侧耳垂下，拇指于耳后高骨处，食指于下颔角缘，置准贴实后，双手同时用力向内合之并向上提，施用持续之缓力，称为端提法（图 41 － 1，图 41 － 2）。

【功效】

升提阳气，通经活络，顺理肌筋。

【主治】

颈椎增生症，颈项扭伤，颈项劳损，头痛乏力。

要点提示

双手虎口对准患者同侧耳垂下后侧，并将患者头部卡于两手之中，同时应严密观察患者，切勿压及颈总动脉。

空提法

【操作要领】

患者呈仰卧或侧卧，医者双手重叠交叉，着力于施治部位进行揉按推拿，双手以重叠交叉下按，逐渐深沉并随呼吸（在吸气时）突然施以寸劲向上提之，有将病邪提出之势称为空提法（图 41 － 3）。

【功效】

调和气血，顺理肌筋，调和阴阳，祛邪消滞。

【主治】

腰背痛，脘腹胀满，脾胃不和，闪腰岔气，肝郁气滞。

要点提示

施法时应根据呼吸的节律来决定施用提法的时机。

搔 法

搔法为按摩推拿手法中的疏皮类舒畅手法之一，是用指端搔耙摩擦着力，操作应细致而轻柔。不是搓、捻、提、捏，而本手法主要用于调节神经，可与全身按摩的其他手法配合使用，亦可单独使用。目前搔法的应用不很普遍，临床上常与抚法、扫法、摩法、推法、抓法互相联系，有时又常被推法类中的抚法所代替。但搔法的作用有别于抚法，搔法以醒神益智为主而抚法则以安神镇惊为主。

五指略分开，自然屈曲，于施治部位挠动而浮抓，称为搔法。

【操作要领】

患者坐位或卧位，医者单手或双手（沉肩、垂肘，悬腕）五指略分开，自然屈曲，形如搔耙，悬而不浮，施以内动劲。于施治部位着力，以手腕的自然抖动使指抓一抓一移，一屈一伸地反复操作。此法多用于头部，枕后，轻搔抑制，重搔兴奋（图42）。

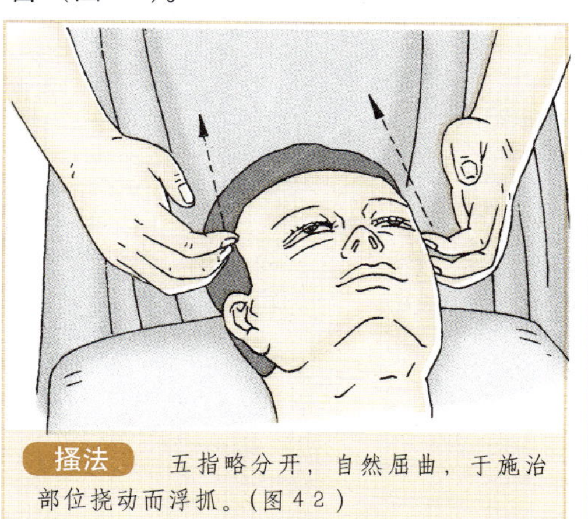

搔法 五指略分开，自然屈曲，于施治部位挠动而浮抓。（图42）

【功效】

散风活络，平肝息风，湿经活络，调和气血，醒神益智，祛风止痒，平衡阴阳。

【主治】

头晕目眩，风疹搔痒，失眠神衰，头晕头痛，肩颈疼痛。

要点提示

操作时必须指端着力，切忌用指甲抓，以避免损及皮表。

揪 法

揪法为按摩推拿手法中挤压类的提拿法之一，操作时不可扭转旋拧，应快提速弃，并以局部出现热感及紫红色为度。本手法易操作，在民间流传甚广，若蘸汤揪之，既可保护皮肤，又能增加疗效。

两指对合呈钳形，挟撮住肌筋捏而提起，随即使肌筋滑脱离去，如此反复操作称为揪法。

【操作要领】

患者呈坐位或卧位，医者以拇指指腹与食指指腹或第二节桡侧偏峰，或与食指、中指指腹的对合挟摄住皮肉、肌筋做快速捏提、捏拉，随即使肌筋滑离出声，嗒嗒作响，如此反复操作，以局部呈紫红色或潮红色为度。此法多用于项后及颈前、背部、前额等（图43－1，图43－2）。

【功效】

清热解表，解痉止痛，疏通皮部，引邪外出，祛风散寒。

基础手法

（一）单式手法

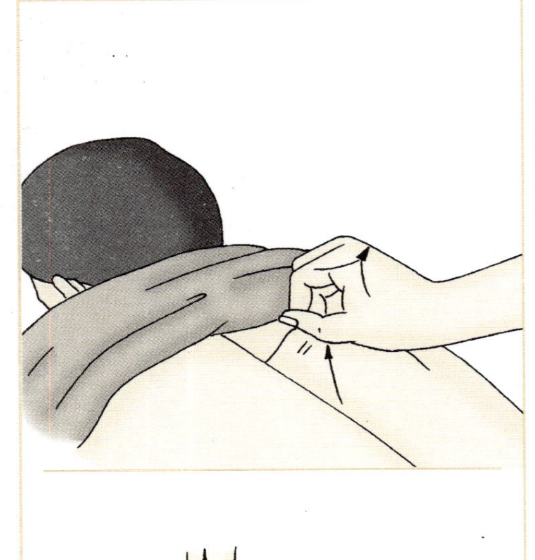

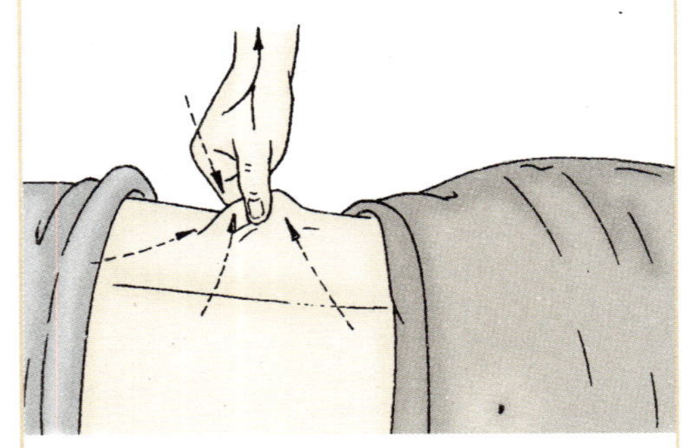

揪法 两指对合呈钳形，挟摄住肌筋捏而提起，随即使肌筋滑脱离去，如此反复操作称为揪法。（图 43－1，图 43－2）

【主治】

肩背酸痛，肢体乏力，痹症作痛，身热不退，颈项强痛，头痛，咽喉肿痛，声音嘶哑，肩背酸。

要点提示

皮肤细嫩的部位施用揪法时，可施用一些润滑剂。手下需快速灵活，但仍需注意保护皮肤。

搓 法

搓法为按摩推拿手法中的摩擦类的推荡法之一，临床应用广泛，无论是伤科按摩，还是内科脏腑、经络按摩，都将其作为治疗的重要手法。当代以季根林先生为代表的按摩推拿流派应用搓法颇有见解，这与刘寿山先生的影响及传授有很大关系。

指或掌或掌指于施治部位体表着力，自上而下地来回摩擦揉动，称之为搓法。

根据作用的部位不同可分为：单手

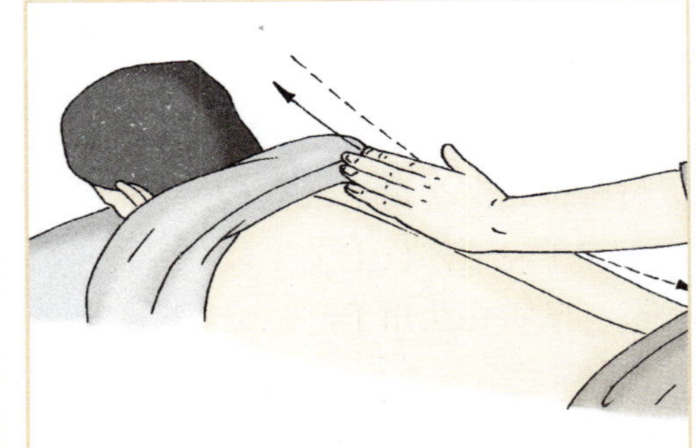

单手推搓 医者用手指或掌或掌指面着力平置于施治部位上下移搓，手法逐渐深沉。（图 44－1）

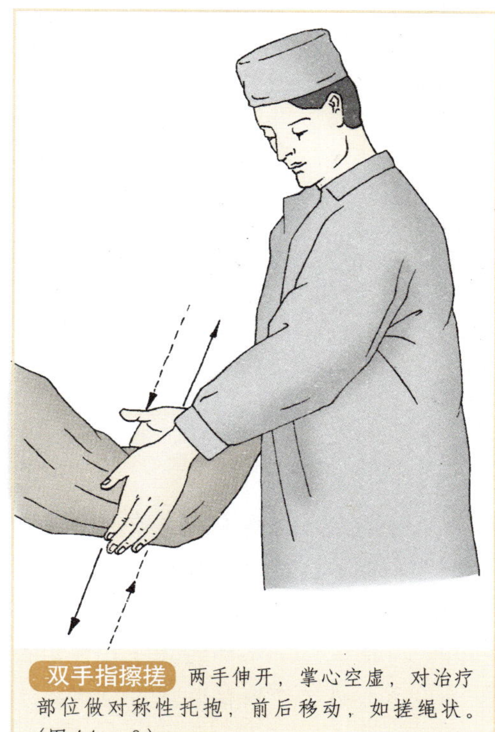

双手指擦搓 两手伸开，掌心空虚，对治疗部位做对称性托抱，前后移动，如搓绳状。(图 44 － 2)

推搓（图 44 － 1）、双手指擦搓（图 44 － 2）、滚搓、掌搓、掌指搓、双手交叉叠掌重搓、双指或双掌交替搓及裹巾搓（又分为干裹巾或湿裹巾搓法）等。

【操作要领】

无论是哪一种搓法，沉肩垂肘，悬腕，自上而下或自下而上移搓。患者一般以俯卧位，医者用手指或掌或掌指面着力平置于施治部位上下移搓，手法逐渐深沉。掌指搓法用于部位较浅的四肢及头部。双手交叉重叠的掌（根）搓法常用于腰背、脊及肌筋较丰厚的部位。双掌交叉搓法则用于背部，因两手交叉，作用的方向相反，即左掌向右搓，右掌向左搓的同时搓移，以平衡阴阳。裹巾搓掌用于循经络或循筋经搓移。

【功效】

舒理肌筋，祛风散寒，松肌解痉，通经活络，活血止痛，调和气血。

【主治】

胸闷发憋，肢体麻木，腰腿酸痛，肩背酸痛，外感头痛。

要点提示

搓时施力深沉，但要注意保护皮肤。

■ 摸　法

摸法为按摩推拿手法中的摩擦类手法及正骨八法之一，常被应用于正骨按摩中的摸触捺正，伤科按摩手法中的摸抚顺理，内科经络脏腑按摩中的触摸诊治等等。总之，摸法是按摩推拿各流派所运用的基本手法。

用手轻触或着力于施治部位，均称为摸法。临床摸而抚之为治病，摸而触之为诊疾，摸触抚之为诊治。

【操作要领】

摸而抚之，即沉肩、垂肘、悬腕，以四指指腹着力于施治部位体表，持续均匀着力，往返抚之。摸而触之，即以三指（食指、中指、无名指）指腹于施治部位触而摸之。如触及腹部、四肢、耳轮、肌肤有无条索、包块及反射敏感状况等。是常用的诊法之一。

摸触抚之，即以指端或指腹于患部触摸，以诊断及治疗疾病。亦是中医按摩

基础手法

（一）单式手法

骨伤科基本功，诊病手法之一。

摸索法，摸者谓以手稽觅关节有无损伤，是诊断检查的重要方法之一。

摸触辨认，此法是骨折、脱臼的检查法，也是骨伤科医者必备的基本手法。首先应熟识骨骼的具体部位和形状等解剖特征，才能够用手指切摸或摸触骨伤处的情况或检查骨折复位后的结果和愈合程度。

触摸领会法，用单手或双手摸患处，由远及近，由轻到重，切忌粗暴，用于诊断及整复后检查。

触摸为检查和正骨复位的必要手法，使术者在脑海里构成骨折移位的整体形象，给手法复位提供依据，施术时才能够真正达到手随心转，法从手出。方法是以拇、食、中三指触摸伤处、体表，仔细体察、充分了解骨折端的移位情况。

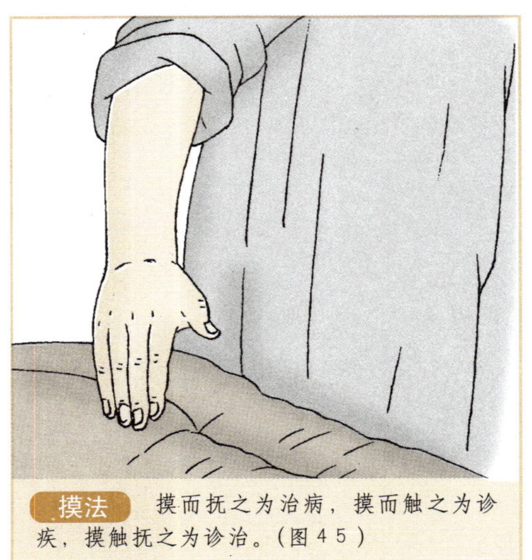

摸法　摸而抚之为治病，摸而触之为诊疾，摸触抚之为诊治。（图45）

【功效】

温经通络，驱风散寒，活血散瘀。

【主治】

皮神经炎及表皮末梢感觉障碍（图45），局部血肿，皮肤麻痹。

■缠　法

缠法为按摩推拿手法中的推荡（法）类、摩擦类手法之一，应用广，疗效显著，多以治疗气闭阳脱之症，为急救的一种手法。缠法是一指推法的基础上发展而来的，是在推法原有的姿势上进行熟练、快速的操作，由于缠法在运用时大指与掌心相距小，就加快了缠法的频率，因此缠法比推法快速、柔和。钱福卿先生曾对缠法的操作及运用作过详细的论述，临床应用颇具特色，可称之为当代应用缠法之独秀。先辈把缠法的应用称之为“心动劲”，又名小步子，其意是指推拿医生集中全身的精力，气达于大指，在特定的部位或穴位上，做连绵不绝的操作，起到治疗作用。用于颜面部、颈部、胸胁部。疮疖脓肿等外科病症也常用本法治疗，有消散托脓的作用。

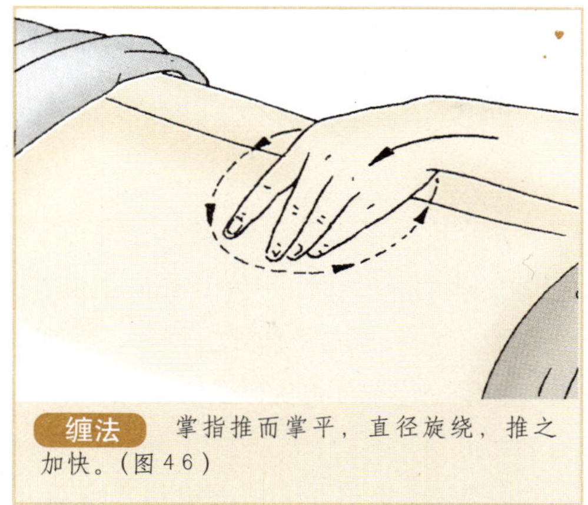

缠法 掌指推而掌平，直径旋绕，推之加快。(图46)

掌指推而掌平，直径旋绕，推之加快的手法，称为缠法。

【操作要领】

患者坐位或卧位，医者手指伸直，手掌平置于施治部位，指尖略翘起，用力直行为推。推而掌平，直径旋绕往返，推之加快，反复旋施，形如缠绕为缠法。缠法速度快，着力由轻到重，快而不疾，轻而不浮，由浅入深，由浮入沉，由柔至刚。其力始以手，逐以腕、臂、全臂，直至全身。此法多用于胸背、腰臀及四肢，也可循经或局部施用(图46)。局部以温热、舒适感为宜。

【功效】

导引正气，调和气血，回阳救逆，祛邪扶正。

【主治】

气逆，气脱，阳虚阴证，腹痛难忍，二便失禁，腰背作痛，不省人事。胸闷气闭，呼吸困难（常用穴位：膻中、鸠尾、上脘、中脘、丹田、天枢等穴）。

要点提示

操作时避免与搓法、擦法混为一团，掌与施治部位既要接触缠绕，又要灵活绕旋，注意保护皮表。

滚　法

滚法为按摩推拿手法中的常用手法，这种手法可分为三大部分：一是大滚法，即整个掌背部以腕关节的旋转而滚动，此手法为常用的滚法；二是一指禅滚法，为小滚法用以配合一指禅的手法；三是滚摇法，作为搓揉与滚动于关节肌筋，与以上两种滚法的含意、方法、作用均不相同。丁秀峰先生除了继承了传统的滚法外，还对滚法提出较深的见解，在滚法的施治应用上有自己独特的见解，他即在滚法独特的机械刺激的影响下，神经感受器可引起各种有价值的反射作用。并阐明了其作用机制及进行了详细的科学论断，对完善中医按摩推拿的理论极为有益。

医者手握空拳，手背吸附在施治部位进行交替往返滚动的方法，称为滚法。

【操作要领】

患者呈坐位或卧位。医者以单手或双手自然屈曲，似握空拳，肩背放松，略屈肘、悬腕，将手背及手掌尺侧吸定于患者的施治部位，以腕部关节轻松自然的内外一扣一翻进行来回滚动，在用小鱼际侧掌背至中指、食指背的交替往返着力的同时，做手指的自然屈伸外旋滚动

基础手法

（一）单式手法

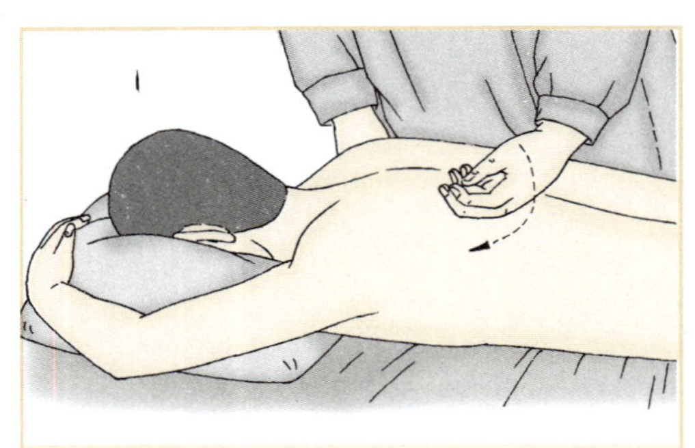

滚法　医者手握空拳，手背吸附在一定的施治部位交替进行往返滚动。（图47）

的连续动作，使手背部呈滚动状态，在滚动时小鱼际及掌背部着力与施治部位相互贴紧，吸附于施治部位，不可跳动。操作时动作协调，用力均匀。并有节奏，不可时轻时重，忽快忽慢，患者感觉施治部位舒适而轻松。（图47）。

【功效】

增强肌筋活动能力，促进血液循环，消除肌肉疲劳，通经活络，行气活血，缓解疼痛，引血下行，通利关节。

【主治】

风湿酸痛，肢体麻木，肢体瘫痪，运动功能障碍等。

钱福卿老先生的一指禅包括四种手法：缠、滚、抄、禅，这是推拿传统手法的发展和创造。滚法是一指禅手法中常用的手法之一，压力大，接触面广。适用于头巅、腰骶、肩背、四肢等肌肉丰厚的部位。滚法的操作摆动快速，形如圆球状，施术在特定的部位，缓慢移动。手法要领：腕部悬屈，掌握空拳、食、中、无名、小指的第一指间关节为着力点，腕部做往返均匀的摆动，动作灵活，压力均匀，适用于头痛、偏瘫、关节炎等症，起通络解痉，舒筋活血，滑利关节，镇痛的作用。

要点提示

滚法是以腕部的自主滚旋带动前臂及掌背呈滚动状态的一种手法，不宜以手或臂的拖动进行操作，以避免手背与施治部位的摩擦。

■ 劈　法

劈法为按摩推拿手法中的纵叩法之一。刘寿山先生治筋常用劈法，他曾对劈法着力的大小作了详尽的阐述，指出手法时应以柔为主，柔中克刚。劈法虽有柔有刚，刚柔相济，但治疗伤筋时亦当以疏泄畅通为主。本法主要用于背部、腰部。劈指缝法是以内功施力为特点的治疗手法之一。李锡九先生的劈指缝法代表了内功推拿流派的劈法，除刘寿山及李锡九的两种不同流派外。劈法的不同手技，仍有数十种相关信息，不再一一详述。

以单手或双手五指微并拢，用尺侧掌指部着力于施治部位纵叩劈打，称为

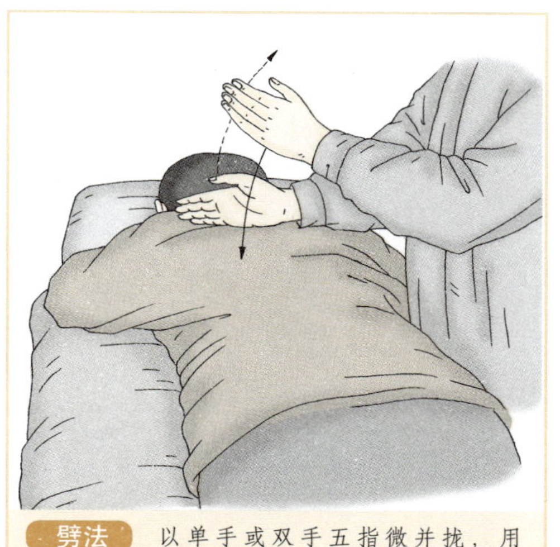

劈法 以单手或双手五指微并拢，用尺侧掌指部着力于施治部位纵叩劈打。(图48)

劈法。

【操作要领】

患者呈正位或俯卧位，医者以单手或双手，指间虚并，用尺侧掌指部有节奏地在腕部带动下自然摆动、着力于施治部位纵叩劈打。操作时着力宜虚不宜实，用五指虚并，着力时以指间相互撞击及相互之间的缓冲贯力发生的振动着力，刚中有柔，又因以腕部的自然摆动作用力带动尺侧掌指着力而柔中有刚，形成刚柔并济的舒适感觉。此法多用于肩背部，常与其他手法并用或用于全身按摩后的结束手法。在临床因纵叩形如劈斧，着力点小但作用部位广泛，一般多用于腰部、背部、臀部、肩部等。因立掌纵叩为劈，故谓之劈法，又称纵叩打法亦有双手掌指合叉施用者，称为合掌劈叩法（图48）。

【功效】

消除痉挛，缓解肌筋，促进血液循环，调和气血，开导放松，解除疲劳。

【主治】

咳嗽气喘，腰腿酸痛，肩背劳损，胸背躁闷。

要点提示

操作时实证施重劈法，虚证施轻劈法，小儿一般施用单手三指劈法。严重心脏病患者禁用此手法，以免发生意外。

■擅 法

擅法为按摩推拿手法中的挤压类手法之一，主随呼吸的起伏施以手法，主要用于内科及伤科按摩，以理气行滞、松解筋经为主。郑怀贤先生季根林先生在擅法运用上颇有特色。刘世森先生应用此法治疗腰痛更是一绝。

双手重叠，与施治部位贴实，以寸劲向下擅压，称为擅法。

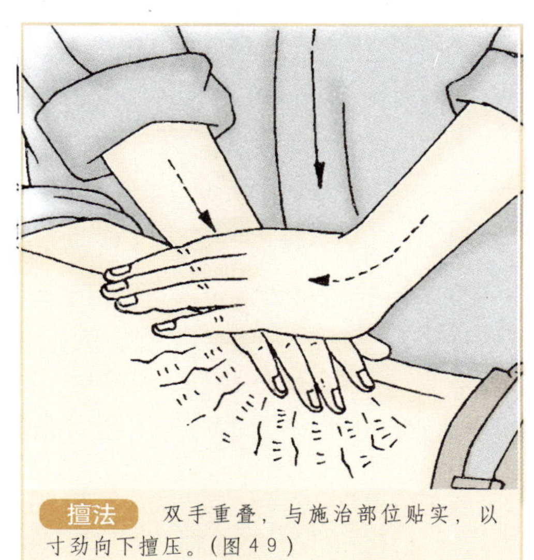

擅法 双手重叠，与施治部位贴实，以寸劲向下擅压。(图49)

基础手法

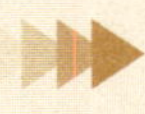

（一）单式手法

【操作要领】

患者俯卧位，医者双臂伸直，手掌平放并拢伸直，重叠交叉，身体稍前倾，手平放与体表贴实，随患者的呼吸密切配合，精神集中，避免引起岔气等意外。本法多在按摩推拿手法将结束时应用，一般擅压1～3次，常用于腰部（图49）。

【功效】

通经活络，驱风散邪，顺理肌筋，复平捺正，祛风寒湿，舒筋活血，解郁止痛。

【主治】

椎间盘病变，小关节紊乱，痹症，腰腿疼痛，急、慢性扭伤。

要点提示

脊椎骨折、肿瘤及强直性脊柱炎、脊椎结核、脊髓空洞患者禁用。

擦法

擦法是按摩推拿手法中的摩擦类手法之一，临床应用甚广。主要用来治疗和调节神经系统疾病，正骨按摩流派用以活血止痛，消散瘀积；伤科按摩流派用以顺理肌筋，调和气血；脏腑经络按摩流派用以安抚神经等。

指腹或掌指面着力于施治部位，触于皮表，循于肌肤，往返地推擦或摩擦，称为擦法。

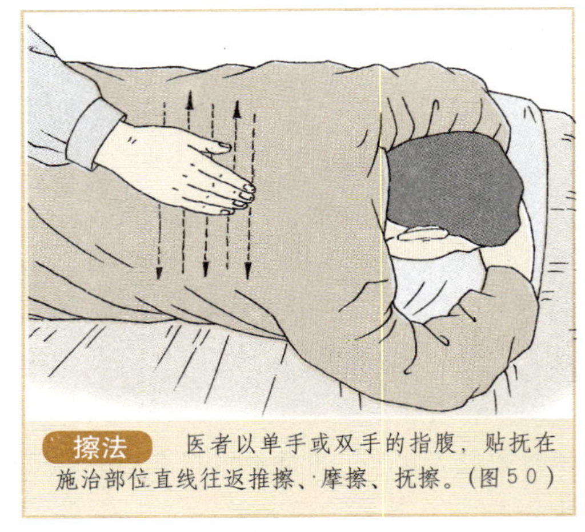

擦法　医者以单手或双手的指腹，贴抚在施治部位直线往返推擦、摩擦、抚擦。（图50）

【操作要领】

患者呈坐位或卧位，医者以单手或双手的指腹，或指掌面贴抚在施治部位直线往返推擦、摩擦、抚擦。以局部皮肤微红温热为度。本手法滑而不滞，浮而不沉，比摩法速度快，着力持续连贯，均匀而和缓。但不可忽快忽慢，忽浮忽沉。此手法多用于体表部位（图50）。

【功效】

祛风散寒，镇静安神，舒展肌筋，温煦皮部，调和气血，疏经活络，健脾和胃。

【主治】

消化不良，腰背酸痛，肢体麻木，末梢神经炎，神经衰弱。

要点提示

操作时沉肩，屈肘，悬腕，将力集中于施术之掌指。只接触肌肤，不可带动深层组织。

■颤　法

颤法为按摩推拿手法中的振动类最轻浮的手法之一，常与振法、推法、按法、压法相互联系，作用较深透。临床中，内功按摩推拿流派常用于治疗气滞血瘀之病，气功按摩推拿流派常用于调节神经、气血，伤科按摩流派由于治疗外伤、内伤所致血肿、血瘀，脏腑经络按摩流派常用于消食导滞等等。特别是在古代的导引术及近代的气功疗法得到广泛推广，颤法也有了迅速的发展。

以手掌或掌指自然伸直着力于施治部位，用腕部作急骤而细微的摆动，称为颤法。

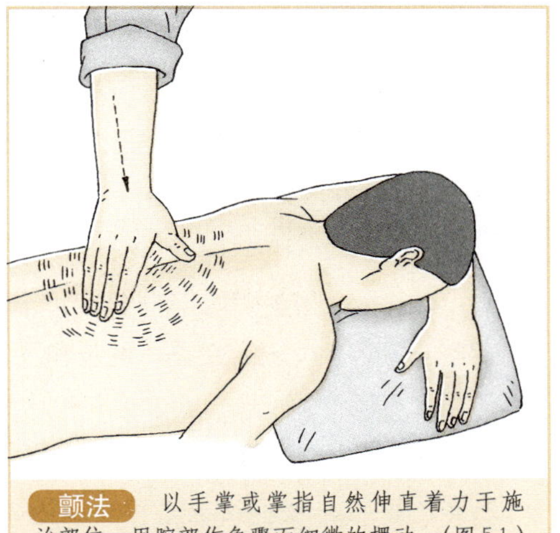

颤法　以手掌或掌指自然伸直着力于施治部位，用腕部作急骤而细微的摆动。（图51）

【操作要领】

患者呈坐位或卧位。医者以单手或双手的手掌及掌指自然伸直平放于施治部位，稍施压力与施治部位贴实，将力贯注于施力的手及臂部，用腕部连同臂部作左右急骤而细微的摆动（摆动的幅度要低，速度要快），摆而滞为颤。在施颤中以腕的自然而有节奏的颤摆使手在施治部位产生颤动、温热、舒适、松弛的感觉。此法常与振法合用，颤法根据医者在施颤时发力的不同又分为以力施颤法及以气施颤法。又根据着力的大小分为平掌贴实颤法，叠掌颤法、虚掌颤法等，内动外不动，施以内动劲（图51）。

【功效】

理气活血，消除郁闷，除积导滞，解除粘连，松弛肌筋，开导放松。

【主治】

腹痛，腹胀，消化不良，肠梗阻，肠扭转，肠套叠，脘腹胀满，气滞血瘀，腹部术后肠粘连等。

要点提示

操作过程中应似按非按，似推非推，吸而不动，施力为颤，以内动劲或以气施治者须练功，须意念，须熟记。

基础手法

（二）复式手法

叩击法

叩击法为按摩推拿手法中的震动类手法之一。多以配合或辅助其他按摩手法时应用，临床应用广泛，一般很少单独使用。郑怀贤先生将叩击法分为五类，他施用叩击法比较全面，充实了伤科按摩流派的内容，为叩击法的应用起到了推广作用。

单手或双手五指并拢，略屈曲，着力于施治部位，叩而击之，称为叩击法。

【操作要领】

患者坐位或卧位，医者单手或双手五指并拢稍屈曲，拇指抵于食指桡侧，手腕放松，用诸指指腹、大小鱼际及掌根部组成一圆形叩击环，以腕关节的自然屈伸摆动带动掌着力施治部位，有节奏地叩击（图 52 － 1，图 52 － 2）。

【功效】

调和气血，消炎止痛，消除疲劳，疏风活络，引邪出经，活血散瘀。

【主治】

局部麻木，风湿痹痛，肌肉劳损，腰背酸痛，腰腿疼痛，皮神经炎。

要点提示

操作中应叩以空拳而击之，不可用平掌拍打，严重心脏病患者及体虚者慎用本法。

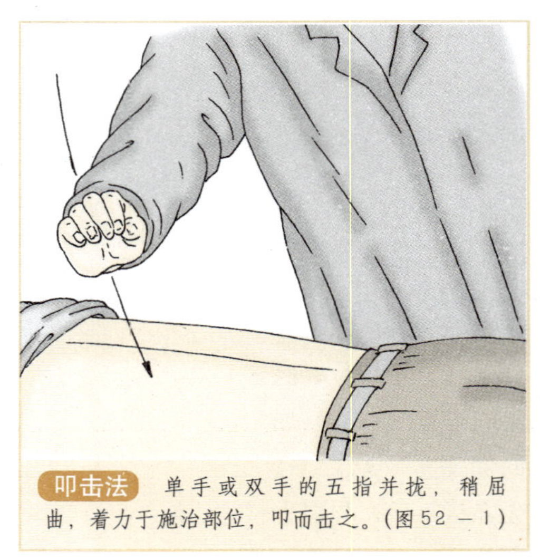

叩击法 单手或双手的五指并拢，稍屈曲，着力于施治部位，叩而击之。（图 52 － 1）

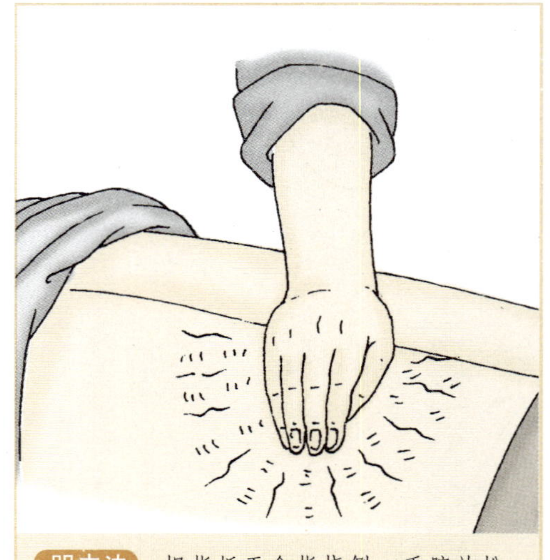

叩击法 拇指抵于食指桡侧，手腕放松，用诸指指腹、大小鱼际及掌根部组成一圆形叩击环，以腕关节的自然屈伸摆动带动掌着力施治部位。（图 52 － 2）

叩抖法

叩抖法为按摩推拿手法中的导引类及被动运动手法的结合手法，它是在导引的前提下做被动运动。此法应用广泛，有补益作用，经筋病伤科按摩流派则用于治疗肌筋症及筋骨症。脏腑经络按摩流派常用于治疗气血。

以双手握于患者同侧手向内旋为叩，向外扯为抖，合称为叩抖法。

【操作要领】

患者正坐位，医者面对患者直立，双脚同肩宽，双腿略屈，呈骑马蹲裆式，以同侧手握于患者同侧三指（食指、中指、无名指）后，导引患臂轻摇放松，待患臂充分放松后，再施用寸劲儿，巧力向内叩

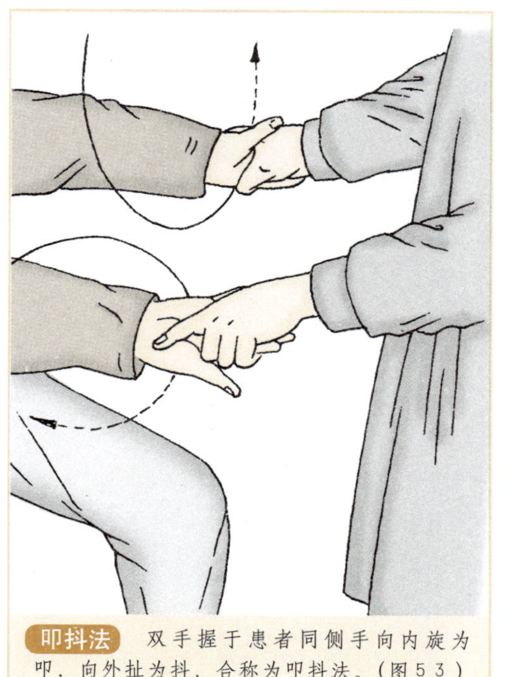

叩抖法　双手握于患者同侧手向内旋为叩，向外扯为抖，合称为叩抖法。（图53）

外扯，用力自然，轻巧灵活，叩而抖之，反复三次，第一、二次为试叩抖，第三次为实叩抖）。此法主要用于双臂，以叩抖所产生的贯力能传达至颈项、巅顶为宜（图54）。

【功效】

清脑定惊，通利关节，调节神经，松弛肌筋，通经活络，顺理归位，平衡阴阳。

【主治】

颈椎半脱位，小关节紊乱，颈椎痛，白睛翻转，上下吊眼，肩关节周围炎，巅顶疼痛，脑震荡后遗症。

要点提示

操作过程中需将患者三指握实，不可放弃。此法老年体弱者禁用。

拍打法

拍打法为按摩推拿手法中的叩击类重刺激手法。临床应用相对广泛，多被正骨按摩流派、伤科按摩流派及经络脏腑按摩流派所应用。朱金山先生应用拍打法娴熟而独特，并认为拍打法可健肌皮，松腠理，透毛孔，引血达表。

以腕关节的自然屈伸摆动，带动掌指着力于施治部位，称为拍打法。

【操作要领】

患者呈坐位或卧位，医者以单手或双手的掌指着力于施治部位，在腕关节自然屈伸的带动下，有节奏地一落一起拍而打之。根据病情来决定拍打着力的

基础手法

（二）复式手法

轻重。如一般以腕为中心活动带动掌指拍打为轻力，以肘为中心活动带动掌指拍打为中力，以肩关节为中心活动带动掌指拍打为重力。在拍打施力时，臂部要

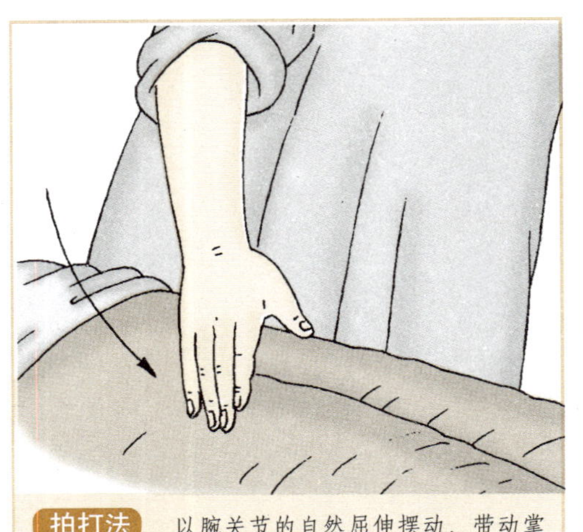

拍打法 以腕关节的自然屈伸摆动，带动掌指着力于施治部位，称为拍打法。（图54 －1）

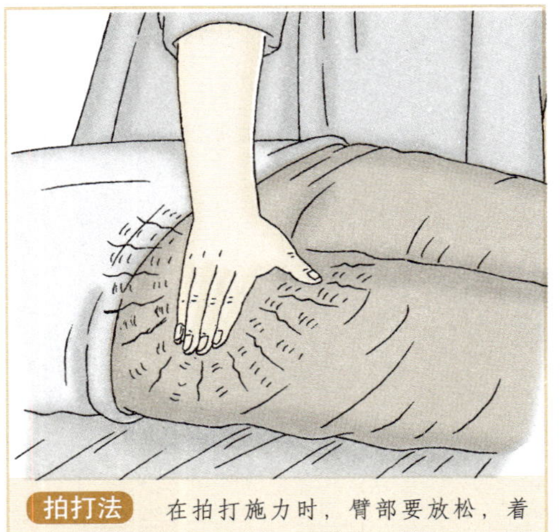

拍打法 在拍打施力时，臂部要放松，着力大小均宜均匀、适度，有节奏。（图54 －2）

放松，着力大小均宜均匀、适度，不可忽快忽慢。此法常用于颈背部、腰部及下肢（图54 －1），（图54 －2）。被施术部位应有轻松舒适感为宜。

【功效】

通窍开腠，引邪达表，营养经络，调和营卫。行气止痛，疏通肌筋，抑制神经，重力则活血通络，祛风散寒，兴奋神经。

【主治】

麻木作痛，风湿性肌炎，关节炎，失眠等肌肉萎缩，风寒湿痹。

要点提示

操作中不宜擂打暴力，年弱者及小儿慎用拍打法。

■ 拳击法

拳击法为按摩推拿手法中的震动类手法之一。此手法以拳着力，是一种重刺激手法，临床应用广泛，常用于风寒痹证，肢体严重麻木等。正骨按摩流派和伤科常用本法，有人称其为技巧手法。以郑怀贤先生在伤科按摩中施用的拳击法较有特色，他将拳击法分为三种术式应用于临床。

单手或双手握拳，在臂力的带动下去打着力于施治部位，称为拳击法。

根据临床辨证所需及操作者的习惯，拳击法分为冲拳击法、反拳击法等。

【操作要领】

患者呈坐位或卧位，医者以单手或双手握拳，在臂力的带动下以冲拳着力于施治部位，一起一落进行有节奏地击打，或反拳（拳背）着力于施治部位，用贯力缓慢而轻松地击打，双手交替进行。此法用于肌肉厚实的臀部及股外侧（图55）。

【功效】

活血止痛，调和气血，祛风散寒，宣通气血，消除疲劳。

【主治】

肢体麻木，风寒作痛，腰背酸痛，腰腿疼痛，局部劳损，麻木不仁。

要点提示

年老体弱及小儿禁用此法，精神性疾病及心脏病患者慎用本法。根据被施治部位，来决定施力大小。

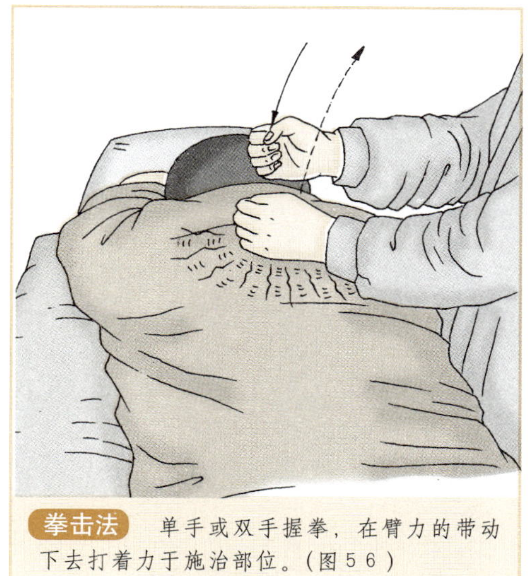

拳击法 单手或双手握拳，在臂力的带动下去打着力于施治部位。（图56）

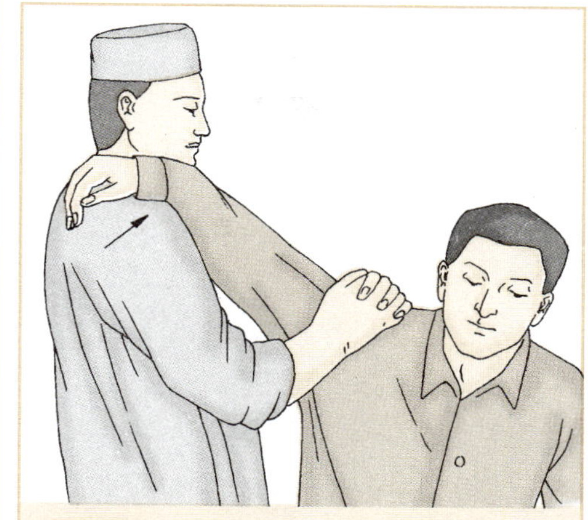

扳肩法 以力导引患者肩关节做过伸位的活动后施以推按，以增加肩关节的活动范围。（图56）

扳肩法

扳肩法为按摩推拿手法中的导引类被动运动手法之一，主要用于肩部，临床常被伤科按摩流派、正骨按摩流派所采用。

以力导引患者肩关节做过伸位的活动后施以推按，以增加肩关节的活动范围，称为扳肩法。临床分为：后伸扳肩法、上举扳肩法、内收扳肩法、外展扳肩法、旋内扳肩法、旋外扳肩法。常用的为外展与内收扳肩法。

【操作要领】

外展扳肩法

患者呈正坐位，医者先于患肩疏揉捏拿，然后将患臂搭于医者自己的肩上，医者以半蹲位双手将肩抱拢导引摇动，再逐渐直立，并用双手同时下按肩部，最后予以疏揉手法结束操作（图56）。

基础手法

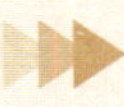

（二）复式手法

【功效】

消炎止痛，顺理肌筋，滑利关节，通经活络，解除粘连。

【主治】

肩关节周围炎，局部粘连，肩头节阵伤，颈椎病引起的肩颈症（对于肩周炎施以手法后应嘱患者坚持功能锻炼）。

要点提示

操作需缓慢进行，先以疏揉松肩，再以巧力扳之，避免暴力。体弱患者慎用，老年骨质稀疏者禁用。

屈伸法

屈伸法是按摩推拿手法中的导引类被动运动的手法之一，有将屈伸法列入引伸法中。临床常用于伤科按摩流派的解除粘连，正骨按摩流派的整复固定等。1983年，在全国骨伤科手法交流会上各流派对屈伸法都各抒己见，提出了十余种屈伸法的操作，并在临床上收到明显效果，从而进一步完善了屈伸法。

以力于伸而不能屈之关节施用推，按为屈法，于屈而不能伸之关节施用牵、托（挺）为伸法两者交替缓慢而持续着力于施治部位进行操作，称为屈伸法。

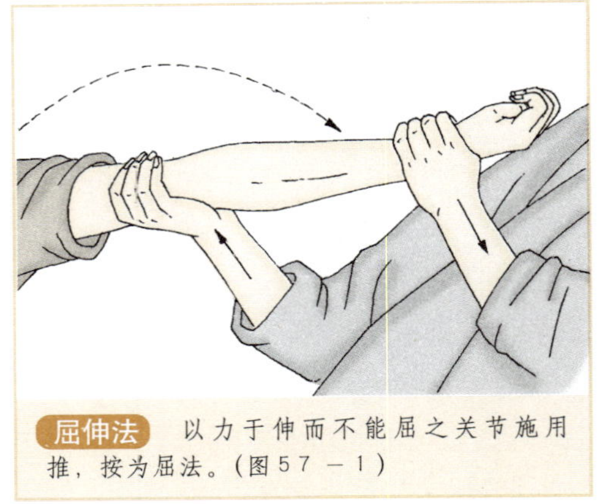

屈伸法　以力于伸而不能屈之关节施用推，按为屈法。（图57－1）

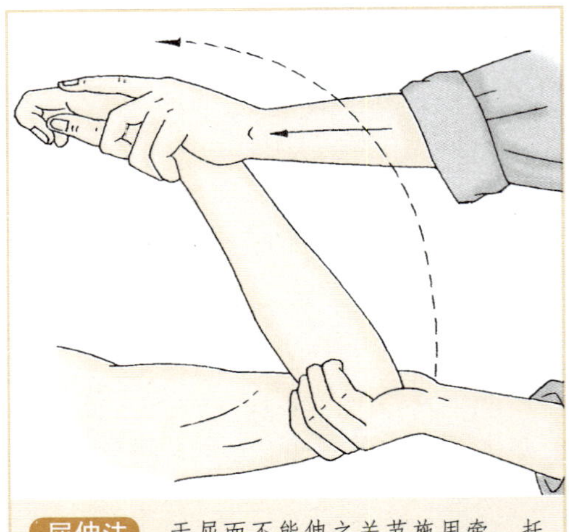

屈伸法　于屈而不能伸之关节施用牵、托（挺）为伸法两者交替缓慢而持续着力于施治部位进行操作。（图57－2）

【操作要领】

患者呈坐位或卧位，医者一手握于患者僵直之关节远端，另手扶于僵直关节之屈侧或背侧后，医者双手协同持续、缓慢持续着力做牵、托（挺）伸拉或推、按屈压的反复被动引伸导引运动手法，使僵直之关节逐渐能够自然屈伸运动，以患者无明显疼痛刺激感并恢复自主运动为宜。此法用于肩、肘、腕、膝等关节（图57－1，图57－2）。

【功效】

解除粘连，舒筋活络，滑利关节。

【主治】

关节半脱位，筋腱闪挫，关节骨性增生症，关节粘连，关节错位。

要点提示

操作中禁止使用暴力扯拉，体弱者及骨性关节病者慎用，老年患者禁用。

平推法

平推法为按摩推拿手法中的摩擦类手法之一，是用手的推动摩擦使局部组织的深层产生热感而治病。俞大方先生对平推法的应用原理进行了深刻的探讨，为平推法提供了科学的理论依据，俞先生认为：体表和组织内部通过平推产生的热度基本差不多，有时内部感到更热，这是因为往返的平推，影响到紧靠在体表的体液和“气”的循行速度使其流速加快。这样在组织内各层间引起了内摩擦，当这种作用在较浅的组织时，则可促进机体津液血液气血的还流。这对调整机体的体液平衡是有一定作用的，在临床上对水肿具有一定的消肿效果，同时对卫气的循行也有很大帮助，因此能促进人体的抵抗能力。当在组织深层产生内摩擦时，则可使血液和血管气的流速发生变化，起到通畅、气疏通经络，从而使气机通畅，增强组织功能活动的作用。同时内摩擦的作用，可促进和调整内脏生理活动，增强内脏的功能，其中尤其对促进胃肠活动的作用更为明显。总之，平推法在临床上应用广泛，在临床内功推拿流派、脏腑按摩推拿流派、伤科按摩流派等均以不同的方式、从不同的角度采用了平推手法。俞大方先生的平推法别具一格，颇有特色，值得后学者效仿。

以掌着力于施治部位推进，不旋不按，往返向前，称为平推法。临床可分为抱推法、侧推法及分推法。

【操作要领】

患者呈坐位或卧位，医者以手掌面同时着力于施治部位，将力贯注到着力手掌，交替或同时推进。用力须持续、均匀，手与着力施治部位要贴实，做到推于皮表，而作用于肌肤、脏腑。临床施力的大小一般取决于病情的轻重、病位的深浅、躯体的胖瘦。轻而不浮用于头面、颈项，重而不滞用于四肢。刨推法，形如推刨床，以拇指相对，余四指辅以着力两侧，同时着力向前进行一推一进地反复操作。侧推法则以大小鱼际或偏峰着力于施治部位推进，离点不离线，循经络而推之，或循经筋而推之。常用于头部及胸腹部及腰部（图58－1，图58－2）。

基础手法

（二）复式手法

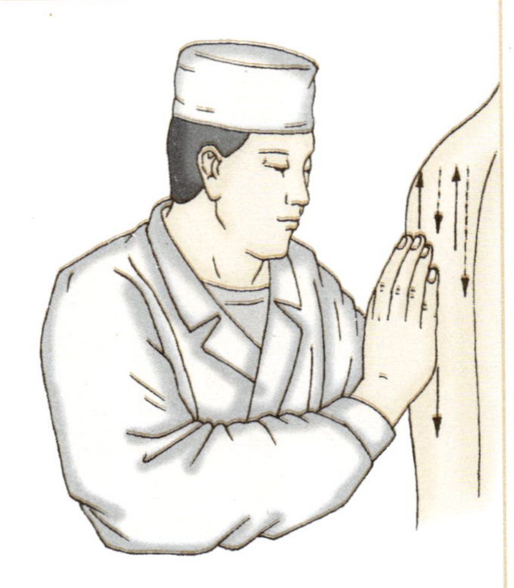

平推法　以掌着力于施治部位推进，不旋不按，往返向前，称为平推法。（图58－1）

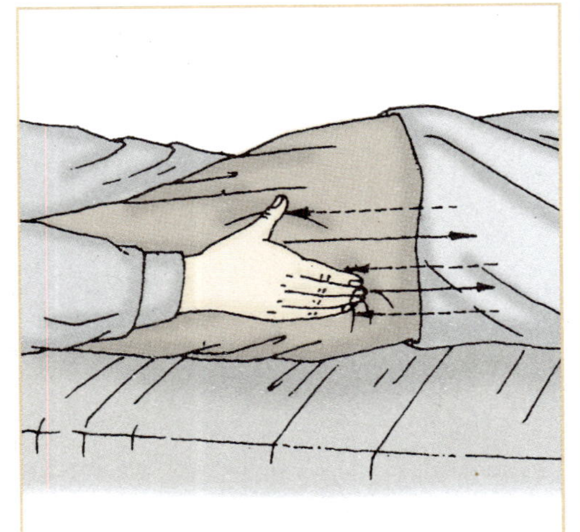

刨推法　形如推刨床，以拇指相对，余四指辅以着力两侧，同时着力向前，一推一进地反复操作。（图58－2）

【功效】

健脾和胃，调和气血，温经活络，祛郁除闷，活血止痛。

【主治】

肩背酸痛，腰腿楚痛，脘腹胀痛，消化不良，神经衰弱，肝阳上亢，头晕头痛，肝郁气滞，胁肋胀满等。

要点提示

推应用力深沉平稳，不可跳跃、拍打。

扳颈法

扳颈法为按摩推拿手法中的导引类被动运动手法之一，在临床应用也较广泛。绝大多数是成功的、有益的，但也确有个别意外的报道。近年来北京医学院附属第三医院及大连医学院针对这个问题在进行有关扳颈的角度及用力精确数据的研究，这将会为扳颈的准确性、可靠性及提高临床疗效提供科学的依据。

一手扶枕后，另手扶托下颌，双手配合使头颈左右放松自然摆动，并以寸劲儿突然向左或右扳之，称为扳颈法。

【操作要领】

患者正坐或仰卧位，颈项放松，略低头前倾，医者立于患者一侧（或头端床

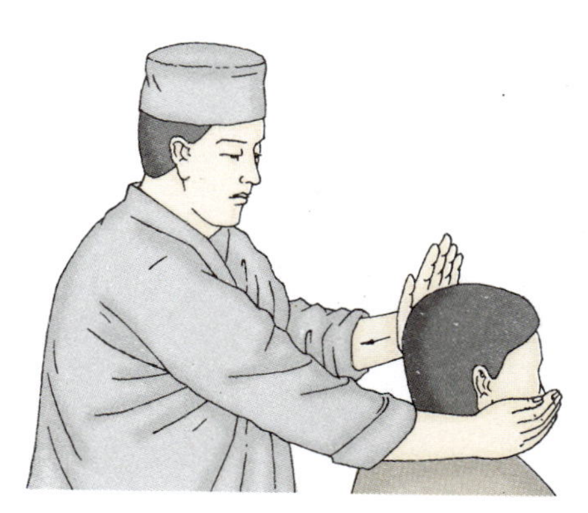

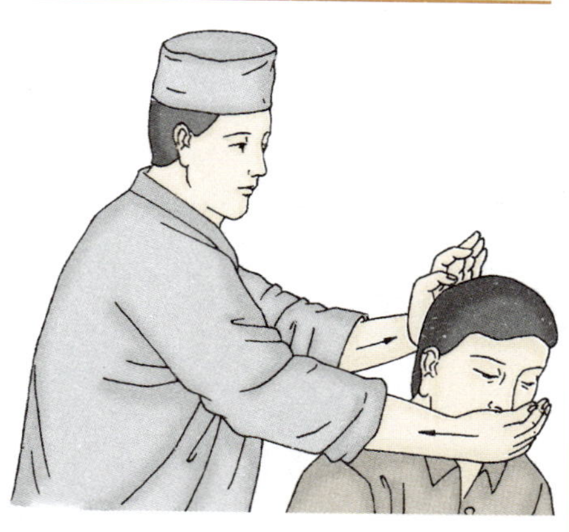

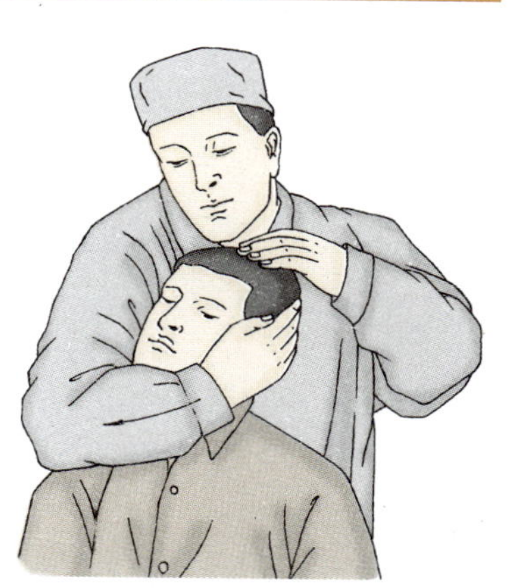

扳颈法　一手扶枕后，另手扶托下颌，双手配合使头颈左右放松自然摆动，并以寸劲儿突然向左或右扳之。(图59－1) 上,(图59－2)中，(图59－3) 下。

前)，以一手扶其枕后，另手托其颌下，双手协调用力使患者头项左右摆动。待颈项充分放松，以医者施术手下之感觉为准，决定施扳。施以巧力寸劲儿扳之（即突然加大左右手之力）。扳颈时使头部与颈部活动方向相反，方能达以目的。此法主要用于颈项部扭伤及颈椎病（图59－1，图59－2，图59－3）。

【功效】

通经通脉，消炎止痛，捺正肌筋，通利关节，舒筋活络，疏风散寒。

【主治】

颈风痛及颈肩综合征，颈椎病，颈椎小关节紊乱。

要点提示

施用扳颈法前需明确诊断，对严重高血压及血管疾患者慎用。扳颈的角度不可超过人体的正常生理活动范围，颈项强直的患者应逐渐施用手法加大活动范围，不可操之过急，强行施用。此法以扳法为主。

■ 旋肘法

旋肘法是按摩推拿手法中的导引类被动运动于肘关节的手法之一，此法的应用广泛，可作用于骨、筋、经络。临床常被伤科按摩流派用于顺理肌筋，正骨按摩流派用于复位归窠，小儿按摩流派用于整复小儿桡骨头半脱位及治疗小儿虚寒证。1983年，在全国骨伤科手法交流会上，王仕炎先生对旋肘法作了详细的介绍，其旋肘法颇有特色，为旋肘法的应用开辟了新的操作途径。

基础手法

（二）复式手法

一手握患腕，另手扶患肘，用持腕手导引患腕内外旋动，称为旋肘法。

【操作要领】

患者坐位或卧位，医者一手握患腕部，另手余四指扶患肘，拇指随施治部位旋肘施以推理之，用持腕手导引尺桡骨内外旋转（内旋称内掰筋，外旋称外掰筋）。充分旋转后，以握腕导引患肘关节屈伸。临床上根据肘关节的活动程度及患者的具体情况来决定旋转的方向、角度，或内旋，或外旋（图60－1，图60－2）。

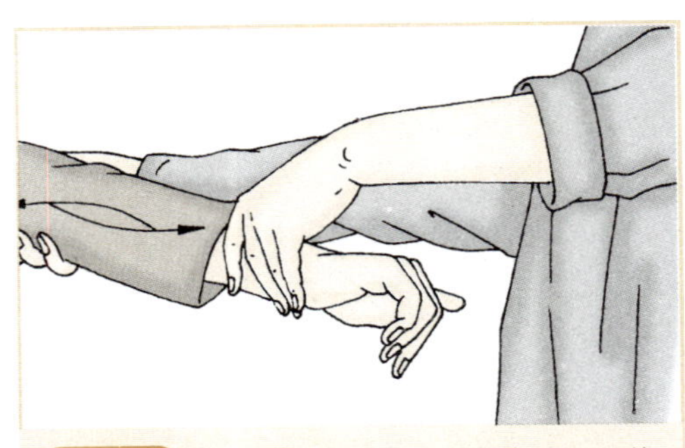

旋肘法　一手握患腕，另手扶患肘，用持腕手导引患腕内旋动。（图60－1）

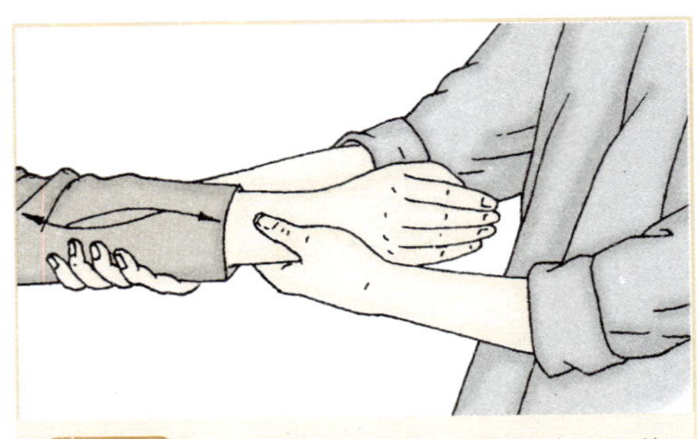

旋肘法　一手握患腕，另手扶患肘，用持腕手导引患腕外旋动。（图60－2）

【功效】

解除粘连，捺正复位，滑利关节，活血散瘀，消炎止痛。

【主治】

局部粘连，桡骨头半脱位。肘关节扭伤，肱骨外上髁炎，肘关节外伤后骨性肌炎等。

要点提示

操作时必须在肘关节的正常生理活动范围内进行，避免暴力过伸旋转。

■ 揉抖法

揉抖法是按摩推拿手法中挤压类及摆动类手法结合而成的手法之一。临床多于全身按摩的疏导放松及手法结束时使用。因本法结合了揉法与抖法的优点，动作轻巧自如，故多用于四肢，若以内动劲施以揉抖法则效果更佳。

将揉法和抖法相结合使用的方法，称为揉抖法。

【操作要领】

临床分单手揉抖和双手揉抖法。

单手揉抖法

患者正坐，医者以一手握患腕，另手自患者肩部顺序向下缓慢局部粘连，桡骨头的旋转揉抖，然后双手交替以握患腕手自患者腋部顺序向下和缓的旋转揉抖。操作过程中将力施于揉抖的掌指，持续、均匀、连贯而轻快地反复揉抖，最后双手握腕轻度摇晃后以送劲寸抖之。本法多作为上半身按摩的结束手法使用（图61）。

双手揉抖法

患者坐位，医者以双手置于患者上肢的内外侧，快速而持续地自上而下对称揉抖，双手要用力均匀，交替一上一下的揉抖。本法多作为上肢肩节治疗后及上半身按摩后的结束手法，操作中动作应轻快自如。使肌筋得到充分抖动、松弛，患者以舒适感为宜。

【功效】

活血化瘀，理气解肌，消肿止痛，调和气血，通经活络，温经散寒。

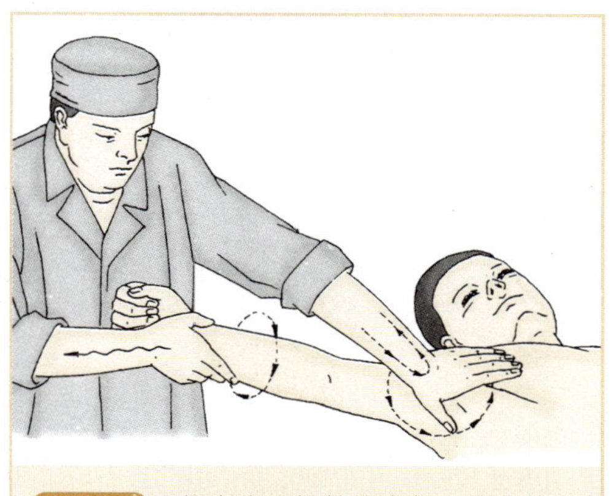

揉抖法　将力施于揉抖的掌指，均匀持续连贯而轻快地反复揉抖，最后双手握腕轻度摇晃后以送劲寸抖之。（图61）

【主治】

颈肩疼痛，血肿瘀滞，胸腹胀痛，四肢酸痛，头痛头晕，手臂麻木。

要点提示

操作过程中与肢体接触要轻而悬浮，不可与搓捋法相混。

弹拨法

弹拨法为按摩推拿手法中的理筋类手法中的强刺激手法之一，是伤科按摩流派根据现代医学的解剖学知识在理筋基础上逐渐完善的手法。此法在近代得到了不断的发展，李墨林先生不仅对弹拨法的应用颇为娴熟，而且将其分为数种术式操作法，对弹拨法的发展和完善起到了积极推导的作用。

以指端着力于施治部位，弹而拨之，称之为弹拨法。

【操作要领】

患者坐位或卧位，医者将以力集中于指端，多以食指端施力，拇指、中指抵于食指二、三节间，用指端着力，将着力的指端插入肌筋缝隙之间或肌筋的起止点，由轻而重，由慢而快地弹而拨之，如弹琴拨弦，哒哒作响。手法操作要灵活、轻巧，弹拨后可用指腹或大鱼际在治疗部位予以揉摩，以缓解手法刺激引起的疼痛（图62）。

【功效】

舒展肌筋，松弛挛缩，行气活血，解除粘连，消炎止痛，通经活络。

基础手法

（二）复式手法

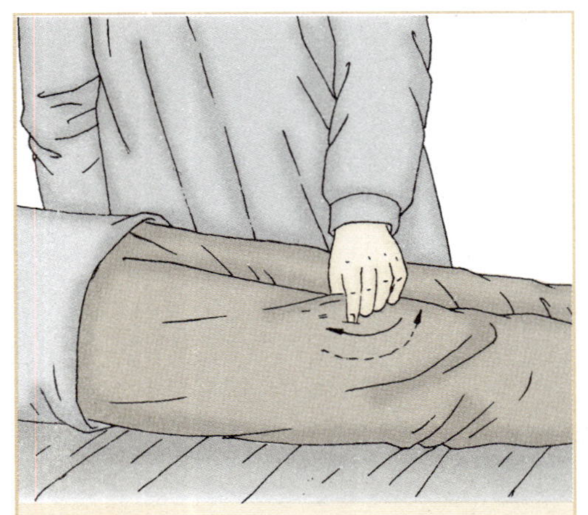

弹拨法 以指端着力于施治部位，弹而拨之，弹拨后可用指腹或大鱼际在治疗部位予以揉摩，以缓解手法刺激引起的疼痛。（图62）

【主治】

肩周围粘连，坐骨神经痛，骨痹，扭岔挫闪，踒筋背筋，腰腿疼痛，外伤后局部粘连。

要点提示

骨折、肿瘤及伤筋引起者禁用本法。

点润法

点润法为按摩推拿手法中的挤压补益类手法之一。本法是在点法、压法、指针手法的基础上，根据中医的经络腧学理论及现代生物力学的原理逐渐形成的一种手法。李墨林先生对施用本法有其独特的见解。

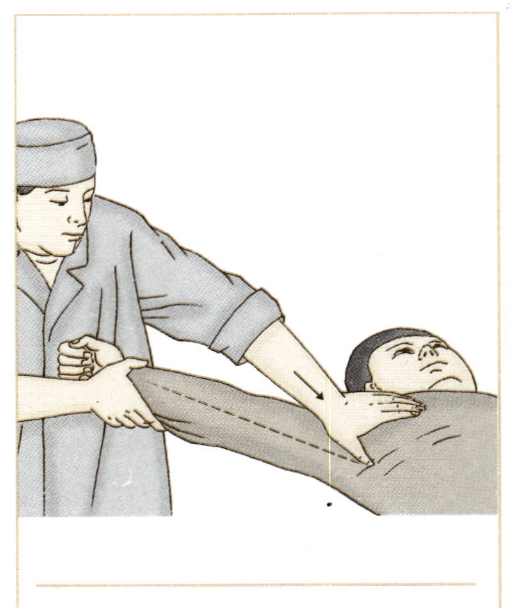

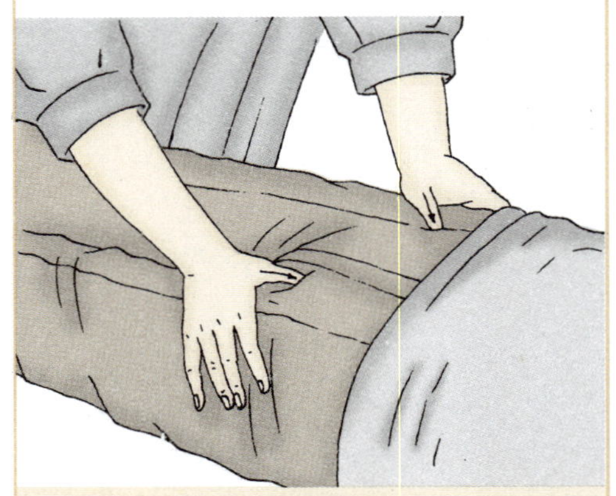

点润法 以拇指端或指腹于三脉、四窝处压而点之，稍待片刻即抬手离去，充分利用气血缓冲之力。（图63－1，图63－2）

以拇指指端或指腹在三脉、四窝处压而点之，稍待片刻即抬手离去，充分利用气血缓冲之力，称为点润法。

【操作要领】

患者呈仰卧位，医者以拇指指腹或拇指指端在三脉（尺侧腕部动脉，通里穴；桡侧腕部动脉，列缺穴；足部动脉，冲阳穴）、四窝（腋窝、极泉穴见图64－1，肘窝、曲泽穴；股窝、冲门穴）见图64－2；腘窝、委中穴，分别自上而下，从近至远逐脉、逐穴按而点压，稍待片刻即抬手离去（压时指下须有搏动感）。点润时，患者肢体远端应有凉麻窜感，抬手离去时，患者有股暖流滚动的感觉。

【功效】

温经通络，疏通闭塞，活血化瘀，活络止痛，祛风散寒，濡养筋骨。

【主治】

腰背胀痛，四肢凉痛，半身不遂等。

> **要点提示**
>
> 操作时需以指寻脉，寻窝准确后点按，手下应搏动应指，不可忽视。

■ 掌抹法

掌抹法为按摩推拿手法中的摩擦类手法，也是以掌着力的手法之一。此法常与揉、运、摩、抚法有密切联系。临床多用于头额、胸腹等部位。本法作用广泛，是内科经络、脏腑按摩流派的主要治疗手法，也是儿科按摩推拿流派的常用手法。当代金义成先生应用掌抹法较为娴熟，金先生将本法应用于小儿按摩治疗中，对后学者有很大的启发。

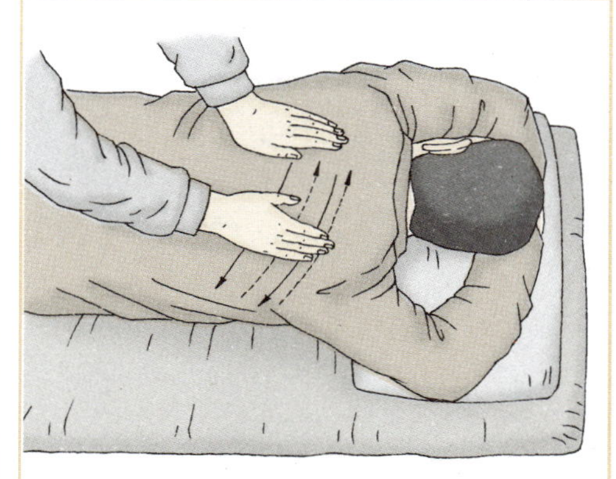

掌抹法 以单手或双手掌心着力于施治部位，做左右或上下往返移动。（图64）

以单手或双手掌心着力于施治部位，做上下或左右往返移动，称为掌抹法。

【操作要领】

患者坐位或卧位，医者单手（图64）、或双手掌心大鱼际和小鱼际贴于施治部位着力，悬臂、悬腕。做轻而不浮，重而不滞，轻巧灵活往返移动或移抹。用力需持续连贯，均匀。临床多用双手做对称的掌末动作。此法常用于额、颈、颧及胸胁等部位。

【功效】

增进血运，扩张血管，开窍镇静，清醒头目，顺气降逆，散瘀消肿，活血止痛，通经活络，温蕴皮部。

【主治】

胸胁胀满，头痛，肩背痛，头晕项痛。

基础手法

（二）复式手法

要点提示

操作时避免压按局部。

扳腰法

扳腰法为按摩推拿手法中的被动引伸法之一，主要用于腰部。此法运用极为广泛，目前广泛应用的三扳法、四扳点穴法，斜扳法，侧扳法及不同特色的扳腰法，都是以导引为基础的引伸手法。扳腰法目前用于伤科按摩流派、正骨按摩流派，本法近年来发展很快，中国中医研究院骨伤科研究所正在以传统的扳法为基础，结合现代医学的科学数据研究生物力学手法，这将使按摩推拿手法得到进一步完善和系统化。

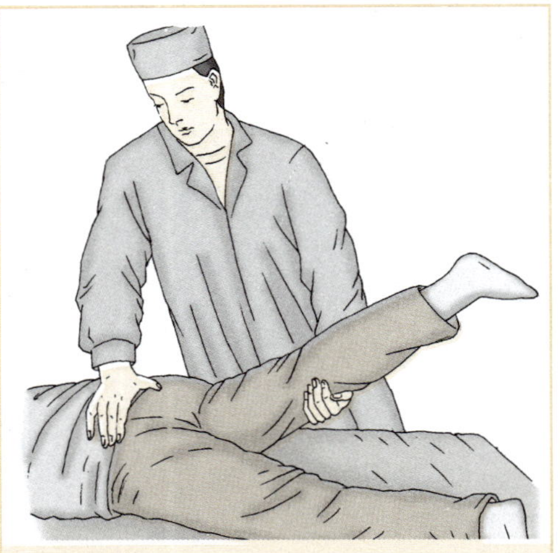

扳腰法　患者俯卧位，医者一手托住患者膝部，缓缓一提一放，另手在腰部或臀部滚动或按压。（图65）

以双手的合作，用寸劲扳动腰部，称之为扳腰法。根据临床辨证分为三扳法：肩臂侧扳法、提踝扳腰法、侧卧后伸扳腰法。

【操作要领】

肩臂扳腰法

患者侧卧位（患侧在上并屈膝）下腿伸直，医者立于患者背后，一手扶患者肩部，另手扶患者臀部，两手同时着力，方向相反（即推肩拢臀或拢肩推臀），使腰部旋转而扳之，此时可听到“喀喀”声响。

俯卧后伸扳腰法

患者呈俯卧位，医者一手托住患者膝部，缓缓一提一放，另手在腰部或臀部滚动或按压，此外还可取俯卧位用回旋扳法（图65）。

提踝扳腰法

患者侧卧位或俯卧位，医者单手扶腰，另手提踝，两手做相反施力动作。

【功效】

通利关节，消炎止痛，解除疲劳，通经活络，解除粘连。

【主治】

脊椎增生症，滑膜嵌顿，腰椎关节紊乱功能性腰痛，腰扭伤。

要点提示

操作过程中，要在人体的正常生理范围内施以扳法，需用寸劲巧力，老年患者慎用，强直性脊椎病、脊椎结核和肿瘤患者禁用此法。

按腰后扳腿法

以一手掌置腰部正中阳关穴处，另手抱住大腿呈相反方向扳动。

【功效】

活血祛瘀，滑利关节。

【主治】

椎间盘突出症、髋关节疼痛、骶髂关节炎、坐骨神经痛、下肢麻木瘫痪。

如有腰部伸直性伤筋疼痛者，整复手法是患者仰卧，医者用一手搂住患者两足腘窝，一手扳住患者的颈背部，使颈屈髋屈最大限度，此时常听到“咯咯”之声，然后以推揉、按摩、用药酒擦患处。

扳拿委下穴法

委中下一寸许即委下穴，扳拿委下穴是扳法中的一种扳穴法。

四扳一点穴推拿法，病人取俯卧位，医生先做推、按、揉等准备手法，是消除骶棘肌痉挛，创造推拿条件；扳腿：医生用手掌按压患者下腰部，另一手扳起患腿由内上方提拉，力量由弱到强；扳肩：医生右手掌按压突出部，左手扳起患者右肩，向内上方提拉，力量由小到大；侧扳：患者取侧卧位，屈曲上腿，伸直下腿，医生一前臂置于患者肩前，另一前臂置于髂前上棘内方，两臂向反方向斜扳，听到响声为准，同法施术于对侧；伸扳法：患者侧卧位，患腿在上，医生站立背后，一手拇指放在突出部位，另手握患者小腿尽量向后下方伸拉患腿约10～20次；点穴按摩：按督脉、足太阳膀胱经、足少阳胆经，循经按穴，主要是双手拇指点按腰阳关。北京采用三扳法来治疗椎间盘突出症，分为扳肩、扳腿、斜扳三个步骤。

■ 捏脊法

捏脊法为按摩推拿手法中的挤压类手法中着力于脊、脊旁的手法之一，是被国内外医学界公认的颇为有效的手法。本法临床在小儿按摩推拿流派中常作为主要手法使用。近代冯奎福先生对捏脊法作过全面的分析，他认为：捏脊疗法是由四式八法的操作手法组合而成，起到了八法的作用，可针对性地刺激某一脏腑而治疗疾病，从而进一步使捏脊法趋于系统化。

双手拇指指腹与食指桡侧偏峰，在脊椎表面及脊旁徐徐捻动，称为捏脊法。

【操作要领】

患者俯卧位，医者双手拇指在前、食指在后，横于骶尾部长强处，同时着力将皮肉捏起，循脊椎或脊旁两侧徐徐捻动上移，边捏边拿，边提边放，连续灵活，直至大椎。再捻动3次可提1次，一般自长强至大椎往返3次。提或揪时有声作响。另法，拇指与食指或食指、中指指腹捏脊，食指在前拇指在后，操作方法同

基础手法

（二）复式手法

上，作用也基本相同。总之，在捏脊过程中应遵循四式八法的原则，灵活运用，均匀着力持续操作连贯（图66 －1，图66 －2）。

【功效】

调理脏腑，消积祛滞，调和阴阳，壮水制火，滋阴清热，平衡阴阳。

【主治】

胃肠功能紊乱，神经衰弱，腰背酸痛，慢性腹泻，遗尿，消化不良，脾胃虚寒。

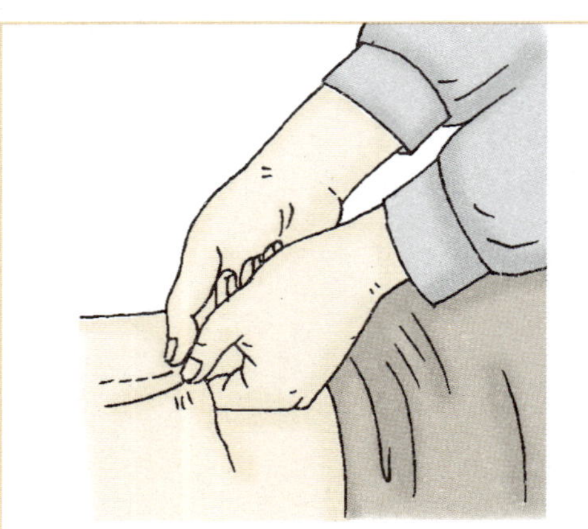

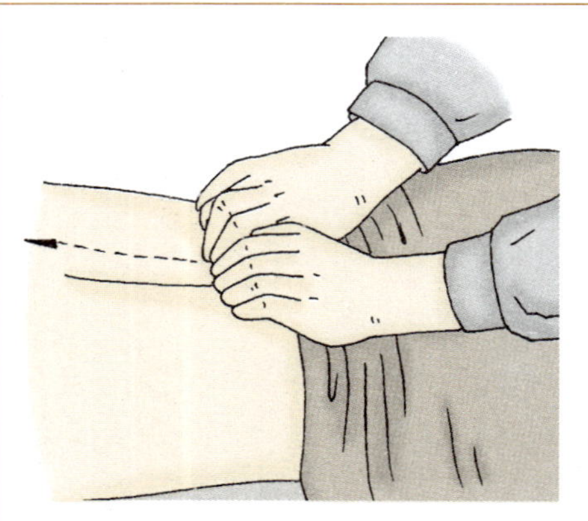

捏脊法　双手拇指指腹与食指桡侧偏峰，在脊椎表面及脊旁徐徐捻动，称为捏脊法。(图66 －1上，图66 －2下)

要点提示

在捏脊的操作过程中动作要连续，不可间断或废弃，也不可斜行，以免引起不良反应。

顿挫法

顿挫法为按摩推拿手法中被动引伸运动类手法的一种，与擅压推按有密切的关系，分为仰卧式顿挫法、侧卧位顿挫法、直立位顿挫法。常被临床伤科按摩流派用于治疗扭闪挫岔或气滞，正骨按摩流派用于治疗闪错复位。北京的刘寿山先生曾指出：“治疗颈、腰错闪，施以顿挫之法，以力掌击，均匀巧妙，动作协调连贯，方能治，治多效。”

手掌于患者背后急促推顿施挫，以使患者突然受到外界刺激利用施力之外推，另手拢而合之而治病的手法，称之为顿挫法。

【操作要领】

姿势不限，医者于患者背侧，乘患者

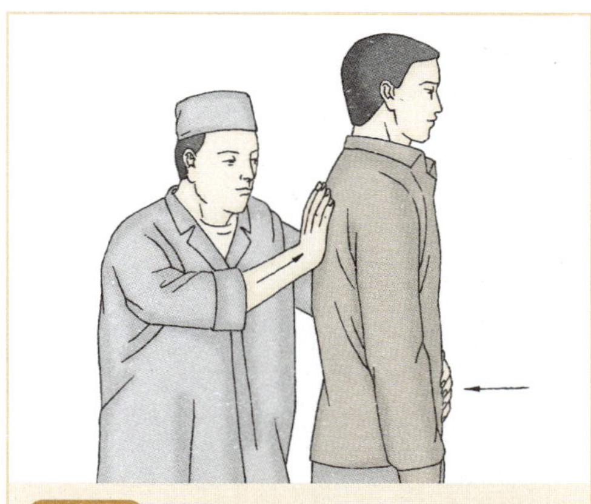

顿挫法 医者于患者背侧，乘患者不备，以掌根对准选定的施治部位突然直冲用力，以掌冲击，之贯力顿推施挫，形如单手推碑。（图67）

不备，以掌根对准选定的施治部位突然直冲用力，以掌冲击之贯力顿推施挫，形如单手推碑。本法多用于背部阳穴，临床主要用于治疗椎间盘滑脱症（图67）。

【功效】

顺理肌筋，通经活络，起死回生，理气和血，补益肝肾。

【主治】

上气呃逆，椎体错位，腰椎滑脱。

要点提示

操作前必须明确诊断，并准确定位。对于年老体弱的患者可施以保护，以免前倾撞伤。

■ 指揉法

指揉法为按摩推拿手法中的摆动类手法之一，是揉法中的一种操作方法，临床应用广泛，无论是古代按摩八法，还是现代各流派的按摩推拿手法都将指揉法列为主要手法。南京中医院的朱金山生在经络按摩流派中提出的四应（应症状、应穴位、应部位、应经络）目前以指揉法运用于临床已有近十术式操作方法，确实发挥了指揉法的独特手技。

以指腹吸定在施治部位，着力做轻柔缓和的旋转揉动动作，称为指揉法。

【操作要领】

临床根据施治部位不同及着力面积、着力强弱分为拇指揉法及四指揉法。

拇指揉法

医者以拇指指腹（将力集中于拇指端）吸定在一定施治部位或穴位上做轻柔和缓的旋转揉动动作，着力持续均匀，旋转连贯，由轻而重，由浅入深，逐步扩大旋转揉动范围，要旋而不滞，转而不乱，揉而浮悬，动作深沉。此法施治面积较小而作用集中（图68）。

四指揉法

以食、中、无名及小指指端并齐，指

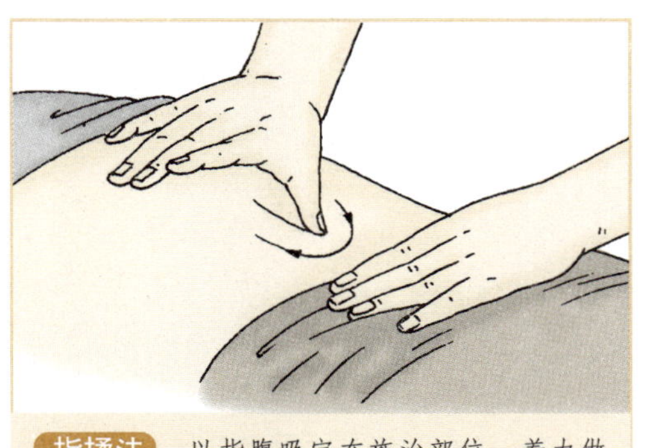

指揉法 以指腹吸定在施治部位，着力做轻柔缓和的旋转揉动。（图68）

基础手法

（二）复式手法

腹着力，平放而吸定在施治部位或穴位上，腕关节放松，以腕的自然旋转带动四指轻柔而旋转地缓和揉动。此法多用于腰腹、胸背及四肢等面积较大的部位。

【功效】

活血散瘀，消肿止痛，理气松肌，温经通络。

【主治】

外伤瘀血，风痛及四肢疼痛，腰背疼痛，局部可治食积、头痛、便秘。

要点提示

操作过程中指腹要贴于体表，将力集中于指端。使力入于内，不可戳按。

肩摇法

肩摇法为按摩推拿手法中导引类的被动运动手法之一，是伤科按摩流派、骨科按摩流派常用的手法，小儿按摩流派及经络脏腑按摩流派亦早有采用。刘寿山先生在正骨按摩手法中强调：凡治筋、正骨要以晃开、拔直、立即屈转的连贯动作，否则没有成效。刘寿山先生在临床操作中运用自如，施用巧力、寸劲儿，其手法有以柔克刚，刚柔相济的特色。

一手扶肩部，另手握腕部，均匀和缓地旋转上臂，称为肩摇法。

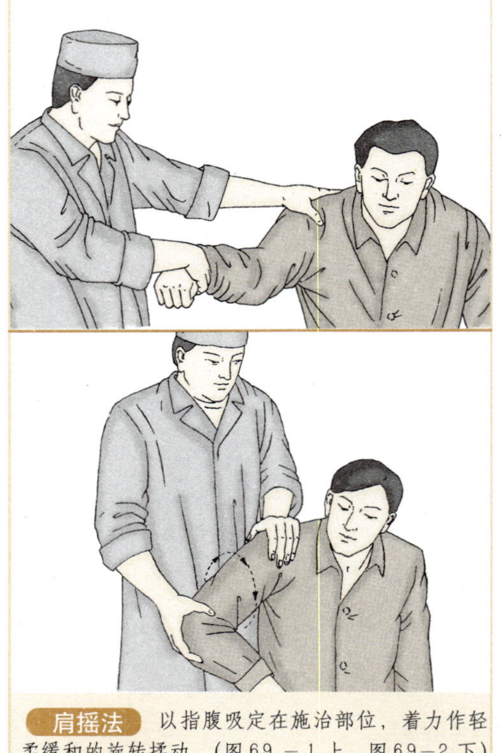

肩摇法　以指腹吸定在施治部位，着力作轻柔缓和的旋转揉动。（图69－1上，图69－2下）

根据临床辨证及医者的习惯所需，肩摇法可分为扶肩握腕摇肩法（图69－1），及扶肩握肘摇肩法（图69－2），两者的作用大致相同。

【操作要领】

患者坐位，伸直患臂，医者立于患者肩后侧，一手扶肩部，另手握患侧腕部或肘关节，用握腕手导引肩关节，均匀和缓地旋转摇动上臂，使肩关节逐渐加大活动范围，操作时着力的大小应根据凝肩的程度而灵活掌握。握腕时，患腕手心朝内，臂略屈曲，以握腕的手带动整个肩部旋转，手法结束时，以扶肩手固定于上，以握腕手下拉腕臂抖动，使肩关节伸动而加强疗效。此法主要用于肩关节病变。

【功效】

解除粘连，通经活络，舒筋活血，消炎止痛，滑利关节。

【主治】

肩关节周围粘连，陈旧性关节扭伤及脱臼后的复位手法，肩颈综合症，肩关节周围炎。

要点提示

旋转摇动需在肩关节的正常生理活动范围内进行，必要时可加用扯抖法，但在施用扯抖法前要先使肩关节周围软组织放松，此法多在揉、拿、点手法之后施用，以减少患者疼痛。年老体弱者慎用。

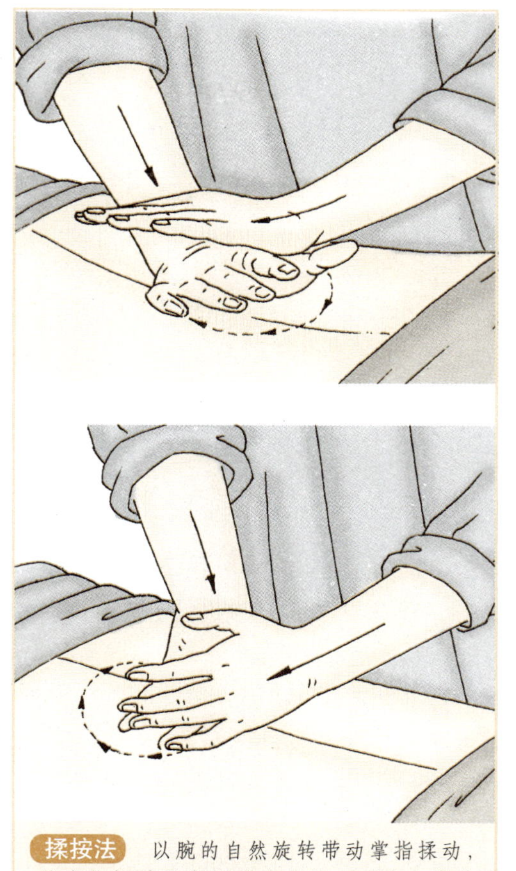

揉按法 以腕的自然旋转带动掌指揉动，并在停顿时以掌根垂直下压，两者交替使用。（图70－1，图70－2）

揉按法

揉按法为按摩推拿手法中的挤压类及推荡类手法相结合的手法。本法作用广泛，临床多用于大面积软组织损伤及治疗气滞性疾病。揉按法集中了揉法与按法的优点，目前正逐渐完善并被推广。

以腕的自然旋转带动掌指揉动，并在停顿时以掌根垂直下压，两者交替使用称为揉按法。

【操作要领】

患者呈仰卧或俯卧位，医者以单手或双手于施治部位做轻便和缓的旋转揉动，着力后以掌根或掌指双手交叉重叠，并以寸劲儿随呼吸之起伏，按而压之，力求和缓自如，两者交替，互相配合。此法多用于较大的部位如腰背、胸腹部（图70－1，图70－2）。

【功效】

消郁化滞，消肿止痛，通经活络，开导闭塞。

【主治】

外伤血肿，便秘腹泻。

基础手法

（二）复式手法

要点提示

操作时应与擅压法区分开来，擅压法主要用于脊柱，揉按法则主要用于腰背、胸腹，且着力的程度也不同。

■ 密拿法

密拿法为按摩推拿手法中挤压类的疏皮法之一，此法是在捏法、拿法的基础上加以快速的操作连贯动作而形成的一种治疗皮部疾患的手法。密拿法最早起源于五禽动功术式，以后逐渐引用到按摩推拿手法中形成现在的密拿法。本法施用内动劲，要求较高，手法细腻，无论是三指或五指密拿法均需在一个部位上做上千次的快速捏撮提拿动作，因此要有较深的基本功底。介于本手法治疗范围较窄，至今未被广泛采用。

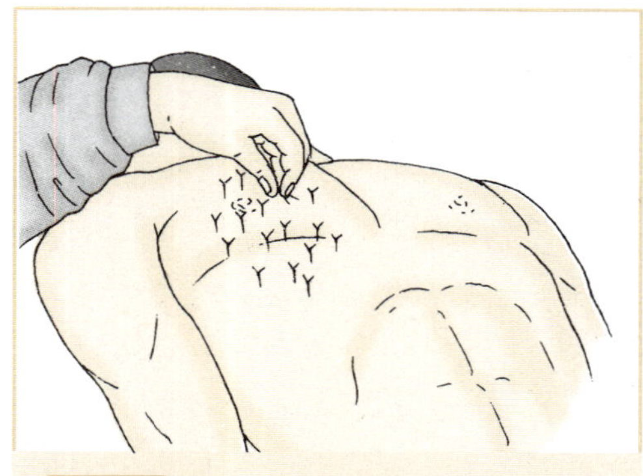

密拿法　以三指或五指端凑捏在一起，着力于施治部位一松一紧的啄拿，并反复操作。（图71）

以三指或五指端凑捏在一起，着力于施治部位一松一紧的啄拿，并反复操作，称密拿法。

【操作要领】

患者坐位或卧位，医者以单手或双手三指或五指端凑捏，一起做一起一落、一紧一松、一张一合、一捏一拿的反复快速啄拿而弃之，于患处之动作。无论三指、五指操作时均以指端接触皮肤后捏拿啄之而提起时即紧捏拿之地反复施之，快速起落，以施治部位留有："丫"或"*"形微白之印痕，随即变微红，数秒钟后消失，以局部略有麻刺、灼热感为宜（图71）。

要点提示

操作时应以指端的捏挤啄拿连续动作运用于皮表，而不宜揪拧牵及皮下组织。注意保护皮表，避免皮损。皮肤有溃烂、渗脓者禁用此法。

【功效】

调和经络，温通皮部，散风活络，疏风止痒，兴奋局部。

【主治】

皮肤角化干燥症，牛皮癣初起，皮炎（无破溃、渗出者）、硬皮病，局部麻木，皮神经炎等。

旋推法

旋推法为按摩推拿手法中的摆动类手法的推荡法之一，归为复式手法，临床应用很广泛，常放在推法中介绍。本手法多用于成人的腹部，主要作用是调理胃肠功能，与推法比较，旋推法有补益功能。

以指腹在穴位上旋转推运，运作速度较为快，但着力点比推法小而着力比推法轻的手法称为旋推法。

【操作要领】

患者坐位或卧位，医者以单手或双手指腹，吸定在一定部位或穴位上旋转推运，持续均匀着力。施力时沉肩、屈肘、悬腕，以臂带腕，自如旋转，推而不滞，轻而不浮，指不离穴，掌不离经，着力自如，不可板滞，反复旋推，以患者局部被施治部位有温热舒适感为度。此法多用于小儿及成人头部、腹部的治疗（图72－1，图72－2）。

【功效】

健脾和胃，疏松膝胯，散瘀除滞，通经活络，调和气血，调节阴阳。

【主治】

上吐下泻，风寒感冒，消化不良，恶心嗳气，发热惊风。

要点提示

单手操作，以腕的自然旋转带动掌指旋推，双手操作，则以手掌交叉重叠的密切配合以臂带动腕做旋推。

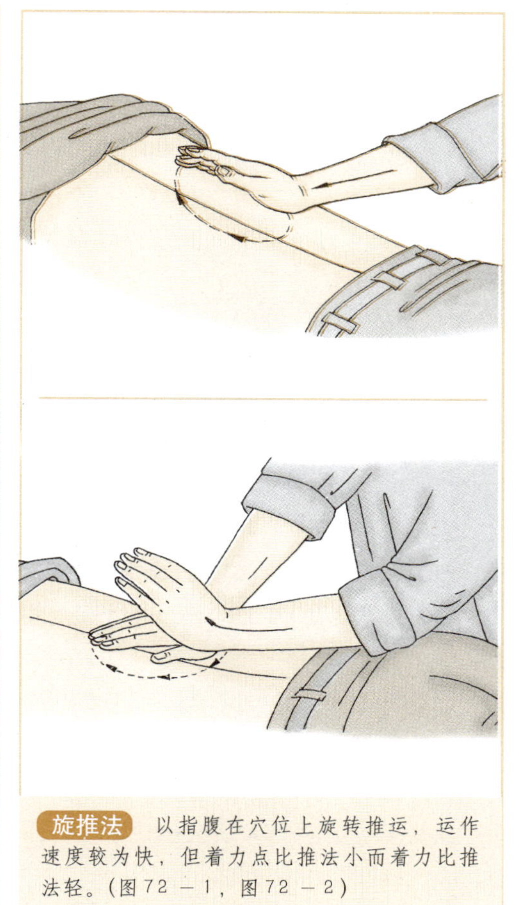

旋推法 以指腹在穴位上旋转推运，运作速度较为快，但着力点比推法小而着力比推法轻。（图72－1，图72－2）

搓抨法

搓抨法是按摩推拿手法中的推荡类及疏皮类手法的结合运用。此法在临床多用于四肢部位，本法综合了搓法和抨法的优点，是伤科按摩流派常用的理筋解痉手法和经络脏腑按摩流派中常用的疏泄治痹手法。为代表的医家对搓抨法的临床应用颇具特色。曹锡珍先生不仅指出搓法与抨法中于揉捏与推荡法的合用，而且对本法的操作和应用均作了详细的总结和阐释。

基础手法

（二）复式手法

以手掌着力，在施治肢体做来回往返推搓及快速滑捋，称为搓捋法。

【操作要领】

患者坐位，医者以单手或双手着力于施治的患肢，在腕关节的带动下，夹扶患肢做灵活而持续的快速推搓、滑捋。搓捋时动作要反复连贯，施力均匀，沉推搓动，滑擦捋过，先以推搓，后以滑捋，搓而捋之，搓则沉滞，持则浮滑，刚以沉滞，柔以浮滑，刚柔相济，相互配合。此法多用于四肢，尤以肌肉较丰厚的部位最为适宜，操作时以皮肤潮红、微热力度（图73）。此法主要用于手足三阴经络及经筋。

【功效】

祛风散寒，活血止痛，温通经络，调和气血，舒理肌筋。

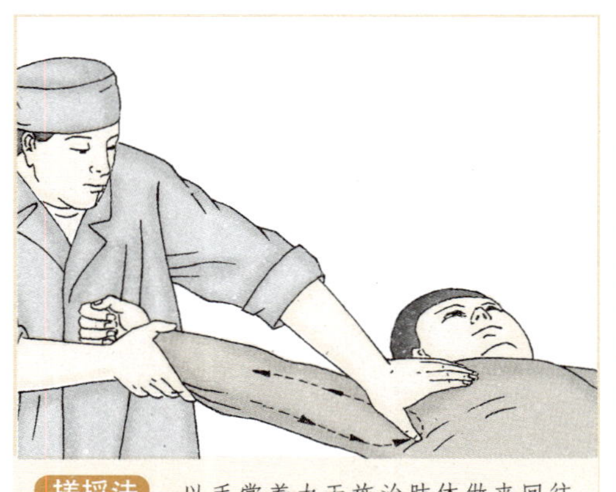

搓捋法　以手掌着力于施治肢体做来回往返推搓及快速滑捋。（图73）

【主治】

肢体僵硬麻痹，软组织痉挛，风寒湿痹，上下肢麻木，偏瘫。

要点提示

注意保护皮表，在阳面着力宜重些，在阴面着力宜轻些。小儿患者禁用此法。

揉捏法

揉捏法为按摩推拿手法中的捏挤类手法及摆动类手法相结合的手法之一。揉捏法吸取了揉法与捏法的优点，常被伤科按摩流派、正骨按摩流派、小儿按摩推拿流派所采用。此外，经络脏腑按摩流派也常用到。郑怀贤先生应用揉捏法独具一格，值得效仿。

以指于施治部位揉而合之，捏以提拿，揉捏相济，称为揉捏法。

【操作要领】

患者坐位或卧位，医者以单手或双手的拇指与余四指指腹着力于施治部位施以旋转揉捏、揉以旋按，动作连贯，协调自如。作用深沉，加以捏拿，捏以提拿，揉而捏动，边揉边捏，揉捏相济，作用浮浅，行于皮肉。此法主要用于胸腹、颈项、肩背及四肢等部位（图74）。

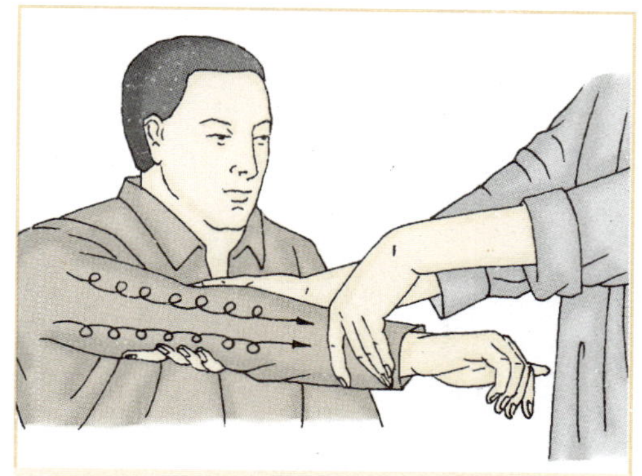

揉捏法　以指于施治部位揉而合之，捏以提拿，揉捏相济。（图74）

【功效】

用于四肢能疏通经络，止痛消肿，开通腠理，濡养经筋温通皮部；用于项后，能清热明目，预防感冒；用于脊背能调整阴阳，祛邪扶正，健脾和胃，镇静安神。

【主治】

半身不遂，肢体麻木，四肢乏力，失眠烦躁；头痛头晕，外感风寒，肩背酸痛。

要点提示

操作过程中应与抓、抠法相区别，着力不可忽快忽慢，不宜间断或跳跃。

■ 提拿法

提拿法（拿提法）为按摩推拿法中的挤压类手法与补益类手法结合的手法。临床应用广泛，常被伤科按摩流派用于理筋松肌，正骨按摩流派用于捺正顺理，经络脏腑按摩流派用于提阳拿疾，有时也作急用手法。提拿法是一个相互有密切联系的互补手法，即只提必拿，提而无拿，无从提也。只拿必提，拿而无提，无从拿也，提拿相济，互为兄表。归结此因，是本手法得以广泛应用的重要因素。

以双手按而寸力向上为提，一紧一松的捏而提起为拿，提而拿之称为提拿法。

【操作要领】

患者呈仰卧或俯卧位，医者松肩、垂肘，以双手置于施治部位用拇指与余四指指腹的对合力或叠指一紧一松，一合一张地（拇指与拇指重叠，余四指与余四指同时重叠）先捏拿后提起，反复操作。以患者感觉胸宽气顺、脘腹舒适为宜。施术时需以腕部的活动带动掌指一下一上地旋转吸拿提起，此法多用于腰背部（图75）。

【功效】

开胸顺气，活血化瘀，疏肝行滞，开窍止痛，缓解肌筋，祛风散寒。

【主治】

消化不良，腰背酸痛，腰背扭伤，胸腹疼痛，肝气窜痛，扭闪挫岔。

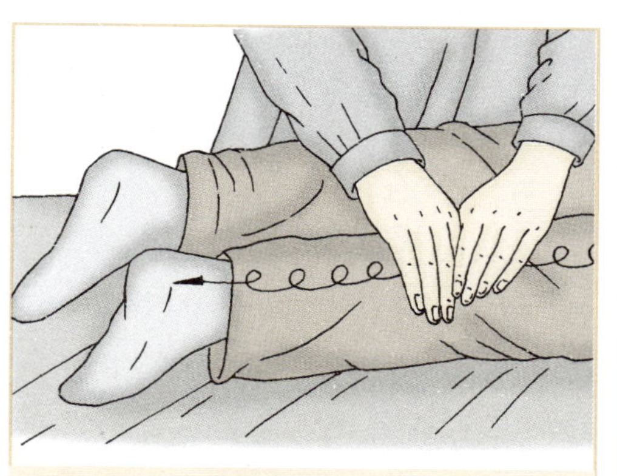

提拿法　以双手按而寸力向上为提，一紧一松的捏而提起为拿，提而拿之称为提拿法。（图75）

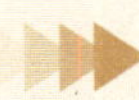

基础手法

（二）复式手法

要点提示

操作中应与患者密切配合，用于急救时，手法应持续到患者清醒为止。

抚摩法

抚摩法为按摩推拿手法中摩擦类手法较轻盈的手法之一。临床常被经络脏腑按摩流派用于调节神经，伤科按摩流派用于温经散寒。郑怀贤先生不仅运用抚摩法来治疗伤科疾病，而且还用来治疗内科的神经系统疾病，且手法娴熟，颇有特色。

掌指与施治部位轻拂而过地反复滑摩，称为抚摩法。

【操作要领】

患者呈坐位或卧位，医者沉肩、屈肘、悬腕，掌指平放于施治部位，贴而不实，浮而不滞，轻拂而过，循于皮表，反复连贯，滑而抚摩，着力轻柔，持续均匀，不可带动皮下组织，抚而摩之。此法多用于头面部及腹部（图76）。

要点提示

操作过程中悬腕抚摩不宜牵动皮下组织，手法需均匀缓移，不可忽快忽慢，时浮时沉。

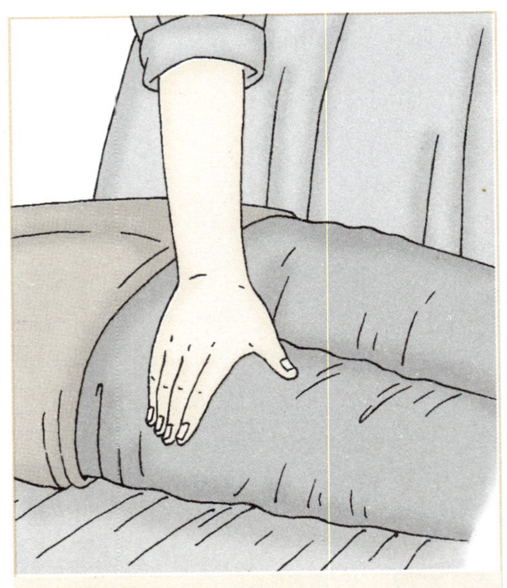

抚摩法　掌指与施治部位轻拂而过地反复滑摩，称为抚摩法。（图76）

【功效】

宽胸理气，消食散积，温经散寒，散瘀止痛。

【主治】

神经衰弱，四肢酸痛，腰背沉重，脘腹胀满，烦躁失眠，胸胁迸伤。

滑推法

滑推法为按摩推拿手法中的摩擦类复合手法之一，临床常以掌指着力，动作轻巧自如。由于按摩推拿手法的不断完善系统化，滑推法已逐渐从推法中演变成为一种独立的手法。本法应用广泛，多被脏腑按摩流派、伤科按摩流派及小儿按摩流派所运用，以疏散放松。滑推法用于腰背部时即如前所述，用于四肢则与所述有区别，在四肢操作时医者应将肢体握于掌中，旋转而连贯性地滑动轻推。

以手掌与手指合作，着力于施治部位滑推，滑而不浮，推而不滞，称为滑推法。

【操作要领】

患者呈仰卧或俯卧，医者拇指伸开，其余四指着力于施治部位，掌根随而按之，屈指同时掌根向指端移动滑推，反复操作，单手或双手均可，于背部可从上而下，也可从下而上进行。操作时沉肩，伸肘，腕关节微屈施力，滑而疾速，推而移动，滑而不浮，推而不滞，（与推拿中的抓法不同，抓法需有抓提的动作，移动是以屈指为主）。此法常用于夹脊、四肢等部位（图77）。

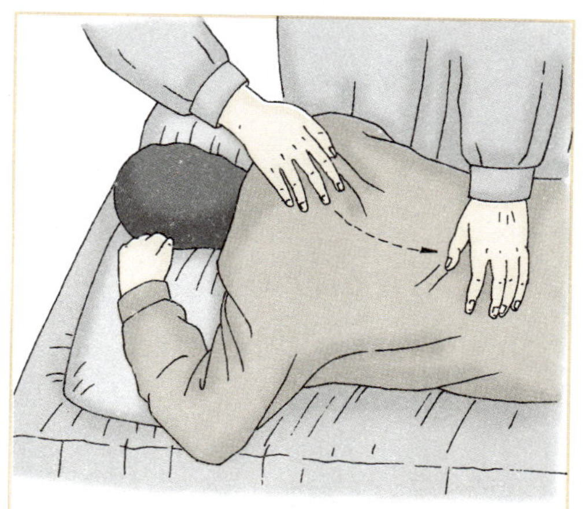

滑推法 以手掌与手指合作，着力于施治部位滑推，滑而不浮，推而不滞，称为滑推法。（图77）

【功效】

健脾和胃，通利关节，疏通皮部，驱散风寒，疏通经络，调和阴阳。

【主治】

胁肋胀痛，胃肠功能紊乱，腰背酸痛，消化不良，胸腹胀满。

要点提示

操作过程中，应着力于表皮，不可带动深层组织，注意保护皮肤。

■ 推提法

推提法为按摩推拿手法中的推荡类手法及挤压类手法相结合的手法。它是在提法的基础上施以推法，两者的相互结合吸取了提法与推法的优点，增强了临床的实用效果。提法多为伤科按摩所常用，而推法则多为脏腑经络按摩流派所常用。提法主要是针对气机及筋骨而言，推法则是针对气血而论，两者相结合而组成的手法，在临床应用上具有特殊的意义。

以手掌按而运动则为推，按而寸抬则为提，运而寸抬则为推提法。

【操作要领】

患者呈仰卧或俯卧位，医者以双手重叠置于施治部位着力，循于经络，行于体表，推而动之，推而不浮，直来直往，随之吸定在一定部位或穴位上施以按而寸提，提而轻快，提随呼吸，吸提为补，

基础手法

（二）复式手法

呼提为泻，持续推运，急速提之，则为推提法，有如将病推出、提出之势。此法多用于腰背、胸腹等部位（图 78 － 1，78 － 2）。

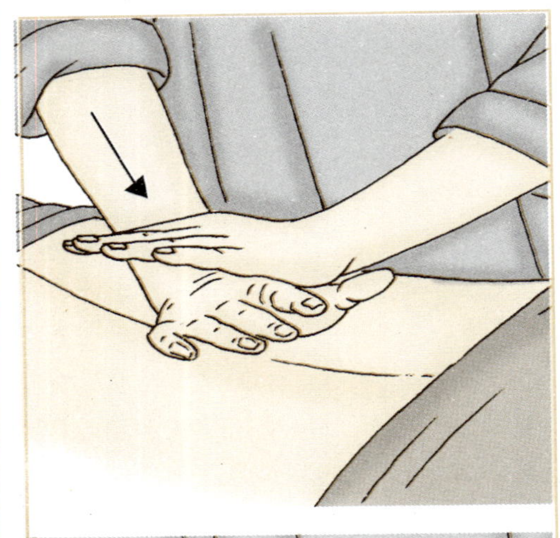

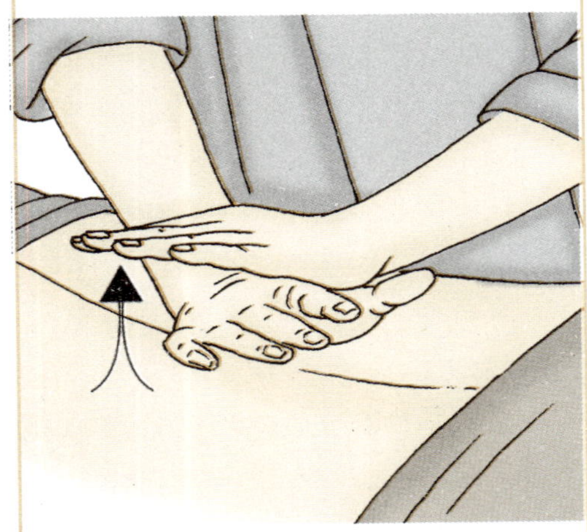

滑推法　以手掌按而运动则为推，按而寸抬则为提，运而寸抬则为推提法。（图 78 － 1，78 － 2）

【功效】

健脾和胃，理气活血，通经活络，驱风散寒，舒筋活络，调和营卫，祛郁消积。

【主治】

顽食不化，腰背酸痛，扭闪挫岔，脘腹胀痛，消化不良。

要点提示

操作中推以旋推，提以旋提，旋转之力，力透于内。需与擅压法相区别。

指摩法

指摩法为按摩推拿手法中摆动类手法之一，是以指腹着力于施治部位旋转摩动，临床应用广泛，经络按摩流派和小儿按摩流派颇为常用，朱金山先生施用摩法技巧娴熟，尤其在指摩法的施用上具有独特见解。

以指腹吸定于施治部位或穴位上，有节律地旋转摩动，称为指摩法。

【操作要领】

患者呈坐位或卧位，医者以一指或数指将力贯注于指腹，着力吸定于施治部位或穴位上，且需放松肩臂，掌指与施治部位呈 30 度，以关节的旋转带动指腹，由浅入深，由表到里，由慢转快，和缓自如，协调连贯地盘旋转动。本法根据医者的着力部位与患者施治部位的不同，分为一指摩法（图 79 － 1），即拇指指腹摩法。此手法着力范围较小。四指摩法，即食、中、无名、小指指腹摩法（图 79 － 2），此法着力范围较大。

【功效】

调和气血，消积导滞，和中理气，调节胃肠，祛瘀消肿。

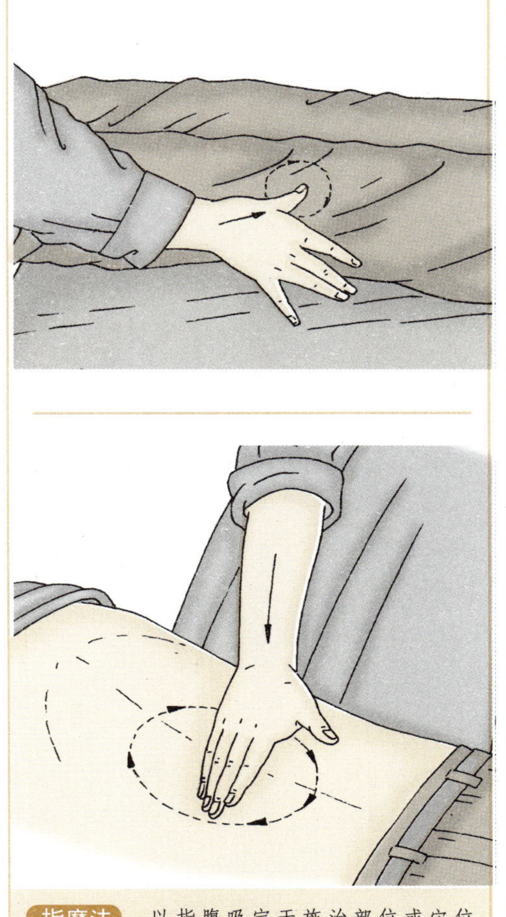

指摩法　以指腹吸定于施治部位或穴位上，有节律地旋而摩动，称为指摩法。（图 79 － 1，图 79－2）

【主治】

小儿发热，胸胁胀满，脘腹胀痛，消化不良，食积痰阻。

要点提示

本法应与擦法区别开来，擦法的着力以循于皮表为度，而指摩法着力则由浅入深。一指摩法要与点法区别，点法以指端着力，摩法以指腹着力，点法是下按点压，摩法是旋转摩动。

提弹法

提弹法为按摩推拿手法中挤压类手法中的强刺激手法之一。临床用于治疗筋肌等软组织损伤，或痉挛及局部粘连等，是伤科按摩流派的常用手法，也是在与现代医学的结合基础上逐渐发展和系统化的手法。郑怀贤先生对提弹的操作娴熟且有创新，并结合现代医学对提弹法的操作、机理、作用进行了全面的分析，并对提弹的应用提出了卓著的见解。

拇指与食指或全四指将肌筋提拉起后，突然松脱，如同提弹琴弦，称为提弹法。

【操作要领】

患者呈坐位或卧位，医者以拇指与食指或余四指指腹的对合钳夹力于施治部位，将肌筋提拉起后突然弃之。施治时一提一松，如同提弹琴弦，提而拉之，弃而弹之，直上直下，一起一落，循于筋肌，连续提弹。此法用于脊旁韧带及肩井等部位（图 80）。

基础手法

（二）复式手法

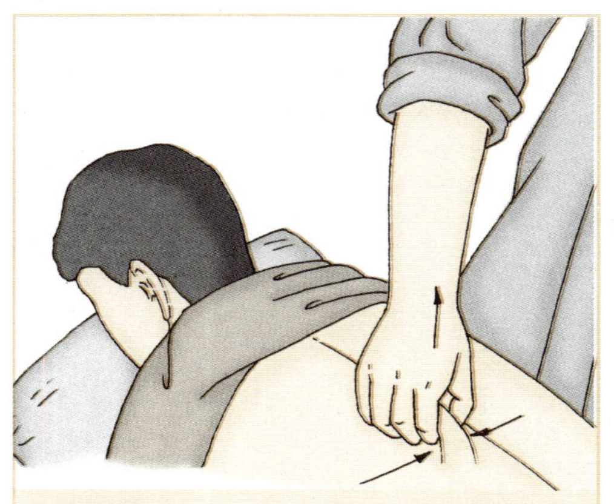

提弹法 拇指与食指或全四指将肌筋提拉起后，突然松脱，如同提弹琴弦，称为提弹法。（图80）

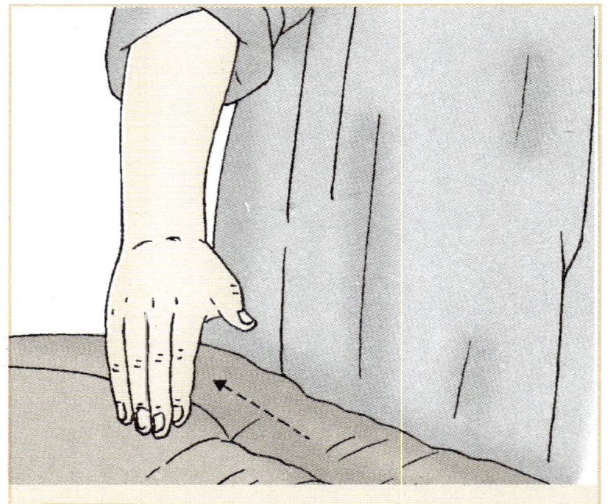

指擦法 以四指（食、中、无名、小指）或食指指背着力于施治部位，直线往返擦动。（图81）

【功效】

缓解痉挛，调和气血，解除粘连，强筋壮骨，顺理肌筋，通经活络，消炎止痛。

【主治】

坐骨神经痛，肩背酸痛，局部粘连，腰背疼痛。

要点提示

操作时不可拧扯，避免损及皮表。操作结束后可于施治的局部疏揉，以缓解因提弹引起的局部刺激。

■ 指擦法

指擦法是按摩推拿手法中的摩擦类手法之一。本手法以指腹或指背着力，临床应用广泛，常被内科的经络脏腑按摩流派、小儿按摩流派采用，用以治疗神经系统、消化系统疾病及气血不和的痛症。此手法运用灵活，操作简单，是刺激较轻的手法，可以补益正气，并能缓和强手法刺激，散寒止痛等。

以四指（食、中、无名、小指）或食指指背着力于施治部位，直线往返擦动，称为指擦法。

【操作要领】

指擦法根据着力的部位及施力的大小分为四指擦法、屈指背擦法。此法主要是应用于皮表。

四指擦法

食、中、无名、小指并拢（沉肩、屈

肘、悬腕），指腹着力于施治部位，直线往返擦动，以着力轻快自如，均匀持续，以皮表微感温热为宜（图81）。

屈指背擦法

医者沉肩、伸肘、屈腕，食指屈曲，以第二节指背部或尺侧偏峰着力于施治部位直线往返擦动，此法作用部位较小，但施治的力点集中，临床应用广泛。

【功效】

健脾和胃，祛风散寒，温经活络，行气活血，消肿止痛。

【主治】

消化不良，脘腹胀痛、四肢麻木、疼痛。

要点提示

操作时可于施治部位涂一些润滑剂，也以保护皮表及促进疗效。

摇腰法

摇腰法为按摩推拿手法中的被动运动类手法之一，主要用于腰部。摇腰法主要是通过各种不同的按摩推拿手法对病人进行被动导引，以活动腰部，捺正归位，理筋松肌，消肿散瘀。摇腰法的运用很广泛，手法约数十种之多。以刘寿山先生所推行的摇腰手法就有十余种，如滚床法、摇车法、摇戳法、牵摇擅压法、侧卧牵摇归合法、摇动托举法、背摇法、屈摇法、提踝摇抖法、伸摇法等，刘老先生称之治腰十摇法，为丰富按摩推拿手法作出了贡献。

用双手或双臂的牵动，使腰部在充分的牵伸下做导引摇腰，称为摇腰法。

根据临床操作习惯及辨证，本手法分为：端坐摇腰法（滚床法）、仰卧摇腰法（图82－1）、侧卧摇腰法，俯卧摇腰法（图82－2）、站立摇腰法等。

【操作要领】

端坐摇腰法（滚床法）

患者横坐在床缘，双腿自然下垂，医者立于对侧床缘的患者背后，以双臂插入患者同侧腋下，并将双手锁于患者胸前，助手半蹲于患者对面，以双手固定患者双膝，然后医者着力牵动患者上身（使之腰部逐渐放松），并边牵引边导引患者左右旋转缓摆动、摇转，使腰部确实放松，再以巧劲寸力过伸位旋转摇腰，操作过程中，助手应将患者膝部牢牢固定。

仰卧摇腰法

患者取仰卧位，双膝屈曲。医者一手托扶患者腰部，一手手臂插于患者腘部

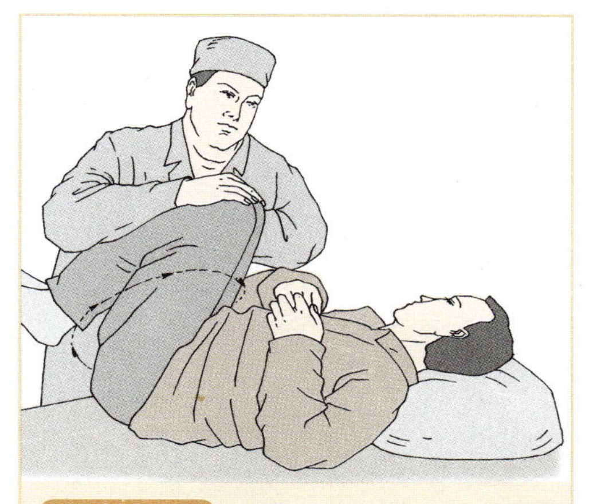

仰卧摇腰法 用双手或双臂的牵动，使腰部在充分的牵伸下做导引摇腰。（图82－1）

基础手法

（二）复式手法

拢之，以导引双下肢旋转摇动并带动腰部摇转。如此反复摇动，以使腰部确实放松后，用以插入腘部之手摇动驱使患者屈膝屈髋，尽力贴腹，然后导引双腿伸直同时以扶托腰部之手托之，恢复平卧姿势。如此操作时双手及臂部应密切配合，扶腰手除保护腰部摇动于正常范围外，还要考虑到摇腰的程度、摇动的方向及结束手法的运用最为关键。

俯卧摇腰法

患者取俯卧位，医者以一手扶于患者腰部，另一手手臂拢于患者双股下1/3处，用力拢圈双腿，并导引患者以双腿的旋转摇动带动腰部摇动。待腰部放松后，用拢圈双腿之手臂将腿拢紧锁实上提而戳之，同时用扶腰之手按之。扶腰手是决定摇腰的方向、角度、程度与结束手法的关键。

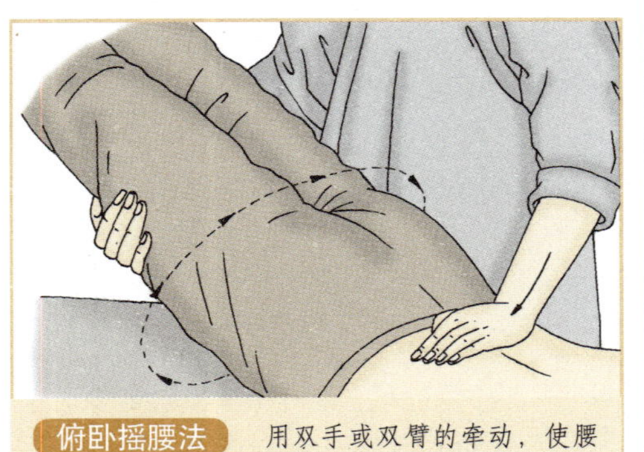

俯卧摇腰法　用双手或双臂的牵动，使腰部在充分的牵伸下做导引摇腰。（图82－2）

站立摇腰法

患者站立位，双手扶于桌缘或墙或制定的扶手处，医者立于患者一侧，一手扶托患者腰部，另手置于患者腹部，以双手的对合力导引患者腰部做旋转摇动，范围由小到大，逐渐摇动。

【功效】

消炎止痛，捺正复平，通利关节，松弛肌筋，通经活络。

【主治】

功能性腰疼，腰部挫闪扭岔，腰扭伤，腰椎间盘突出症。

要点提示

摇腰法时动作应以缓慢而持续，力量应逐渐加大，并在正常生理范围内摇动，切忌使用暴力，老年患者慎用。

掌摩法

掌摩法为按摩推拿手法中的摩擦类手法，是以掌着力的手法之一。掌摩法是以摩法为主，同时施用旋转，或往返直摩动作，使之局部产生温热舒适感。摩法是比较古老的传统手法，亦是近代按摩推拿手法的主要表现，在临床多应用于伤科按摩流派，儿科按摩流派及脏腑按摩流派。王百川先生和曹锡珍先生在施用摩法上，都有自己独特的见解。王先生的掌摩法以脏腑按摩而闻名，曹先生则以经络按摩应用掌摩较为独特。

手掌的掌心面吸定在施治部位，在腕关节连同臂的带动下，有节奏地摩抚，称之为掌摩法。

【操作要领】

患者呈坐位或卧位，医者肘关节微屈，腕关节放松，掌指自然伸直，以单手或双手掌心吸定于施治部位，在腕关节连同前臂的带动下，持续连贯、环转轻快自如而有节奏地摩抚，以局部微热舒适为度。应用力和缓协调，着力自如。此法常用于腰背、胸腹部病变的治疗（图83）。

【功效】

温经活络，调和气血，祛郁消肿，开导放松，和中理气，消积导滞，调节脾胃。

【主治】

胸胁并伤，肢体麻木，肿痛，脘腹胀满，食积胀痛，气滞血瘀。

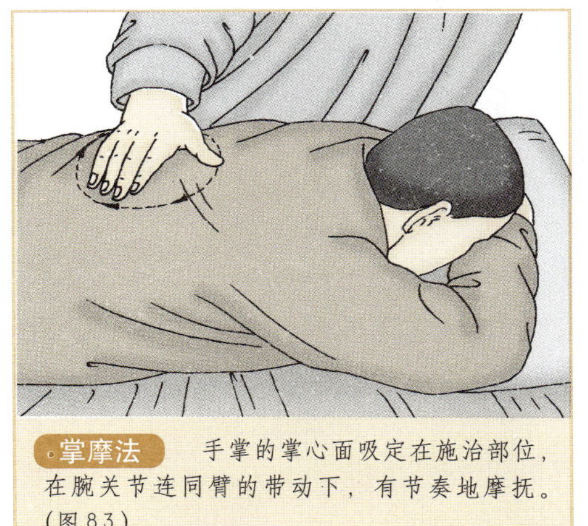

掌摩法　手掌的掌心面吸定在施治部位，在腕关节连同臂的带动下，有节奏地摩抚。（图83）

要点提示

操作过程中悬腕施以内劲，不可按压推捏。

蹬拉法

蹬拉法是按摩推拿手法中的导引类及被动运动手法。医者用手与足的配合来完成整个操作过程。本法在临床被正骨按摩流派用于脱臼的归位，伤科按摩流派用于治疗伤筋，经络脏腑按摩流派于用活血止痛，应用十分广泛。

以足蹬、手拉于施治部位反方向用力，使其筋顺归窠，称为蹬拉法。

【操作要领】

侧卧蹬拉法

患者呈侧卧位，医者立于患者背后，一足蹬于患者腰部，一手牵握患者踝部，同时反方向着力，此法主要用于腰部扭伤。

仰卧蹬拉法

患者呈仰卧位，医者立于患侧，以一足蹬于患者腋下，双手牵握患者腕部，同时反方向施力蹬而牵拉。此法主要用于肩关节脱臼或扭伤（图84）。

【功效】

消肿散瘀，捺正理筋，理筋复位，活血止痛。

【主治】

乳汁郁积，肩关节扭伤、腰部扭伤，肩关节脱臼。

基础手法

（二）复式手法

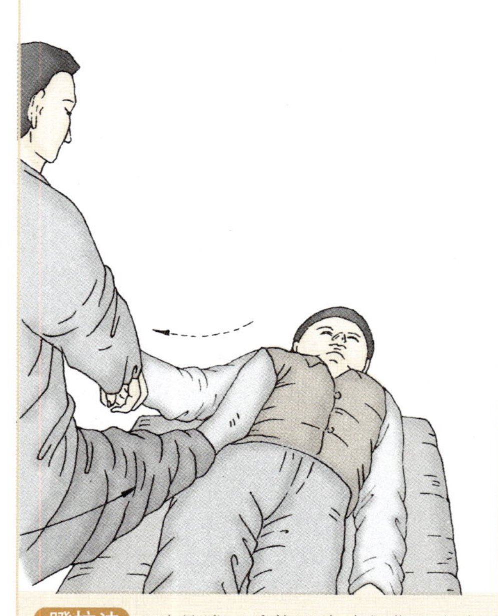
蹬拉法 以足蹬、手拉于施治部位反方向用力，使其筋顺归窠，称为蹬拉法。（图84）

要点提示

本疗法在蹬拉过程中均应先使患侧肢体呈完全放松状或持续牵拉后再作反方向施力。避免暴力，引起局部意外损伤。侧卧蹬拉法，老年人慎用。

点颤法

点颤法为按摩推拿手法中的按压类及摆动类手法的结合应用。临床应用极为广泛，常被伤科按摩流派用于止痛活血，脏腑经络按摩流派用以调整阴阳，指针按摩流派用以疏通经络，儿科按摩流派则用于加强手法。芦英华先生在施用点颤法上颇有特色，他将一指禅分为三个步骤，并在按摩推拿手法交流会上进行了一指禅表演，深受欢迎。

以指端着力于施治部位或穴位上下按，同时以内动劲儿颤抖，称为点颤法。

【操作要领】

患者呈坐位或卧位，医者以单手的食指或拇指端（食指着力时，以拇指端抵于食指二、三节间指腹侧，中指端抵于食指二、三节间背侧。如用拇指着力则以食指端抵于拇指一、二节间指腹部）着力于施治部位或穴位上，一起一落地点按，同时在腕的带动下施以内力，力使指端急速颤动，使劲力深透，逐

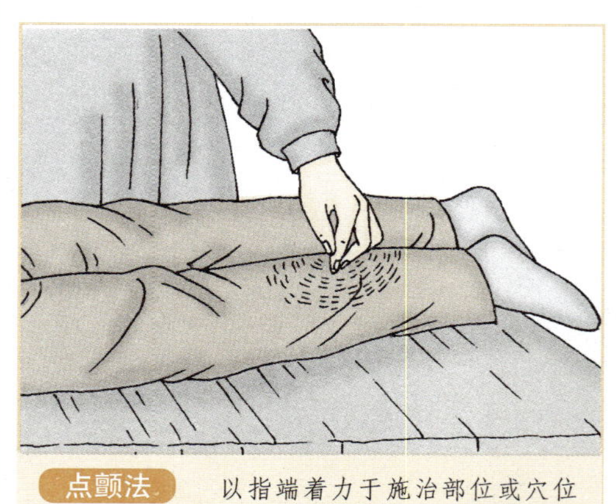
点颤法 以指端着力于施治部位或穴位上下按，同时以内动劲儿颤抖，称为点颤法。（图85）

渐扩大。此法操作简单，作用较广泛，可用于全身的各部位及穴位（图85）。

【功效】

通经活络，行气镇痛，顺理气血，消除郁闷，消食导滞、调整阴阳，祛邪扶正，宣通气血。

【主治】

小儿麻痹后遗症，痴呆，消化不良，痛腹腹泻；半身不遂，截瘫、癔病，四肢及肩背麻木。

要点提示

点颤施力的大小应患者体质的强弱而定。

颤推法

颤推法为按摩推拿手法中的摆动类及摩擦类手法结合使用的一种手法，多为内功按摩流派所运用。而内科经络脏腑按摩流派则多施以内动劲着力，这与内功按摩流派相仿。内功按摩流派是由武功流派所演变，有多年的武功基础，脏腑按摩流派虽对武功要求不严格，针对初学者，掌握颤推法的准确性也有一定的难度。近代比较风行的气功按摩流派介于内功按摩流派与经络按摩流派之间。

手掌平放于施治部位，稍加压力施以内动劲做急骤振颤，同时不断地有节奏地移推，称为颤推法。

【操作要领】

患者呈仰卧或俯卧位，医者沉肩、伸臂、屈腕、以单手或双手并行或双手交叉重叠平置于施治部位，将力贯注于手掌，稍用力向下压按，同时以内动力做快速低频的颤动，内动外不动。本法按中有颤，颤中移推，可以平颤推，也可旋颤推，连贯自如。可以顺时针，也可逆时针，临床多用于胸腹及腰背部（图86）。

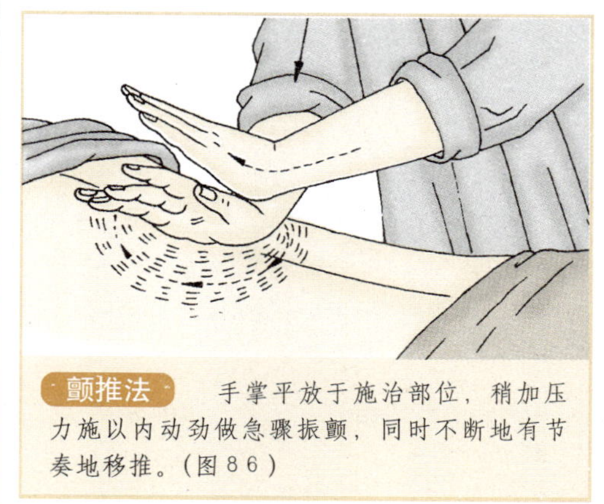

颤推法 手掌平放于施治部位，稍加压力施以内动劲做急骤振颤，同时不断地有节奏地移推。（图86）

【功效】

发汗解表，祛风散寒，化瘀消滞，健脾和胃，疏通经络，调和营卫，和气行血。

【主治】

肠粘连，肠梗阻，肠扭转。头痛失眠，神经衰弱，胃肠功能紊乱，消化不良，腹痛腹泻，肠套叠。

要点提示

操作中不可忽快忽慢，也不宜挤捏、压按。

掌擦法

掌擦法为按摩推拿手法中的摩擦类手法以掌为主着力的手法之一，掌擦法

基础手法

（二）复式手法

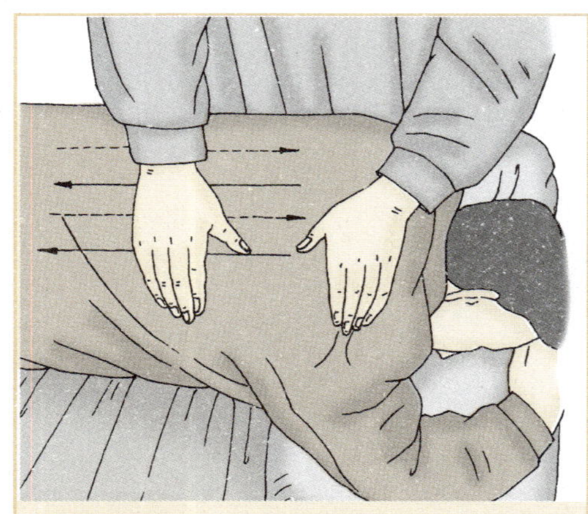

掌擦法　以手掌大鱼际或小鱼际着力于施治部位施以擦拭的动作，称为掌擦法。（图87）

不同于一般擦法，掌擦法的运用很广泛，由于着力面积大，作用范围广，所以易被患者接受及推广，此法又称为干浴法。郑怀贤先生善用掌擦法，并有独到之处。

以手掌大鱼际或小鱼际着力于施治部位施以擦拭的动作，称为掌擦法。

【操作要领】

患者呈坐位或卧位，医者以单手掌于施治部位，用大鱼际、小鱼际或掌心着力均匀地缓慢移动，往返擦拭。全掌着力时施治面积较大，以大鱼际着力时作用部位较深，而小鱼际着力时则作用部位较浅。临床可根据辨证施治原则施以相应手法。擦时手法不宜过重，需持续着力，动作连贯，实而不滞，滑而不浮，直线擦拭，施以内动劲。小鱼际擦多用于肩背、下肢，大鱼际擦多用于胸腹、腰背、四肢（图87）。

【功效】

通经活络，消肿止痛，健脾和胃，祛风散寒。

【主治】

掌擦用于脾胃虚寒，脘腹胀痛，消化不良；大鱼际擦用于外伤红肿，疼痛剧烈；小鱼际擦用于风湿痹证，肢体麻木。

要点提示

操作时不可重按、搓、抹。

臂滚法

臂滚法为按摩推拿手法中的摆动类手法之一。是医者臂部尺侧着力以滚法为主的治疗方法。当代以丁秀峰先生为代表的滚法流派，在全国第一次推拿手法交流会上作了关于滚法的表演示范，确有独到之处。五禽动功按摩流派中的蛇缠法在按摩推拿手法中与臂滚法颇为相似，其动作自如、奔放，也确有奥妙无穷之处。本法目前应用广泛，而且逐渐形成一派。

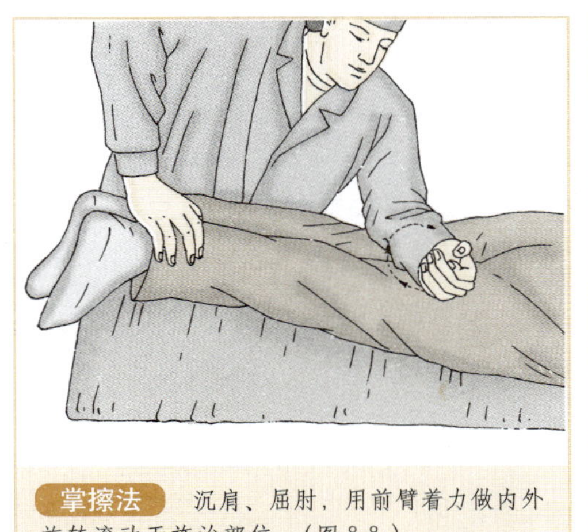

掌擦法　沉肩、屈肘，用前臂着力做内外旋转滚动于施治部位。（图88）

沉肩、屈肘，用前臂着力做内外旋转滚动于施治部位，称臂滚法。

【操作要领】

患者坐位或卧位，医者以单臂或双臂屈肘、沉肩，用小臂尺侧吸定于施治部位，在前臂的自然屈伸和外旋摆动下（屈肘以90度为宜，医者略弯腰前倾），做灵活而连贯、均匀而持续、缓慢轻快而有节奏的内外旋转滚动动作，以使腕关节随之摆动，臂部随之滚移、称为臂滚法。此法常用于较胖的患者或施治部位范围较广的腰背部及下肢的外侧（图88）。

【功效】

理气松肌，行气行血，缓解痛疼，舒理肌筋，活血散瘀，消肿止痛，通利关节。

【主治】

腰背疼痛，四肢麻木，功能障碍，外伤瘀血，风痛，四肢疼痛等。

要点提示

操作过程中臂部与着力部位不宜做擦或托的动作，避免与皮肤发生摩擦，使皮表灼热。禁忌臂部与作用部位相互撞击，臂部在施滚过程中不可跳跃。

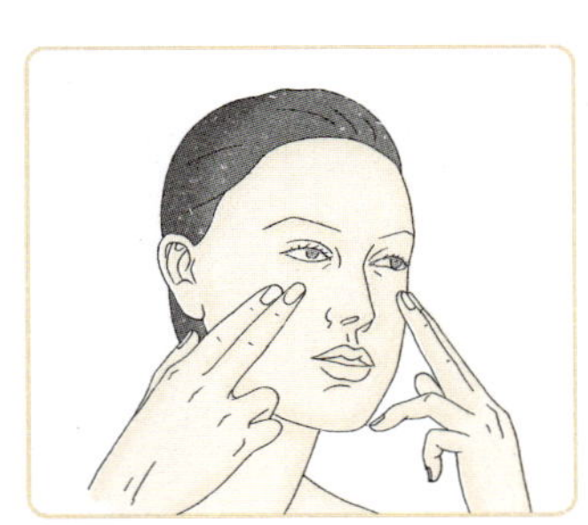

基础手法

（三）复合式手法

屈肘按法

屈肘按法是按摩推拿手法中的挤压类手法中以肘尖着力的手法之一，是临床用于弥补手掌与腕部着力不足而采取的相应手法。此法作用同按法，常被伤科按摩流派用于理筋止痛，正骨按摩流派用于矫正畸形，经络按摩流派用于通调脏腑等。由于本法应用广泛而逐渐形成一种独特的手法。曾觉人先生在应用肘按法较为娴熟，他施法时以肘关节的鹰嘴着力，克服了手及掌着力之不足，从而提高了治疗效果。

以肘尖鹰嘴部着力于施治部位，按而循之，称为屈肘按法。

【操作要领】

患者俯卧位，医者上身略前倾，沉肩屈肘约呈120度，将力集中于肘尖，以肘尖鹰嘴着力于施治部位或穴位上按压，着力深沉、持续均匀（图89）。持续施以按压常循（寻）经（筋），以肘尖着力如不能满足治疗的需要，可以将另手臂合而用力随同寻之（即以另手扳拉就近固定物，施以对抗力）。此法用于脊背两侧、臀部等须着力深沉的部位。

【功效】

通经活络，开郁启闭。

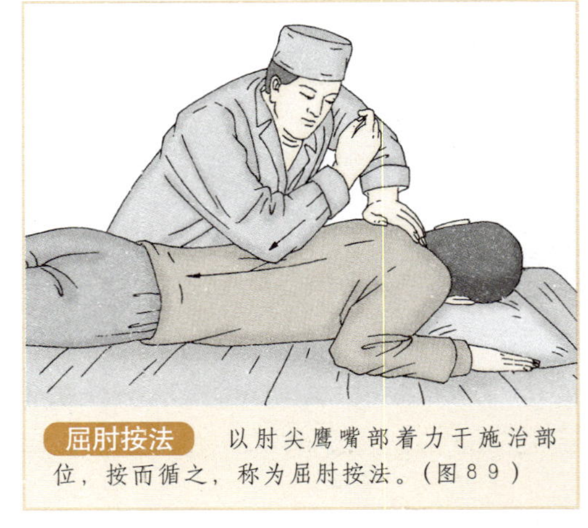

屈肘按法　以肘尖鹰嘴部着力于施治部位，按而循之，称为屈肘按法。（图89）

【主治】

风寒作痛，腰腿疼痛。

要点提示

操作时需因人而异，临床多用于青壮年及肥胖者，年老及小儿患者禁用此法。

拇指搓法

拇指搓法为按摩推拿手法中的摩擦类手法以拇指着力的手法之一，操作简单，作用广泛，临床常与推、摩、分、合等手法密切联系。本法常被小儿按摩推拿流派用于补泻，伤科按摩流派用于通经活络，经络脏腑按摩流派用于调和气血等。

用手拇指于施治部位对称用力，交叉搓揉，称为拇指搓法。

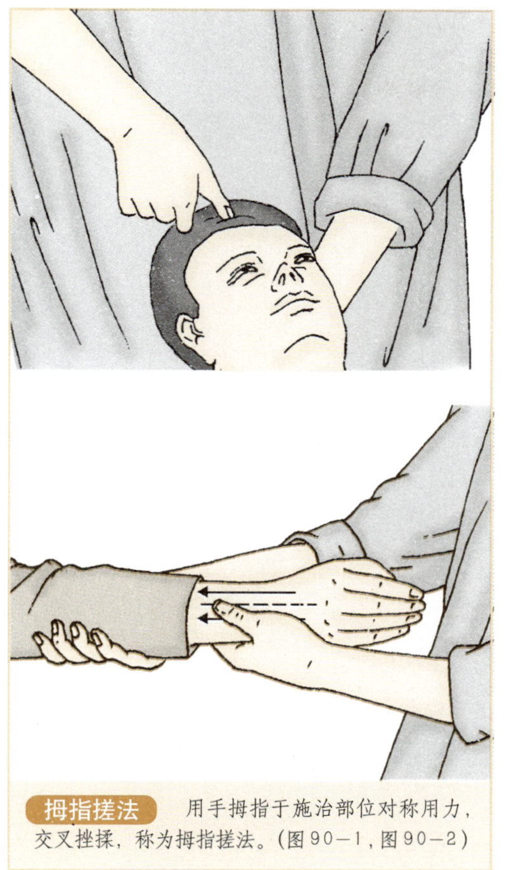

拇指搓法 用手拇指于施治部位对称用力，交叉挫揉，称为拇指搓法。(图90－1，图90－2)

【操作要领】

患者坐位或卧位，医者沉肩、屈肘、悬腕，以单手或双手拇指指腹或指偏峰于施治部位对称用力，做上下或左右往返移动。操作时搓动快而移动慢，延经络为补，逆经络为泻，一般以皮肤微潮红，局部感觉温热舒适为宜。此法多用于前额（图90－1）、头部或上肢，如分阴阳、搓颧部、搓肘臂（图90－2）、搓指端搓四心等。

【功效】

松肌解痉，止吐止泻，调和气血，祛郁散寒。

【主治】

头痛，外感风寒，四肢及腰背酸痛。搓食指关上化痰，搓涌泉左手搓向大趾为止吐，右手搓向小趾为泻。搓下丹田治膨胀腹痛。

要点提示

操作时注意保护皮表，为避免皮损，必要时可加用一些润滑剂。

■ 拇指按法

拇指按法是按摩推拿手法中的挤压类手法中以拇指着力的手法之一，它是以武功按摩推拿流派手法结合内功按摩推拿流派手法而逐渐形成的一种手法。此法具有南北手法的特点，常被各流派所采用，临床效果较佳。

拇指指腹按压着力于施治部位或穴位上，逐渐加深施力，按而留之，称为拇指按法。

【操作要领】

患者坐位或卧位，医者以拇指指腹（拇指伸直，余四指屈曲）端着力于施治部位或穴位上，由浅入深，按而留之，持续施力。此法作用甚广，但需选穴准确，或操作时离穴不离经（图92－1，图92－2）。

【功效】

化滞镇痛。轻按为补，重按为泻。

基础手法

（三）复合式手法

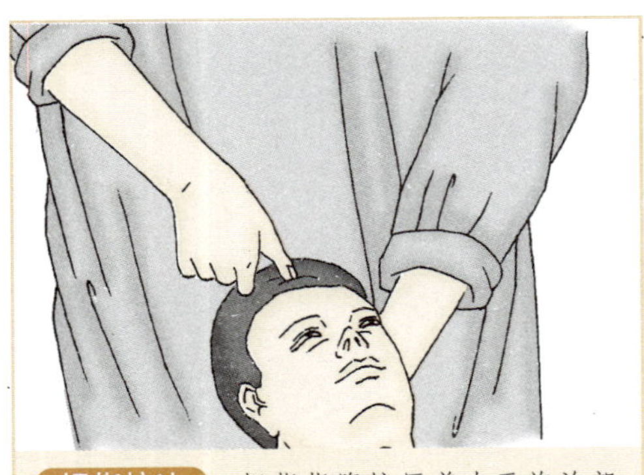

拇指按法　拇指指腹按压着力于施治部位上，逐渐加深施力，按而留之。（图91－1）

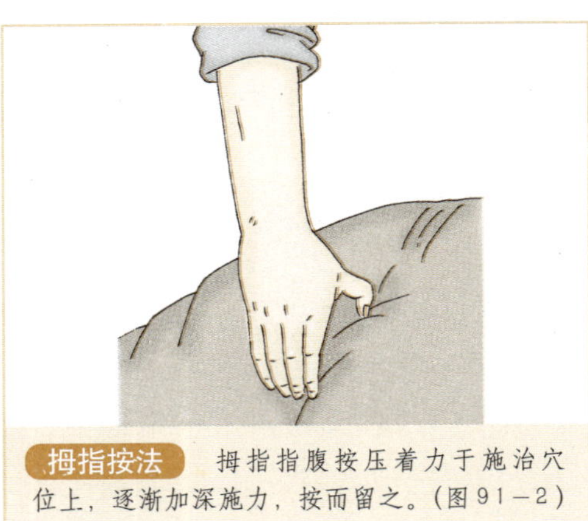

拇指按法　拇指指腹按压着力于施治穴位上，逐渐加深施力，按而留之。（图91－2）

【主治】

肌肉酸痛，胃肮胀痛，腹痛胀满，胆石症等。

要点提示

操作过程中拇指与施治部位垂直，施力和缓，直上直下地按压，不可摇动。

拇指抹法

拇指抹法为摩擦类手法中以拇指着力的手法之一，常与推法、分法、摩法、擦法、搓法密切联系，临床应用较广泛。常被经络脏腑按摩流派用于顺气降逆、活血止痛，小儿按摩流派用于消食化积等。

拇指指腹与施治部位与皮表贴实，上下或左右对称地往返浮滑抹移，称为拇指抹法。

【操作要领】

患者坐位或卧位，医者以单手或双手拇指指腹或桡侧偏峰，或掌指或大鱼际处与施治部位贴实，左右或上下交叉往返移动推抹。着力轻浮，浮而不疾，重而不滞，动作连贯，往返自如。此法常用于头、面，以及任脉、带脉循行部位（图92）。

【功效】

平肝长火，顺气降逆，活血消肿，疏风解表，开窍镇痛，清醒头目，通经活络。

【主治】

肝郁不舒，食积不化，头痛头晕，颈项强痛，胸胁胀满。

要点提示

操作过程中，注意保护皮表，必要时可加用一些润滑剂。

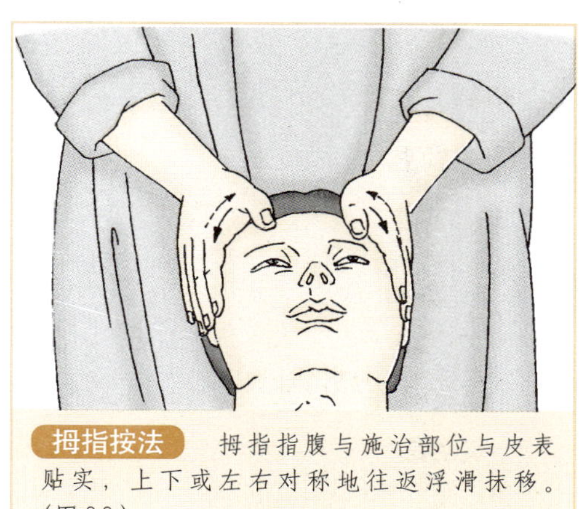

拇指按法　拇指指腹与施治部位与皮表贴实，上下或左右对称地往返浮滑抹移。（图92）

■ 三指拿法

三指拿法是挤压类手法中着力于拇、食、中指的手法之一。此法用于较小部位、临床常被，小儿按摩流派用于泻热开窍等，伤科按摩流派用于缓解肌筋，经络脏腑按摩流派用于通经活络。

拇指、食指、中指同时着力于施治部位捏而拿之，称为三指拿法。

【操作要领】

患者坐位，医者以一手扶托于额前，另手以拇指、食指、中指同时着力于施治部位捏而拿之。用力保持持续、缓和、连贯，并有节奏地缓慢移动。以局部温热、酸胀而舒适为度。可三指循经络，或循肌筋，或每个指端对准一条经络捏拿。此法多用于面积较小而表浅的部位，如颈项、臂部等（图93－1，图93－2）。

【功效】

解痉止痛，松弛肌筋，开窍止痛，通经活络，疏风散寒。

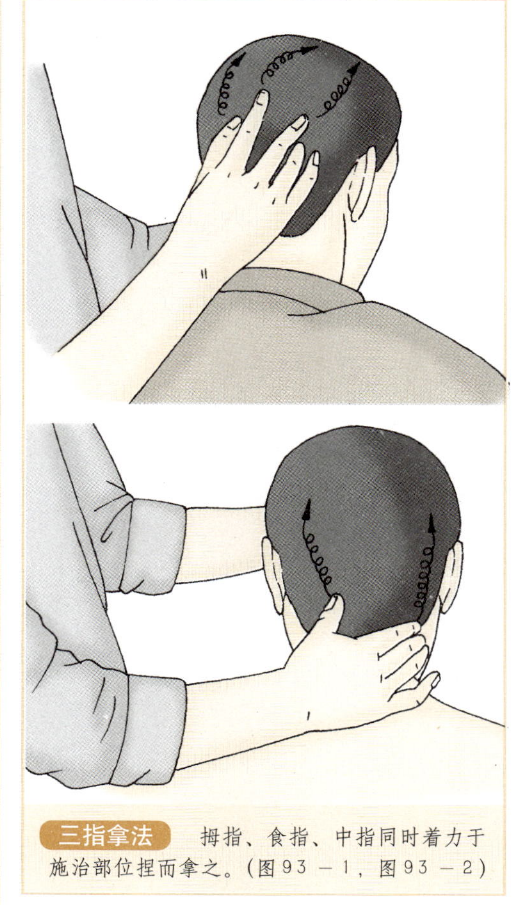

三指拿法　拇指、食指、中指同时着力于施治部位捏而拿之。（图93－1，图93－2）

【主治】

风寒感冒，肩背酸痛，四肢麻木，气滞头痛，头痛头晕。

要点提示

操作以捏拿为主，循经而过，避免抠、掐。

■ 指尖击法

指尖击法为叩支类手法中以指尖着力的手法之一。临床常被经络脏腑按摩流派用于调节神志，消除疲劳；伤科按摩流派用于祛郁行滞；指针按摩流派用于

基础手法

（三）复合式手法

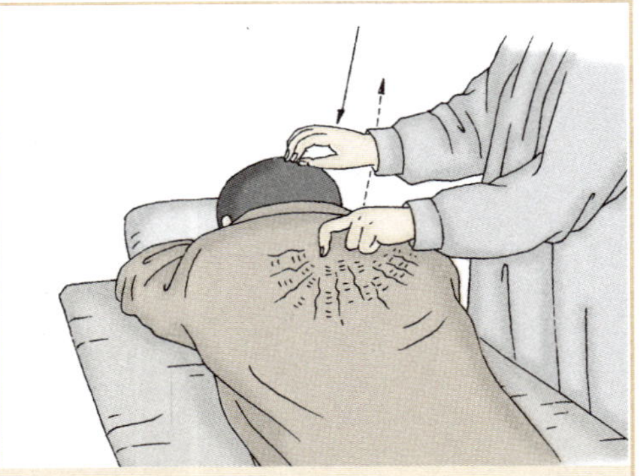

指尖击法 五指分开微屈呈爪状，指端垂直，将力集于指端，以腕关节的自然摆动带动指端在施治部位着力叩击。（图94）

通经活络。赵振国先生在指针流派的指尖击法应用手法上具有独特的风格。并将指尖击法分为不同的指尖击手势，丰富了指尖击法的内容。

指端于施治部位着力叩击，称为指尖击法。

【操作要领】

患者呈坐位或卧位，医者以单手或双手，五指分开微屈呈爪状，指端垂直，将力集于食指指端，以腕关节的自然摆动带动指端在施治部位着力叩击。可用单手，也可用双手交替叩击，动作要轻巧、灵活、自如，着力要均匀，叩击要有节奏，并要根据患者的胖瘦决定施力的大小和腕部摆动起伏的程度。此法常用于头部及前额部（图94）。

【功效】

重力快速叩击则可兴奋神经，清脑益智。镇静安神，抑制神经。

【主治】

重力连叩治疗精神萎靡、健忘等。神经衰弱，失眠烦躁，头痛头晕。

要点提示

操作应以指尖着力，不宜以指腹着力，施治操作前需将指甲剪短修圆，避免损及皮表。

■ 屈指按法

屈指按法为按压类手法中屈指以骨突部着力的手法之一，又称为跪指按法，常与点法、压法、捣法等密切联系。临床多被经络脏腑按摩流派用于通经活络，开导闭塞。曾觉人、骆竟洪等先生在本手法运用上较有特色。

食指屈曲，用指关节骨突部着力于施治部位或穴位上按压，称为屈指按法。

【操作要领】

患者呈坐位或卧位，医者食指屈曲（拇指端抵于屈曲之食指屈侧），以指关节骨部着力于施治部位或穴位上接而留之，由浅入深，从表及里，持续着力。本法多用于肌肉较薄的骨缝处，着力需按

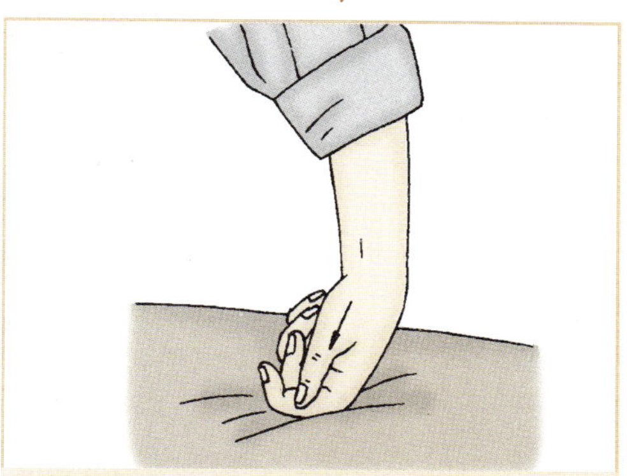

屈指按法 食指屈曲，用指关节骨突部着力于施治部位或穴位上按压，达以酸胀，得气为宜。（图95）

其经络，循其穴位（图95）。达以酸胀，得气为宜。

【功效】

开塞启闭，温经通络，活血止痛。

【主治】

急慢惊风（按交骨），暴之（按总筋）。

要点提示

年老体弱者慎用，小儿禁用。

摇颈项法

摇颈项法为按摩推拿手法中的导引类被动运动颈项的治筋手法之一。此法多被经络脏腑按摩流派用于治疗肝阳上亢所致的高血压症，伤科按摩流派用于治筋肌症，正骨按摩流派用于治疗颈椎病，小儿按摩流派用于治疗肌性斜颈等。临床常与扳法、拿法、揉法相互联系配合使用。

双手导引颈项放松后，再过伸摇动，以使颈项关节灵活滑利，称为摇颈项法。

【操作要领】

患者坐位，医者立于患者一侧，一手托下颌，另手扶枕后，双手同时以头部带动颈项的反方向摇晃，待颈项部充分放松后，再稍以巧力寸劲的过伸旋转颈项，以增大颈项活动范围，以听到颈项“咔咔”作响为宜（图96－1，图96－2）。

【功效】

滑利关节，解除粘连，放松肌筋，缓解疼痛。

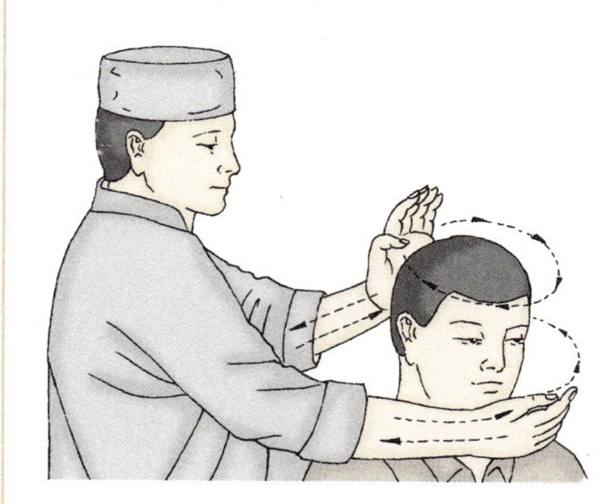

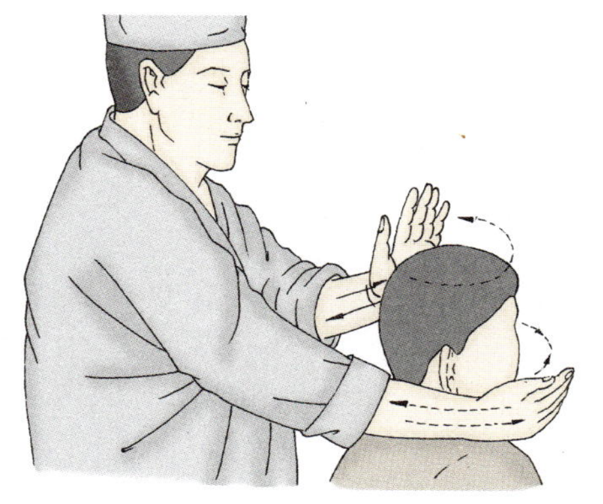

摇颈项法 双手导引颈项放松后，再过伸摇动，以使颈项关节灵活滑利。（图96－1，图96－2）

基础手法

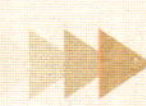

（三）复合式手法

【主治】

项肌劳损，颈项扭伤，成年人项韧带钙化症及小儿肌性斜颈及。

要点提示

临床不可操之过急，施用手法时应与患者密切配合，嘱患者尽量放松施治部位，此法以摇晃为主。

五指拿法

五指拿法为按摩推拿手法中的挤压类手法和摩擦类手法之一。临床常被经络脏腑按摩流派用于潜阳健脑，伤科按摩流派用于通经活络等。本法在内功按摩推拿流派较为盛行。李锡九先生运用内功施以按摩推拿用于治疗伤骨科、内科以及妇科诸疾方面，效果显著。

五指略分开对准五条经络或五指呈爪形于施治部位抓而捏拿，称为五指拿法，又称满手拿法。

【操作要领】

患者呈坐位或卧位，医者一手扶患者前额，另手五指稍分开，各对准一条经络（拇指对准足少阳胆经风池穴，食指对准足太阳膀胱经天柱穴，中指对准督脉风府穴，无名指对准足太阳膀胱经天柱穴，小指对准对侧足少阳胆经风池穴）协同着力，循于五经向上抓提捏拿。循经拿移至头顶后，双手交换，以扶额手抓而捏拿，另手扶于枕后（即用拇指对准足少阳胆经阳白穴，食指对准足太阳膀胱经攒竹穴，中指对准足少阳胆经阳白穴，无名指对准侧足太阳磅胱经攒竹穴，小指对准足少阳胆经阳白穴）协同着力，抓提而捏拿至头顶都。也可两手同时分别从前向后和从后向前捏而拿之（图97）。

【功效】

疏通经络，温通五阳，平肝息风，祛风散寒，散郁消滞，开窍止痛。

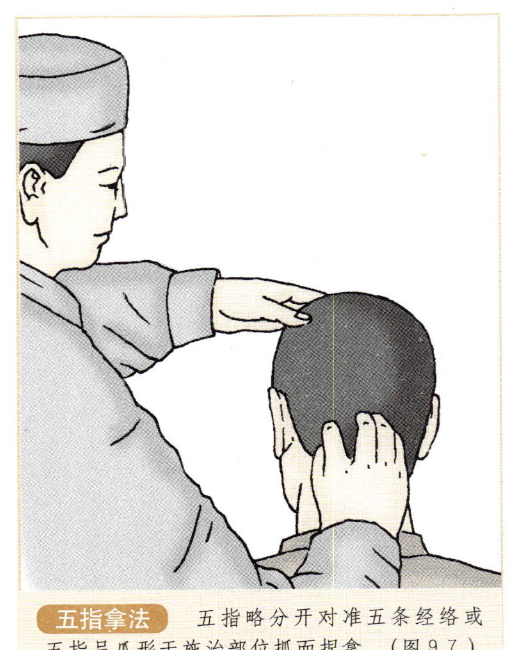

五指拿法 五指略分开对准五条经络或五指呈爪形于施治部位抓而捏拿。（图97）

【主治】

高血压病，四肢酸痛，风寒感冒，头风头宣，头痛眩晕，颈项强痛，肩颈症，颈椎病。

要点提示

此法操作时应先以食、中、无名指着力后再以拇、小指着力，着力时以捏拿为主，循经而过或捏拿肌筋。

掌根按法

掌根按法为挤压类手法中以掌根着力的手法之一。此法应用广泛，常被正骨按摩流派用于捺正复平，经络脏腑按摩流派用于行气活血，伤科按摩流派用于通经活络，武功按摩流派用于解痉止痛等。本法应与扼法严格区分，两法别着力均以掌根，但掌根按施力持续缓慢，反复操作；扼法则施以寸劲巧力，时间短暂，操作次数仅2～3次。

手掌平放于施治部位，用掌根着力下按，称之为掌根按摩。临床可分为施力掌根按法和施气掌根按法两种。

【操作要领】

施力掌根按摩

患者呈仰卧位或俯卧位，医者伸臂，沉肩，屈腕，上身稍前倾，将力贯注于施力的臂部及手部，以单手或双手交叉重叠平放于施治部位，用掌根着力下按，或双手对按，一起一落。此法常用于腰背施用巧力寸颈及四肢，也可用于急救时的

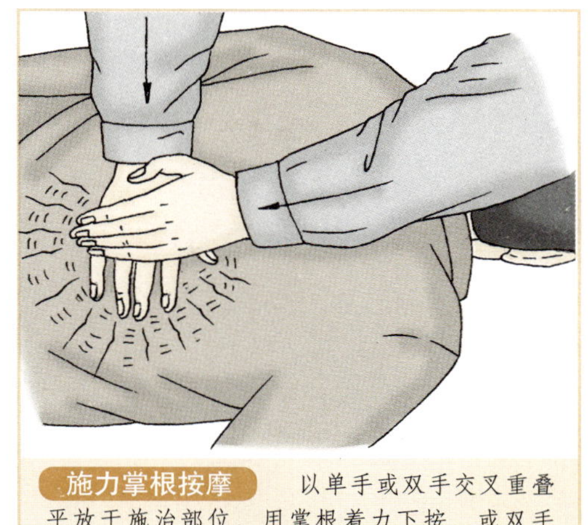

施力掌根按摩 以单手或双手交叉重叠平放于施治部位，用掌根着力下按，或双手对按，一起一落。（图98）

胸外按摩。频率应按心跳次数。此为施力掌根按摩（图98）。

施气掌根按法

以双手手掌交叉重叠着力于施治部位，运提丹田气，意从手中出，有感施治部位有股暖流徐徐窜动。此法多用于下腰部虚寒症，腹部寒凝作痛，妇女宫寒症等等。

【功效】

矫正畸形，消肿止痛，温通经络，祛风散寒，活血散瘀，开通闭塞，回阳救逆。

【主治】

月经不调，寒凝痛经，少腹凉痛，腰背疼痛，脘腹胀痛，局部血瘀，心跳骤停。

要点提示

操作时根据临床具体情况决定施力的大小以及持续时间的长短，避免暴力按压。

基础手法

（三）复合式手法

髋关节摇法

髋关节摇法为引类手法中被动运动着力于髋关节的手法之一。刘寿山先生认为：突出一个摘字，亦是欲合先离之意，脱骱后骨端离开骨窠，多被筋肉收缩而“锁”在异常位置，运用八法提端挪正、屈挺扣捏的中心为摇，摇则松泄，泄则摘出而解锁，方能归窠。此法在临床应用上较为广泛，常被伤科按摩流派用于顺理肌筋，正骨按摩流派用于摘出解锁。

以力导引使髋关节旋转摇动，称之为髋关节摇法。临床分为仰卧、俯卧、侧卧摇法。

【操作要领】

俯卧位髋关节摇法

患者俯卧位，医者一手扶髋，另手提患踝导引踝关节向上提晃，并使之带动髋关节旋转摇动。

侧卧位髋关节摇法

患者呈侧卧位，患侧髋关节于上，医者一手扶患髋，另手握患踝，先牵踝摇动旋转以带动髋关节充分摇动后，再以一手扶踝驱使屈膝，另手扶患膝导引患肢屈膝屈髋而使髋关节摇动。

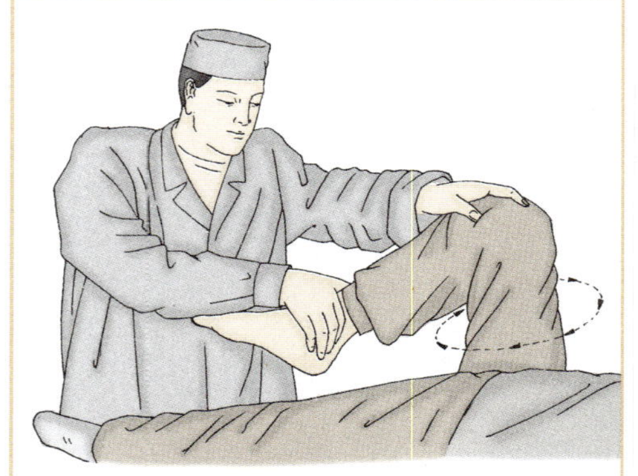

仰卧位髋关节摇法 医者一手扶患膝，另手扶患踝，双手协同导引患髋顺时针或逆时针旋转摇动，摇动后屈膝屈髋，使膝尽力贴腹而伸直（图99）。

仰卧位髋关节摇法

患者呈仰卧位，医者一手扶患膝，另手扶患踝，双手协同导引患髋顺时针或逆时针旋转摇动，摇动后屈膝屈髋，使膝尽力贴腹而伸直（图99）。

【功效】

活血止痛，强筋壮骨，缓解痉挛，滑利关节，松弛肌筋。

【主治】

髋关节扭伤，髋关节周围粘连，骶髋韧带炎。

要点提示

操作过程中医者双手要紧密配合，在正常生理范围内摇动，协调施力，并以扶髋手决定摇髋程度，活动范围及手法的结束时机等。股骨头坏死者忌用此法。

踝关节摇法

踝关节摇法是引类手法中的被动运动于踝关节的手法之一。临床常被伤科按摩流派用于顺理肌筋，正有按摩流派用于摇转归位。此手法临床应用广泛，效果理想。

一手扶踝，另手握足摇动旋转导引，称为踝关节摇法。

【操作要领】

患者坐位或卧位，医者一手扶患者踝部，另手握患者足部，以握足手导引患足自左向右，或自右向左地旋转摇动，以使踝关节充分活动，然后再以一手扶内踝，另手扶外踝，用医者腹对准患足掌鼓气并前倾使足极度背屈，同时置内外踝之手掰而按之，以增加跟距活动的范围（图100－1，图100－2）。

【功效】

顺理肌筋，通经活络，解除粘连，恢复功能，滑利关节，活血化瘀，消肿止痛。

【主治】

用于踝关节扭伤、粘连、僵直及双踝骨折后的功能恢复。

要点提示

操作时踝关节摇动宜缓慢，切忌暴力伸扯，应在踝关节的正常生理活动范围内进行，需以握踝手决定踝关节摇动的程度及方向。新伤及伴骨折早期不宜应用此法。

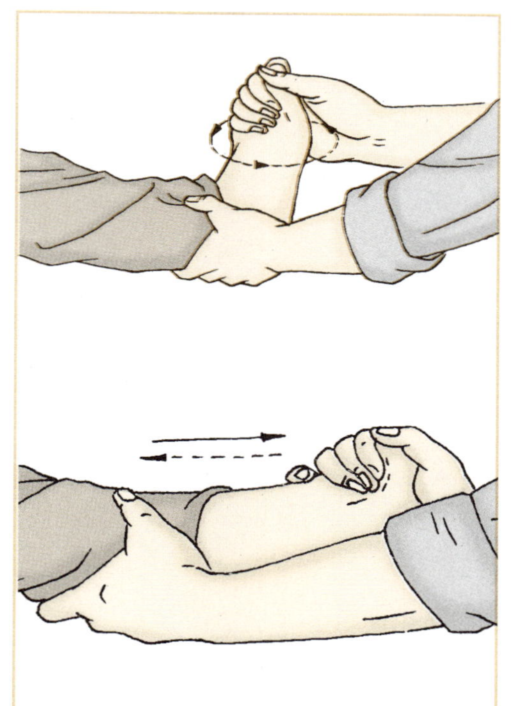

踝关节摇法 一手扶踝，另手握足摇动旋转导引，称为踝关节摇法。（图100－1，图100－2）

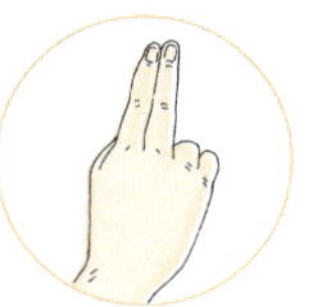

治疗手法

（一）头颈部治疗手法

一指托天法

一指托天法是按摩推拿手法中的挤压类手法，是以一指指端着力于百会穴进行操作的主要方法，本法临床应用广泛，指针按摩流派用其通经活络，经络脏腑按摩流派用其开窍宁神，儿科按摩流派用其升阳举陷等。

以一食指端于患者头顶正中（以上为阳天、为阳，以顶为天）百会穴点而按之，称为一指托天法。

【操作要领】

患者坐位或卧位，医者以食指端（拇指指腹抵于食指的二、三节间屈侧，中指指腹抵于食指二、三节背侧辅以食指）着力于施治部位百会穴（位于头顶正中线与两耳尖联线之交点），由表及里，由浅入深，垂直持续地点按1～2分钟，并同时轻按微颤，患者可觉从头顶向背后有温热感下散而达两腿，并有气感上提。操作时取穴要准，点托持续，点而啄之，不宜晃动、捻转，加用施内动劲效果更佳。此法主要用于气虚患者（图101）。

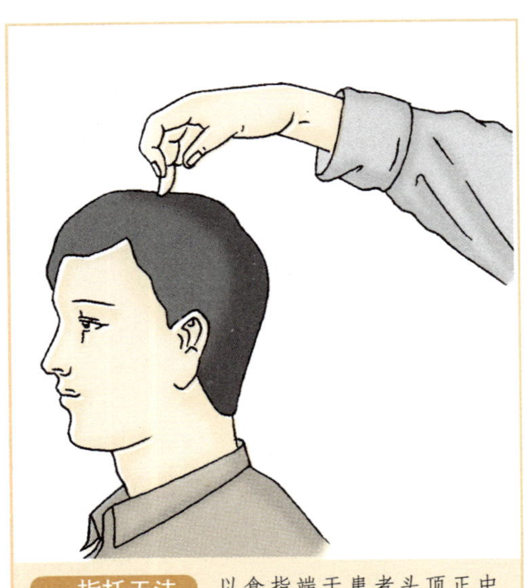

一指托天法 以食指端于患者头顶正中百会穴点而按之，称一指托天法。（图101）

【功效】

理气消滞，补虚益气，开窍宁神，平肝息风，升阳固脱。

【主治】

神经衰弱，惊悸健忘，头晕，头痛，肾下垂，胃下垂，子宫脱垂，脱肛，心烦郁闷，中风偏瘫等。

要点提示

操作前需将指甲剪短、修圆，操作不可急躁忙乱。

干洗头法

干洗头法为摩擦类手法中以双手十指着力于头部的手法之一，经络脏腑按摩流派用其通调气血；内功按摩流派用其港阳键脑。伤科按摩流派用其脑伤巅疾，益气升阳；本法在临床应用广泛，在保健按摩中作为安神法使用，是自我保健按摩的主要手法。

双手十指略分开，分别于头部左右耳轮上始，着力于头皮施治部位搓动挠抓，形如洗头，故称为干洗头法。

【操作要领】

患者正坐位，医者沉肩、垂肘、悬腕，双手十指略分开，自然屈曲，以指端及指腹着力于头部左右（耳轮发际之上）对称用力搓动挠抓，搓而不滞，动而不浮，形如洗头但无泉水，相对着力，缓慢移动直至头顶正中交叉对拢，再反复数次。此法主要用于头部，是配合全身按摩应用的一种手法。手法后患者头部温热轻松，精神焕发，如摘重盔，如松紧箍，实为神妙（图102）。

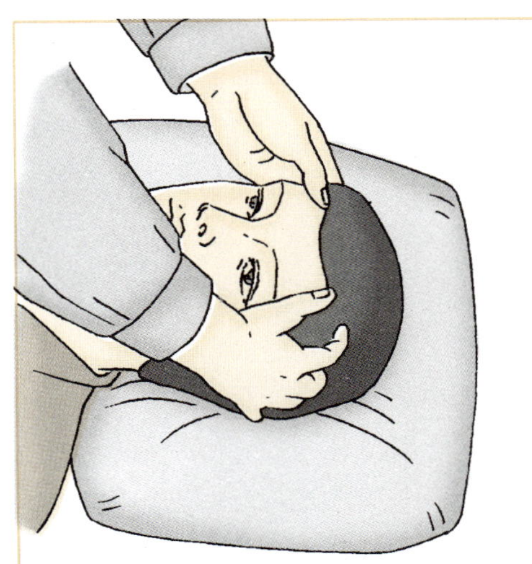

干洗头法 双手十指略分开，分别于头部左右耳轮上始，着力于头皮施治部位搓动挠抓，形如洗头，故称为干洗头法。（图102）

【功效】

祛风定痛，温热散寒，平肝潜阳，防皱抗老；疏通气血，温通经络，安抚神经。

【主治】

外感风邪，头痛头宣，神经衰弱，失眠健忘；重搓推移则疏散风邪，平肝降压，并可使人精神焕发。轻搓推移可安眠、镇静。

要点提示

操作过程中手法需灵活持续，用力均匀和缓，避免损及毛发、皮表及产生疼痛刺激。

四指戳顶法

四指戳点法为按摩推拿手法中的按压类手法之一，以四指端着力于四总神穴。四总神穴共四个，有止痛、益智作用。此法主要被经络脏腑按摩流派用于安神开窍，内功按摩流派用于通畅经络，指针按摩流派用于通调气血，民间应用极为广泛。

以四指端（拇指、食指、中指、无名指）戳而点之，着力于四总神穴，点而不移，称为四指戳顶法。

【操作要领】

患者呈坐位或卧位，医者以四指指端对准四总神的四个穴位（即：百会穴前、后、左、右各一寸处），以百会为中心，循于左右奇穴，正中督脉，持续着力于施治部位，戳而点之，点而不移。此法主要用于头顶部，戳点时无需加用其他手法（图103）。

治疗手法

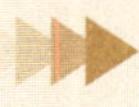

（一）头颈部治疗手法

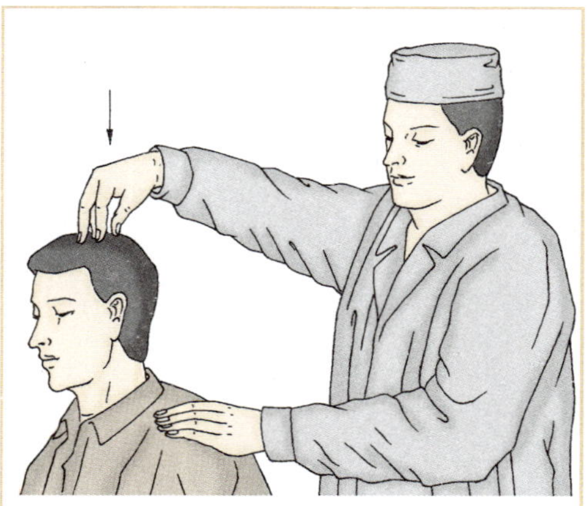

四指戳顶法 以四指端戳而点之，着力于四总神穴，点而不移，称为四指戳顶法。（图103）

【功效】

舒肝祛郁，祛寒解表，散风活络，平肛息风。

【主治】

身热汗闭，头顶胀痛，神经衰弱，头痛难忍，头晕目眩，癫痫发作。

要点提示

操作前须准确取穴定位，戳点宜呈垂直角度，不可歪斜挪动移行。

■ 三指拿推法

三指拿推法为按摩推拿手法中的挤压类及推荡类结合的以三指着力于颈项或肌筋等部位的手法之一。此法临床应用广泛，常被伤科按摩流派用于缓解肌筋，经络脏腑按摩流派用于调和气血，小儿按摩推拿流派用于消肿止痛等。

以拇指、食指、中指协同做抓而拿推，推而移之地反复操作，称之为三指拿推法。

【操作要领】

患者坐位或卧位，医者以一手置于患者前额，另手以三指（拇指、食指、中指）略分开屈曲，指腹着力于施治部位抓而拿推或双手相对应地同时抓而拿推，推而移之。即以三指的对合力抓而拿推或三指分别对准三条经络（可离穴但不可离经）循经一抓一拿，一推一移，抓而拿之，拿而自如，推而移之，移而不浮，连贯持续，反复施之，刚中有柔，柔中有刚，刚柔相济，以被施治部位有微热轻松感为宜。此法主要用于头部，多配合全身按摩时使用（图104）。

【功效】

活血止痛，疏通阳脉，通调督脉，温经活络，散风祛邪。

【主治】

神经衰弱，脑震荡后遗症，后头痛；头晕头痛，鼻塞流涕，见风流泪，头重目眩，神志不清。

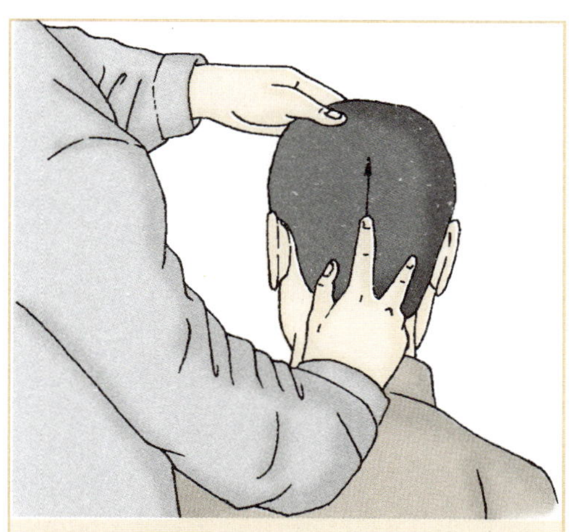

三指拿推法 以拇指、食指、中指协同做抓而拿推，推而移之地反复操作，称之为三指拿推法。（图104）

要点提示

此法与复式手法中的三指拿法的区别是三指拿法以拿法为主，而三指拿推法是以抓拿、推移为主，不可混淆。

五指拿推法

五指拿推法是按摩推拿手法中的挤压类及推荡类手法中以五指同时着力于头颈及肩井的手法之一。本法临床应用广泛，常被经络脏腑按摩流派多用于滋阴潜阳，补益心脾；伤科按摩流派用于通经活络，柔筋止痛；小儿按摩流派用于散风解表等。

以五指略微分开，于施治部位抓而拿推，一起一落地推而移动，拿而推之，称五指拿推法。

【操作要领】

患者呈正坐或卧位，医者一手置于枕后，另手置前额，五指略分开，自然屈曲，以五指端和指着力对准一经[即：督脉、足太阳膀胱经（左、右）、足少阳胆经（左、右）]，并分置于一穴[即五指分别置于五个穴]，双手对移并协调用力抓而拿推，推而移动地一搓一拿，一推一移，缓慢持续，着于五穴[前额部：左右阳白穴，左右攒竹穴，正中印堂穴；枕后部风池穴（左右）、天柱穴（左右）、风府穴]，循五经，顺序拿推，持续着力，推而拿之，拿而不滞，推而移动，移而不浮，刚柔相济。此法主要用于头部的循环治疗（图105）。

【功效】

明目清脑，通调气血。滋阴潜阳，通经活络，活血止痛。

【主治】

肝阳上亢，高血压症，头痛目眩，视物不清，外感头痛，鼻塞流涕，咽痛口苦，颈项强痛，肩痛，落枕，颈源性头晕，心悸，半身不遂。

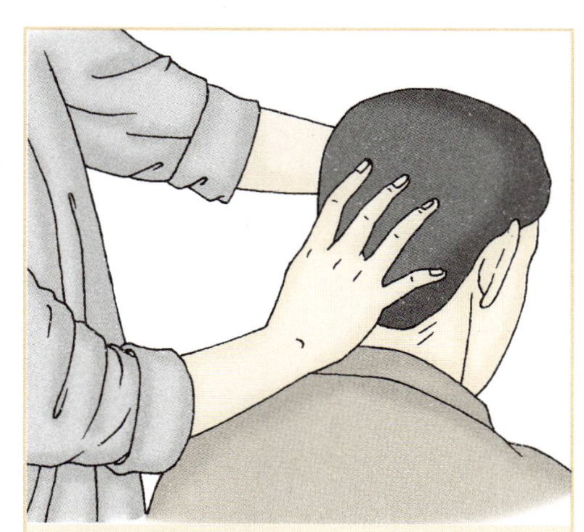

五指拿推法 以五指略微分开，于施治部位抓而拿推，一起一落地推而移动，拿而推之，称五指拿推法。（图105）

治疗手法

（一）头颈部治疗手法

要点提示

操作中以拿而搓推为主，循经而行，五指拿法则是以五指的协同抓拿为主。

四指归提法

四指归提法是按摩推拿手法中的挤压类手法以拇指、食指分别着力于足少阳胆经风池穴、经外奇穴太阳穴，两穴配合施以归提，以补益，助阳，通经活络。临床常被经络脏腑按摩流派用于疏风散热，指针按摩流派用于通经活络，内功按摩流派用于健脑安神等。

以双手拇、食指端分置于同侧同池、太阳穴，着力向内归而上提，称为四指归提法。

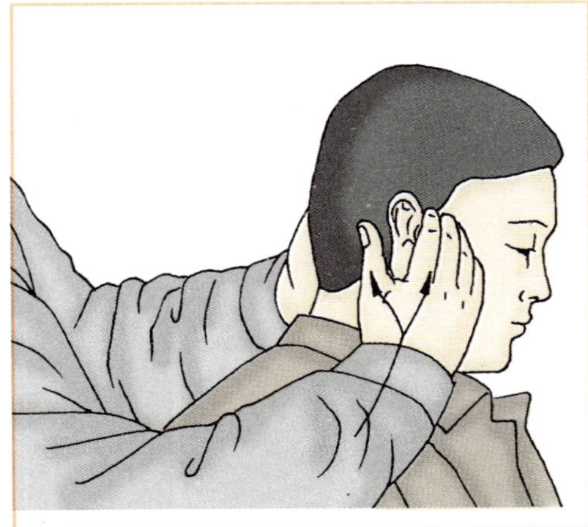

四指归提法 以双手拇、食指端分置于同侧同池、太阳穴，着力向内归而上提，称为四指归提法。（图106）

【操作要领】

患者呈正坐位，医者立于患者背后，操作前先将双手拇手挑起，中指随之伸直，以虎口对准同侧耳垂，拇指端对准耳后下风池穴，中指端置于太阳穴，然后四指同时施力，向内归而向上提，由表及里，持续着力，四指缺一不可，因此取名为四指归提法。此法用于头部，需动作轻巧，取穴准确，施法以微力为宜（图106）。

【功效】

清热解表，调和阴阳，补益气血，健脑安神，疏风止痛，聪耳明目，疏散头风。

【主治】

失眠健忘，神经痛，偏瘫脑疾，偏正头痛，感冒头痛，头晕目眩，颈项强痛，眼疾鼻病，耳聋耳鸣。

要点提示

操作时以指腹接触穴位，施力由浅入深，由表及里，缓慢持续，严禁暴力挤按捏抠。

揉拿项肌法

揉拿项肌法为挤压类手法的联合应用于项部。颈部属阳通脊，所以通过手法揉拿起到了通阳解表的作用，项肌由颈脊所主，所以可治疗颈椎诸疾也是各种手法应用的先行，因此本手法得到广泛的应用。

以拇指与余四指指腹的合力，施用于患者颈项部的一种手法，称为揉拿项肌法。

【操作要领】

患者呈坐位者俯卧位，头略后仰，使局部稍加放松，医者以拇指与余四指指腹的合力于患者颈项部施用揉而拿自上而下的反复操作。此法主要用于治疗颈项及内科诸症手法之一。

【功效】

调和气血，理气松肌，疏风定痛，通阳解表，通经活络，散寒祛邪，开窍止痛，开导闭塞，缓解痉挛，疏筋活络。

【主治】

眩晕头痛，肝火上扰，虚火上炎；颈椎疼痛，感冒发热，头痛。

要点提示

操作中不宜抓拿、揪扯，避免损及局部皮表，操作过程中不可过急，掌指尽力张开，以求尽力加大治疗面积。

■ 双运太阳法

双运太阳法是按摩推拿手法中的摩擦类手法中以双手拇指着力于左右太阳穴点运的手法之一。太阳穴具有疏风清热之功，系经外奇穴，以拇指运太阳。是经络脏腑按摩流派常用的手法，此外双运太阳法在小儿按摩流派中也经常用到以清热明目止痛等。

以双手中指或拇指分别于左右太阳着力点运，称为双运太阳法。

【操作要领】

患者坐位或卧位，医者以双手中指或拇指指腹着力于患者左右太阳穴，轻而和缓地绕而旋转呈圆形而运动之，反复操作，再以双手拇指吸定于太阳穴正中对点轻提，以结束手法。本法将四种手法，即一运、二点、三揉、四提合而用之，动作要求准确，起到了通脉和血，疏经活络，柔筋止痛等多方面的作用，临床效果较好（图108）。

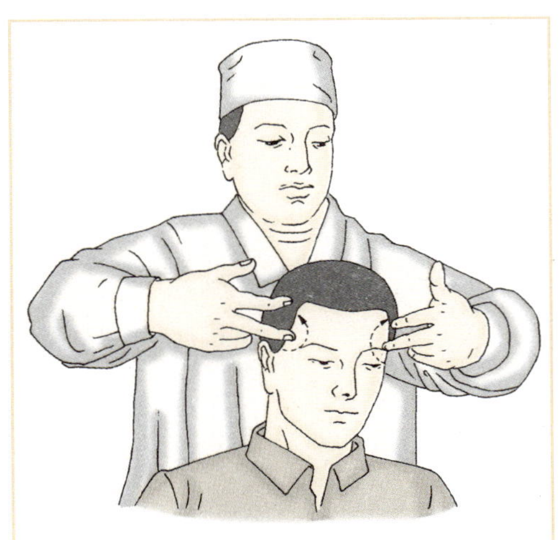

双运太阳法 以双手中指或拇指分别于左右太阳着力点运，称为双运太阳法。（图108）

【功效】

疏风止痛，清热安神，聪耳明目，滋阴潜阳。

治疗手法

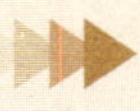

（一）头颈部治疗手法

【主治】

眼皮生珠，目翳，肩背痛，面神经麻痹，三叉神经痛，外感头痛，头晕目眩，目赤肿痛。

要点提示

操作时避免暴力重压。

鸳鸯理额法

鸳鸯理额法为按摩推拿手法中的摩擦类以双手拇指及拇、食指偏峰着力前额部的手法之一。此手法临床应用广泛，曹锡珍先生在综合了点法、揉法、推法、抹法的优点后，设计了一套完整的鸳鸯理筋法，临床应用颇有特色。

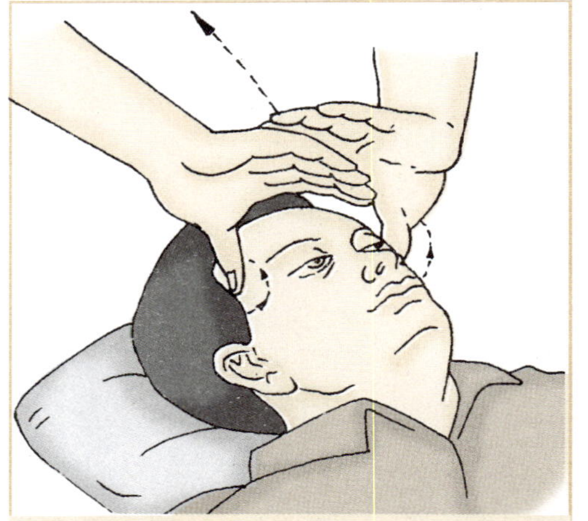

鸳鸯理额法　以双手拇指点运太阳后将拇指吸定于太阳穴，并以此为轴心向内上旋转，余四指相互交叉，成双成对地同时理额入发际，称为鸳鸯理额法。（图109）

以双手拇指点运太阳后将拇指吸定于太阳穴，并以此为轴心向内上旋转，余四指相互交叉，成双成对地同时理额入发际，称为鸳鸯理额法。

【操作要领】

患者呈正坐或仰卧位，医者以双手拇指指腹分别点运两侧太阳、颊车、耳门、听宫、听会等穴位后，再将双拇指移回到太阳穴吸定，余四指伸直后相互交叉，形如“鸳鸯桥”舒理前额至发际之上。操作时双手配合密切，动作协调，以理额为主要治疗手段，以指偏峰推理为主，推而移行，沉而不滞，浮而不滑地完成整个手法操作。此法很少单独使用，经常作为全身按摩疗法的配合手法（图109）。

【功效】

散邪除闷，活血止痛，通经活络，消积破结。

【主治】

外感风热，牙痛，面神经麻痹，神经衰弱，头痛，三叉神经痛。

要点提示

操作中避免重力揉、捋，不可忙从急施，注意保护皮表。用以镇静安神时手法宜更轻。

孙猴搔抓法

孙猴搔抓法为按摩推拿手法中的摩擦类手法与舒畅类手法相结合，它是以双手十指指端着力于头部两侧的手法之一。临床应用不甚广泛，一般被内功按摩流派用于平肝息风，潜阳健脑；经络按摩流派用于安抚神经，舒展肌筋等。本法着力较轻浮，常作为全身按摩手法的配合手法应用，很少单独使用。此法多见于五禽动功中的猴子功，它吸取了五禽动功的优点，改变了其原有的快速、短促的弱点而逐步形成一种完善而独特的手法。

双手手指自然略分开并屈益，形如爪，于施治部位自下而上地反向搔抓，形如孙猴搔抓剔痒，称为孙猴搔抓法。

【操作要领】

患者呈仰卧或俯卧位，医者双手对称同时着力，沉肩、垂肘、悬腕，五指略分开，自然屈曲呈爪形着力于头部两耳前后，循于头皮毛发根部，自上而下地搔而抓之，轻而不浮，重而不沉，深入皮表，浅循毛发，形如孙猴剔痒，反复搔抓逐渐移至头顶至交会。此法主要用于头部，反复搔抓，以轻刺激于头皮及竖毛肌（图110）。

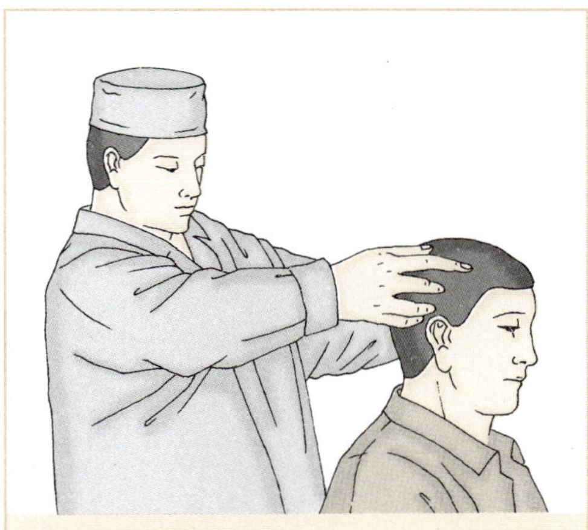

孙猴搔抓法 双手手指自然略分开并屈益，形如爪，于施治部位自下而上地反向搔抓，形如孙猴搔抓剔痒，称为孙猴搔抓法。（图110）

【功效】

调节神经末梢，通经络，疏散风邪，补益肝肾，滋阴潜阳，平衡阴阳。

【主治】

神经衰弱，脑震荡及中风后遗症，头痛头晕，耳鸣，口干舌燥，失眠健忘。

要点提示

操作前应将指甲修圆剪短，操作时着力不宜过重。

分阴阳法

分阴阳法为按摩推拿手法中的摩擦类手法中以双手拇指着力于前额眉心左至太阳、右至太阴的手法之一。经络脏腑按摩流派用其活血化瘀，小儿按摩流派用其解表清热，且为小儿按摩流派的常用手法。

以双手拇指或大鱼际螺纹面着力于前额正中分别向左右两侧分推，称为分阴阳法。

【操作要领】

患者呈正坐或仰卧位，医者以双手拇指或大鱼际螺纹面或指偏峰于患者前额

治疗手法

（一）头颈部治疗手法

正中同时着力分别向左右两侧分推，往返推移，左为阳，右为阴，所以称分阴阳法，操作时双手着力轻而不浮，实而不滞，顺序分推，以皮肤潮红为宜。此法应用于头部，着力从印堂至太阳，循督脉逐渐上移分推至神庭往左右头维顺序分推。可调整阴阳，补偏救弊（图111－1，图111－2）。

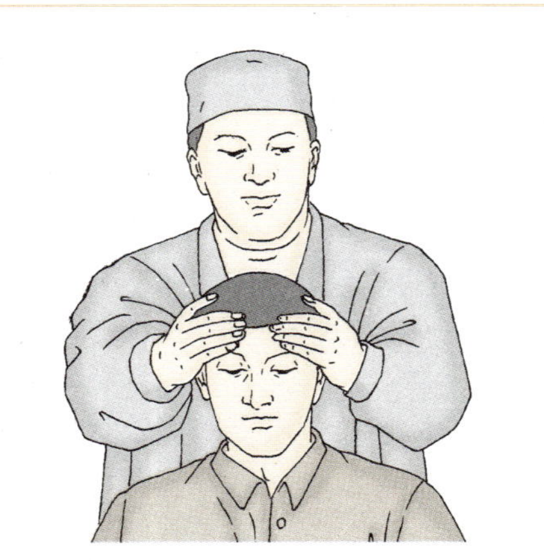

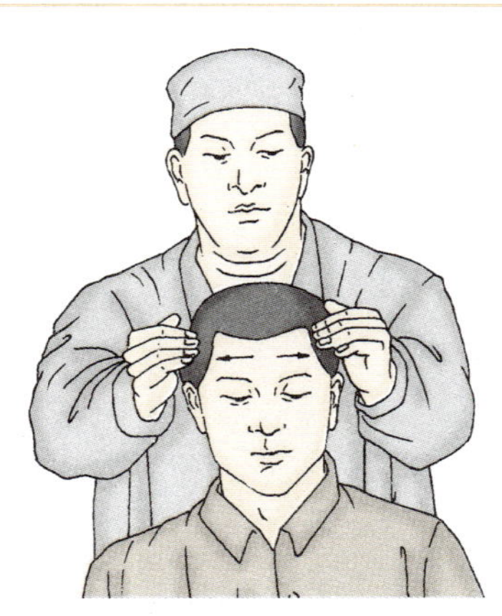

分阴阳法 以双手拇指或大鱼际螺纹面着力于前额正中分别向左右两侧分推，称为分阴阳法。（图111－1，图111－2）

【功效】

发汗解表，散滞解郁，调和阴阳，行气止痛，通经活络，疏风解表，醒脑明目，镇惊安神。

【主治】

中风不语，口角歪斜，小儿惊风，神经衰弱，健忘失眠，外感风邪，头痛头晕，肝阳上亢，高血压症。

要点提示

操作中注意保护皮肤，必要时可加用一些润滑剂。本手法常配合全身按摩手法应用。

■ 推运印堂法

推运印堂法为按摩推拿手法中的摩擦类及推荡类手法中以双手拇指螺纹面着力于前额印堂的手法之一。印堂穴位于两眉正中，具有安神、镇静止痛的功效，以拇指推运印堂并循于督脉，则效果尤为显著。本法临床常被小儿按摩流派应用，又称开天门法，用于治疗小儿惊风，经络脏腑按摩流派则用其治疗风寒表证。本手法很少单独使用，常作为全身按摩的配用手法来应用。

以双手四指指腹（食、中、环、小），自两眉正中着力推向上至发际，循于督脉，推而运之，称之为推运印堂法。

【操作要领】

患者正坐或仰卧位，医者以四指指腹（食、中、环、小），自两眉正中印堂督脉而上，推运之至神庭，交替还返，自下而上，推运两眉之间及前额正中。此法循督脉于头上，督脉有统摄全身阳气，维系人身元气两大作用，头又为诸阳之会，故推运印堂有调整和兴奋全身的作用（图112）。

【功效】

调和气血，祛郁行滞，消除烦闷，祛风热，宁头痛，开腠理，通经活络。

【主治】

高血压，神经衰弱，失眠，精神萎靡，感冒发热，产后血晕不语。头痛眩晕，目痛鼻疾，前额胀痛。

要点提示

操作中不可歪斜，不宜按压、挤捏，不可暴力搓擦，注意保护皮表。

抹双柳法

抹双柳法为按摩推拿手法中的摩擦类手法中以双手拇指着力双眉的手法之一。双柳眉起于攒竹经鱼腰止竹空，具有散风明目，精脑止痛之功。本法临床常被小儿按摩流派用以开窍镇静，经络脏腑按摩流派用于清脑明目等。此手法主要配合全身按摩手法应用。

以双手拇指偏峰或其余四指循眉以柳，推而抹之，称为抹双柳法。

【操作要领】

患者正坐或侧卧位，医者以双手拇

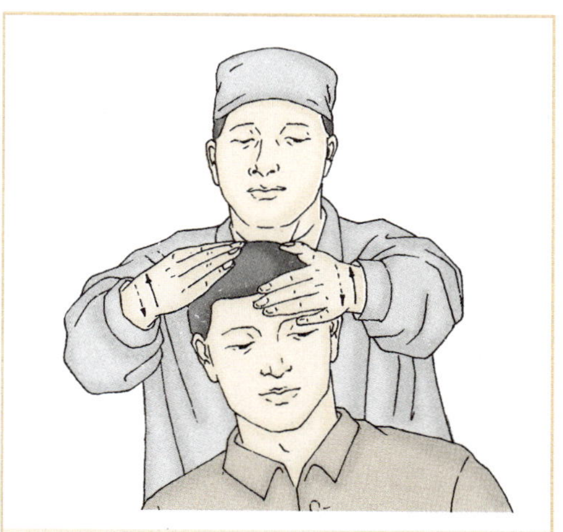

推运印堂法 以双手四指指腹，自两眉正中着力推向上至发际，循于督脉，推而运之。（图112）

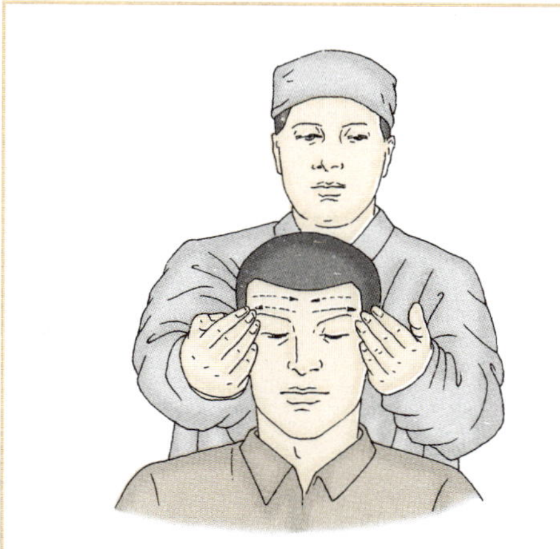

抹双柳法 以双手拇指偏峰或其余四指循眉以柳，推而抹之。（图113）

治疗手法

（一）头颈部治疗手法

指偏峰或余四指着力于眉内侧始，循眉弓过要至眉梢丝竹空止，往返推而抹之。此法主要用于双眉部位，行于眉弓毛发之中，均匀和缓顺行滑抹数次，患者自感眼前豁亮，精神焕发，头脑轻松，实为妙也（图113）。

【功效】

活络止痛，疏风解表，镇静止晕，滋阴潜阳，养血安神，醒脑明目。

【主治】

流泪，视物不清，目赤肿痛，眼疾，发狂，外感发热，惊风，前额疼痛，偏正头痛。

要点提示

操作中双手拇指对称而同时着力，切不可自外向内逆行。

干洗脸法

干洗脸法为按摩推拿手法中的摩擦类及推荡类手法中以双手指掌螺纹面着力于颜面部的手法之一。本法临床应用广泛，常被经络脏腑按摩流派用于温通经络，小儿按摩流派用于疏风开窍。近几年本手法在美容按摩流派中，更是不可缺少的手法。

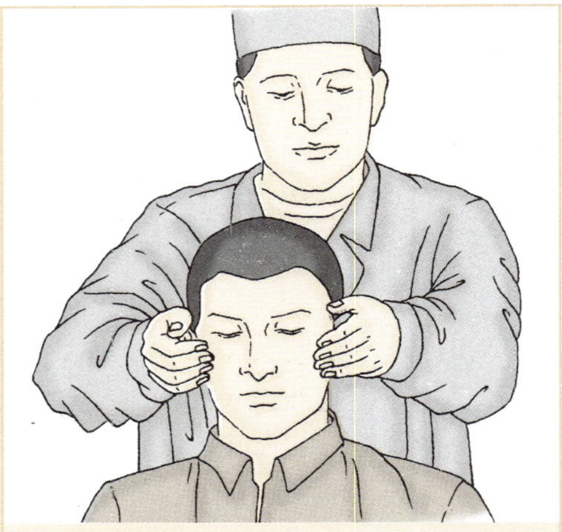

干洗脸法 医者以双手五指略并拢稍屈曲，着力于患者左右面颊，同时自上而下，旋转往返地推运之，形如双手洗脸。（图114）

以双手推运抚摩面颊，形如洗脸，却无水巾，故称之为干洗脸法。

【操作要领】

患者呈正坐或仰卧位，医者以双手五指略并拢稍屈曲，着力于患者左右面颊，同时自上而下，旋转往返地推运之，形如双手洗脸。操作时应以双手指腹与掌心着力，掌指相互协作，指腹以点揉为主，掌心以抚摩推运为主，或以鱼际揉运，此法集中了推法与运法的优点，同时辅以点法、揉法与鸳鸯理额法相衔接，所以得到普遍应用。手法一般以局部红润、微热及患者舒适爽快、精神振奋为宜（图114）。

【功效】

温通经络，行气活血，除风痰，祛寒邪。

【主治】

头晕目眩，口眼歪斜，面神经麻痹。

要点提示

操作过程注意保护皮肤，有循经络或循肌筋两种着力顺序。

内应外合法

内应外合法是按摩推拿手法中的挤压类手法中以拇指及余四指着力于颌面部的手法之一。临床常用以治疗面神经麻痹、偏瘫后遗症、口眼歪斜。本法与朱金山先生提出的按摩推拿四应大法是完全一致的。所谓四应，即应经络、应穴位、应部位、应症状。手法分：直接法、间接法、相对法、强弱法、诱导法、补泻法。朱金山先生的独特见解为内应外合手法提供了理论及临床应用的依据。

以一手拇指置于患者口内，余四指置于口腔外对应部位，一内一外，在两腮上下及上下口唇着力揉捏，称为内应外合法。

【操作要领】

患者呈坐位或仰卧位，略张口，医者用绷带缠绕拇指后伸入口腔，置颌弓之外（牙龈外侧），余四指置口腔外与拇指对应部位着力，五指同时相互配合里应外合地揉捏捋推。手法应揉而不滞，捏而不实，推而滑动，运而轻浮，动作轻巧。

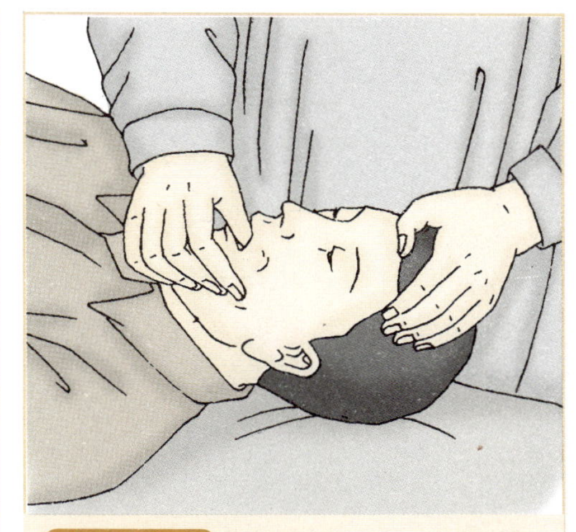

内应外合法 以一手拇指置于患者口内，余四指置于口腔外对应部位，一内一外，在两腮上下及上下口唇着力揉捏。（图115）

此法主要用于颌面部之经络、肌筋、穴位（图115）。

【功效】

疏风活络，利牙关，疏风散热，通鼻开窍。

【主治】

下颌关节炎，流涎，耳疾，中风偏瘫，鼻疾，惊风，面神经麻痹，口眼歪斜，口噤不开，牙疼。

要点提示

操作时注意保护齿龈及口腔粘膜，施术后以缠裹于拇指的纱布无血迹为宜。

双指开宫法

双指开宫法为按摩推拿手法中的挤压类，以双手食指着力于听宫穴（位于手太阳小肠经间）的手法之一。主耳聋、耳鸣、耳痛。临床上指针按摩流派常施用于

治疗手法

（一）头颈部治疗手法

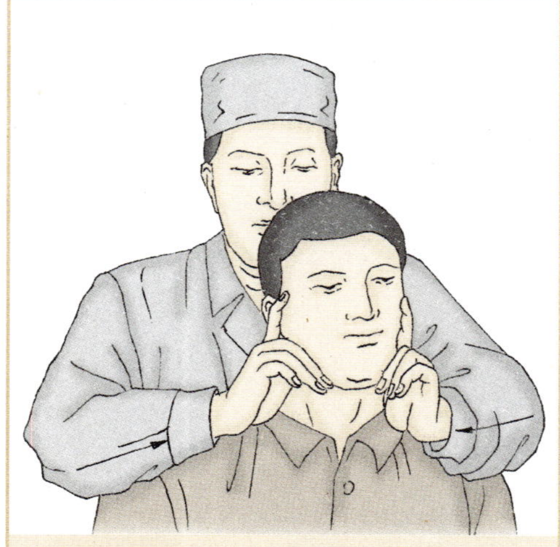

双指开宫法 以双手食指端置患者左右听宫穴，同时相对点按，形如双指打开宫门之势。(图116)

点穴开筋，通经活；经络脏腑按摩流派常施用于理气活血。

以双手食指端置患者左右听宫穴，同时相对点按，形如双指打开宫门之势，称为双指开宫法。

【操作要领】

患者正坐，医者立于患者背后，以双手食指端分别着力于患者两侧听宫穴，同时相对点按，形如双指开宫之势。听宫位于手太阳小肠经的耳门与听会间，操作时用双指对点，点而吸定，按而散之，由浅入深，由表及里，逐渐施力。此法是专用手法，可配合应用于全身按摩（图116）。

【功效】

散热止痛，通经活络，调和阴阳，消肿止痛，活血散瘀，通耳开窍。

【主治】

三叉神经痛，外耳道炎，中耳炎，齿痛，耳鸣，耳聋，眩晕，心绞痛，面瘫。

要点提示

操作时避免暴力戳按，并严格控制着力的程度。

■ 二龙戏珠法

二龙戏珠法为按摩推拿手法中挤压类及摩擦类以拇、食指指腹着力于喉结两侧的外金津、外玉液穴的手法之一。外金津、外玉液是治疗中风不语的重要穴位。左为外金津，右为外玉液，系经外奇穴，具有消炎止痛，利咽息风之功。临床常被经络按摩流派用于清咽利喉，指针按摩流派用于通经活络。二龙戏珠法在临床应用上也较普遍。

以拇指、食指指腹于喉结上两旁着力，两指相对点揉，因两指相对形如双龙，喉结圆如珠，故称为二龙戏珠法。

【操作要领】

患者呈正坐或仰卧位，头稍后仰显露喉结，医者以拇指与食指指腹置于喉

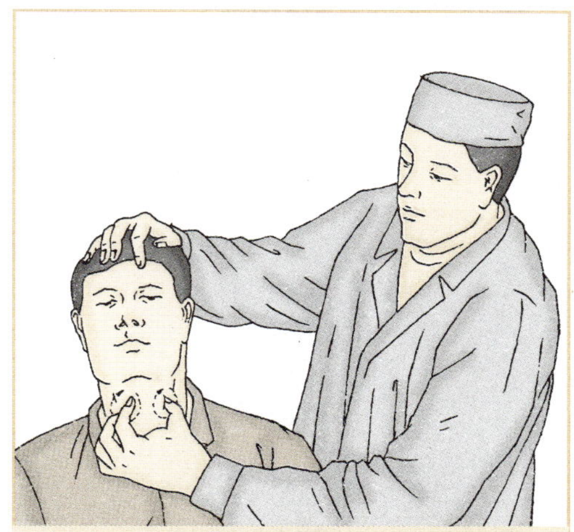

二龙戏珠法 以拇指、食指指腹于喉结上两旁着力，两指相对点揉，因两指相对形如双龙，喉结圆如珠。（图117）

结左右（即：外金津、外玉液），两指对合点揉。点而揉捻，点则按之，揉而动之，捻则旋转。

此法宜轻揉而中空如戏珠（图117）。

【功效】

消肿止痛，温经散寒，清热利咽，活血化瘀，理气松肌。

【主治】

声音嘶哑，中风不语，流涎，口腔炎症，咽喉疼痛。

要点提示

切忌暴力捏按，损及皮肉、喉结，着力以向下倾斜为宜。施术之前，须与患者讲话，应用目的，求得患者密切配合。

双揪铃铛法

双揪铃铛法为按摩推拿手法中的被动运动类及补益类手法中以双手拇、食指着力于双耳垂的手法之一。本手法临床常被经络脏腑按摩流派用于解热止痛，小儿按摩流派用于祛风除惊。此法多用于治疗头部疾患或在配合全身按摩时应用。

以双手拇指与食指对合着力于患者左右耳垂向下垂直揪神，因耳垂形如铃铛于左右相挂，故称为双揪铃铛法。

【操作要领】

患者正坐位或仰卧位，医者双手分别以拇指与食指指腹的对合力于患者两侧耳垂着力揪伸3～5次。再以拇指于耳垂部推按1～2次为宜。此外，还可根据临床辨证的需要，掐按耳垂及耳区穴位，以增加其疗效。此手法疗效显著，多用于治疗气血阻滞的病症（图118）。

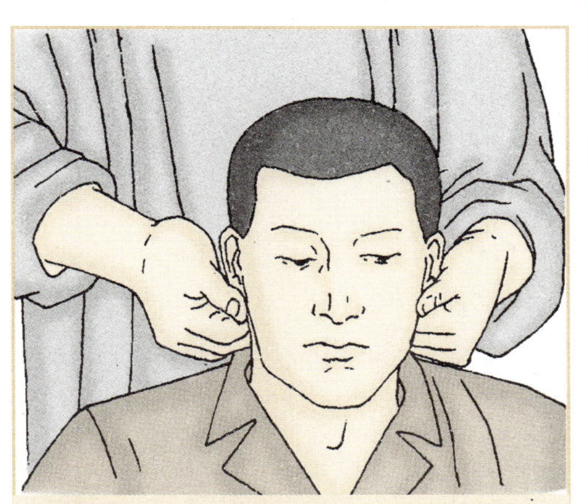

双揪铃铛法 以双手拇指与食指对合着力于患者左右耳垂向下垂直揪神，因耳垂形如铃铛于左右相挂。（图118）

治疗手法

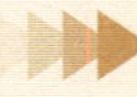

（一）头颈部治疗手法

【功效】

调气血，通经络，止疼痛，通肾气，补肾阳，降气逆，利九窍。

【主治】

口、眼、鼻疾，颜面肌肉痉挛，三叉神经痛，面瘫，偏瘫，神经衰弱。

要点提示

操作中严格掌握双耳垂神揪方向，禁止向外、向左右方向伸扯揪拉。

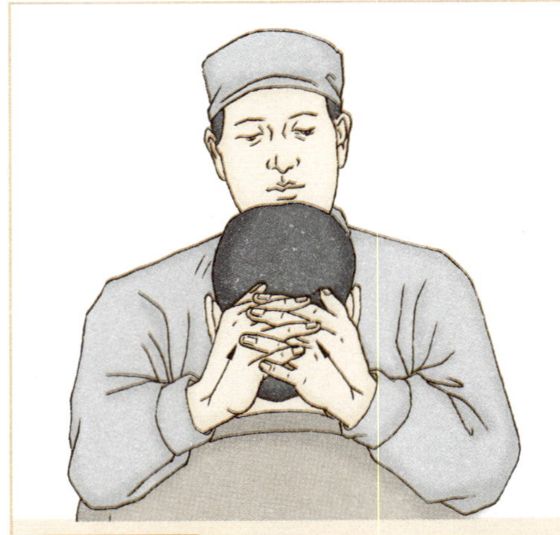

合掌刁颈法 以双手拇指交叉合掌用力于颈部提拿颈项肌，称为合掌刁颈法。（图119）

■ 合掌刁颈法

合掌刁颈法为按摩推拿手法中的挤压类及补益类以双手掌根着力于项肌的手法之一，临床常用来补充或弥补五指拿及掌根拿法的不足之处。伤科按摩流派用其顺理肌筋，经络脏腑按摩流派则用其合阴阳、祛除寒邪。此手法为马在山先生常用的手法之一，对此法颇有研究，操作手法娴熟，确有独到之处。

以双手拇指交叉合掌用力于颈部提拿颈项肌，称为合掌刁颈法。

【操作要领】

患者呈正坐位，头部稍前倾，充分显露颈部。医者立于患者对面，双手五指交叉，合掌锁紧，置于患者颈项两侧，着力合掌呈钳形夹提项肌（双掌根置于患者颈项的位置不宜过宽，避免夹提牵及喉咙而影响呼吸，但亦不宜过窄，因过窄不能达到夹提项肌及斜方肌的作用）三次（图119）。

【功效】

祛风散寒，消除痉挛，解除疲劳，活血止痛，通经活络，缓解肌筋。

【主治】

高血压症，颈功劳损，外感风寒，颈项扭伤，颈项风痛，颈椎增生症，

要点提示

操作过程中不宜拍击或旋转拧捏。切忌暴力挤压。

■ 摇头捋颈法

摇头捋颈法为按摩推拿手法中的导引类及推荡类、挤压类手法中以拇指着力于颈项的手法之一。临床应用广泛，常被正骨按摩流派用于旋转归位，经络脏腑按摩流派用于升清降浊。伤科按摩流派用于顺理筋肌，此手法刘寿山先生在应用较为娴熟，且颇有特色。孙树椿先生在保留了其师的手法特色的基础上，根据骨科具体情况对此手法进行了改进，使此法得以广泛应用。

以双手导引头部晃动旋转后，提端，使头部前倾，双拇指自风池向下将之，称为摇头捋颈法。

【操作要领】

患者呈正坐位，医者立于患者背后，双手分别以拇指挑起，余四指伸直，拇指置于患者两侧左右枕后，食指置于两侧左右下颞颌（患者耳垂对准医者虎口）双手协作，导引头部晃动、旋转，使颈项充分放松。再以双手拇指向前推之，使之头部前倾。然后以双手食指向上扬之，使头部后仰。同时将拇指相对着力拢合，提端，使颈项充分牵引（医者以双肘尖置于患者肩窝部，以加大牵拔的持续力及对抗力），大约持续在1分钟左右，轻轻松脱。再以双手拇指向下捋之，顺颈项，循足少阳胆经，对称下捋至肩井穴（图120－1，图120－2，图120－3）。

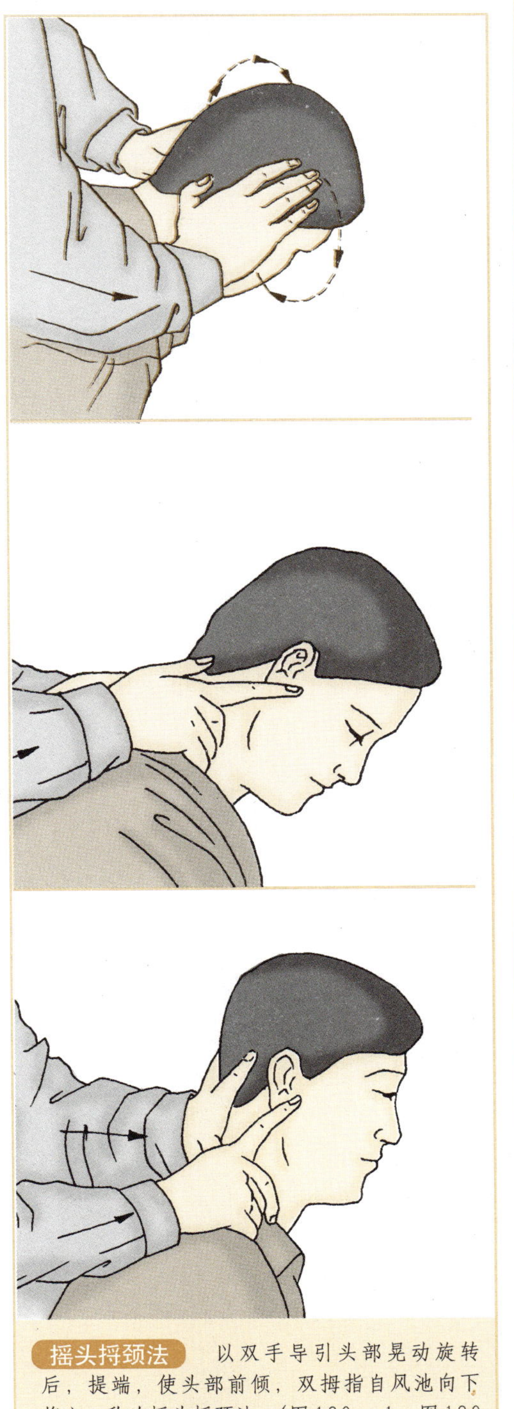

摇头捋颈法 以双手导引头部晃动旋转后，提端，使头部前倾，双拇指自风池向下将之，称为摇头捋颈法。（图120－1，图120－2，图120－3）。

治疗手法

（一）头颈部治疗手法

【功效】

活血化瘀，缓解痉挛，通经活络，滑利关节。

【主治】

颈项扭伤，颈风痛，高血压症，肩颈症，颈椎病。

要点提示

晃颈、提端、捋颈循胆经捋按至肩井均和谐施以。切忌简单从事。

牵颈旋转法

牵颈旋转法为按摩推拿手法中的导引类被动运动以双手的密切配合着力于颈项部的手法之一。此法应用广泛，临床常被正骨按摩流派用于复位捺正，伤科按摩流派用于顺理肌筋，经络脏腑按摩流派用于通经活络等。目前根据力学原理，此方面相关人士进一步研究计算有关旋转的角度、牵引重力、持续时间等精确数据，通过这些科学研究，将会使本法逐步完善，更加系统化。

医者以双手导引颈项使之牵开后，再旋转扳之，称为牵颈旋转法。

【操作要领】

患者呈仰卧位，医者于头端一手托扶颈项，另手扶颔下，双手配合，使头部

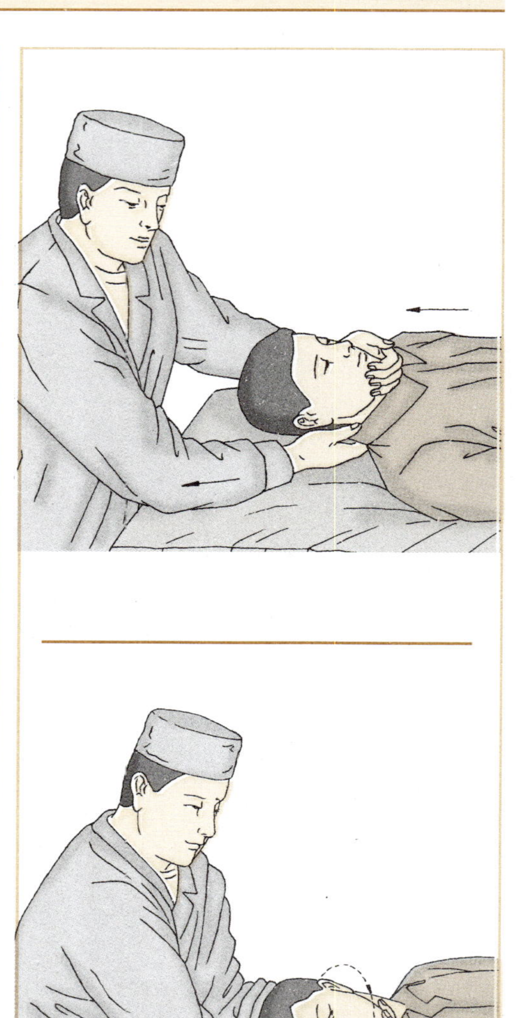

牵颈旋转法　以双手导引颈项使之牵开后，再旋转扳之，称为牵颈旋转法。（图121－1，图121－2）

左右摇晃，逐渐牵引旋转（以患者自身的体重作为对抗牵引物），以扶颈手决定旋转的方向、角度及时机，并用食指确定棘突的位置等。待局部确实放松及确定旋转方向后，以巧力寸劲儿使颈项过伸旋转。医者牵颈旋转时注意力必须集中，以扶颈项手确定旋转的时机，双手密切配合，手法方能成功（图121－1，图121－2）。

【功效】

通经活络，滑利关节，松弛肌筋，复位捺正，消炎止痛。

【主治】

颈椎增生症，颈功劳损，肩颈综合征，颈项扭伤，风痛，颈椎小关节紊乱。

要点提示

操作过程中切忌只牵不旋或只旋不牵，避免乱施暴力，尤其是旋转过程中，并嘱患者密切配合放松颈项。

恶马回头法

恶马回头法为按摩推拿手法中的导引类被动运动手法中以双手的密切配合着力于颈项的手法之一。本法临床常被伤科按摩流派用于活络止痛，正骨按摩流派用于捺正复位。此手法难度非常大，未能得以广泛应用，但其要求操作者诊断准确，操作娴熟，否则难以手到病除。

用手或肘窝搂锁于患者下颌部，先以左右旋转后，再突然过伸转动，形似恶马回头，故曰谓恶马回头法。

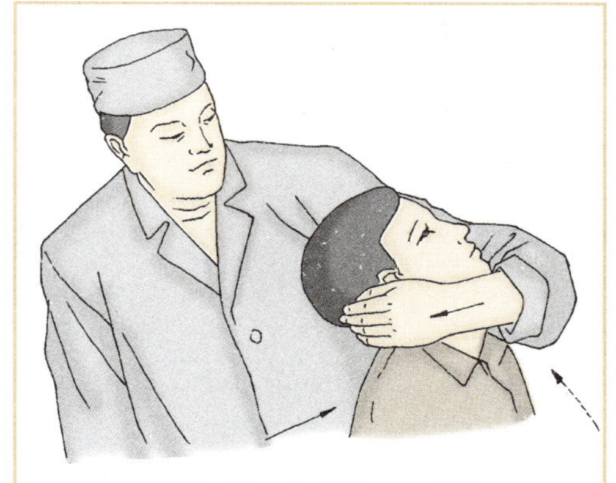

恶马回头法 用手或肘窝搂锁于患者下颌部，先以左右旋顾后，再突然过伸转动，形似恶马回头。（图122）

【操作要领】

患者正坐，医者立于患者背后，以一手或肘窝扶托患者下颌，另手以拇指抵于患者颈项部，先导引患者头带颈项左右旋转后，使颈项肌肉逐渐放松，后施用寸劲、巧力突然使头颈过伸而过伸回头向健侧旋转，可听见“咔哒”清脆作响声，形似恶马回头。此法主要用于颈项部（图122）。

【功效】

通经活络，松弛肌筋，解除粘连，疏风定痛。

【主治】

陈旧颈项扭伤，局部劳损等。

要点提示

操作过程中应充分令患者放松，求得手法的成功，切忌硬扳，避免伤及椎体，对椎动脉疾患的患者忌用此法。

治疗手法

（一）头颈部治疗手法

扳颈伸臂法

扳颈伸臂法为按摩推拿手法中的导引类被动运动以双手的协同作用于颈肩部的手法之一。临床常被伤科按摩流派用于顺理肌筋。此手法不仅可以治疗颈肩综合征，而且还可以检查诊断颈椎病，有诊断和治疗的双重作用。

扳颈的同时伸牵对侧臂部，称为扳颈伸臂法。

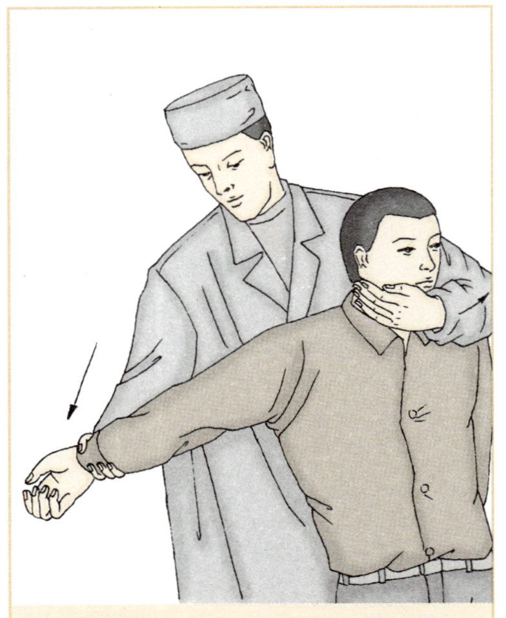

扳颈伸臂法 扳颈的同时伸牵对侧臂部，称为扳颈伸臂法，此法主要用于颈项部以治疗颈肩症和颈椎病的诊断。（图123）

【操作要领】

患者呈正坐位，医者立于患者后侧，先以双手提拿患者左右肩井、肩关节诸肌，以使肩背诸肌充分放松，然后一手牵拉患侧腕部，使患侧臂部伸直，同时另手搂患者下颌，使头部转向健侧，双手密切配合，相对用力，扳颈、伸臂。此法主要用于颈项部以治疗颈肩症和颈椎病的诊断（图123）。

【功效】

顺理经筋，活血止痛，消除疲劳，松弛筋肌，滑利关节。

【主治】

肩臂症，颈项扭伤，面部疲劳等，颈肩综合征，颈肩症。

要点提示

以治疗为主时需先松解肌筋，以诊断为主时需作对称比较。

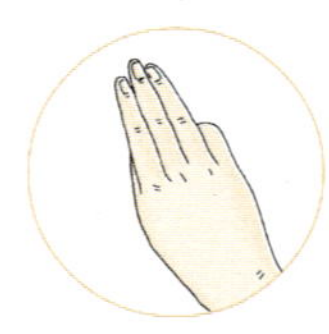

齿龈捏合法

齿龈捏合法是一种轻度挤压类手法，应用于患者齿龈的手法，目前应用尚不广泛，本手法是治疗牙齿的特定手法，效果显著可靠，有待进一步加深探讨与推广应用。

以双手或单手拇指与食指指腹的合力于齿眼处捏合称齿龈捏合法。

【操作要领】

患者呈仰卧位，医者用消毒纱布，缠绕拇指、食指，以拇指与食指指腹置于患者口腔之中齿龈处，施以拇指及食指的合力捏而合之，逐渐移动称为齿龈捏合法。

【功效】

活血通络，消肿止痛，散瘀泄火，除垢固齿，止血防病。

【主治】

牙齿松动，齿龈萎缩，齿龈出血，齿痛肿胀。

要点提示

操作中多以缓慢而捏移，用力缓和，不可暴力捏拿。以纱布无血迹为宜，在施用此法后医者应冲洗双手。

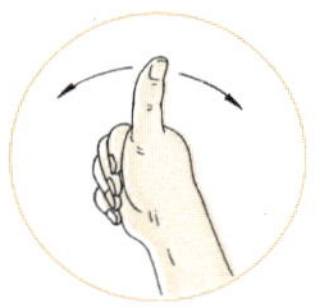

抻舌掐点法

抻舌掐点法为拢抻类与挤压类施用于舌与穴位的综合性手法，临床应用广泛，对中风及口腔患者具有非常重要的作用。它不但具有解剖位置的调整，还具有通调经络之作用，所以多年来根据临床的具体实践逐步总结而获得的一种手法，今后还要进一步完善提高。

以拇、食指将舌抻出，再以食指掐点金津、玉液，合称为抻舌掐点法。

【操作要领】

患者仰卧位，嘱患者将舌头伸出口外，医者用消毒纱布方将患者舌头包住，用拇食指指腹之合力将舌向外抻牵2～3次，再将纱布方置于患者舌下左侧，医者以食指指掌施用掐点金津，再将纱布方置于患者舌下右侧，医者以食指指峰施用掐点玉液。

【功效】

除风止痛，清热利咽，利舌复言，通经活络，清热降火，清咽利舌。

【主治】

言语不清，舌强舌萎，中风舌歪，蛾喉肿痛，重舌喉闭，痰阻咽喉。

要点提示

临床操作过程中，纱方内不宜与手接触，当施用掐点时防止患者牙齿由于紧张而损伤医者手指，必要时医者可用纱布将操作之食指缠绕之。

治疗手法

（二）上肢治疗手法

开笼放鸟法

开笼放鸟法为挤压类手法中以双手着力于左右肩井大筋的手法之一。临床以双手着力左右肩井并提拿之。本法常被伤科按摩流派用于松弛肌筋，经络脏腑按摩流派用于运行气血。本法很少单独使用，一般作为全身按摩的配用手法。

以双手提拿左右肩井，并同时往后扳之，称开笼放鸟法。

【操作要领】

患者呈正坐，医者双手分别以拇指与余四指的对合钳捏力着力于两侧肩井提拿，同时往后扳之，以膝关节稍施力前顶之。着力时要持续有力，由浅入深，由表及里，由轻而重，患者即感心胸忽然通畅，如同开笼放鸟，因此得以此名（图126－1，图126－2）。

【功效】

回阳救逆，宣通气血，发汗解表，开胸顺气，解郁舒肝。

【主治】

昏迷不醒，肩背酸痛，手足挛缩，胸闷发憋，臂举困难。

要点提示

此法的操作须严格选择适应症。注意保护皮表。

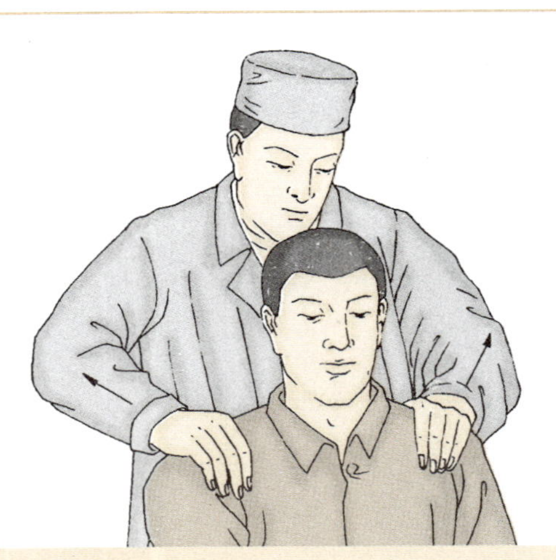

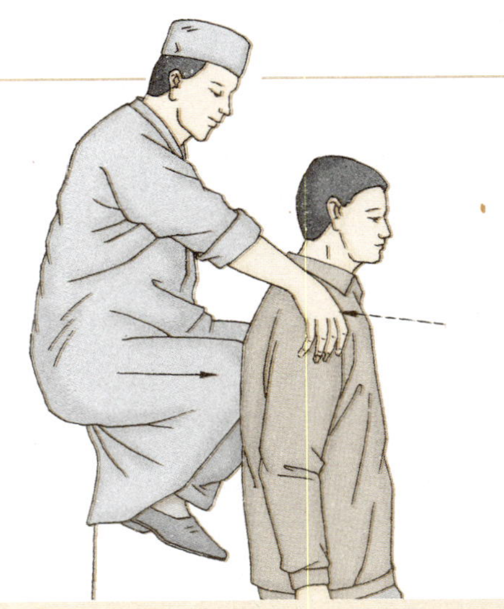

开笼放鸟法 患者正坐，医者双手分别以拇指与余四指的对合钳捏力着力于两侧肩井提拿，同时往后扳之，以膝关节稍施力前顶之。（图126－1，图126－2）

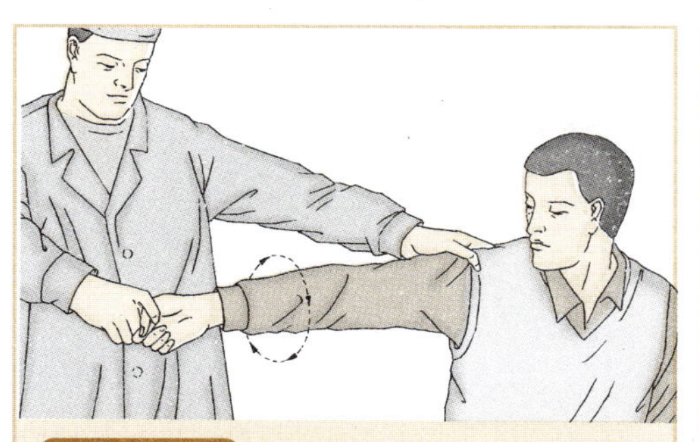

顺指摇臂法 患者正坐位，医者立于患者的一侧，一手扶患肩，另手握患者指端，充分揉拿患者双上肢，依次顺序晃而摇转，带动患臂。（图127）

顺指摇臂法

顺指摇臂法为被动运动类及推荡类手法中以双手配合着力于患者肩臂的手法之一。临床常被经络脏腑按摩流派用于活血止痛，伤科按摩流派用于舒筋活络，本法很少单独使用，大多配合全身按摩来应用。

以一手扶患肩，另手握患指，依次顺序抖动而摇臂，称为顺指摇臂法。

【操作要领】

患者呈正坐位，医者充分揉拿患者双上肢后，立于患者的一侧，一手扶患肩，另手握患者指端，依次顺序晃而摇转，带动患臂。使臂随之摇动。或顺时针摇，或逆时针摇，范围由小而大。临床以扶肩之手确定摇臂的范围、程度，并保护肩关节及发挥摇臂、抖指时的固定、对抗作用。此法主要与其他按摩推拿手法配合使用，多作为肩部按摩时的收式手法用于临床（图127）。

【功效】

活血止痛，滑利关节，通经活络。

【主治】

肩背酸痛，肩臂症，颈椎病，肩周炎，肩关节扭伤，双臂劳损等。

要点提示

操作时切忌乱抖、乱摇、抻扯无度。注意保护肩关节在正常生理活动范围内充分摇动。

摇臂抻抖法

摇臂抻抖法为导引类被动运动手法中以双手密切配合着力于患者肩臂的手法之一。此法常被正骨按摩流派用于通利关节，伤科按摩流派用于缓解肌筋，经络脏腑按摩流派用于疏通经络。刘世森先生对此法颇有见解。

一手扶患肩，另手握患腕将臂伸直做导引旋转、拔牵、屈肘内收，绕于胸前而抻抖之，称为摇臂抻抖法。

【操作要领】

患者呈正坐位，医者立于患侧背后（以左侧为例），用左手握腕，右手扶肩，将臂伸直导引旋转腕部使臂部同时摇转，活动范围由小变大，右手与左手对抗牵拉、拔伸、牵开患臂后，立即屈肘内收自胸前绕过，以寸劲儿导引腕部向下外侧伸开，抖之。扶患肩手有固定患肩、决定臂摇范围程度、对抗拔牵、以及协助握腕手完成全部摇臂抻抖手法操作的作用（图128－1，图128－2）。

治疗手法

（二）上肢治疗手法

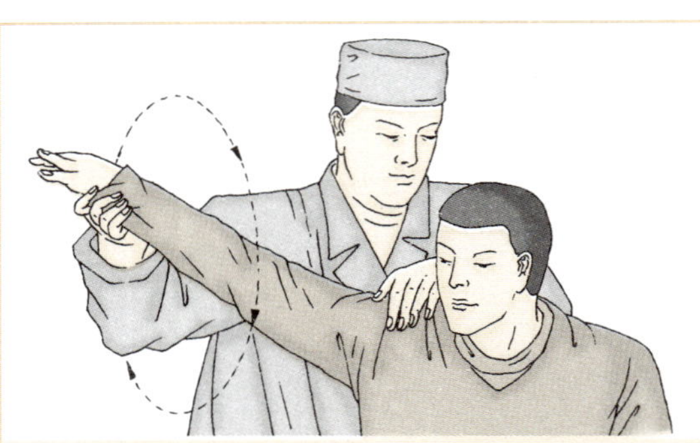

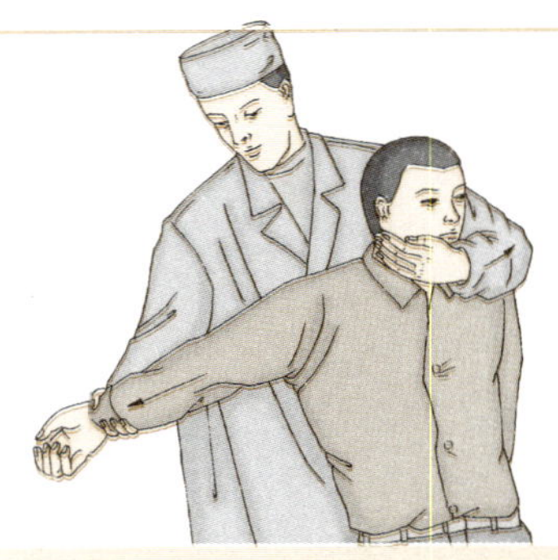

摇臂抻抖法 患者正坐位，医者立于患侧背后（以左侧为例），用右手扶肩，左手握腕，将臂伸直导引旋转腕部使臂部同时摇转，活动范围逐渐增大，右手与左手对抗牵拉、拔伸、牵开患臂后，立即屈肘内收自胸前绕过，以寸劲儿导引腕部向下外侧伸开，抖之。（图128－1，图128－2）

【功效】

消炎止痛，松弛粘连，滑利关节，顺理肌筋，活血散瘀。

【主治】

摇动回旋，可通腠理，利关节，温经络，活气血，疏通经络，内动脏腑，增强脏腑之气，调节脏腑阴阳平衡。肩关节周围炎。扭伤，肩颈综合征，肩关节滑囊炎。

要点提示

操作中要根据关节的运动范围施力、旋转，避免暴力扯、扭。手法宜认真操作，宜连贯。

■ 大鹏展翅法

大鹏展翅法为按摩推拿手法中导引类被动运动以双手着力于患者双臂的手法之一。临床常被伤科按摩流派用于分离、松解粘连，经络脏腑按摩流派用于治疗寒、热症。近几年来，武功按摩流派对完善此法提供了有益的论据，使大鹏展翅法更加得以完善。

以双手导引患者双臂同时旋转，形如大鹏展翅，翩翩起舞，称为大鹏展翅法。

【操作要领】

患者呈正坐位，医者立于患者背后，双手分别扶托于患者两侧肱骨中1/3处（旋臂前嘱患者双臂伸直然放松），同时导引双臂旋转，形如大鹏展翅，慢慢伸开，每旋转一圈患者双臂同时于胸前自然交叉一次。如此反复旋转数次。操作中双臂的旋转速度由慢到快，力度则由小到大，旋转范围逐步增加。此法主要用于肩关节的功能恢复，有时作为全身按摩的配用手法使用（图129）。

【功效】

滑利关节，活血化瘀，开胸顺气，通调迸气，清热祛寒。

【主治】

肩关节周围炎，局部粘连，胸闷胸痛，胸胁迸气，胸闷发热（后旋往外旋转），胸内寒凉（前旋往里转），双肩劳损，双肩颈症等。

要点提示

操作中，医者双手除起到导引双臂的作用外，还应同时保护双臂，以免在旋臂过程中上举、旋后时不必要的损伤。切忌生扳硬牵。

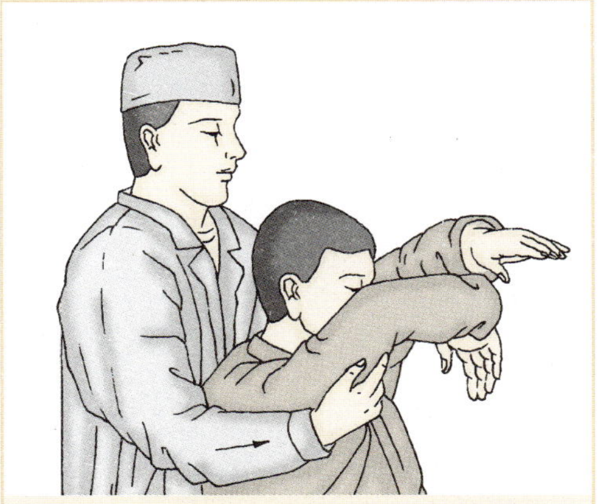

大鹏展翅法 以双手导引患者双臂同时旋转，形如大鹏展翅，翩翩起舞，称为大鹏展翅法。（图129）

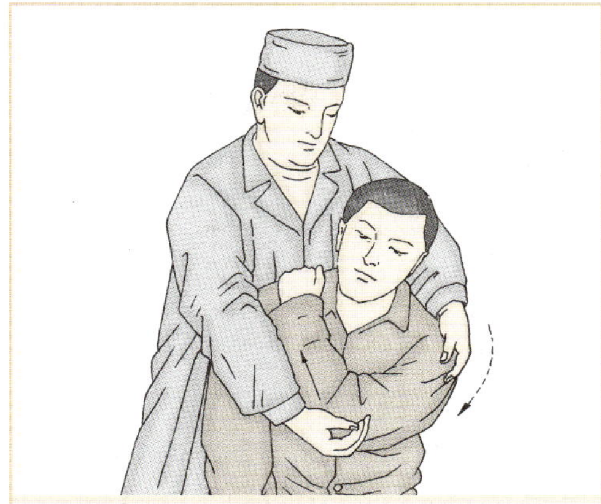

怀中抱月法 患者手搭于对侧健肩上，医者双手将屈曲的患臂肘三角向健侧推而拢之，形如怀中抱月。（图130）

怀中抱月法

怀中抱月法为按摩推拿手法中的导引类被动运动中以双手着力于患臂的手法之一。吴克智先生在此手法运用上技法较为娴熟，并根据冻结肩的病理结合临床表现将治疗方法分为六法、十势的不同连续操作手法，丰富了伤科按摩的内容。

患者手搭于对侧健肩上，医者双手将屈曲的患臂肘三角向健侧推而拢之，形如怀中抱月，故而谓之怀中抱月法。

【操作要领】

患者呈正坐位，医者立于患者背后（嘱患侧手搭于健侧肩上），双臂分别过患者两肩，用一手置患者肘三角，另手推患侧肱骨远端向健侧，两手同时着力，推而拢之向健侧至一定限度，以肘三角对准前正中线，再施用寸劲推而拢之。此法主要用于肩关节的治疗（图130）。

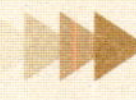

治疗手法

（二）上肢治疗手法

【功效】

顺理肌筋，松解粘连，通利关节，活血散瘀，消炎止痛。

【主治】

肩关节扭伤，颈肩综合征，肩关节周围炎，局部粘连等。

要点提示

操作中应缓慢着力，在正常生理功能范围内施推而拢之，避免暴力挤按。年老者慎用。

悬崖勒马法

悬崖勒马法为按摩推拿手法中的导引类被动运动以双手密切配合着力项背部的手法之一。在临床中，此手法应用得较少，一般被伤科按摩流派用其顺理肌筋，经络脏腑按摩流派用其开胸除闷。以魏指薪先生为代表的伤科流派则将本手法作为扩胸法使用，很有自己独特的见解。

患者双手十字交叉，翻掌过头上举，医者一手悬牵患者双手，另手推按患者项背，形如牵缰悬崖勒马，故称为悬崖勒马法。

【操作要领】

患者正坐位，双手十字交叉锁紧并翻掌上举过头，医者立于患者背后，一手悬牵患者锁紧之双手，另手置患者项背正中向外后推按，形如提僵勒马，实为牵臂推项。操作时患者双手十字交叉互相紧叩锁实，自然呼吸，医者双手配合密切，同时缓慢持续用力（图131）。

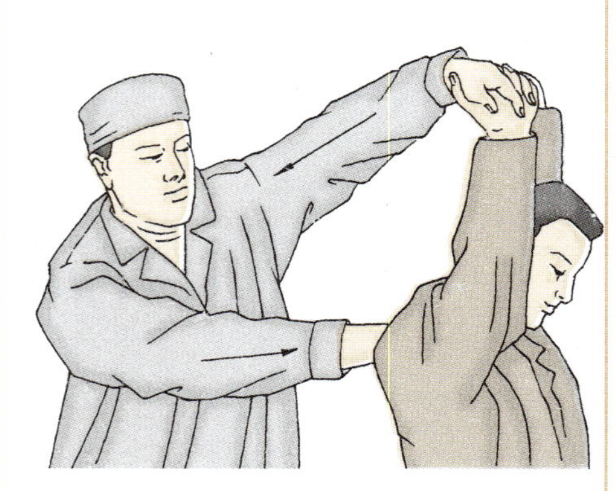

悬崖勒马法 患者双手十字交叉，翻掌过头上举，医者一手悬牵患者双手，另手推按患者项背，形如牵疆悬崖勒马。（图131）

【功效】

补益肺气、宽胸理气，舒理肌筋。

【主治】

半身不遂后遗症，胸闷、胸胁迸痛，肩颈症，颈椎病所致双臂麻木、疼痛。

要点提示

操作过程中精神集中，施力均匀，避免暴力抻扯无度。

■ 双翅叩按法

双翅叩按法为按摩推拿手法中的导引类及补益类中以双手着力于双臂的手法之一。临床常被经络脏腑按摩流派用于开胸顺气，正骨按摩流派用于滑利关节，小儿按摩流派用于理气活血等；伤科按摩流派用于舒展肌筋。

患者双臂伸直，如同展翅而上举，医者以双手叩按双臂（分为展翅叩按和拢翅叩按），合称双翅叩按法。

【操作要领】

患者呈正坐位，双臂伸直，医者立于患者背后，双手分别导引两臂旋转 3 ～5 次（以放松双肩部）后，再将患都双臂同时上举过头，再使患者双臂对拢向内，称为展翅叩按法。另法，患者正坐，双手交叉分别搭于对侧肩上，医者立于患者背后，双手分别着力于患者两侧肘部，叩而按之，称为拢翅叩按法。两种叩按法的作用不同。展翅叩按法是使大圆肌、胸大肌、肪三头肌牵神，而拢翅叩按法则是使岗上肌、三角肌、小圆肌过抻（图 132 —1，图 132 —2）。

【功效】

开胸顺气，活血散瘀，缓解痉挛；通利关节，消炎止痛，解除粘连。

【主治】

半身不遂后遗症，颈肩综合征引起的肩背痛、麻木，肩关节周围炎合并局部粘连。

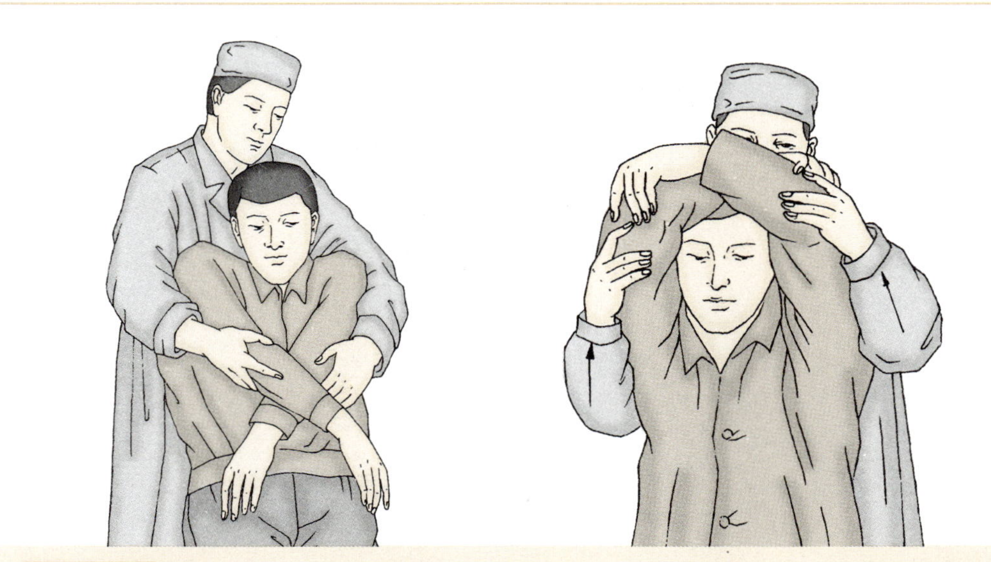

双翅叩按法　患者双臂伸直，如同展翅而上举，医者以双手叩按双臂（分为展翅叩按和拢翅叩按），合称双翅叩按法。（图 132 —1，图 132 —2）

治疗手法

（二）上肢治疗手法

要点提示

操作时双手要持续着力，以在人体的正常生理活动范围内向前向内叩按为宜。

丹凤展翅法

丹凤展翅法为按摩推拿手法中的挤压类手法中以双手着力于患者左右水突的手法之一。临床常被指针按摩流派用于解郁破结，经络脏腑按摩流用于理气缓痛等。此手法并不是丹凤展翅样的手法动作，而是通过手法，使患者双臂活动如丹凤展翅样轻松自如，是在按摩推拿手法中的一种点如冰、提如火的独特手法。

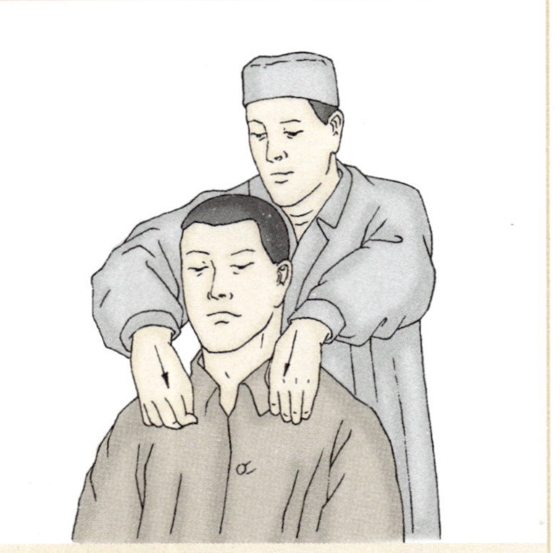

丹凤展翅法 双手拇指或食指端掐按水突穴，腋臂麻痛举之发热，臂动自如，形如丹凤展。（图133）

双手拇指或食指端掐按水突穴，腋臂麻痛举之发热，臂动自如，形如丹凤展翅样轻松自如，故称为丹凤展翅法。

【操作要领】

患者呈坐位或卧位（仰卧位），医者双手拇指或食指指端分别掐按患者两侧水突穴（指下可有搏动感），着力由浅入深，由表及里，持续施力，患者可自觉腋下微痛，膊肘隐痛，手指酸麻，举之（即医者将压在穴位上的手指离去）则患者双臂自觉热流滚滚，自腋下而灌，循臂入指而出。当患者再缓慢提举双臂则形如丹凤展翅。（水突穴位于胸锁乳突肌内缘）掐按如冰，提举如火，本法主要用于上肢热痹、寒痹及双臂麻木等（图133）。

【功效】

调和气血，开胸顺气，疏通经络，活血散瘀，祛寒止痛。

【主治】

肢体麻木，热痹，寒痹，胸闷发憋。

要点提示

操作中应准确取穴，掐按不移，片刻后再缓慢提（离开穴位）举。

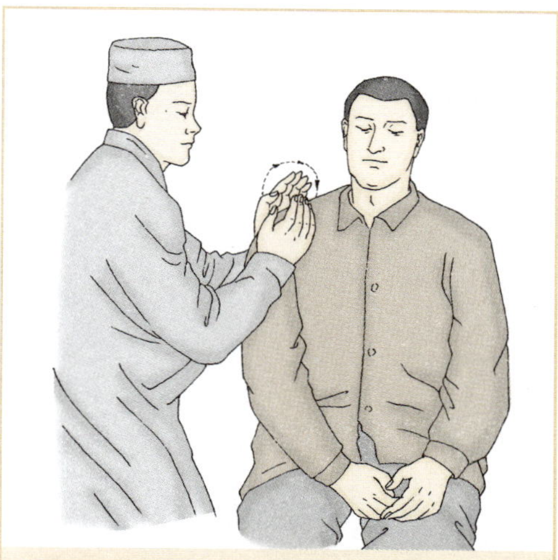

对手揉球法 医者双手掌指略屈曲，着力抱于患者一侧肩峰，交替揉动，形如揉球。(图134)

对手揉球法

对手揉球法为摩擦类与挤压类合用以双手掌心着力于患肩肩峰的手法之一。临床常被伤科按摩流派用于活血化瘀，经络脏腑按摩流派用于通络散结。刘世森先生在运用对手揉球，柔中有刚，很有自己独特的见解。

医者双手掌指略屈曲，着力抱于患者一侧肩峰，交替揉动，形如揉球，故称为对于揉球法。

【操作要领】

患者呈正坐位，医者立于患侧，一手置于患肩前侧，另手置于患肩后侧，双手略屈，一前一后，将肩夹捧于两掌之中，两手对合，一上一下地交替旋转揉动，如球在手内，和缓揉动，然后双手与肩峰贴紧揉动三角肌，最后以两手大鱼际置前后肩窝处施力挤合而收式。此法用于肩部，着力均匀持续，以局部微热感为宜(图134)。

【功效】

温经散寒，通利关节，消除肿胀，濡养肌筋，活血通络，平衡阴阳。

【主治】

肩关节扭伤，肩周围炎，肩关节僵便，膀缝伤筋，肩不能举。

要点提示

操作时双手密切配合，不可摩擦。

双龙点肩法

双龙点肩法为挤压类手法中的双手拇指端相对着力于肩部的手法之一。临床多用于对点肩关节三角肌前后起点之凹处，常被伤科按摩流派用于舒筋活络，指针按摩流派用于理气止痛，正骨按摩流派用于活血化瘀等。

双手拇指端分别于肩关节前后凹窝处，同时着力相对点按，因双拇相对，形似双龙，故称为双龙点肩法。

【操作要领】

患者呈坐位，医者先于患肩揉捏、提、拿，以使局部肌肉充分放松后，医者双膝微屈，面对患肩外侧而立，伸直双手拇指，微屈四指，用拇指端对准肩前窝的（举臂）抬肩穴及肩后窝的臑俞穴，同时着力，相对点按，由轻而重，由表及里。此法主要用于肩关节部位（图135）。

治疗手法

（二）上肢治疗手法

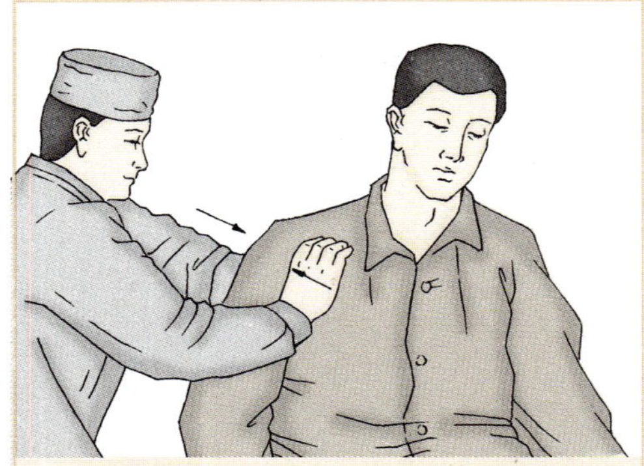

双龙点肩法 双手拇指端分别于肩关节前后凹窝处，同时着力相对点按，因双拇相对，形似双龙。（图135）

【功效】

止疼痛，解痉挛，除粘，连祛风邪，活气血，通经络。

【主治】

肢体瘫痪，肩关节周围炎，肩背疼痛。

要点提示

先放松，后对点，要取穴准确。

双爪拿翅法

双爪拿翅法为挤压类手法中双手拇指与余四指着力于患者双翅的手法之一。本法临床常与抓法、拿法、点法结合使用。伤科按摩法派用于理气活血，并将其作为急救的手法使用。

双手拇指与余四指指腹，着力于腋下翅窝处提拿，称为双爪拿翅法。

【操作要领】

患者正坐或俯卧位，医者双手拇指分别置于两侧腋后，余四指插入患者腋窝内，两手同时用力，提拿岗下肌、大圆肌后抵于指下搏动之极泉，点而按之。此法既提拿，又点按，一法两势，是本手法的奇妙之处（图136）。如应用急救者应着力楚痛方可得法。

【功效】

通经活络，松解筋痉，清心安神，活血止痛。

【主治】

胁下胀满，忧郁症，上肢不举，肩关节周围炎，心痛，可用于急救。

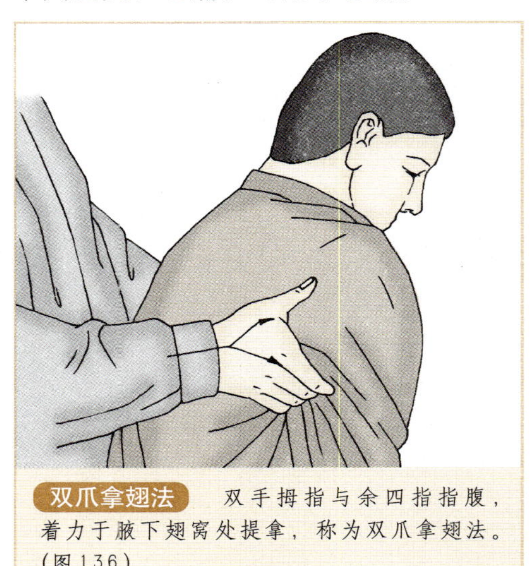

双爪拿翅法 双手拇指与余四指指腹，着力于腋下翅窝处提拿，称为双爪拿翅法。（图136）

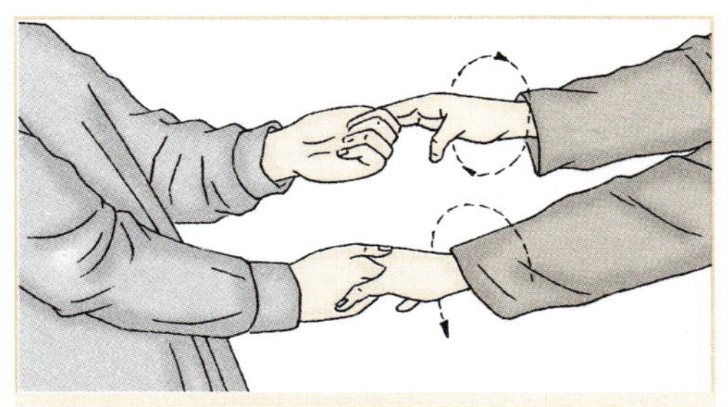

双臂对叩法 医者双手分别握于患者两手的三指，先轻力抖动放松，然后双臂同时内叩抖之，称为双臂对叩法。（图137）

要点提示

操作时指下要实而不滞，浮而不滑，注意保护局部肌肤。

双臂对叩法

双臂对叩法为导引类手法中被动运动以双手着力于双侧肩背的手法之一。临床常用的叩打法、叩击法、叩啄法等叩支类手法与本手法不同，但双臂对叩法掌与抖法、抻法、旋转密切配合使用。

医者双手分别握于患者两手的三指（食指、中指、无名指），先轻力抖动放松，然后双臂同时内叩抖之，称为双臂对叩法。

【操作要领】

患者正坐位，医者立于患者对面，双手分别握于患者（食指、中指、无名指）三指，手心朝内下，先以轻力导引双臂抖动，边抖动边导引内旋，待患臂确实放松后，再施用寸劲巧力同时内叩而抖之，连续三次，并施力向外下神。操作过程中着力轻巧自如，严格掌握叩抖的角度，并根据患者具体情况，决定施用叩抖力的大小、角度、方向等，最大的叩抖贯力可至巅顶，但需严格掌握（图.137）。

【功效】

活利关节，解除疲劳，散瘀止痛，镇安神，补气活血，放松肌筋。

【主治】

头痛，肩关节周围炎，双臂麻木窜痛，颈肩综合征，颈椎病。

要点提示

操作中要先施放松手法，然后再叩抖之，切不可暴力抻扯。

双臂抖动法

双臂抖动法为导引类及补益类推荡手法中以双手着力于患者双臂的手法之一。本法临床应用广泛，多数作为头颈部及双上肢按摩后的结束手法使用。伤科按摩流派用其顺理肌筋，正骨按摩流派用于通利关节，经络脏腑按摩流派用其平衡阴阳等。或配合其他按摩推拿手法使用，是一种放松的技巧手法。

医者双手分别握于患者两手的三指（食指、中指、无名指）导引抖动，一上一下，交替操作，称为双臂抖动法。

【操作要领】

患者正坐位，放松平肩，医者与患者相对而立，双脚同肩宽，双手分别握于患者的双手三指（食指、中指、无名指），导引患者的双臂，一上一下交替抖动，以幅

治疗手法

（二）上肢治疗手法

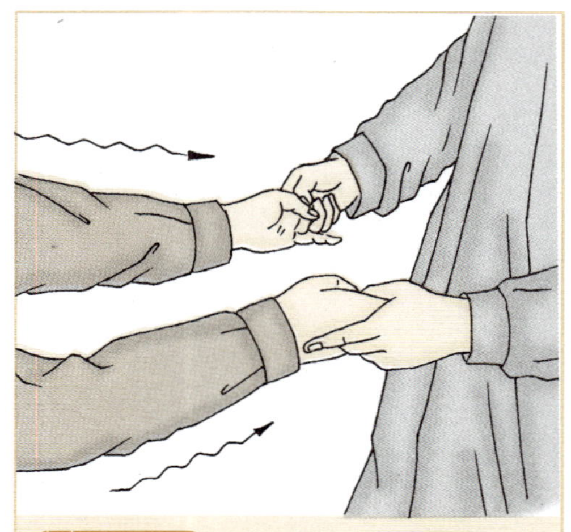

双臂抖动法　医者双手分别握于患者两手的三指（食指、中指、无名指）导引抖动，一上一下，交替操作。（图138）

度小，频率快，但不使患者头部晃动（图138）。双臂感到放松舒适为宜。

【功效】

舒经活络，解除疲劳，平衡阴阳，放松肌筋，能利关节。

【主治】

肢体乏力，肌肉萎缩，双臂劳损，疼痛麻木。

要点提示

施力要均匀持续，避免伸扯、牵拉。

■ 揉拿手三阳法

揉拿手三阳法为挤压类手法中以拇指与余四指着力，循患者手三阳经筋揉拿的手法之一，临床应用广泛。经筋患病主要是痹证和拘急不收等症。伤科按摩流派用其缓解痉挛，消除疲劳；内功按摩流派则用其治疗痿痹等。经络脏腑按摩流派主要用其活血化瘀，疏风定痛。

以拇指与余四指或与食、中二指的对合旋转的连续动作着力于患者上肢外侧手三阳之经筋，称为揉拿手三阳法。

【操作要领】

患者正坐位或仰卧位，医者以一手

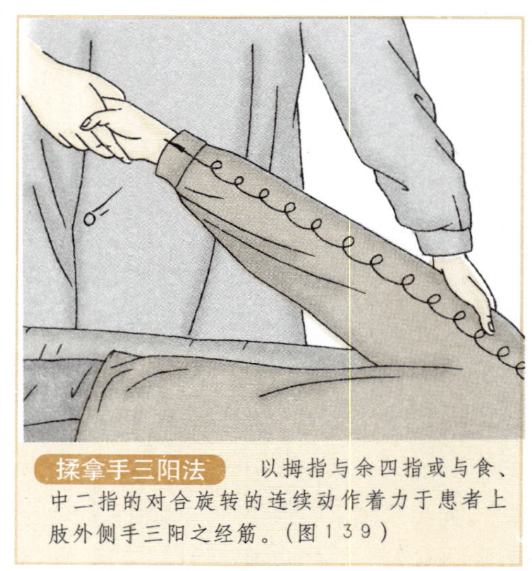

揉拿手三阳法　以拇指与余四指或与食、中二指的对合旋转的连续动作着力于患者上肢外侧手三阳之经筋。（图139）

握患者腕屈侧，另手自肩外侧循手三阳经筋顺序揉拿至腕部，往返数次，重复揉拿，不可斜行，避免间断，持续着力，均匀和缓，揉而不浮，拿而不滞，揉于肌筋，连贯和缓，拿于皮肉。此法多配合全身按摩的手法应用（图139）。

【功效】

软坚散结，止痛消肿，疏通手三阳经筋，活血散瘀。

【主治】

颈椎病所致肩背疼痛、麻木，肢体挛缩，肿胀，局部板滞，肌肉关节无力，肩臂疼痛，运动障碍等。

要点提示

操作中注意保护皮肤，揉拿过程中根据部位不同，可同时加入拨揉肌筋或捏揉肌筋等手法。

揉拿手三阴法

揉拿手三阴法为挤丈夫类手法中以手指指腹于手三阴之经筋着力揉拿的手法之一。常被经络脏腑按摩流派用于通经活络，活血化瘀，伤科按摩流派用于缓解痉挛，消除疲劳等。

以一手握患腕背侧，另手用拇指与余四指指腹的对合呈钳形着力于患臂内侧手三阴之经筋，顺序揉而拿之，称揉拿手三阴法。

【操作要领】

患者呈正坐或仰卧位，医者以一手握患腕背侧，另手如上所述自臂腋下循手三阴之经筋顺序揉拿至患腕部，不宜斜行、间隔跳跃、忽急忽缓，应揉而不浮，拿而不滞，揉于皮肉，拿于经筋。此法主要配合全身按摩手法应用（图140）。

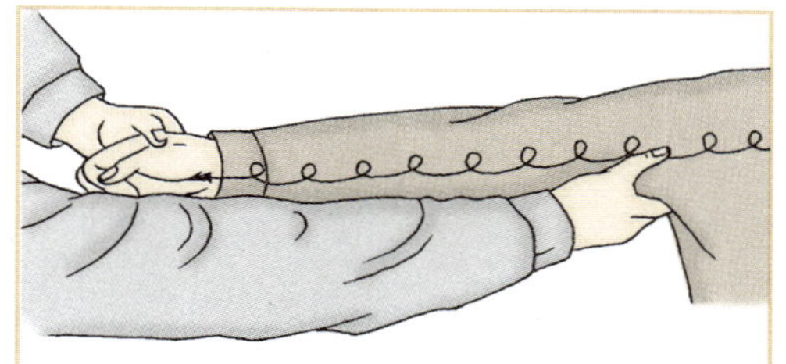

揉拿手三阴法 以一手握患腕背侧，另手用拇指与余四指指腹的对合呈钳形着力于患臂内侧手三阴之经筋，顺序揉而拿之。（图140）

【功效】

濡养肌筋，活血化瘀，软坚散结，止痛消肿，疏通手三阴经筋，通调气血，强筋壮骨等。

【主治】

颈椎病引起的肩背疼痛，风寒湿痹，上肢肌肉及关节无力、挛缩、板滞、肿胀、麻木所致运动障碍。

要点提示

操作过程中可根据不同部位加用拨、捏、点法，注意保护皮表。

搓捋双臂法

搓捋双臂法为摩擦类及推荡类手法中以手掌指着力于患者双臂内外侧的手法之一。本法临床应用广泛，常被伤科按摩流派用于缓解痉挛，经络脏腑按摩流

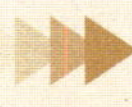

治疗手法

（二）上肢治疗手法

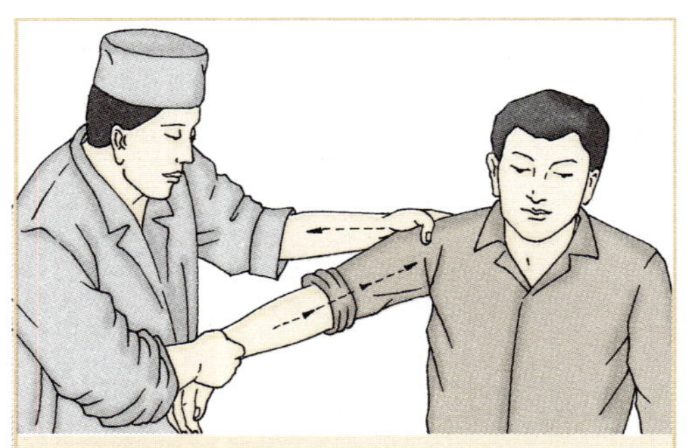

搓捋双臂法　以拇指或大鱼际于施治部位推而快速旋转为搓，搓而着力快速为捋，搓捋结合着力于双臂。（图141）

派用于治疗风寒湿痹，小儿按摩流派用于清热解表等。

以拇指或大鱼际在施治部位推而快速旋转为搓，搓而着力快速为捋，搓捋结合着力于双臂，则称为搓捋双臂法。

【操作要领】

患者正坐或仰卧位，医者一手握患者腕部，将力集中于另手，着力于臂部循手三阴、手三阳之经筋，由肩至腕往返重搓，速捋，着力深沉，往返连贯（搓捋于肘屈部时稍减慢搓捋速度），刚中有柔，搓而不浮，捋而不滞，疾而不掠，轻快自如，以局部有灼热感为度。逆阳为泻，顺阳为补；逆阴为补，（臂外侧）顺阴为泻（臂内侧）（图141）。

【功效】

祛风散寒，缓解痉挛，温轻活络，消除疲劳，调和气血，舒松经脉，松弛肌筋，行气通关。

【主治】

双臂劳损、酸痛，小儿惊风、烦燥发热，肢体麻木，颈椎病引起的肩臂疼痛。

要点提示

操作中注意保护皮表，严格分清补泻，避免暴力擦搓。

旱地拔葱法

旱地拔葱法为导引类手法中以双手的对抗牵拉着力于患掌拇指的手法

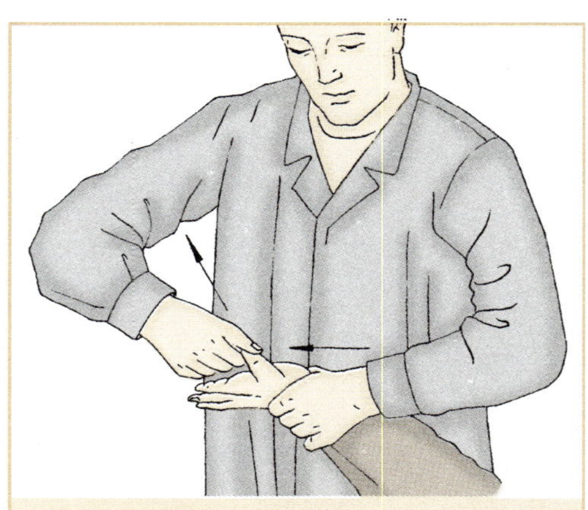

旱地拔葱法　以力拔抻拇指，使之归窠，因拇指形如短葱，又施力拔伸，故称为旱地拔葱法。（图142）

之一。临床常被伤科按摩流派用于活动关节舒筋，骨科按摩流派用于复平捺正。

以力拔抻拇指，使之归窠，因拇指形如短葱，又施力拔伸，故称为旱地拔葱法。

【操作要领】

患者呈坐位或卧位，医者以一手握腕（使手心向内，拇指向上）并将拇指对准患腕鼻咽窝处，另手以拇指与食指的捏合力摄于患者第一掌指的掌骨基底部后锁紧摄实，双手对抗牵伸，以握患腕手固定及用拇指推顶患掌骨基底部，或以巧力寸劲提抖之，指下发出一“咔哒”之弹响即示拇指已牵拉归窠（图142）。

【功效】

滑利关节，消瘀止痛，顺理肌筋，对位捺正。

【主治】

腕关节扭伤，拇伸肌腱鞘炎，第一掌骨基底部半脱位。

要点提示

操作时要位置准确，先轻微舒揉，后捺正复位。

掐拿八邪法

掐拿八邪法是挤压类手法中以拇、食二指着力于掌指间部位的手法之一。本法临床常被伤科按摩流派用于治疗指掌肿痛，经络脏腑按摩流派用于通经活络，小儿按摩流派用于治疗消化不良等。

以拇指与食指指腹的对合作用，顺序着力于患者掌指间掐而拿之，称为掐拿八邪法。

【操作要领】

患者坐位或卧位，医者拇指与食指指腹对合，着力于掌指间顺序掐而拿之（每手四邪，即：大都，上都，中都，下都，双手即八邪），掐以按压，拿以旋转，掐要刚中有柔，拿须柔中有刚，指下灵活自如，形如指间捻珠。内旋为补，外旋为泻，或顺其筋肌，或逆其肌筋，为强刺激手法（图143）。

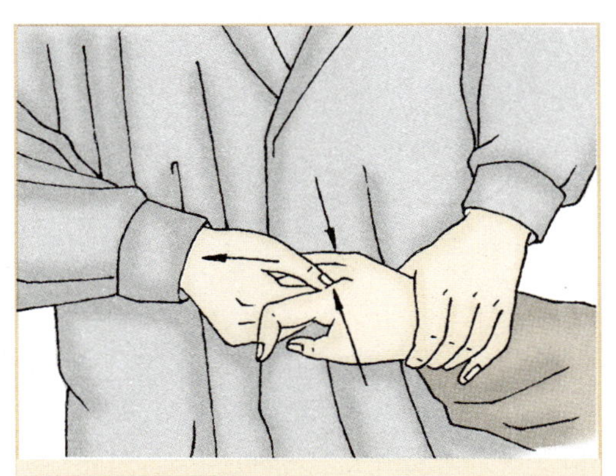

掐拿八邪法　以拇指与食指指腹的对合作用，顺序着力于患者掌指间掐而拿之，称为掐拿八邪法。（图143）

治疗手法

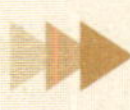

（二）上肢治疗手法

【功效】

通利关节，舒筋活络，祛邪扶正，散寒祛风，活血止痛，清利脑髓。

【主治】

肢体屈伸不利，小儿消化不良，头痛项强，手指疼痛、麻木，中风偏瘫。

要点提示

先以指腹着力，后以指端重刺激，每部位分为三次操作，即正中、左邻、右邻。只需顺逆掐拿，不宜横行拨动。

■ 掐拿八缝法

掐拿八缝法为挤压类手法中以拇、食指着力于指横纹一、二节间四缝穴的手法之一。此法应用甚广，其中以小儿按摩流派运用最多。在小儿按摩流派用于治疗气血不和的病变，在经络脏腑按摩流派用于通经活络，伤科按摩流派用于松弛肌筋。

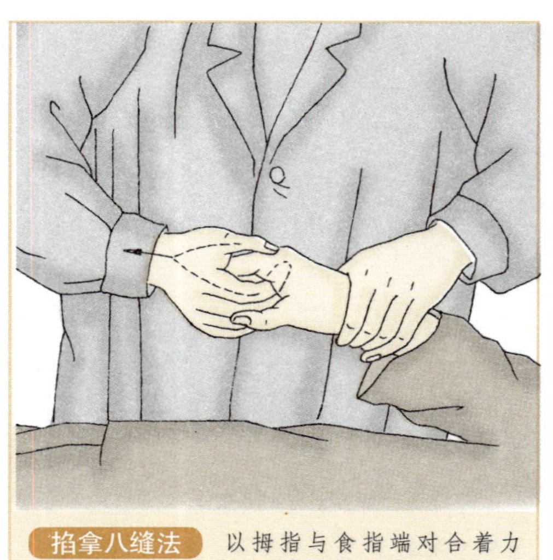

掐拿八缝法 以拇指与食指端对合着力于患掌面第一、二指关节横纹中点顺序掐而拿之，称为掐拿八缝法。（图144）

以拇指与食指端对合着力于患掌面第一、二指关节横纹中点顺序掐而拿之，称为掐拿八缝法。

【操作要领】

患者正坐位，医者以拇指指腹端与食指指腹对合，顺序着力于掌面第一、二节指关节横纹（每一横纹为一缝，一手四缝，双手八缝）掐而拿之。操作时，持续着力，顺序施术，刚中有柔，由表及里，由浅入深。此法刺激较强，主要用于手功能的恢复（图144）。

【功效】

通经活络，散风止痛，祛邪扶正，消积止咳，通利关节。

【主治】

手指肿胀、发麻，半身不遂，小儿发热等。

要点提示

操作中避免抻扯扭转，施术时可先做一些准备手法。多以纵轴掐拿，不宜横置。

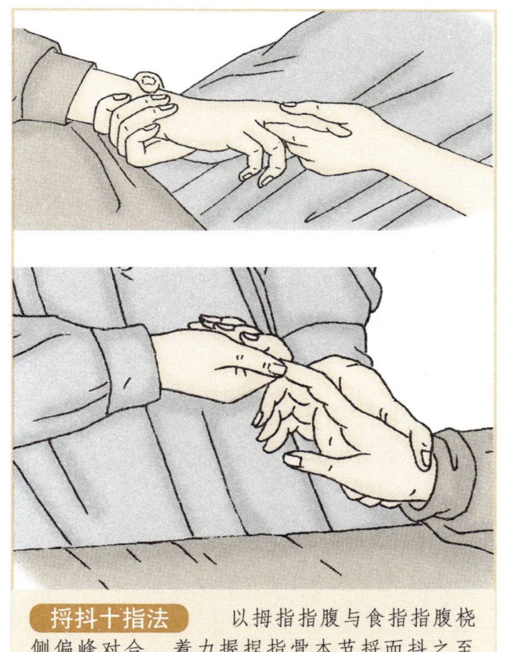

捋抖十指法 以拇指指腹与食指指腹桡侧偏峰对合，着力握捏指骨本节捋而抖之至指端，诸指依次捋抖。（图145—1，图145—2）

捋抖十指法

捋抖十指法为摩擦类及挤压抻抖类手法中以拇、食指着力于患者双手十指的手法之一。本法临床常被经络脏腑按摩流派用于通调经络，伤科按摩流派用于顺理肌筋，少林内功按摩流派用于行气活血等。此法主要作为全身按摩推拿的配合手法应用，一般不单独使用。

以拇指指腹与食指指腹桡侧偏峰对合，着力握捏指骨本节捋而抖之至指端，诸指依次捋抖，称为捋抖十指法。

【操作要领】

患者呈正坐位，医者以拇指指腹与食指指腹或食指桡侧偏峰或食指与中间夹合，着力握捏患指骨本节捋而抖之至指端，依拇指、食指、中指、无名指及小指的顺序诸指自上而下捋抖，捋要快速，抖以寸劲，连贯自如。此法分为直捋抖及旋捋抖，两种捋抖手法各不相同，前者操作简单，即骨捋而过至末节远端摄住，并施寸劲颤抖而发出响声，作用和缓。而后者则旋转急拉滑脱，使医指相撞而响，有温热散寒的作用，常用于寒证。本手法很少单独使用，大多用于全身按摩推拿之收式（图145－1，图145－2）。

【功效】

通利关节，顺理肌筋，温通经络，活血散瘀。

【主治】

肌肉萎缩，手指拘挛，手指疼痛，肢体麻木。

要点提示

操作中手法要灵活，不宜干扯捋抻。

金凤摆尾法

金凤摆尾法为按摩推拿手法中以双手着力于患臂的被动运动手法之一。临床常被经络脏腑按摩流派用于治疗寒热证；伤科按摩流派用于顺理肌筋。刘世森应用此手法颇为娴熟，并将其作为理筋的主要手法。他认为：患臂内旋者为内搿筋，外旋者为外搿筋，操作时应先旋转放松，后旋摇归合。

医者双手交叉，着力旋转患者辅骨、正骨，旋内或旋外，五指随之摆动，形如

治疗手法

（二）上肢治疗手法

凤尾，故称为金凤摆尾法。

【操作要领】

患者呈坐位或仰卧位，医者一手握患者肘部，另手握患者腕部屈侧，余四指置腕部背侧的两骨之间（正骨、辅骨），用拇指、食指与握患肘手相互配合，反方向交叉着力内旋或外旋转动（内旋为内掰筋，外旋为外掰筋），五指随之内外摆动，形如金凤摆尾。此法多用于肘关节及桡尺关节分离等（图146）。

【功效】

顺理肌筋，松弛痉挛，滑利关节，舒筋活络，活血止痛。

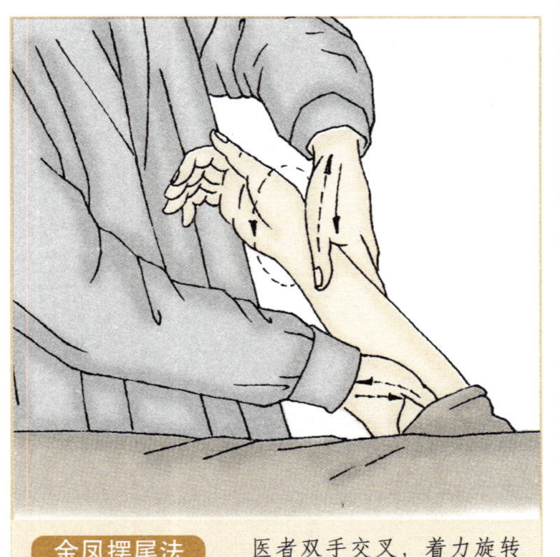

金凤摆尾法　医者双手交叉，着力旋转患者辅骨、正骨，旋内或旋外，五指随之摆动，形如凤尾，故称为金凤摆尾法。（图146）

【主治】

顺理肌筋，松弛痉挛，肘关节扭伤，正、辅骨远端分离。

要点提示

操作中正骨、辅骨内外旋转时不可超过正常生理活动范围。避免暴力旋扭，施用缓力。

喜鹊搭桥法

喜鹊搭桥法为挤压类手法中以拇、食指端着力于患者诸指（趾）端的手法之一，是根据十二原穴所主而施用的掐点手法。本法临床多被经络按摩流派用于平衡阴阳，或用于急救。胡月樵先生认为：以指压十二原穴治疗伤科内伤病的理由是十痛九在络，其治之法，必由经络脏腑求之，为之行气行血，气通则血流畅，而痛疾自瘥。随着现代医学的不断发展，无论从解剖学，还是经络学，都对此手法有了新的认识。这些都使喜鹊搭桥法的理论得到了进一步的完善。

医者以拇指与食指端对掐于患指（趾）甲根两侧之经络起（止）点，称为喜鹊搭桥法。

【操作要领】

患者呈坐位或卧位，医者一手扶患

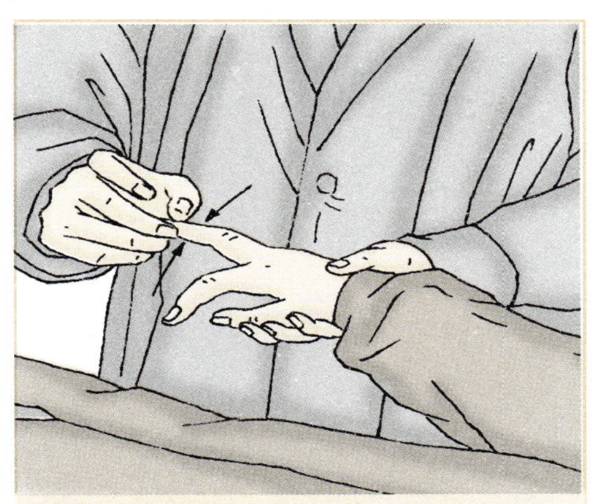

喜鹊搭桥法 以拇指与食指端对掐于患指（趾）甲根两侧之经络起（止）点，称为喜鹊搭桥法。（图147）

者腕（踝）部，另手拇指与中指略屈成钳形，用指端着力掐于患者指（趾）甲根两侧经络起（止）点，以刺痛为宜。相对点掐，同时着力，形如拱桥，似喜鹊搭桥（图147）。

【功效】

开窍醒神，疏通经络，平衡阴阳，调节神经，祛风活络。

【主治】

半身不遂，风寒痹痛，头痛，偏瘫，手指麻木。

要点提示

取准部位，着力由浅入深，由轻而重，诸指顺序着力。

五龙搭肩法

五龙搭肩法为导引类手法中以双手着力于患者肘臂的被动运动手之一。刘世森先生将此法分为纳正、拔直、搭肩、旋肘、理筋等五势，操作连贯灵活，敏捷确切，颇具特色。此手法在临床常被小儿按摩流派用以整复桡骨头半脱位，伤科按摩流派用于顺理肌筋，正骨按摩流派用于复位归案。

旋转正、辅骨后导引屈肘，使之五指搭肩，五指形如龙，故曰谓五龙搭肩法。

【操作要领】

患者正坐位，医者一手扶患者肘部，

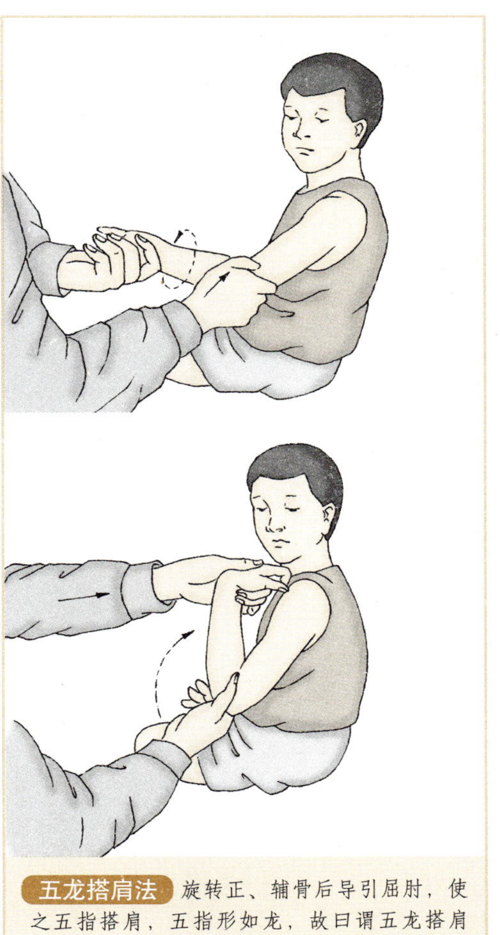

五龙搭肩法 旋转正、辅骨后导引屈肘，使之五指搭肩，五指形如龙，故曰谓五龙搭肩法。（图148－1，图148－2）

治疗手法

（二）上肢治疗手法

拇指端抵于辅骨头处，另手旋转正骨与辅骨，使之内旋及外旋，牵而拉之，并以拇指端压于辅骨头端，有弹响后即屈肘，使患者五指搭于自己肩上。此手法主要用于上肢（图148－1，图148－2）。

【功效】

滑利关节，解除粘连，消炎止痛，捺正归窠，顺理肌筋，舒筋活络。

【主治】

伤筋疼痛，桡骨头半脱位。

要点提示

操作过程中应与患者配合密切，不可操之过急或暴力抻旋。

凤摆双尾法

凤摆双尾法为导引类、推荡补益类手法中以双手着力于双臂的手法之一。此手法在临床常被经络脏腑按摩流派用于补血益气，开胸顺气；伤科按摩流派用于滑利关节；正骨按摩流派用于整复关节脱错等等。

医者导引患者双臂内、收合、上举、旋转，形如凤摆凤尾，故谓之凤摆双尾法。

【操作要领】

患者呈正坐位，伸直双臂，医者立于患者背后，双手分别扶于两臂胭中段，同时导引患臂做内拢、收合、上举直至头顶交叉，不停摆动，如此旋转，形如凤摆凤尾，自由自在。操作时双手配合密切，协调一致，动作由慢到快，摆动幅度也逐渐增大。此法主要用于双肩关节及双上肢（图149）。

【功效】

活血散瘀，祛邪扶正，滑利关节开胸顺气，调和气血。

【主治】

胸闷气郁，双臂麻木、疼痛；肩关节周围炎，颈椎病所致的肩背疼痛。

要点提示

操作时与患者密切配合，老年患者慎用。

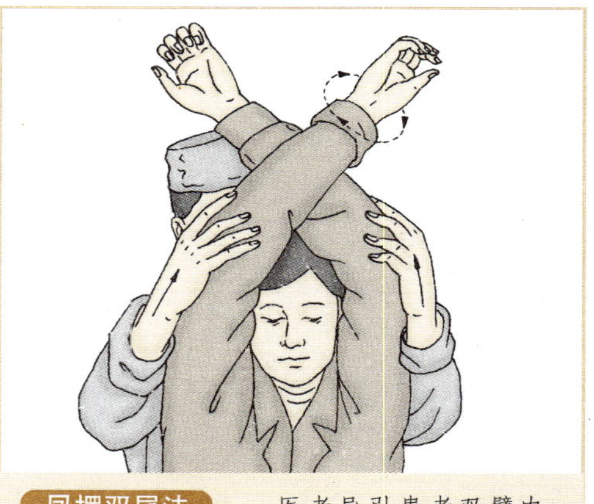

凤摆双尾法 医者导引患者双臂内、收合、上举、旋转，形如凤摆凤尾，故谓之凤摆双尾法。（图151）

踩跷法

踩跷法为按摩推拿手法中的一种独特的治疗术势。是以足着力，在特制的踩床上施用不同的踩跷术势，达到以与手法相似的治疗为目的方法。近代踩跷法应用广泛，盲人按摩师擅长用此手法，陈宇清先生、乔玉川先生均对踩跷法作过介绍，详见《新推拿法》和《中医临床推拿手册》等书。

医者应用自身的重力，双脚施用不同的术势着力于施治部位踩踏，称为踩跷法。临床分为：溜滑法、蹲点法、跟蹬法、跟蹂法（图150－1）、足心磋法、足滚法、顺踩法、逆蹉法、跟分法（图150－2）、摩合法、沉压法（150－3）、顿按法等几十种法术。

【操作要领】

患者俯卧或仰卧于特制的踩床上，腿部及胸部垫平，医者双臂或腋部架于特制踩床的横梁上，双脚根据患者的不同施治部位（以控制双脚着力的轻重及变换踩法的方式），先轻后重地于施治部位踩压。踩跷的部位顺序、方法、施力的大小，根据患者的病情及体质决定。此法多用于体壮肥胖者。

【功效】

消炎止痛，缓解痉挛，舒筋活血，疏经通络。

【主治】

肢体麻木，椎间盘突出症，肩背酸痛，腰腿疼痛，闪腰岔气等。

要点提示

小儿及年老体弱者禁用此法。操作时避免暴力踩踏。

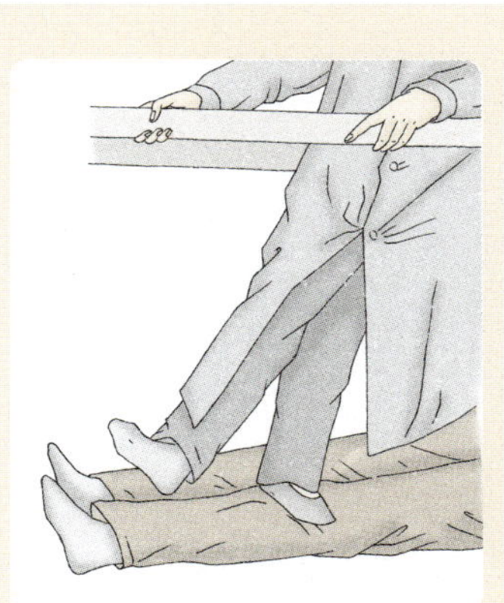

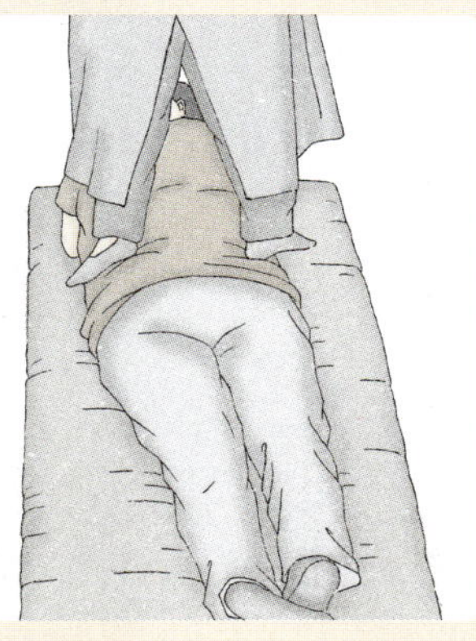

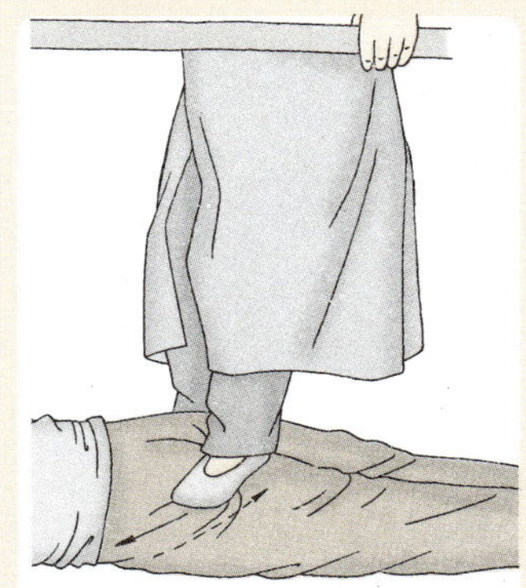

踩跷法 医者应用自身的重力，双脚施用不同的术势着力于施治部位踩踏。上图依次为：跟蹂法（150－1）、跟分法（图150－2）、沉压法（图150－3）。

治疗手法

（三）腰背部治疗手法

双手劈叩法

双手劈叩法为叩敲类手法中以双手着力于肩背部的手法之一。郑怀贤先生应用此法颇为细腻，确有独到之处临床应用广泛，常被伤科按摩流派用于缓解痉挛，经络脏腑按摩流派用于行气通窍。

双手掌心对合，五指略分开，小鱼际及掌指部叩击施治部位，形如劈斧，称为双手劈叩法。

【操作要领】

患者呈正坐位，头稍前倾，显露项背，医者立于患者背后，双手伸掌指略分开，掌心相合，手指交叉，以小鱼际着力于患者项背部及两肩胛之间，纵掌劈叩，形如劈斧。操作要动作连贯，着力均匀，劈用贯力，叩有节奏。此法主要用于项背部（图151）。

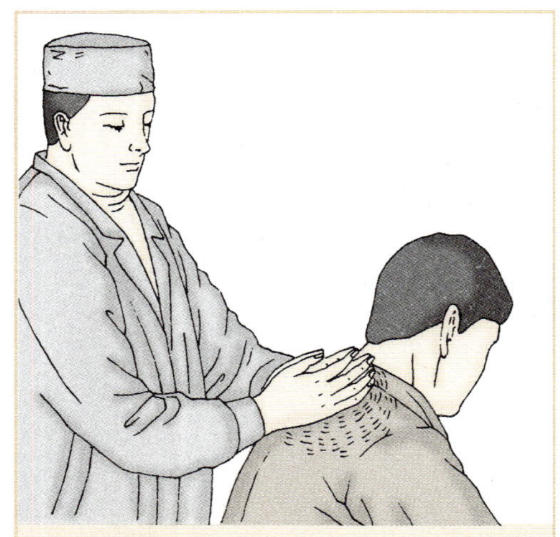

双手劈叩法　双手掌心对合，五指略分开，小鱼际及掌指部叩击施治部位，形如劈斧。（图151）

【功效】

解除痉挛，消除疲劳，松弛肌筋。

【主治】

项背疲劳，失眠，神经衰弱，肩背疼痛，颈椎病所致肩背胀痛等。

要点提示

操作时以腕发力为轻，以肘发力为重，轻劈叩为补，重劈叩为泻，避免擂打。

双点肩胛法

双点肩胛法为挤压类手法中以双手拇指着力于患者双肩胛之天宗穴（位于肩胛下窝的中央）的手法之一。点按天宗穴有通经止痛的作用。本法常被伤科按摩流派用于缓解肌筋，经络脏腑按摩流派用于通理气血，指针按摩流派用于开窍止痛等。

以双手拇指指端分别吸定于左右肩胛天宗穴，同时着力点按，称为双点肩胛法。

【操作要领】

患者呈正坐位，医者立于患者背后，

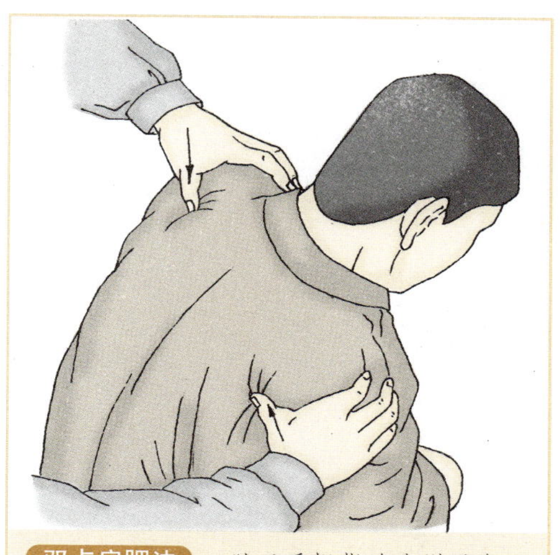

双点肩胛法 以双手拇指端分别吸定于左右肩胛天宗穴，同时着力点按。(图152)

先以双手分别疏揉肩背部，再将双手拇指伸直与余四指对合分别拿病侧肩井，以放松局部，最后用双手拇指端吸定左右肩胛正中之天宗穴，同时着力施以点按，点要准确，按要持续，由浅入深，由表及里。此法主要用于肩背部（图152）。

【功效】

消肿散瘀，通调气血，聪耳止聋，镇静安神，通利肌筋，散风清热，通经活络，活血止痛。

【主治】

中风偏瘫，乳痈，眩晕，项强，难产，肩背酸痛，肘外廉痛，颌颊作痛，肌肉酸痛，麻木等。

要点提示

操作时不可暴力点按，突然强刺激，以免引起头晕或其他意外。

■ 吉庆有余法

吉庆有余法是叩敲类手法中以双手虚掌着力于项背夹脊叩打的手法之一。临床本手法仅作为全身按摩的辅助手法，来配合其他手法使用。本法常被经络脏腑按摩流派用于开导放松，伤科按摩流派用于治疗挫伤扭伤等。

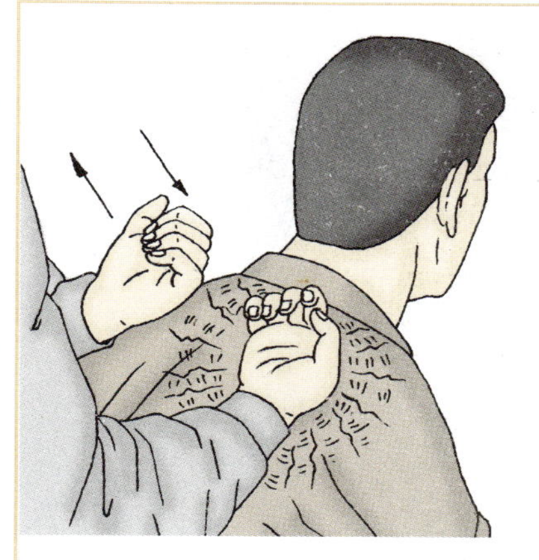

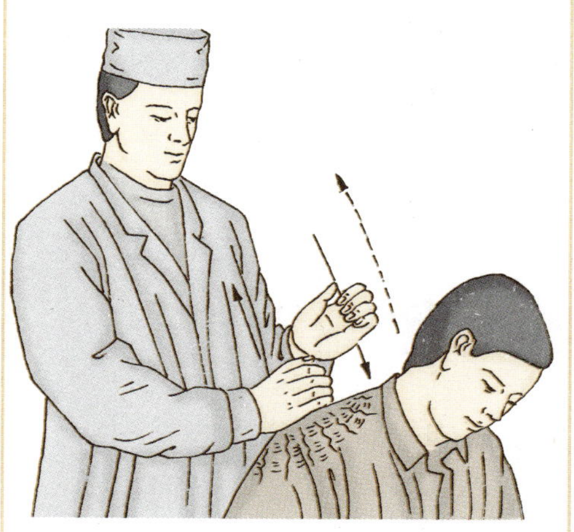

吉庆有余法 双手五指并拢略屈曲，用虚掌交替叩打施治部位，叩有节奏，反复施之。(图153－1，图153－2)

治疗手法

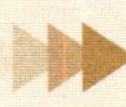

（三）腰背部治疗手法

双手五指并拢略屈曲，用虚掌交替叩打施治部位，叩有节奏，反复施之，有如吉庆丰收有余之势，称为吉庆有余法。

【操作要领】

患者呈正坐位，医者双手并拢略屈曲或略分开，着力于施治部位，随腕关节一起一落的自然摆动，双手交替叩打施治部位。患者施治部位有轻松舒适感。此法主要用于肩背及项后挟脊部（图153－1，图153－2）。

【功效】

宣通肺气，解除疲劳，舒筋活血，开导放松，调和气血。

【主治】

颈肩症，胸胁胀满，肩背酸痛。

要点提示

操作时用力从小到大，逐渐增加，避免擂击重打。

双滚肩背法

双滚肩背法为摩擦类手法中以双手手背着力于患者肩背部滚动的手法之一。是以滚、揉、按、捻、拿、搓等六种手法配合而成的一种手法。临床应用广泛。床伤科按摩流派用其舒松肌筋，经络脏腑按摩流派用其活血通脉。

双手略屈曲，用掌背侧及小鱼际于肩背部一伸一屈地反复滚摇，称为双滚肩背法。

【操作要领】

患者呈正坐或俯卧位，医者沉肩、垂肘、悬腕，双手略屈曲，用掌背侧及小鱼际于肩背部一屈一伸地反复滚摇，可双手同时对滚，也可双手交替滚动。操作时需滚动自如，动而不滞，摇而不浮，不推不按，边滚边移，移而有序，持续和缓，连贯自如。此法主要用于项背夹脊及肩背等部位（图154）。

【功效】

调和气血，疏散风邪，温经活络，疏松肌筋，活血止痛。

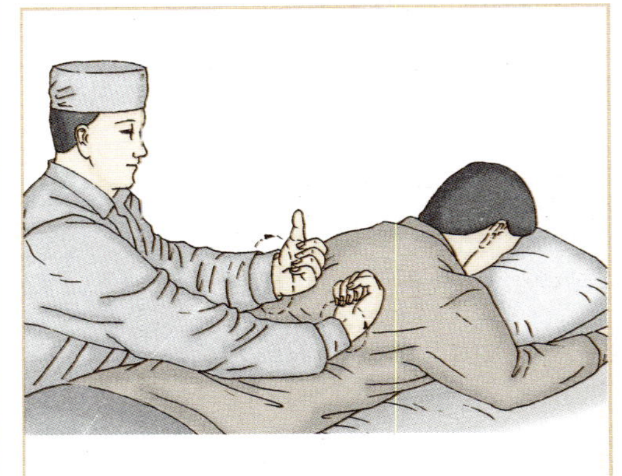

双滚肩背法 双手略屈曲，用掌背侧及小鱼际于肩背部一屈一伸地反复滚摇，称为双滚肩背法。（图154）

【主治】

肩背劳损，颈风痛，肩背综合征，脊背酸痛等。

要点提示

操作中要灵活自如，不可忽快忽慢或跳跃间断。

抱项提膝顶法

抱项提膝顶法导引类手法中以双臂及膝配合着力于患者棘突部的被动运动手法之一。本法与单纯的按摩推拿手法不同，是用手、臂、膝的相互配合形成的牵、归手法治疗疾病。此手法在北京、上海得以迅速发展，并得到广泛应用。本手法有待进一步更深入的探讨，使本手法的机理更加合理、完善化。

患者双手自抱项部，医者提而膝顶，称抱项提膝顶法。

【操作要领】

患者正坐一矮凳上，双手十指互相交叉锁紧，抱于颈后，医者立于患者背后，双臂分别自患者两腋插入肘三角并以手叩扶于患臂尺、桡中1/3处叩紧握实，双手按臂，双臂提臂（肱部），同时以膝顶于背部痛处，手膝同时用力，可听到响声（按使患者前倾，提使脊椎牵开，顶使棘突归位），即感痛减，呼吸通畅。最后以手法于局部疏揉。此法主要用于胸椎的扭伤，棘上韧带炎等（图155）。

【功效】

消炎止痛，通经活络。理筋对位，活

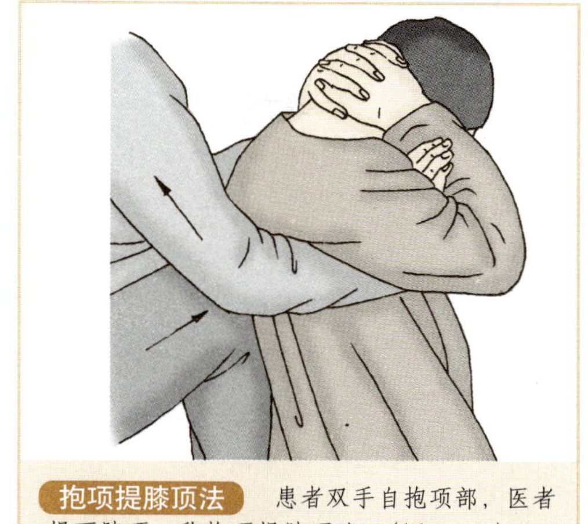

抱项提膝顶法 患者双手自抱项部，医者提而膝顶，称抱项提膝顶法。（图155）

血化瘀。

【主治】

棘上韧带炎，扭闪挫岔，椎间盘突出症，小关节紊乱。

要点提示

操作前应认真诊断，操作中应集中注意力，与患者紧密配合。

提拿夹脊法

提拿夹脊法是挤压类手法中以指掌着力于患者夹脊部的手法之一。本手法在临床中常被经络脏腑按摩流派用于通调脏腑，伤科按摩流派用于缓解肌筋，儿科按摩流派用于散热定惊等。

拇指和食指对合着力于脊椎两旁，连贯提拿，称为提拿夹脊法。

【操作要领】

患者俯卧位，医者以单手或双手拇

治疗手法

（三）腰背部治疗手法

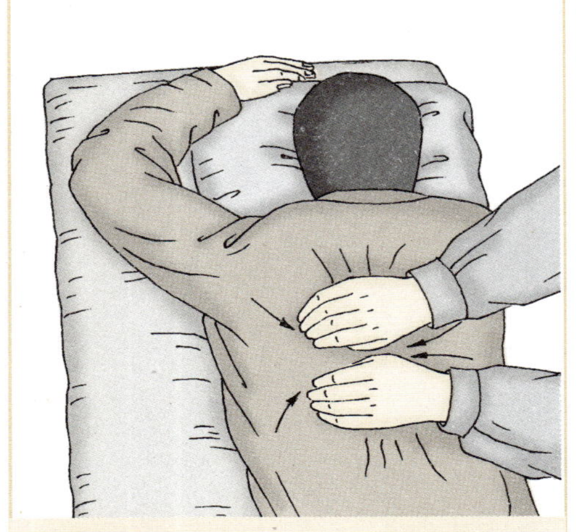

提拿夹脊法 拇指和食指对合着力于脊椎两旁，连贯提拿，称为提拿夹脊法。（图156）

指与食指对合，着力于夹脊提而拿之，边移边提，边提边拿。一般自上而下为补，自下而上或自右向左为泻，此法主要用于夹脊部（图156）。

【功效】

平衡阴阳，壮水制火，滋阴清热，疏通经络，通调脏腑，调和气血。

【主治】

腹痛，腰背酸痛，神经衰弱，发热，惊风，夜啼，腹泻，呕吐。

要点提示

操作中需对称提拿，手法准确可靠，不宜抓拧，注意保护皮表。

■ 鹰爪抓鸡（脊）法

鹰爪抓鸡（脊）法是挤压类、推荡类手法中以单手或双手掌指着力于患者背部夹脊的手法之一。临床常被经络脏腑按摩流派用于通调脏腑，伤科按摩流派用于剥离粘连，小儿按摩流派用于清热解表等。

医者以五指略分开屈曲形如鹰爪于患者背部抓提，如鹰爪抓鸡，故称鹰爪抓鸡（脊）法。

【操作要领】

患者俯卧位，医者以单手或双手，五指略分开屈曲，形如鹰爪，从患者背部及腋后提抓。反复操作，顺序抓提，抓而提起，提则有声（图157）。患者自觉施治部位灼热、舒适、轻松感为宜。

【功效】

舒肝理气，回阳救逆，健脾和胃，通调脏腑，行气和血，除烦解闷。

【主治】

汗闭身热，背部酸痛，腹痛难言，感冒伤风，脊强背痛，寒邪侵入。

要点提示

操作时须先将指甲修剪圆滑，避免损及皮表。

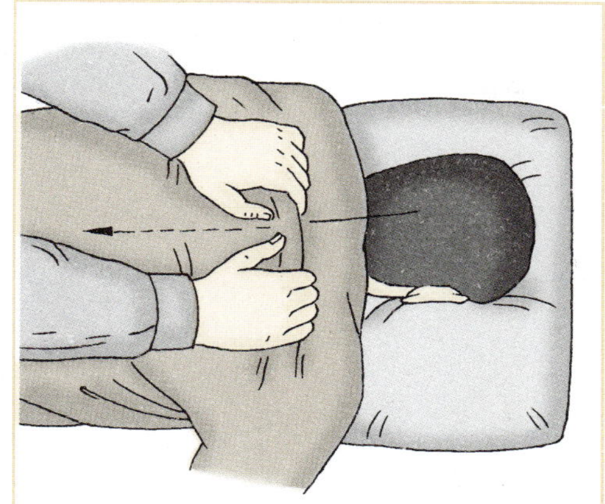

鹰爪抓鸡（脊）法 以五指略分开屈曲形如鹰爪于患者背部抓提，如鹰爪抓鸡，故称鹰爪抓鸡（脊）法。(图157)

搓运夹脊法

搓运夹脊法为摩擦类、推荡类手法中以掌或掌根着力于夹脊的手法之一。本手法具有搓法与运法的双重作用，多循经而行，常作为全身按摩的配合手法应用，很少单独使用。临床伤科按摩流派用其舒展肌筋，经络脏腑按摩流派用其调和气血等。在补泻上，各家流派均持有不同见解，莫强求统一。

以掌根或用毛巾裹掌指于夹脊着力搓运，称为搓运夹脊法。

【操作要领】

患者俯卧位，医者单手或双手交叉重叠，用掌根或用毛巾裹掌指后于夹脊部（自上而下为补，自下而上为泻）或背正中（自上而下为泻，自下而上为补）顺序搓而运之。自着力开始，整个搓运过程不可间断，无论补泻均从正中开始，即小搓运法（以补为例），自长强搓运至大椎向左运转往大杼搓运至会阳再转运到正中循督脉而上至大椎转运到右侧大杼，循足太阳膀胱经至会阳穴），如泻法则反之。以局部潮红、微热、略汗为宜(图158)。

【功效】

温经散寒，理气和血，解郁除闷。

【主治】

身热发闭，心烦意乱，肝郁不舒。伤风感冒，胸胁胀满，腰背酸痛。

要点提示

操作时注意保护皮表，用力需持续均匀，不可跳跃间断。

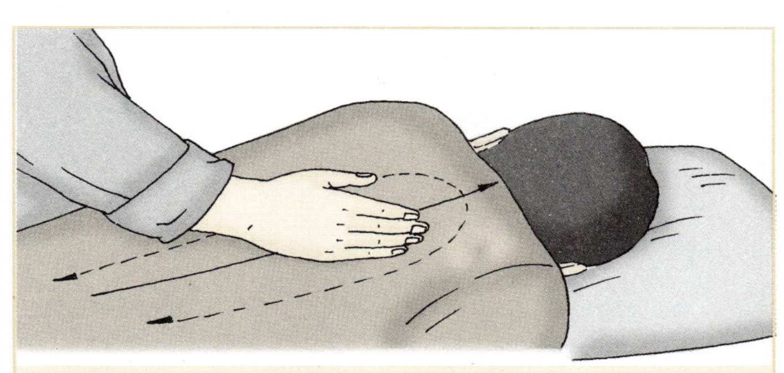

搓运夹脊法 患者俯卧位，医者单手或双手交叉重叠，用掌根或用毛巾裹掌指后于夹脊部（自上而下为补，自下而上为泻）或背正中（自上而下为泻，自下而上为补）顺序搓而运之。(图158)

治疗手法

（三）腰背部治疗手法

双龙点肾法

双龙点肾法为挤压类及补益类手法中以双手拇指端着力于患者肾俞穴的手法之一。点按肾俞穴有补肾益精，强壮腰脊的功效，临床常被经络脏腑按摩流派用于强壮腰脊、调补肾气；小儿按摩流派用于补肾益元；伤科按摩流派用于强健腰肌、补虚益肾。

双手拇指伸直，余指微屈，以拇指指端分别于左右肾俞穴对点而按之，因双手拇指伸直如双龙，所以称双龙点肾法。

【操作要领】

患者呈俯卧位，医者双手拇指伸直，将力贯注于指端。余指微屈，以拇指指端分别置于左右肾俞穴，同时着力对点并略向上斜点而合之（双拇横于腰部，相对如龙）。肾俞位于命门旁开一寸半，双肾俞相距三寸，以连续对点三次为宜。点按后以局部酸胀为得益。收式后可配合使用其他手法。此法主要用于腰痛病人，对肾虚腰痛者尤其见效（图159）。

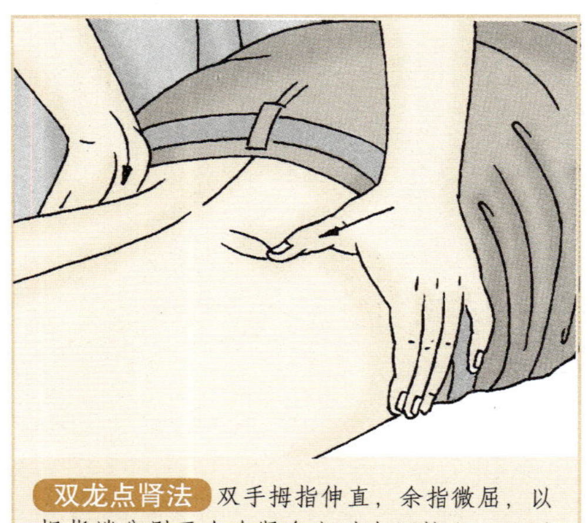

双龙点肾法 双手拇指伸直，余指微屈，以拇指端分别于左右肾俞穴对点而按之，双手拇指伸直如双龙。（图159）

【功效】

明目聪耳，壮阳健骨，调补肾气，强腰壮肾。

【主治】

腰背酸痛，肾炎，肾绞痛，腰肌劳损，肾虚腰痛。

要点提示

操作时双手同时着力，戳点对合，由浅入深，不可乱点。

阴阳揉肩法

阴阳揉肩法为摆动类手法中双手着力于肩关节的手法之一。本法主要是根据临床辨证施用手法，这是与一般治肩手法的根本区别。临床常被经络脏腑按摩流派用其行气活血，伤科按摩流派用其舒通经络。

左手为阳，右手为阴。双手手掌略屈，根据辨证分别置于患肩关节前后着力对揉，称为阴阳揉肩法。

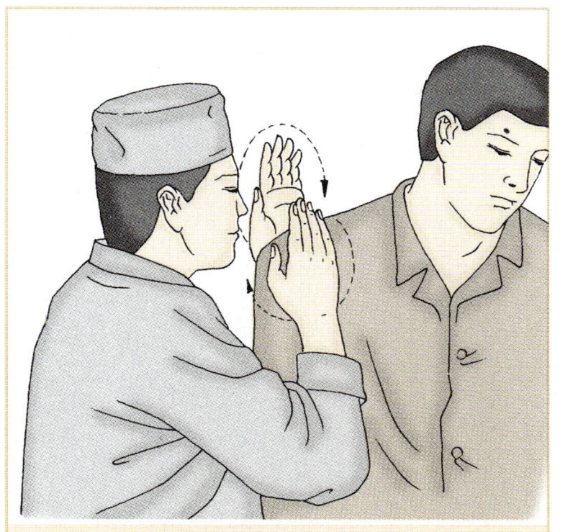

阴阳揉肩法 左手为阳，右手为阴。双手掌略屈，根据辨证分别置于患肩关节前后着力对揉。(图160)

【操作要领】

患者呈正坐位，医者立于患侧，根据辨证确定左手置于患肩前侧或后侧，右手置于患肩后侧或前侧，双手紧密配合一上一下地着力于患者肩部揉而动之，以局部温热舒适，轻松灵活为宜。揉以旋转，持续缓和施用内动劲儿。本法主要用于肩部（图160）。

【功效】

顺理肌筋，解除粘连，活血祛瘀，消肿止痛，调和气血，疏通经络，温经散寒，理气松肌，调和阴阳。

【主治】

肩关节损伤，肩风痛，肩关节周围炎，肩关节滑囊炎。

要点提示

不宜操之过急，避免暴力，施用手法前严格遵循辨证再施手法。

理腰三击掌、跪点双窝法

理腰三击掌、跪点双窝法为挤压类及叩支类手法中以双手掌指着力于腰背及双腘的手法之一。此法常被经络按摩流派用于培元补肾，伤科按摩流派用于强筋壮骨，骨科按摩流派用于复平捺正。近代曹锡珍先生对本法的应用颇有研究，他将点穴及叩支法相并合用。组成新的手法，确有独到之处。

以手法治疗腰部后，手指并拢用手掌于腰部猛击三掌，再嘱患者双腿屈膝跪之，医者以双拇指分别点按双腘窝委中穴，合称为理腰三击掌、跪点双窝法。

【操作要领】

患者俯卧位，医者以双手在患者腰部广泛疏揉、充分提拿后，嘱患者双膝屈曲跪于床上，双手扶床（操作前需与患者讲清治疗目的并求得患者的合作），医者先以单掌于腰部正中猛击三掌（实以虚掌叩击），后以双拇伸直，余四指略屈，分别点于腘窝委中穴，以向上抹按点压感传向上，向下抹按点压感传至跟后为宜（图161－1，图161－2）。

【功效】

疏利腰膝，调补肾气，消炎止痛，松弛肌筋，顺理气血。

【主治】

腰部软组织损伤，腰背痛，腰腿痛，腰扭伤，脊椎炎，坐骨神经痛。

治疗手法

（三）腰背部治疗手法

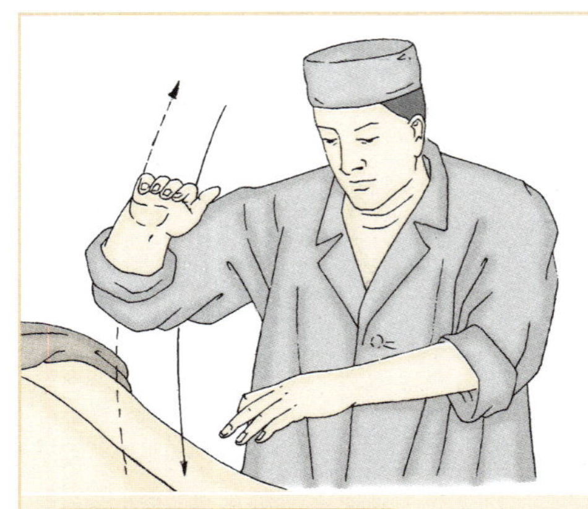

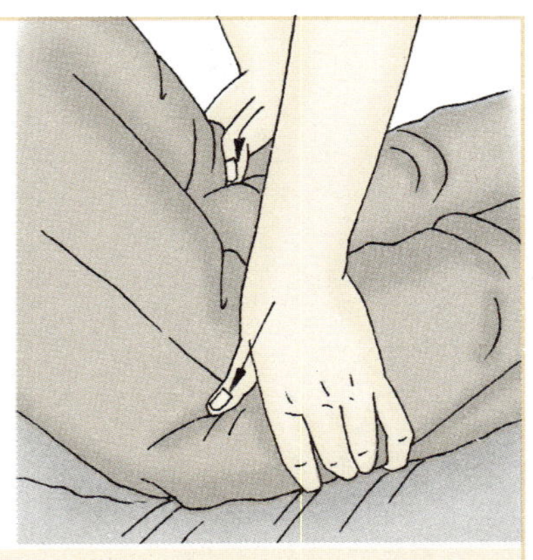

理腰三击掌、跪点双窝法 以手法治疗腰部后，手指并拢用手掌于腰部猛击三掌，再嘱患者双腿屈膝跪之，医者以双拇指分别点按双腘窝委中穴。（图161－1，图161－2）

要点提示

操作中注意患者的反应，不可操之过急。

鲤鱼打挺法

鲤鱼打挺法为导引类被动运动手法中以双手着力于患者腰部的手法之一。正骨按摩流派用其强筋壮骨；经络脏腑按摩流派用其振奋阳气；伤科按摩流派常用其舒理肌筋，此手法是刘世森先生常用的治腰手法之一，临床效果较好。

一手托腰，另臂拢腘，使患者屈膝屈髋，再运摇腰骶，后导引双腿直抬，腰悬空，猛悠，形如鲤鱼打挺，灵活迅速，所以称鲤鱼打挺法。

【操作要领】

患者仰卧位，医者一手托其腰下，另手以臂从双腘下穿过拢腿，使之屈膝屈髋后再导引摇动双下肢同时运动，以使腰骶充分运摇，先以逆时针方向内旋摇动，再以顺时针方向外旋摇动。待腰骶部充分放松后，用拢腿之臂迫使双膝尽量贴腹，再导引双小腿直伸抬起，猛力悠动而使腰部拱起，并以托腰手着力托之，形似鲤鱼打挺。此法主要用于腰部的治疗（图162－1，图162－2）。

【功效】

通经活络，强腰壮骨，舒理肌筋，滑利关节。

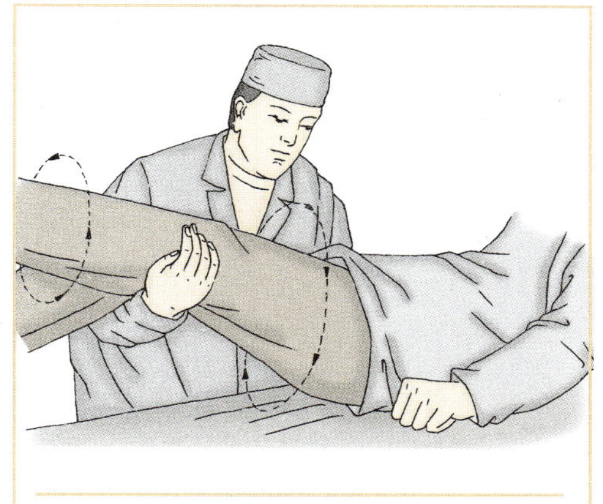

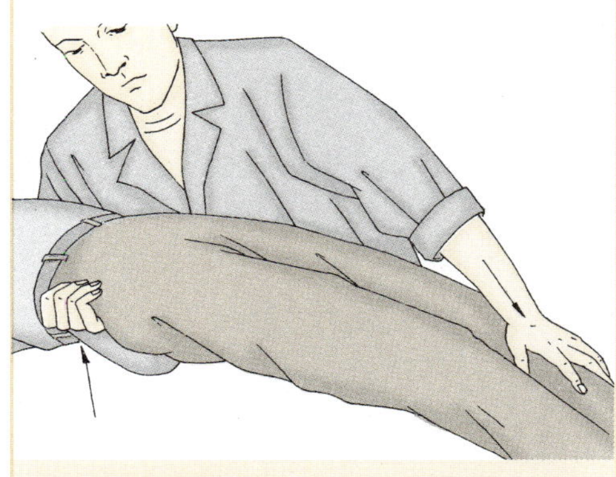

鲤鱼打挺法 一手托腰，另臂拢腘，使患者屈膝屈髋，再运摇腰骶，后导引双腿直抬，腰悬空，猛悠，形如鲤鱼打挺，灵活迅速。(图 162 — 1，图 162 — 2)

【主治】

腰腿疼痛，腰扭伤，腰椎增生症，椎间盘病变。

要点提示

双手相互密切配合，先摇腰，再屈腿，最后悠动。整个手法连贯自如。

■ 拢腿运腰法

拢腿运腰法为按摩推拿手法中导引类被动以双臂配合着力于患者腰腿的手法之一，临床常被伤科按摩流派用于顺理肌筋，正骨按摩流派用于强筋壮骨，经络脏腑按摩流派用于通经活络，此法应用广泛，罗振玉先生及刘世森先生在此手法应用上均有不同的见解。

以一手扶按腰部，另一手自患者股下1/3处穿过拢腿，导引双腿摇转而带动运腰，再拢腿而拔伸、上提、下按并戳之，称为拢腿运腰法。

【操作要领】

患者呈俯卧位，医者以一手食指与拇指横置叩按于腰部脊椎两侧，另手自患者股1/3下处穿于对侧，将双腿拢锁，施以导引摇转，使双腿同时旋转（内旋及外旋）而腰部随之摇运。待腰部充分摇运后，拢紧双腿，拔伸上提，并以扶腰手按之，拢腿臂同时将双腿戳之，和称为拢腿运腰法。以双手密切配合，遵循先施摇转，后施拔伸提戳的顺序进行操作，以按腰手决定拔伸提戳的时机。此手法主要用于腰部（图 163）。

【功效】

消炎止痛，强腰壮骨，顺理肌筋，通经活络，活血化瘀。

【主治】

慢性腰腿痛，椎间盘突出症，腰扭伤，腰肌劳损。

要点提示

操作中用力要和缓，顺序进行，不可乱抻无度。

治疗手法

（三）腰背部治疗手法

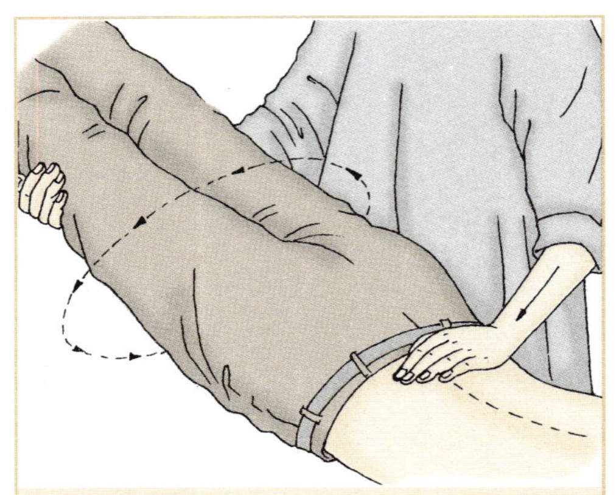

拢腿运腰法 一手扶按腰部，另一手自患者股下1／3处穿过拢腿，导引双腿摇转而带动运腰，再拢腿而拔伸、上提、下按并戳之。（图163）

揉拿腰背肌法

揉拿腰背肌法为挤压类及推荡类在按摩推拿手法中以单手或双手拇指与余四指分别着力于患者腰背部的手法之一。临床常作为腰背肌治疗前的松弛手法，以缓解局部的紧张感。此手法应用广泛，如伤科按摩流派用其疏通经络，正骨按摩流派用其松弛筋腿，经络脏腑按摩流派用其治疗风寒痹症，但均作为配用手法，很少单独使用。

以单手或双手手指着力于腰背肌揉拿，揉中有拿，拿中有揉地反复操作，称为揉拿腰背肌法。

【操作要领】

患者呈俯卧位，医者以单手或双手的拇指与余四指（将拇指与余四指尽力分开，拇指在脊椎的左或右侧，余四指在脊椎的右或左侧）指腹对合，着力于腰背肌，一松一紧，一揉一拿地反复操作。着力由浅逐渐加深，此法主要用于腰背部，以指与指的对合力循两侧俞穴揉拿，如肥胖患者则应施以跳跃揉拿法[即从左（右）侧揉拿跳跃到右（左）侧揉拿]，但仍按顺序揉拿，动作要连贯而不可间断，并保持对称（图164），达到以腰背肌缓解紧张为好。

【功效】

舒筋活血，驱散风邪，消除疲劳，增

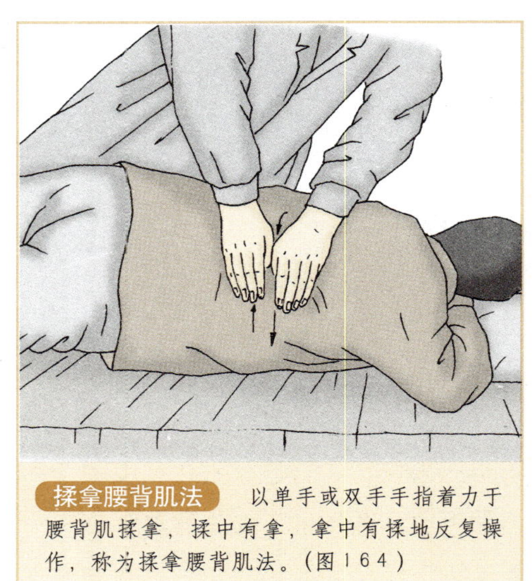

揉拿腰背肌法 以单手或双手手指着力于腰背肌揉拿，揉中有拿，拿中有揉地反复操作，称为揉拿腰背肌法。（图164）

进肌力，通经活络，活血散瘀，消肿止痛。

【主治】

腰背肌劳损，腰扭伤，椎间盘突出症。

要点提示

操作中注意保护皮肤，避免抓、掐、拧、抠、扯。

■ 横搓命门法

横搓命门为摩擦类手法与经络相结合应用的手法，既可以起到摩擦类手法的作用，又可以起到调节经络的作用，二者合用互相促进，在临床应用极为广泛，是脏腑流派常用的手法，值得推广应用。

以掌指横置于腰部命门处，施以快速横搓，以小腹有温热感为宜，称为横搓命门法。

【操作要领】

患者俯卧位，一般在施用腰部其他手法之后，医者将一手掌指横置平放于患者腰命门处，施以快速而复速之横行往返搓之，以患者小腹有微温热感为宜。此法主要用于治疗腰脊及小腹的病症。

【功效】

温经散寒，调和气血，补益肾气，壮阳，强健腰脊。

【主治】

身热如火，腰酸不痛，腰骶凉痛，小儿惊厥，小儿遗尿，赤白带下，遗精阳萎，耳鸣耳聋，神经衰弱，腹痛泄泻。

要点提示

横搓命门，手横置于患者腰部，不宜向上或向下脱离命门，不可重力按压、拍打，亦不宜轻抚摩擦，严格搓法。

■ 搓髎点强法

搓髎点强法是按摩推拿手法中的摩擦类及挤压类中以掌指着力于八髎、长强的手法之一，八髎清利下焦，强健腰膝，长强通调督脉、任脉，调理肠腑。施用手法，搓则温热散寒，点则理气定痛。此法应用甚广，四川乔玉川先生应用此法较为娴熟，颇有特色。

以手指指腹或掌面着力于骼尾之八髎，搓而揉之，再以指端于长强点而揉之，称为搓髎点强法。

【操作要领】

患者呈俯卧位，医者以四指指腹或掌面着力于骶尾八髎搓而揉之，揉而运之（搓而直运，迎随补泻，搓而旋运，左旋为补，右旋为泻），待患者自感局部灼热，腹部温暖时，再以拇指指腹于长强穴点而揉之（点而旋转，左旋为补，右旋为泻）。此法多用于下腰及少腹病症，因八髎位于腰骶，属足太阳膀胱经，长强则位于督脉所循部位，关系密切，主诸阳，调肠腑，故而合用（图166）。小儿患者多用此手法。

【功效】

祛风散寒，清利下焦，壮腰补肾，调和气血，疏通经络。

治疗手法

（三）腰背部治疗手法

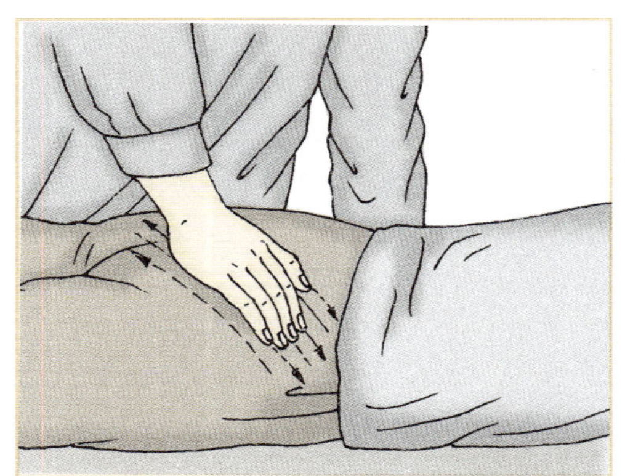

搓髎点强法　以手指指腹或掌面着力骼尾之八髎，搓而揉之，再以指端于长强点而揉之，称为搓髎点强法。（图166）

【主治】

小儿麻痹后遗症，肠风下血，日久痔瘘，腰脊疼痛，大小便难；腰骶关节病，坐骨神经痛，催产，引产，妇女带下，男性睾丸炎，下肢瘫痪。

要点提示

操作时需刚中有柔，并注意保持皮表。孕妇禁用此法。

■ 腑撑掌击法

腑撑掌击法为利用患者的被动运动，医者施用叩击类手法，是医者与患者合作施用巧力达到治疗的作用，也是近年来一种新的手法种类，也就是常说的借劲使劲，手置于外，巧生于内方可奏效。

患者作腑卧撑下落之时，施用掌击称为腑撑掌击法。

【操作要领】

患者俯卧位，医者先以双手将患者腰背肌施用手法放松后，嘱患者以双手撑床做腑卧撑之活动，在做一至两个腑卧撑之后继续做第三个腑卧撑下落之时，乘患者不备，医者以一手掌指对准腰部施用掌击法连续反复多次为宜。

【功效】

散寒止痛，通经活络，解除痉挛，强筋壮骨，松弛肌筋，调理气血，通利腰脊，调补肾气，捺正复位。

【主治】

增生性脊椎病，腰部软组织损伤，腰椎小关节紊乱，腰髋疼痛，腰椎滑膜嵌顿。

要点提示

施用手法前必须将局部先以松弛后以施用手法。在操作中要乘患者腑卧撑下落约床面10公分左右时施用掌击，不宜离床面过高，避免伤及他处。不宜过低，过低不能达到治疗效果，施力适中。

蹬腰牵踝法

蹬腰牵踝法为按摩推拿手法中的导引类被动运动以手与足的协同动作作用于患者腰部的手法之一。本法是治疗腰椎病变侧扳后伸的主要手法，也是治疗腰扭伤、腰椎间盘突出的主要手法。此手法操作简单，是治疗椎间盘突出症颇有特色的手法。

医者以双手握患踝，一足蹬于患腰，使用寸劲儿蹬而牵之，称为蹬腰牵踝法。

【操作要领】

患者呈侧卧位，充分显露腰部，医者双手握患者上侧下肢踝关节部，一足抵于患者腰部贴实蹬稳，先施用轻力导引下肢，使腰部充分放松，然后手、足密切配合施以抗力寸劲儿蹬而牵之，腰部出现“咔嗒”声，即愈。再嘱患者俯卧，以双掌于腰部擅压。

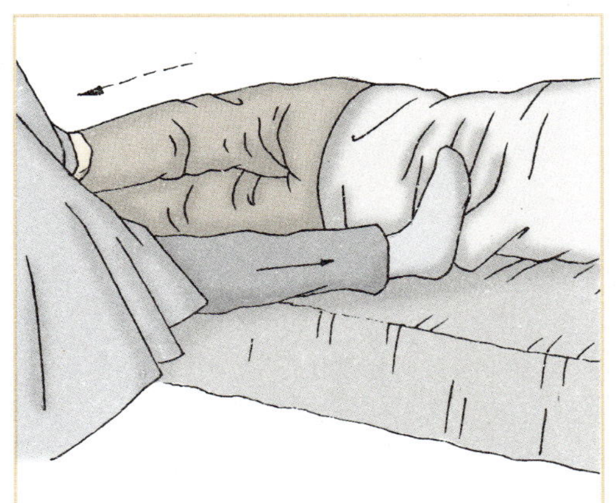

蹬腰牵踝法 以双手握患踝，一足蹬于患腰，使用寸劲儿蹬而牵之，称为蹬腰牵踝法。(图168)

此法主要用于腰部疾患，也可用于肩关节脱臼及颈椎小关节紊乱等病症(图168)。

【功效】

消肿散瘀，通经活络，捺正理筋，活血止痛。

【主治】

腰椎间盘突出症，骶髂关节韧带炎，腰扭伤，腰腿疼痛，腰椎小关节紊乱。

要点提示

操作时不可施用暴力，嘱患者呼吸自如，不可进气。医者应求得患者的密切配合，方能手法成功。腰椎强直及老年禁用。

肩髋推拉法

肩髋推拉法为摩推拿手法的导引类被动运动手法中以双手着力于肩、髋部的手法之一，即常用的斜扳法。此法的应用极为广泛，是根据杠杆作用原理施用的手法。近代庞承泽先生对本手法进行了改进，施法细腻，颇有特点。

一手扶患侧肩，另手扶患髋，双手反方向用力，即一手推按，一手拢拉，称为肩髋推拉法。

【操作要领】

患者呈侧卧位，上腿屈膝，下腿伸直，医者站于患者背后，一手扶于患肩部，另手扶于患髋，双手行力晃动肩髋，再交叉用力逐渐加大活动范围，待腰部充分放松后以寸劲巧力反方向推而按之，

治疗手法

（三）腰背部治疗手法

拉而拢之，牵动腰脊，患腰“咔咔”作响后，再反之施力，然后患者俯卧位，再擅压、疏揉。此法主要用于腰部（图169）。

【功效】

消肿散瘀，通经活络，捺正理筋，理气活血。

【主治】

腰椎小关节紊乱，腰肌劳损，腰肌扭伤。

要点提示

以手或肘关节着力于施治部位，密切配合，交叉用力，避免暴力乱施，老年患者慎用。

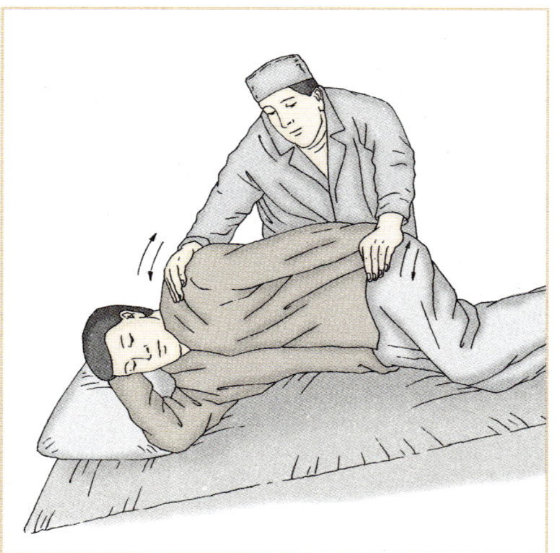

肩髋推拉法 一手扶患侧肩，另手扶患髋，双手反方向用力，即一手推按，一手拢拉，称为肩髋推拉法。（图169）

侧牵摇晃、屈膝归合法

侧牵摇晃、屈膝归合法为按摩推拿手法的导引类及挤压类中双手协同配合作用着力于患者腰髋的手法之一。本手法是治疗椎间盘突出症的主要手法。刘寿山先生运用摇晃屈戳法颇为娴熟，刘世森在此基础上又将本法进行了改进，分成三法，即晃腿法、拔腿法、推归法，使刘寿山先生的治筋手法得到更进一步的完善与推广。

以双手牵踝并摇晃下肢后叩屈膝屈髋，施以归合，称为侧牵摇晃、屈膝归合法。

【操作要领】

患者侧卧位，患侧于上，双手握于床头，或助手侧坐于床边，以一手置于患者胸腹，另手置于患者腰背，用置于胸腹手之肘部抵于患者腋下固定之。医者以双手握于患侧踝关节，导引患侧下肢摇晃，并施力牵拉逐渐拔伸，以牵引脊椎，待腰背充分放松后，再以一手扶患膝，另手扶患腰，双手以寸劲儿、巧力，对按使膝屈而归合，患者一声大叫，医者自觉掌下有动，即愈。后嘱患者俯卧，施用双掌擅压腰部及双

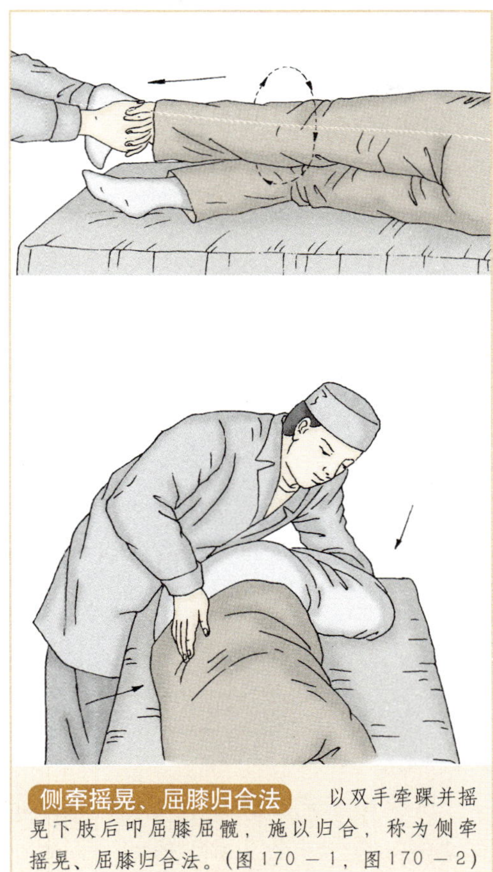

侧牵摇晃、屈膝归合法　以双手牵踝并摇晃下肢后叩屈膝屈髋，施以归合，称为侧牵摇晃、屈膝归合法。(图170－1，图170－2)

点肾俞。此法主要用于椎间盘突出症的治疗（图170－1，图170－2）。

【功效】

理气活血，通利关节，回纳捺正，舒展肌筋。

【主治】

腰椎间盘突出症，腰扭伤，腰腿疼。

要点提示

操作中要求患者密切配合，屈膝归合动作要迅速，手法操作顺序要明确，步骤要严谨，不可施用暴力。

推按腰背法

推按腰背法为按摩推拿手法中的挤压类及推荡类中以双手掌指着力于患者腰背部的手法之一，临床常作为全身按摩推拿的基本手法使用。本法具有舒松肌筋，缓解痉挛，通经络，止疼痛等作用，常被骨科按摩流派用于捺正复平，经络脏腑按摩流派用于开导闭塞等；伤科按摩流派用于舒筋活络。

以双手掌交叉置于脊椎两侧（左手置右侧，右手置左侧，掌根在内，指端向外）同时反方向用力推而按之，称为推按腰背法。

【操作要领】

患者呈俯卧位，医者沉肩、伸臂，将双手交叉横置于脊椎两侧（左手横置右侧，右手横置左侧，掌根朝内，指端向外）同时反方向用力推而按之，边推边移动，推以横行，按以移行，从上至下，顺序推

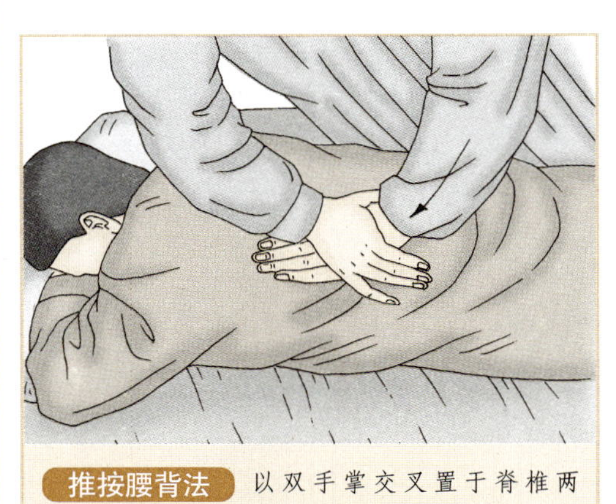

推按腰背法　以双手掌交叉置于脊椎两侧（左手置右侧，右手置左侧，掌根在内，指端向外）同时反方向用力推而按之。(图171－1)

治疗手法

（三）腰背部治疗手法

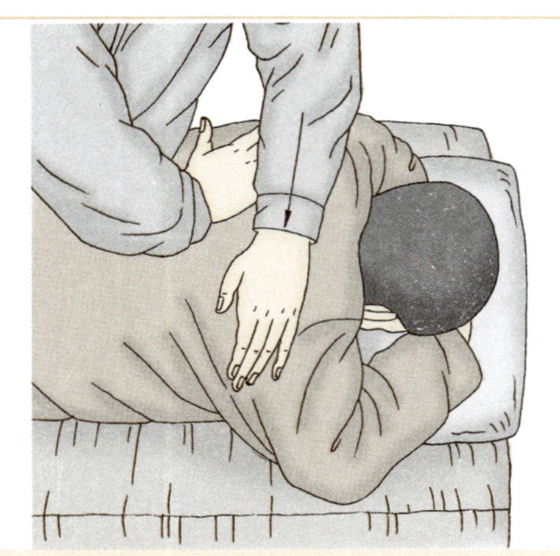

推按腰背法　以双手掌交叉置于脊椎两侧（左手置右侧，右手置左侧，掌根在内，指端向外）同时反方向用力推而按之。（图171－2）

按，同时医者可加用自身前倾贯力以增加其疗效。此法用于腰背及脊椎两旁（图171－1，图171－2）。

【功效】

清热发汗，祛风散寒，通调五脏六腑，通经活络，开导闭塞，镇痛化滞，调和营卫，理气和血。

【主治】

扭闪岔气，胸胁迸伤，腰背劳损酸痛等。

要点提示

操作时着力和缓、连贯，不可压抑。

提踝抖腰法

提踝抖腰法为按摩推拿导引类被动运动手法中以双手着力于患者腰部的手法之一，王焕新先生将此法作为治疗腰扭伤的九式之一用于临床，颇有疗效。临床常被伤科按摩流派用于舒筋活络，骨科按摩流派用于滑利关节，经络脏腑按摩流派用于调节脏腑之气等。

双手分别握患者两踝，着力提起抖动双腿，达以抖腰，称为提踝抖腰法。

【操作要领】

患者俯卧位，双手固定扶握于床头，医者双手分别紧握患者两踝，先以轻力抖动双下肢，使腰部充分放松后，再用送劲儿提抖双踝，以带动腰部充分抖动，连续三次。施力由轻而重，抖动时可双踝齐抖亦可单踝交替抖动，作用相同。此法一般很少单独使用，主要用于腰部按摩治疗的结束手法（图172）。

【功效】

消肿止痛，活血散瘀，通利关节，舒展肌筋。

【主治】

腰腿疼痛，局部紧张而酸痛，腰扭伤等。

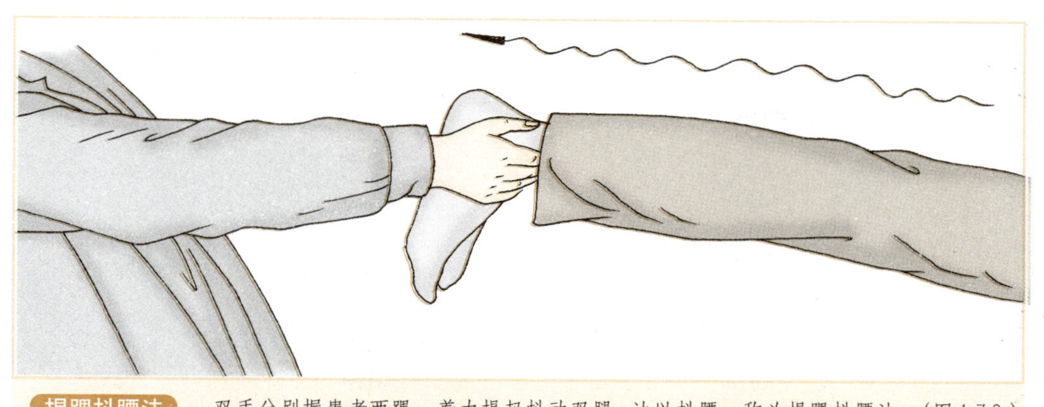

提踝抖腰法 双手分别握患者两踝，着力提起抖动双腿，达以抖腰，称为提踝抖腰法。（图172）

要点提示

操作时应与患者密切配合，切忌暴力猛抻强抖。

提引理腰法

提引理腰法，为导引类与患者合作的一种治疗手法，以寸力巧劲的合作，而理腰，是近代导引类手法的进一步发展，逐步形成的新手法，临床应用广泛，特别是全国骨伤手法交流会以后更为广泛应用。

应用对患者的提引之力达到治疗腰的作用，称之为提引理腰法。

【操作要领】

患者双脚分开与肩同宽，下蹲，医者以一脚在前，一脚在后呈前弓后蹬的姿势，面对立于患者，以双手分别牵拉患者双手，嘱患者随医手之提引而勇猛直立重复三次，是治疗疾患的一种手法。

【功效】

理筋捺正，活络止痛，除滞散郁，解除痉挛，缓解肌筋，活血散瘀。

【主治】

闪腰岔气，腰脊疼痛，腰背扭伤，滑膜嵌顿。

要点提示

操作过程中，医者与患者距离不可过近或过远，以两手对拉为宜，在提引上接时，嘱患者不要自行直立，一定要借用医者的引力，方可奏效。

治疗手法

(四)胸腹部治疗手法

晨笼解罩法

晨笼解罩法为按摩推拿手法的摩擦类及推荡类中以双手掌指着力于患者胸胁的手法之一，临床常与梳胁法并用。伤科按摩流派用其活血散瘀，经络脏腑按摩流派用其开胸顺气，小儿按摩流派用其宽胸，止呕等。骆竟洪先生在本手法应用上颇有特色。

以双手掌指分别于左右胸部分推，以宽胸顺气，称为晨笼解罩法。

【操作要领】

患者呈正坐或仰卧位（以正坐为宜），医者立于患者背后，双手分别过患者双肩，用大鱼际或余四指着力于同侧胸胁部，从胸骨正中始自上而下顺序分推至左右腋中线，反复数次。此手法主要用于男性患者（图174）。

【功效】

调和气血，祛郁行滞，疏泄肝郁，理气和血，消炎止痛，通经活络，开胸顺气，宣通肺气。

【主治】

挫闪岔气，迸伤，咳嗽胸痛，胸闷发憋，胸胁疼痛，肝气窜痛。

要点提示

操作时不宜按压，女性患者慎用本法。

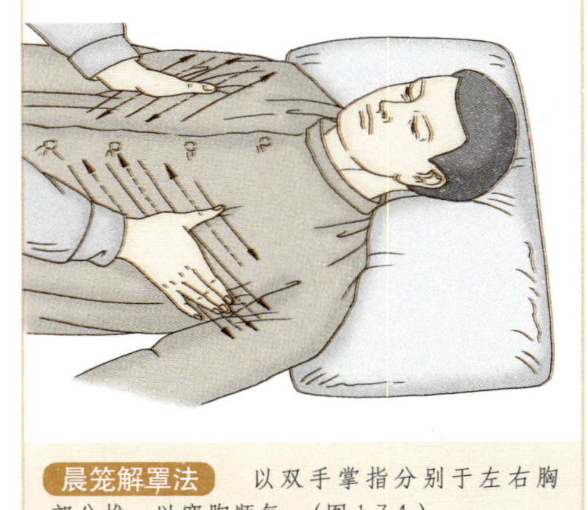

晨笼解罩法　以双手掌指分别于左右胸部分推，以宽胸顺气。(图174)

梳胁开胸顺气法

梳胁开胸顺气法为按摩推拿手法的摩擦类中以双手指着力于患者胸胁部的手法之一。本手法临床应用广泛，常被伤科按摩流派用于治疗胸胁迸伤，儿科按摩流派用于宽胸理气，经络脏腑按摩流派用于开胸顺气，正骨按摩流派用于行气活血等。胸胁乃阴阳升降之通道，胸中阳气流行之场所，梳之则可开胸顺气。

双手五指略分开如梳状，分别于左右肱疏理，称为梳胁开胸顺气法。

【操作要领】

患者呈仰卧位，医者站立，双手五指略分开，形似梳状，从胸正中向胁侧

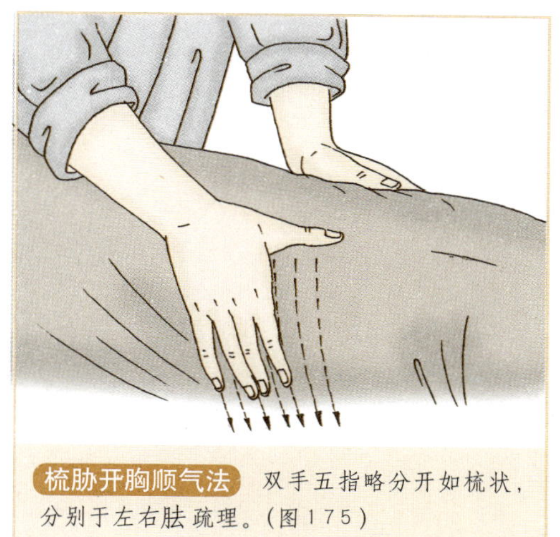

梳胁开胸顺气法 双手五指略分开如梳状，分别于左右胠疏理。(图175)

分别顺循左右胠分疏，双手对称，着力和缓，往返梳理。此法主要用于胸胁部(图175)。

【功效】

疏肝解郁，宣肺宽胸，疏通经络，开胸顺气。

【主治】

挫闪岔气，心痛，两胁胀痛，胸胁郁闷，肋间神经痛。

要点提示

操作中避免搓、擦，损及皮表，女性患者不宜用此手法。

锁叩开岔法

锁叩开岔法为按摩推拿手法的被动运动类以双臂着力于患者胸胁的手法之一。与扼法、扣法、拢法均有密切联系，也是结合呼吸迎随而并用的手法。本手法是运用患者自身的呼吸与医者的手法密切配合而达到治疗胸胁迸伤的一种较新的手法，本法操作过程应严谨准确，只有抓住开岔时机，才可获得奇效。此法常被伤科按摩流派用于治疗胸胁迸伤，正骨按摩流派用于肋骨复位，经络脏腑按摩流派用于治疗胸闷发憋等。

双臂分别自患者腋下过胸胁于胸前锁叩，并趁患者深吸气时突然松脱锁叩，形如解锁达以开岔，称为锁叩开岔法。

【操作要领】

患者正坐位，医者立于患者背后，双臂分别插过患者腋下，于胸前交叉后锁叩（注意在最大的呼气量时医者用双臂将患者胸胁锁紧），嘱患者加深吸气动作，并趁患者深吸气时，将紧紧锁叩于胸前的双手突然松，患者以发出顿吸之声为宜。如此反复操作三次，患者即感呼吸通畅，痛止。此法主要用于胸胁部（图176－1，图176－2）。

【功效】

消炎止痛，理气祛邪，顺理迸气，开胸顺气，通经活络。

【主治】

肝气窜痛，胸胁胀满，肝郁气滞，胸胁疼痛，胸胁迸伤，呼吸作痛，肋间神经痛，胸臂挫伤，挫闪岔气，咳嗽胸闷。

要点提示

操作时医者要精神集中，抓准时机解锁开岔，不可草率。

治疗手法

(四)胸腹部治疗手法

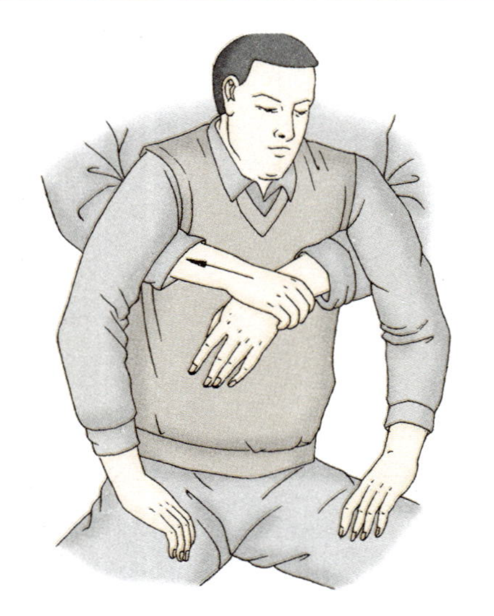

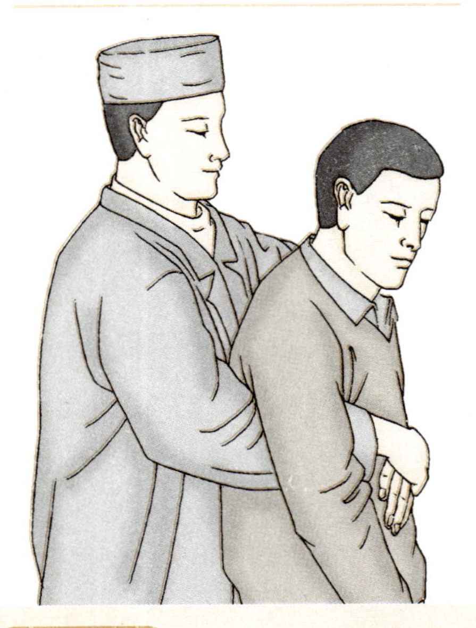

锁叩开岔法 双臂分别自患者腋下过胸胁于胸前锁叩，并趁患者深吸气时突然松脱锁叩，形如解锁达以开岔。(图176—1，图176—2)

呼吸迎随法

呼吸迎随法按摩推拿手法的挤压类及推荡补泻类中以双手着力于胸腹部的手法之一，本法临床应用广泛，其作用机制与针灸的迎随补泻相似。本法常被经络脏腑按摩流派用于调和气血，正骨按摩流派用于肋骨复平伤科按摩流派用于治疗胸胁迸伤等。

双手交叉重叠于患者胸前或腹部，随呼吸施以不同手法达以补泻，称为呼吸迎随法。

【操作要领】

患者呈仰卧或侧卧位，医者以双手交叉重叠于施治部位，随患者的自主呼吸运动施以补泻手法（即吸气时按为泻而提为补，呼气时提为泻而按为补），整个施治过程中要与患者密切配合，并根据临床辨证施治决定用补泻或用提按（此所说的提是指的将手提抬、离去施治部位，而不是抓提），与患者密切配合，随呼吸操作。此法用于胸腹部、腰背部，作用广泛，主要用来治疗气滞及神经系统的病症（图177－1，图177－2）。

【功效】

消胀除满，开胸顺气；疏肝解郁，通经活络，调和气血，散瘀止痛。

【主治】

脾胃不和，脘腹作胀；胸壁迸伤，闪腰岔气，肋间神经痛，肝气窜痛，胸腹胀痛。

要点提示

操作时精力需集中，施用手法要要准确可靠。

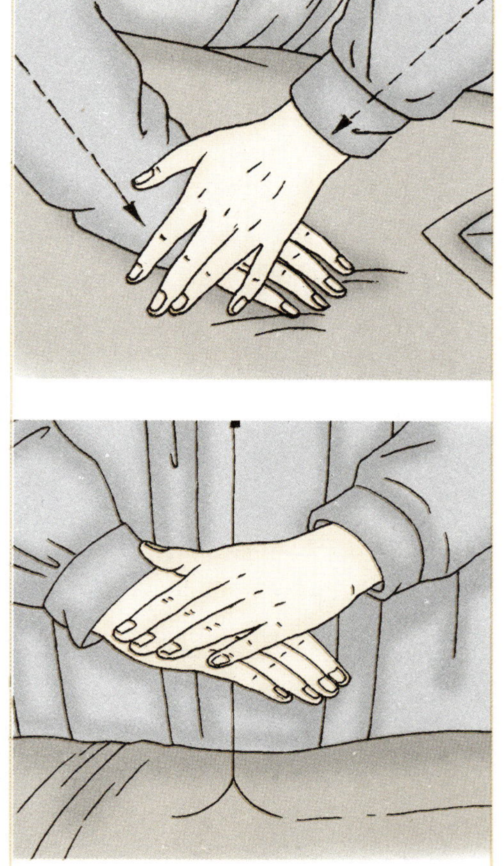

呼吸迎随法 双手交叉重叠于患者胸前或腹部，随呼吸施以不同手法达以补泻，称为呼吸迎随法。（图177－1，图177－2）

■ 点鸠掐里法

点鸠掐里法为按摩推拿手法的挤压类中以指端着力于鸠尾、足三里穴的手法之一。足三里健脾和胃，调中，临床常被经络脏腑按摩流派用于调理脏腑，儿科按摩流派用于调节胃肠，指针按摩流派用于通经活络等。鸠尾居于任脉，主治心痛、胃痛、呕吐、呃逆等，与足三里相配，开通闭塞，补益虚损，确有奇效。

拇指端于鸠尾点而按之，再于足三里掐而点之，称为点鸠掐里法。

【操作要领】

患者呈仰卧位，双腿伸直，医者双手于腹部施以推运揉动，再循胃脘部推运，以拇指或食指将力集中在指端，点戳剑突下鸠尾穴（可觉指下应手搏动或肠鸣作响，并逐渐消散之）。再用双手拇指指端分别在足三里穴掐点（图178－1，178－2）。

【功效】

通任脉，活阳明，补脾益胃，消积止痛；通经络，活血理气。

【主治】

胃炎，溃疡，腹泻，腹胀，消化不良，高血压，神经衰弱；心痛，胃痛，呃逆，呕吐，哮喘，癫痫等。

要点提示

点鸠后有动则掐里，无则继续点之。

治疗手法

（四）胸腹部治疗手法

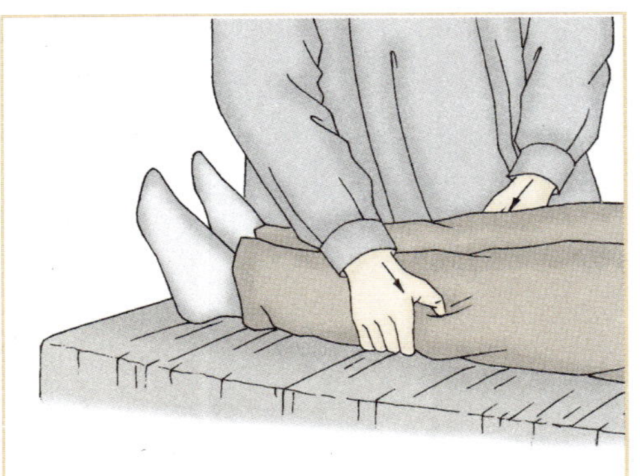

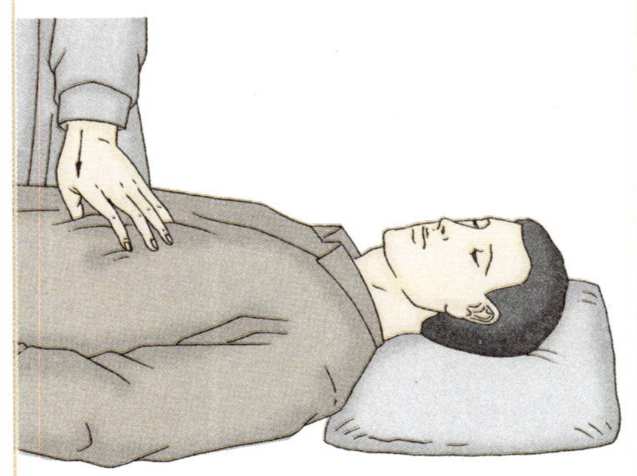

点鸠掐里法　拇指端于鸠尾点而按之，再于足三里掐而点之，称为点鸠掐里法。（图178－1，图178－2）

推脾运胃法

推脾运胃法为按摩推拿手法的推荡类及摩擦类以双手着力于胃脘及胁下的手法之一，也是以医者左右手的协同作用施以旋转推运的操作手法。本法结合了推法与运法的优点，常被经络脏腑按摩流派用其调和脾胃，指针按摩流派用于通经活络，儿科按摩流派用于止呕降逆等。推运法可单独使用，也可作为全身按摩的配用手法使用，主要治疗脾胃病。

以左手推之于脾交于右手运之胃，推而运之，循于脾胃，称为推脾运胃法。

【操作要领】

患者呈仰卧位，医者沉肩、垂肘、悬腕，以左手掌根，大鱼际侧及余四指指腹，自鸠尾、巨阙至幽门、期门，推而运之为推脾，交至右手余四指指腹及小鱼际循胃脘呈勾形运而抹之为运胃，即左手推脾而右手运胃，称为推脾运胃法。手法要着力深沉，均匀和缓，持续连贯，推而不滞，运而不浮，推脾运胃，左手往右，交接准确，配合严密，此法主要用于上腹部（图179－1，图179－2）。

【功效】

开窍醒胃，调气安神，消痰利水，解郁散结；补益脾土，养血胃气，调和脾胃，促进运化，通经活络，消胀止痛，宽胸利膈。

【主治】

消化不良，胃炎，宿食不消，顽食不

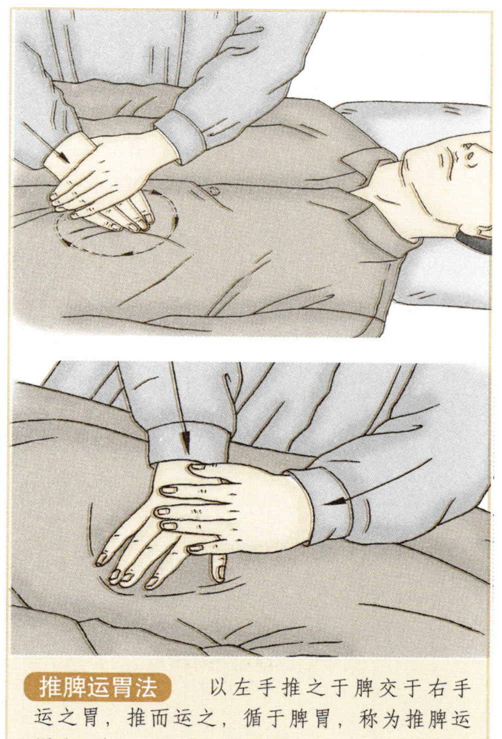

推脾运胃法　以左手推之于脾交于右手运之胃，推而运之，循于脾胃，称为推脾运胃法。（图179－1，图179－2）

化，脘腹胀满，胃神经官能症，脾胃虚弱，胃肠痉挛。

要点提示

操作中切勿挤压叩按、忽浮忽沉。

双胁卧滚龙法

双胁卧滚龙法为按摩推拿手法的推荡类及摩擦类以双手掌背骨突部着力于胁下的手法之一。本手法常被经络按摩流派用于调节胃肠，伤科按摩流派用于活血祛郁，儿科按摩流派用于治疗脘腹胀满等。

双手手指屈曲，似握空拳，分别置于患者两胁肋缘，同时或交替滚而旋推，形如滚龙，称为双胁卧滚龙法。

【操作要领】

患者呈仰卧位，医者双手指屈曲虚握呈空拳状，上拳眼相对，拳背及骨突部置于患者两侧胁肋缘下，同时交替滚而旋推，以腕部的自然摆动带动掌背及骨突滚而移推，运而旋之。操作时指掌一屈一伸、一滚一移，持续连贯，缓慢着力，相互配合，形似卧龙滚滚。此法主要用于双侧胁肋缘下（图180）。

【功效】

松弛隔肌，健脾和胃，宽中散结，疏调肠胃，理气消滞，顺气降逆，舒肝理气，活血止痛，疏散郁结。

【主治】

食欲不振，心胸疼痛，心悸胁胀，呃

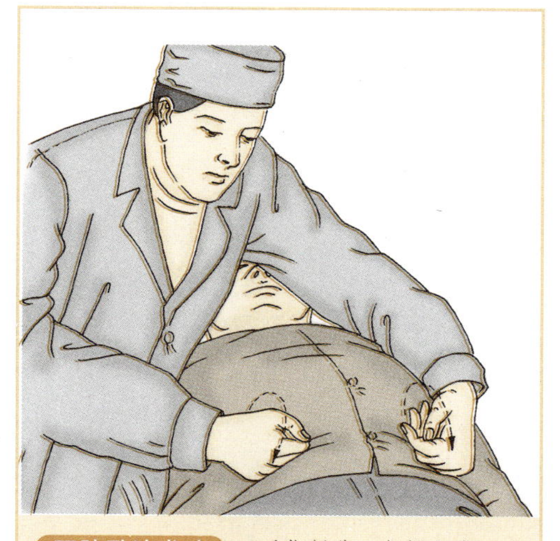

双胁卧滚龙法　双手指屈曲，似握空拳，分别置于患者两胁肋缘，同时或交替滚而旋推，形如滚龙。（图180）

治疗手法

（四）胸腹部治疗手法

逆呕酸；胸胁满闷，脘腹胀痛，肝郁不舒。

要点提示

操作中不宜压按挤切或上下捣捶，必要时可随患者呼吸而着力。

龙凤呈祥法

龙凤呈祥法为按摩推拿手法的推荡类以双手着力于患者腹部的手法之一。本手法应用虽广泛，但手法名称未统一，临床常被经络脏腑按摩流派用于疏散风寒，儿科按摩流派用于通调肠腑，伤科按摩流派用于通经活络，内功按摩流派用于活血理气等。

双手拇指弓起，余指略屈曲，分别置于左右肋缘，推而滚运，两拇相关，一前一后，一上一下，形如龙凤，称为龙凤呈祥法。

【操作要领】

患者仰卧位，医者双手拇指弓起，余指略屈曲，以掌背及高骨着力自左右肋缘推而滚运，移而动之，双拇相对，左为阳似龙，右为阴似凤，一上一下，一起一伏，一前一后，边推边运，边运边滚，边滚边移，推运交替，往返操作。此法多于配合全身按摩时应用（图181）。

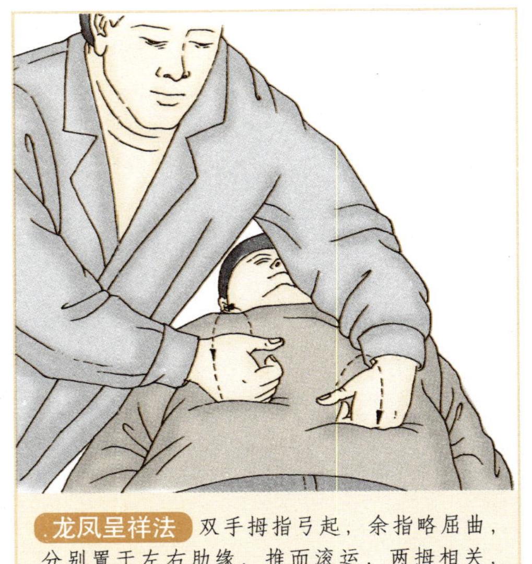

龙凤呈祥法 双手拇指弓起，余指略屈曲，分别置于左右肋缘，推而滚运，两拇相关，一上一下，一前一后，形如龙凤。（图181）

【功效】

理气消滞，通调气滞，消食导滞，健运脾胃，疏调胃肠。

【主治】

腹部满闷，胃肠功能失调，消化不良，脘腹胀满，顽食不化。

要点提示

操作时要以内动劲连贯施力，不宜施用暴力或操之过急。

双点章门法

双点章门法为按摩推拿手法挤压类及补益类中以双手拇指着力于左右章门

的手法之一，章门穴位于第十一浮肋前端稍下方，具有鼓动肝气，提升胃气功效，双拇对点可通经活络，补益脾胃。本法临床常被伤科按摩流派用于散瘀通路，指针按摩流派用于消胀止痛；经络脏腑按摩流派用其通调肠胃等。

双手拇指伸直，分别着力于患者左右章门施以对点，称为双点章门法。

【操作要领】

患者呈仰卧位，医者于患者上腹部推运后，双手拇指伸直，将力贯注于指端，余指屈曲，将拇指分别置于左右章门同时对点，点而按之，按而合之。此法主要在腹部按摩法中收式或结束手法时应用（图182）。

【功效】

理气消滞，疏经活络，活血止疼，理气舒肝，和胃定痛，止咳定喘；调和阴阳，疏调肠腑，鼓动肝气，升提胃气。

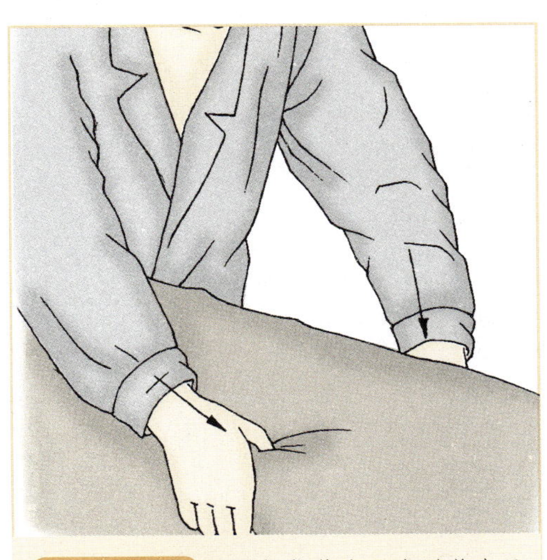

双点章门法 双手拇指伸直，分别着力于患者左右章门施以对点，称为双点章门法。（图182）

【主治】

胸胁胀满，咳喘，失眠；消化不良。

要点提示

操作前施用准备手法，操作中应准确取穴，不可操之过急。

狮子滚绣球法

狮子滚绣球法为按摩推拿手法的推荡类以双手掌着力于患者腹部的手法之一。本法以儿科按摩流派用其通调肠胃，内功按摩流派用其散瘀破结伤科按摩流派用其消散郁滞，经络脏腑按摩流派用其健脾除湿等。

医者双手拇指伸开，其余四指并拢，略屈曲呈半圆形置于腹部正中推揉，形如狮爪，滚戏绣球，称为狮子滚绣球法。

【操作要领】

患者呈仰卧位，医者双手拇指伸开，余指并拢屈曲呈半圆形，双拇指相对用左右尺侧小鱼际及掌根部着力于腹部正中，掌内侧稍悬拱起双手并合呈半圆形，顺时针旋转推揉逐渐扩大范围，如同狮子滚绣球之势。左旋为补，右旋为泻（图183－1，图183－2）。

【功效】

解郁行滞，活血化瘀，调和气血，健脾益胃。

【主治】

胃肠功能紊乱，腹泻便秘，腹痛腹

治疗手法

（四）胸腹部治疗手法

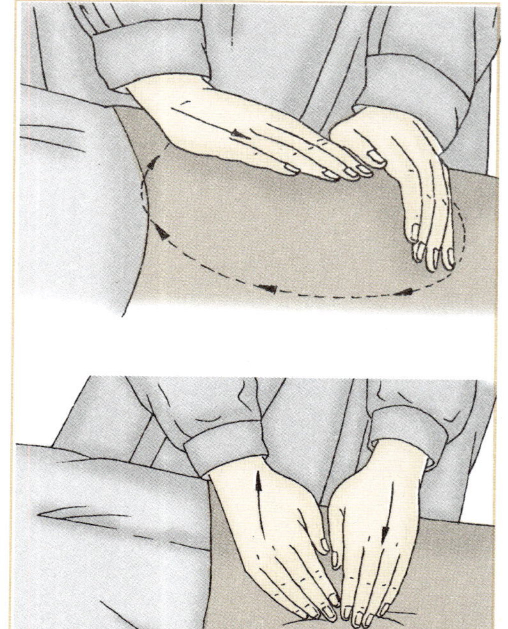

狮子滚绣球法 双手拇指伸开，余指并拢，略屈曲呈半圆形置于腹部正中推揉，形如狮爪，滚戏绣球。（图183－1，图183－2）

胀，脘腹胀满，消化不良，顽食不化。

要点提示

操作时避免挤压、按叩，不宜忽快忽慢，或暴力操作。

■ 运运颤颤法

运运颤颤法是按摩推拿手法的推荡类中以双手着力于患者腹部的手法之一，操作多以内动劲儿意在手掌而施之，与气功按摩颇有相似之处，临床与振法、推法、摩法、抚法密切关系。临床主要用其治疗神经系统疾病及调节胃肠机能等。

双手掌交叉重叠，平放置于患者腹部，施用内动劲，运而动之，颤而振之，称为运运颤颤法。

【操作要领】

患者呈仰卧位，医者沉肩、垂肘、悬腕，五指并拢伸直，双手掌重叠交叉，平放于患者腹部，施力于双手，用内动劲，运而动之，振而颤之，运运颤颤，相互配合，边运边移，边颤边动。此法是全身按摩时在腹部的配用手法，操作中不宜对其他部位发生影响（图184）。患者自觉施治部位以温热感渗透为宜。

【功效】

通调气血，理气解郁，消食化积，健运脾胃。

【主治】

肠梗阻，肠扭转，肠套叠，肠粘连，胃肠功能紊乱等，消化不良，腹痛腹胀，大便秘结。

要点提示

操作中应集中精力，不可施用按压等暴力。

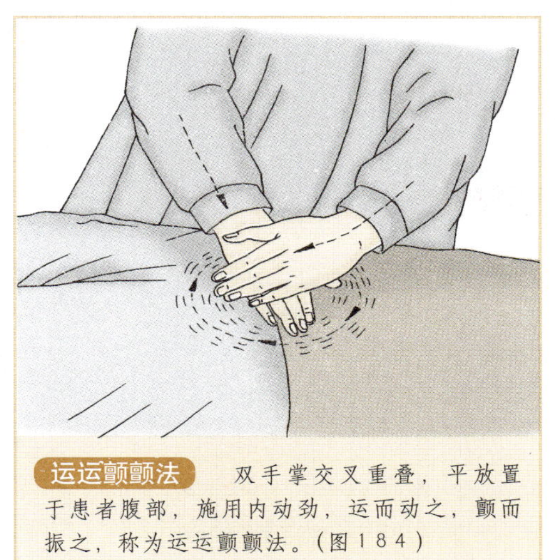

运运颤颤法　双手掌交叉重叠，平放置于患者腹部，施用内动劲，运而动之，颤而振之，称为运运颤颤法。（图184）

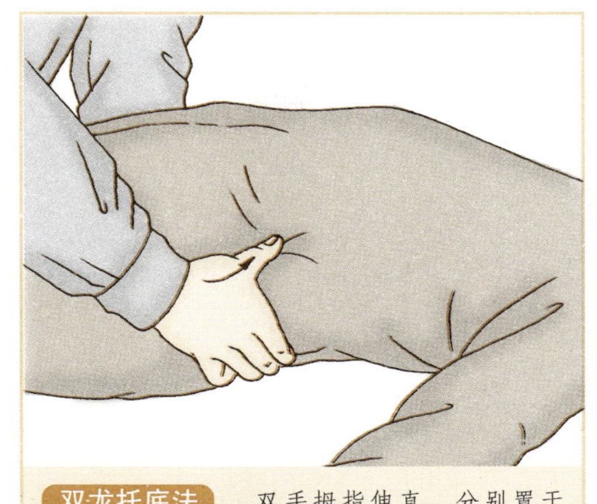

双龙托底法　双手拇指伸直，分别置于患者左右带脉穴对点，余指托于腹部两侧，两拇形如双龙，余四指如托海底。（图185）

双龙托底法

双龙托底法为按摩推拿手法挤压类及补益类中以双手拇指分别着力于患者带脉穴的手法之一。本法临床常被伤科按摩流派用于疏滞散瘀，儿科按摩流派用于通调肠腑；经络脏腑按摩流派用于达里达表，指针按摩流派用于开结通经等。

双手拇指伸直，分别置于患者左右带脉穴对点，余指托于腹部两侧，两拇形如双龙，余四指如托海底，称为双龙托底法。

【操作要领】

患者呈仰卧位，医者先用双手于患者腹部广泛推揉运按，再用拇指伸直分别置于患者左右带脉，点而压之，合而按之，其余四指托于腹部两侧，使腹部有颤动感。此法为腹部按摩推拿之收式手法（图185）。

【功效】

疏滞散瘀，通滞行气，散聚软坚，通表达里，开结通腑。

【主治】

胃痛，胁痛，胸胁胀满，腹痛，疝气，腰痛，经闭；后头痛，偏头痛，三叉神经痛。

要点提示

操作时双拇指着力从底向上托之，不可暴力掐点。

补泻神阙法

补泻神阀法为按摩推拿手法的摩挤类中以指或掌着力于患者腹部神阙穴的手法之一。临床常被儿科按摩流派用于和气血、通经络，指针按摩流派用于通经活络经络脏腑按摩流派用于和中补虚。

以拇指指腹或掌心于腹部正中神阙做左或右旋转揉之，左旋揉为补，右旋揉

治疗手法

（四）胸腹部治疗手法

为泻，合称为补泻神阙法。

【操作要领】

患者呈仰卧位，医者用单手或双手在腹部充分按摩后，依据辨证论治的原则，以拇指指腹或掌心在神阙穴施用旋揉，左旋揉为补，右旋揉为泻。此手法可配合全身按摩使用，也可单独使用，多用于小儿（图186）。

【功效】

和中补虚，消积散结，温阳固脱，健脾益胃，温经散寒。

【主治】

腹痛绕脐，脱肛风痫，食积，呕吐，腹泻，腹中虚冷，泄利不止，水肿膨胀。

要点提示

操作时不可按、掐、抠、压等，以免损及皮表。

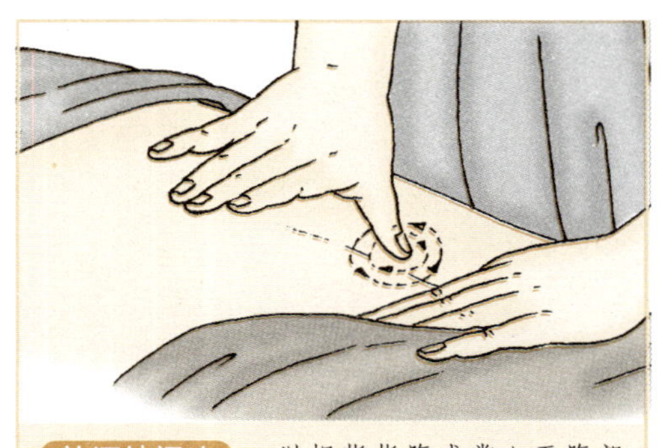

补泻神阙法　以拇指指腹或掌心于腹部正中神阙做左或右旋转揉之，左旋揉为补，右旋揉为泻，合称为补泻神阙法。（图186）

推运胃脘法

推运胃脘法为按摩推拿手法摩擦类及推荡类以单手或双手着力于患者胃脘部的手法之一。本法常被儿科按摩流派用于调补胃气，伤科按摩流派用于疏理郁滞经络脏腑按摩流派用于健脾和胃等。

双手从剑突下到幽门，循胃脘推而运之，称为推运胃脘法。

【操作要领】

患者呈仰卧位，医者沉肩、垂肘、悬腕，将力集中在掌指部，以单手小鱼际及掌根或双手重叠交叉，从剑突下到幽门，循胃脘呈钩形推而运之，也称为钩形推运法，操作中以掌缘旋而转之，反复施以。此法用于胃脘部，亦可用来治疗腹部的其他部位（图187）。

【功效】

化痰利水，解郁散结，舒肝止痛。

【主治】

胸背疼痛，吞酸嘈杂，食欲不振，脘腹胀痛，消化不良，胃炎，呃逆吞酸，膈肌痉挛。

要点提示

操作过程中不宜挤、压、按、捣，需按照一定的顺序着力。

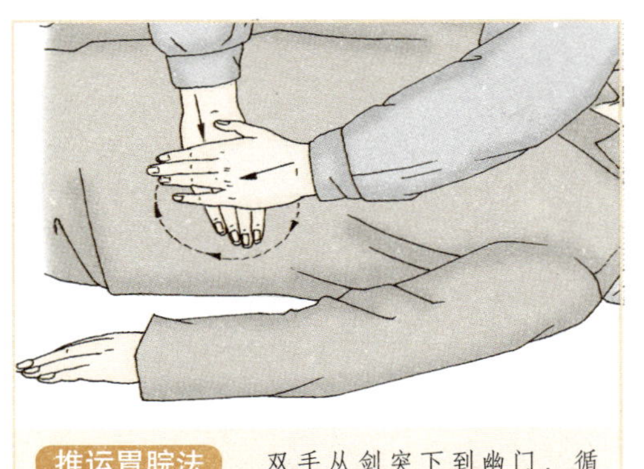

推运胃脘法　双手从剑突下到幽门，循胃脘推而运之，称为推运胃脘法。（图187）

点三脘开四门法

点三脘开四门为按摩推拿手法挤压类中以双手指端着力于患者腹部三脘、四门穴的手法之一。本手法临床应用广泛，常被经络按摩流派用其通调肠腑，指针按摩流派用其通经活络，曹锡珍先生应用此手法颇为娴熟，并将点三脘开四门法归列在腹部治疗的基础手法，为了便于操作还将其分为三个步骤，临床应用确有独到之处。

以食、中、环三指分别点戳三脘，双手四指分别点开四门，称为点三脘开四门法。

【操作要领】

患者呈仰卧位，医者于患者腹部用双手充分施以推、揉、运、摩等手法后以三指（食指、中指、无名指）分别对准三脘穴（上脘、中脘、下脘）点而戳之，再以四指（食、中、环、小指）分别对准四门（幽门、章门、期门、梁门）点而开之。操作时持续着力，左右对点（图188－1，图188－2）。

【功效】

止咳定喘，宽中散滞，解郁散结，健脾和胃，消食下气，理气舒肝，和胃定痛，化痰利水。

【主治】

腹胀疼痛，呕恶欲吐，背痛心痛，食欲不振，脘腹胀满。消化不良，胸胁胀满，咳喘痰壅。

要点提示

操作时双手密切配合，不可操之过急或暴力挤压。

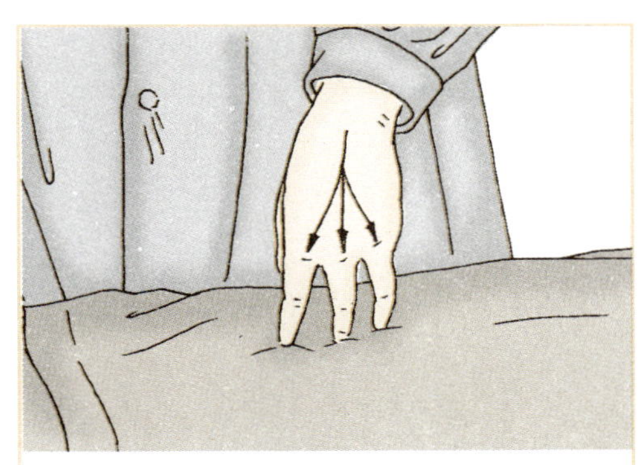

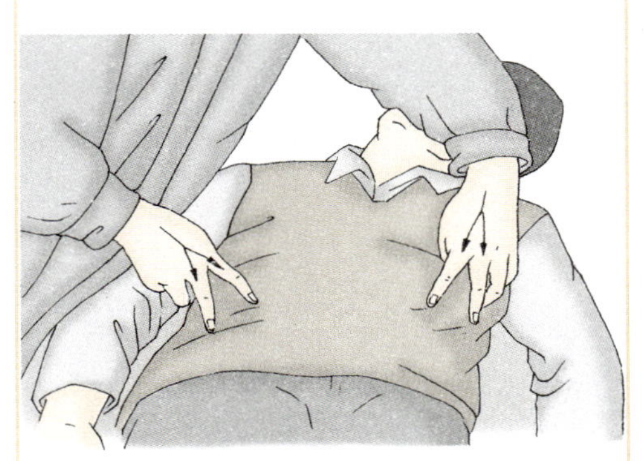

点三脘开四门法　以食、中、环三指分别点戳三脘，双手四指分别点开四门，称为点三脘开四门法。（图188－1，图188－2）

治疗手法

（四）胸腹部治疗手法

风卷雷鸣乌云散法

风卷雷鸣乌云散法为按摩推拿手法的挤压类中以双手指端着力于患者乳根穴及上腹部的手法之一。本手法常被儿科按摩流派用于治疗胸闷咳喘，指针按摩流派用于通经活络，经络脏腑按摩流派用于治疗脘腹胀满、顽食不化等。

以拇指及食指或拇指端分别点按乳根穴，点按后气下肠鸣，形如风卷雷鸣乌云散开，故称为风卷雷鸣乌云散法。

【操作要领】

患者呈仰卧位，医者先在患者腹部作充分按摩，再以双手拇指、食指或双拇指指端分别于左右乳根穴点而按之，待患者自感腹部内有动后，医者再以左手从膈下揉推运胃脘，并以右手点按下脘，随呼吸定点而提之。此法以点穴为主，辅以推、运、揉、按手法，主要用于上腹部（图189）。

【功效】

散结开郁，活络止痛，开胸顺气，清胃降浊，理气活血，消积导滞。

【主治】

膈下停气，食欲不振，消化不良，脘腹胀满。

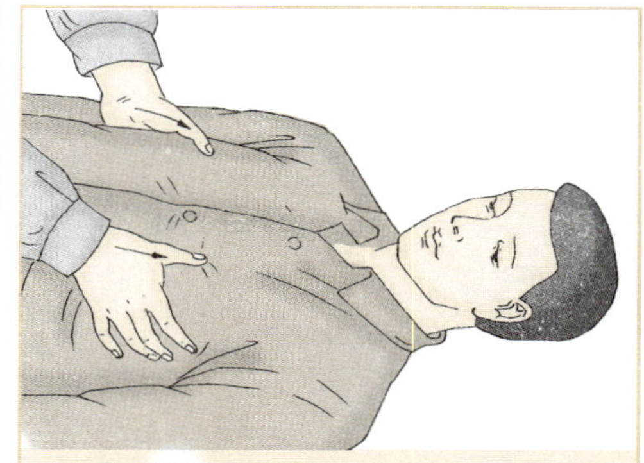

风卷雷鸣乌云散法 以拇指及食指或拇指端分别点按乳根穴，点按后气下肠鸣，形如风卷雷鸣乌云驱散。（图189）

要点提示

操作中依次施术，不可操之过急。

源根筑堤法

源根筑堤法为按摩推拿手法的挤压类中以单手或双手指端着力于胃脘部的手法之一。本法临床应用广泛，一般作为治疗腹部疾患的基础手法使用，如儿科按摩流派用其治疗食积不化，指针按摩流派用其通经活络，经络脏腑按摩流派用其治疗胃腑虚弱。此手法主要是以多指戳点而发挥治疗作用的。

四指（食、中、环、小指）指端并拢，戳点胃旁（指下有搏动为应手）称为源根筑堤法。

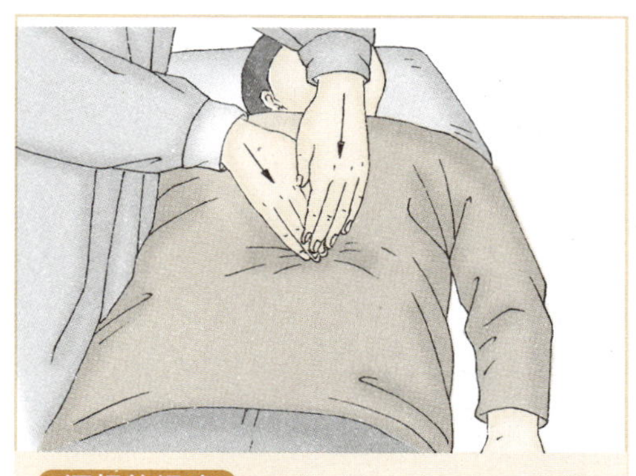

源根筑堤法 四指（食、中、环、小指）指端并拢，戳点胃旁（指下有搏动为应手）称为源根筑堤法。（图190）

【操作要领】

患者呈仰卧位，医者以四指指端并拢对齐，斜置于胃旁点而戳之，微微颤抖（指下有搏动为应手），随呼吸定点提起。戳点时麻木痛凉感贯窜腿足，提起则热流滚滚下窜于趾。本法主要用于上腹部（图190）。

【功效】

温经散寒，活血止痛，解郁消滞，调和气血，疏通经络。

【主治】

中焦堵塞，肝郁气滞，神经衰弱，腹满胀痛，腰腿足痛。

要点提示

操作中持续着力，不可操之过急或暴力挤压。

■ 提拿肩井法

提拿肩井法为挤压类手法应用于肩井处的综合手法之一，临床应用广泛。

以双手分置于患者双肩井处，同时施以提拿，称为提拿肩井法。

【操作要领】

患者呈坐位或俯卧位，医者将双手分别置于患者双侧肩井部，以拇指与余四指指腹的合力施用提拿法。此法主要用于诸病之前的预备手法。

【功效】

祛风散寒，通经活络，豁痰开窍，活血化瘀，缓解肌筋。

【主治】

小儿麻痹后遗症，中风昏迷，功能性子宫出血，乳腺炎，肩背疼痛，落枕项痛。

要点提示

操作过程中，以指腹的合力，不宜抠掐、抓拿，以免损及皮表或楚痛不适。应用力量宜缓而连贯。

治疗手法

（五）下肢部治疗手法

降龙伏虎法

降龙伏虎法为按摩推拿手法的被动运动类以双手的协同着力于患者膝髋部的手法之一。本手法临床应用广泛，常被正骨按摩流派用于复位归窠，经络脏腑按摩流派用于散郁定痛，儿科按摩流派用于治疗小儿髋关节脱位。伤科按摩流派用于舒理肌筋。

医者一手扶患膝，另手握患者踝部，导引患肢屈膝屈髋，摇而动之，以力使膝贴腹后内旋或外旋叩而拔伸之，势如降龙伏虎，故称为降龙伏虎法。

【操作要领】

患者呈仰卧位，医者一手扶患膝部，另手握患踝部，双手协同使屈膝屈髋，边摇边旋，边旋边晃，持续着力，待髋关节确实放松后，使膝关节尽力贴腹后内旋或外旋叩而按之，并以寸劲儿拔伸之，形如降龙伏虎之势（以尽力使患膝贴腹屈曲而内旋或外旋如降龙，用巧力寸劲儿拔伸之如伏虎）（图 192 － 1，图 192 － 2）。

【功效】

理气活血，舒理肌筋，滑利关节，活血散瘀。

【主治】

髋关节脱位，扭伤。

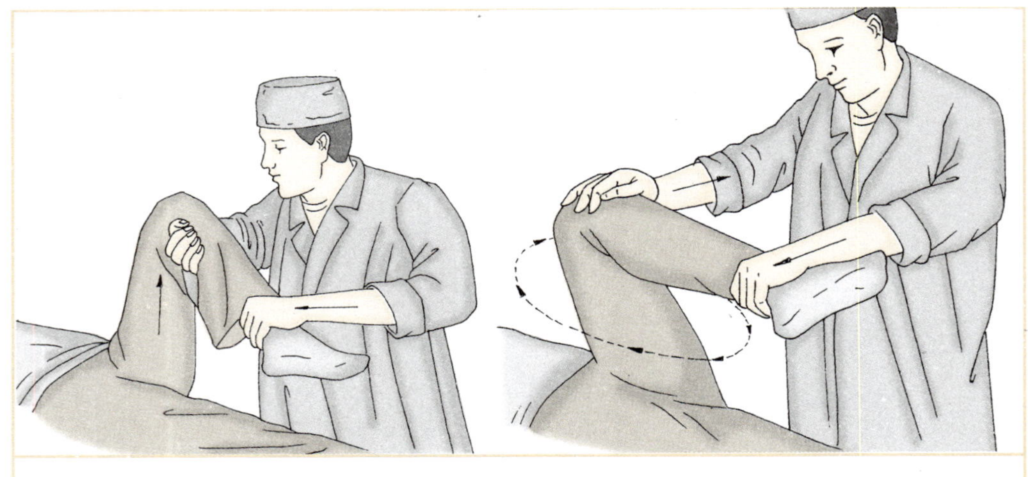

降龙伏虎法 一手扶患膝，另手握患者踝部，导引患肢屈膝屈髋，摇而动之，以力使膝贴腹后内旋或外旋叩而拔伸之，势如降龙伏虎。（图 192 －1，图 192 －2）

要点提示

应根据具体情况决定屈膝内旋或外旋拔而伸之，切不可暴力，年老体弱者慎用此

金蛙游水法

金蛙游水法为按摩推拿手法的导引类被动运动中双手协同作用于患者双髋关节的手法之一。本手法临床应用广泛，常被正骨按摩流派用于滑利关节、复位归窠，儿科按摩流派用于治疗小儿髋关节脱位等。伤科按摩流派用于疏松肌筋。刘寿山先生用此手法治疗交骨自开（耻骨联合分离），颇有特色。

以双手导引患者双腿屈曲外旋，膝外展后，同时伸蹬双腿，形如蛙游，称为金蛙游水法。

【操作要领】

患者呈仰卧位，双下肢自然伸直，医者立于患者足侧，分别用两手握于患者两足，施力导引双下肢屈膝屈髋至极限（尽力使膝屈曲），然后使膝外旋、足跟相对，再导引双腿伸而蹬直（图193），此手法多用于小儿。

【功效】

舒筋活血，消肿止痛，滑利关节，整复归窠。

【主治】

骶髂关节扭伤、错缝，骶髂关节韧带炎，小儿髋关节新鲜半脱臼，髋关节扭伤。

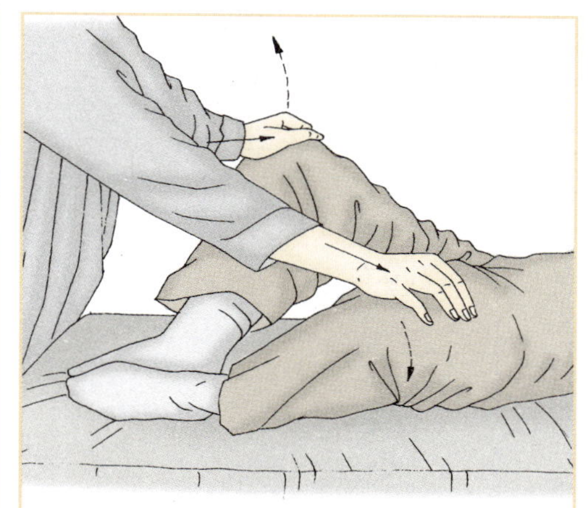

金蛙游水法 以双手导引患者双腿屈曲外旋，膝外展后，同时伸蹬双腿，形如蛙游，称为金蛙游水法。（图193）

要点提示

操作中着力需和缓、持续，不可暴力操之过急，内旋时注意避免伤及股骨头。年老患者禁用此法。

仰卧分合法

仰卧分合法，是以导引类与补泻的综合应用于双下肢，以力的导引纠正与生理的正常反应达以纠正阴阳失衡解剖的改变。所以近年来国内外都在探索本手法的适应性而努力。

患者仰卧，医者以双手导引患者下肢分别施用分合，称为仰卧分合法。

【操作要领】

双下肢伸直略分开，医者以双手分别握于患者足踇趾，同时施用握足踇趾，内侧向外旋转分之2～3次，握足踇趾外

治疗手法

（五）下肢部治疗手法

侧向内旋转合之 2～3 次，合称之为仰卧分合法。

【功效】

理筋和络，活血止痛，合可补益肾气，通利腰腿，分则疏泄肝胆湿热，平衡阴阳。

【主治】

髋关节扭伤，耻骨分离，小儿溜髋，腰骶扭伤，腰骶韧带炎。

要点提示

在操作中，患者双腿不可屈曲，年老骨质疏松者不宜应用。此法用力宜缓和不宜过急。

■ 俯卧分合法

俯卧分合法为导引类手法与补泻手法相结合，应用双下肢以旋转力导引纠正解剖位置及阴阳平衡改变，是治疗下腰及骶髋关节的主要手法。

患者俯卧，医者以双手导引患者下肢分别施用分合称为俯卧分合法。

【操作要领】

患者俯卧位，双腿伸直略分开，医者双手分别握于患者同侧足跟。置于足跟外侧导引下肢同时下肢向内旋转为合，置于足跟内侧同时向外旋转为分，合称为俯卧分合法。

【功效】

通利腰脊，活血止痛，理筋活络，捺正复位。

【主治】

腰骶扭伤，腰椎关节紊乱，下腰疼，骶髋韧带炎。

要点提示

操作中不宜使患者下肢屈曲及腹部离床，对于骨质稀疏者忌用。

■ 推运股外法

推运股外法是按摩推拿手法的推荡类中以单手或双手着力于患者股外侧的手法之一。本法临床应用广泛，常被正骨按摩流派用于活血散瘀，经络脏腑按摩流派用于疏通气血，伤科按摩流派用于松弛肌筋等。股外侧为足三阳经所过，主膀胱经、胃经及胆经之疾，故专列此手法。

以掌根着力于股外侧推而运之，称为推运股外法。

【操作要领】

患者呈仰卧位，医者先以双手疏拿、捏揉股外侧，然后沉肩、垂肘用掌根与患者股外侧贴实，自上而下或自下而上地

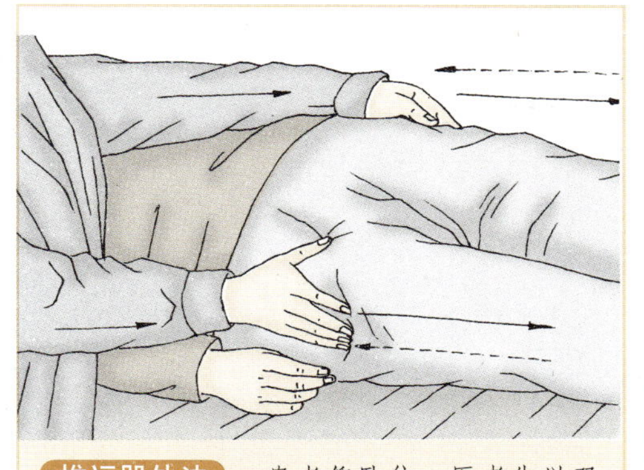

推运股外法 患者仰卧位，医者先以双手疏拿、捏揉股外侧，然后沉肩、垂肘用掌根与患者股外侧贴实，自上而下或自下而上地反复推运。（图196）

反复推运。股外侧肌肉丰厚，需施加适当压力，持续推、缓慢运。此法主要用于股外侧，常与其他手法配合使用（图196），以局部温热感为度。

【功效】

温通经络，理气行血，疏通血脉，调和气血，祛郁行滞。

【主治】

肌肉酸痛，双腿沉重，风寒湿痹，下肢麻木，外感风寒。

要点提示

操作中不宜搓、擦，也不宜忽快忽慢，跳跃不定。

密拿拍打风市上下法

密拿拍打风市上下法为按摩推拿手法的叩支类及挤压类中以单手或双手掌着力于股外侧风市穴上下的手法之一。风市穴位于股外侧，属足少阳胆经，具有通经活络，祛风散寒之功效。本手法常被伤科按摩流派用于通经活络，经络脏腑按摩流派用于疏风定痛等。

以三指或五指快速凑合一松一紧地着力于股外侧风市穴上下啄而密拿，并以手指伸直并拢拍打密拿处，称为密拿拍打风市上下法。

【操作要领】

患者侧卧位（患腿在上），医者以单手或双手三指（食、中、无名指）或五指指端在股外侧快速凑合，一松一紧、一起一落、一张一合地反复啄拿，以皮有印痕，微有温感为度。再以手指伸直，五指并拢，拍打密拿过的风市穴上下，直至局部灼热潮红。密拿快速，拍打持续，密拿治表、治皮，拍打治里、治筋、治肌。密拿、拍打合用表里皆治（图197－1，图197－2）。

【功效】

温通经络，止痛祛痒，引邪出经，祛风散邪，疏通闭塞。

【主治】

风寒湿痹，下肢麻木，偏瘫，疠风疮，股外侧皮神经炎等。

治疗手法

(五)下肢部治疗手法

要点提示

操作时用力均匀,以风市穴为中心施用手法,避免掐、抠损及皮表。

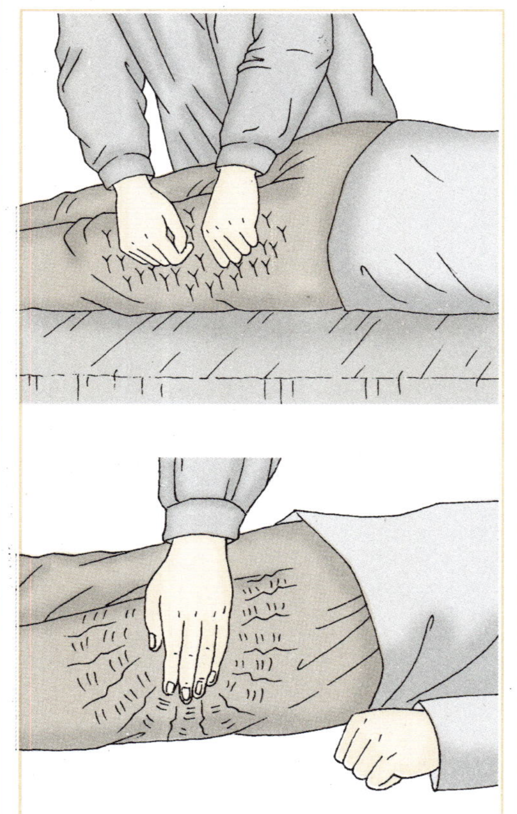

密拿拍打风市上下法 以三指或五指快速凑合一松一紧地着力于股外侧风市穴上下啄而密拿,并以手指伸直并拢拍打密拿处,称为密拿拍打风市上下法。(图197－1,图197－2)

■ 提拿足三阳法

提拿足三阳法为按摩推拿手法的挤压类及推荡类中以双手拇指与余四指的对合力着力于足三阳经筋的手法之一。本法临床应用广泛,常被经络脏腑按摩流派用于通调气血,正骨按摩流派用于强筋壮骨,伤科按摩流派用于强健肌筋等。

医者以双手拇指与其余四指对合力循足三阳之经筋顺序提而拿之,称为提拿足三阳法。

【操作要领】

患者仰卧位,医者以双手拇指与余四指的对合力动作连贯和缓,持续施以。(拇指尽力与余四指分开以增加提拿的范围)着力于股外侧循足三阳之经筋顺序提拿至外踝、足背,往返3～5次。此法主要在配合全身按摩时使用(图198)。

【功效】

活血化瘀,消肿止痛,疏通经络,宣通气血。

【主治】

肌肉萎缩,腰腿疼痛,胸胁疼痛,风湿痹痛,气逆头痛,颈项强痛,关节无力。

要点提示

操作中切忌抓提,避免伤及皮表。

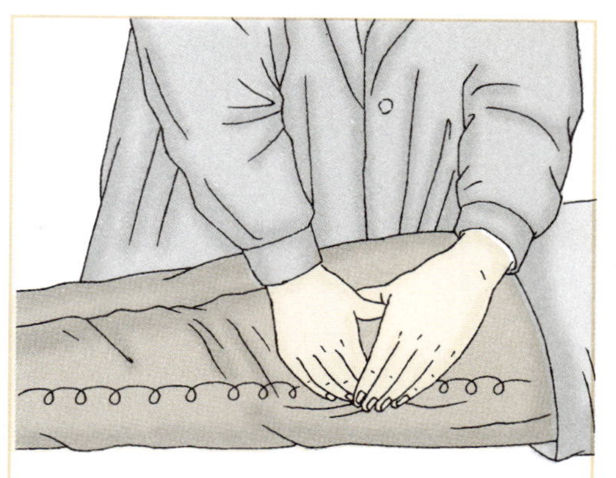

提拿足三阳法 以双手拇指与余四指对合力循足三阳之经筋顺序提而拿之，称为提拿足三阳法。（图198）

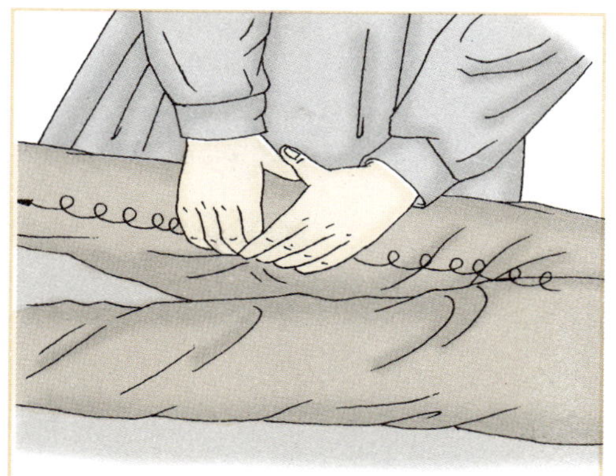

提拿足三阴法 以双手拇指与余四指的对合力于足三阴之经筋提而拿之，顺序施以，称为提拿足三阴法。（图199）

提拿足三阴法

提拿足三阴法为按摩推拿手法中的挤压类及推荡类中以双手拇指与余四指着力于足三阴之经筋的手法之一。本法临床常作为全身按摩的配合手法应用，被经络脏腑按摩流派用于疏通经络、通调脏腑，伤科按摩流派用于缓解肌筋等。

医者以双手拇指与其余四指的对合力于足三阴之经筋提而拿之，顺序施以，称为提拿足三阴法。

【操作要领】

患者呈仰卧位，医者以双手拇指与余四指的对合力，着力于双下肢内侧足三阴之经筋，自上而下，均匀施力，从腹股沟始循足三阴之经筋，顺序提拿至内踝，往返3～5次。此法主要在配合全身按摩时应用（图199）。

【功效】

祛风散寒，解除痉挛，活血化瘀，软坚散结，消肿止痛，通调气血，疏通经络，松弛肌筋，活血止痛。

【主治】

肌筋挛缩，肌肉麻木，腰腿疼痛，下肢疲劳，肢体不遂。

要点提示

操作时切忌抓拿，避免伤及皮表。

摇捋叩膝屈伸解索法

摇捋叩膝屈伸解索法为按摩推拿手法中的导引类被动运动以双手密切配合着力于患者膝关节的手法之一。刘世森先生应用此法颇为娴熟，他将此法分为六步、两法，操作确有一定独到之处。本法临床应用广泛，常被正骨按摩流派用于滑利关节。伤科按摩流派用于缓解痉挛、解索理筋。

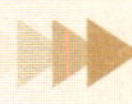

治疗手法

（五）下肢部治疗手法

医者以一手握患踝摇旋，另手扶膝以拇指捋筋余四指叩按，再导引屈膝伸旋而解索，以顺理肌筋，称为摇捋叩膝屈伸解索法。

【操作要领】

患者呈正坐位于床缘，患肢自然垂下，医者半蹲，一手扶患膝，另手握患踝导引患腿向内或外旋转之，并以扶膝手之拇指捋筋拨弄而后四指叩按，随即握踝手导引患肢屈膝而旋伸，以听见膝内有弹响为宜，再以双手置于膝内、外侧对揉而收式。本法主要用于膝关节（图200－1，图200－2，图200－3）。

【功效】

消肿止痛，活血化瘀，滑利关节，解除粘连，顺理肌筋。

【主治】

半月板嵌顿，十字韧带绞索，膝缝伤筋，膝关节疼痛等。

要点提示

操作时需步骤清楚，切忌草率从事。骨性关节病禁用此法。

搓捋双膝法

搓捋双膝法为按摩推拿手法的摩擦类及推荡类中以双手着力于膝关节的手法之一，此手法应用甚广，常被伤科按摩流派用于松弛肌筋，经络脏腑按摩流派用于治疗风寒湿痹等。此外，本手法在保健按摩中常作为一种自我保健的按摩手法使用。

医者双手于膝关节内、外侧分别搓而捋之，称为搓捋双膝法。

【操作要领】

患者仰卧位，医者双手分别置于患者膝关节内（血海至阴陵泉）、外（风市

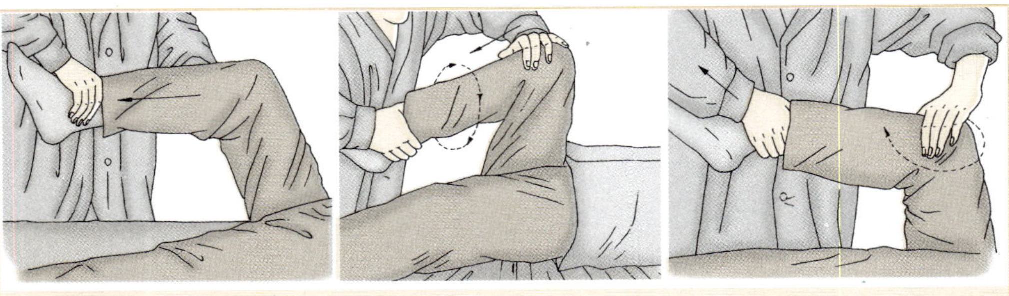

摇捋叩膝屈伸解索法 以一手握患踝摇旋，另手扶膝以拇指捋筋余四指叩按，再导引屈膝伸旋而解索，以顺理肌筋。（图200－1，图200－2，图200－3）

至足三里）侧，上下交替搓而捋之，搓时直行缓慢，捋则旋转疾速，反复施以，以局部潮红、灼热为宜。此手法多配合下肢按摩手法应用，亦可单独使用（图201－1，图201－2）。

【功效】

疏散瘀血，消肿止痛，通经活络，缓解痉挛，松弛肌筋，调和阴阳，理气活血，温经散寒。

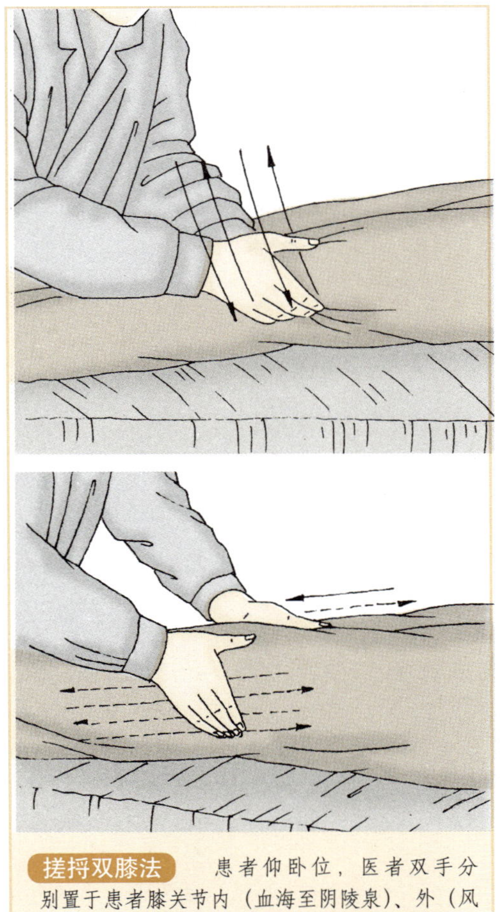

搓捋双膝法 患者仰卧位，医者双手分别置于患者膝关节内（血海至阴陵泉）、外（风市至足三里）侧，上下交替搓而捋之，搓时直行缓慢，捋则旋转疾速，反复施以，以局部潮红、灼热为宜。（图201－1，图201－2）

【主治】

膝关节扭伤，膝关节粘连绞索，膝关节炎，关节风湿症。

要点提示

操作中不可重力按压，注意保护皮肤，搓捋后适当配以揉捏及膝关节屈伸活动。

阴阳抱膝法

阴阳抱膝法为按摩推拿手法中的推荡类及摩擦类中以双手掌着力于膝关节的手法之一。临床应用广泛，常被骨科按摩流派用于强筋壮骨，经络脏腑按摩流派用于调和气血，伤科按摩流派用于疏通筋经等。

双手分别着力于膝关节的内外侧抱而团揉，左手为阳，右手为阴，故称阴阳抱膝法。

【操作要领】

患者呈仰卧位，医者以双手掌分别置于膝关节内外侧抱而团揉，一上一下，持续对按，和缓自如，施以内动劲、再以对点。此法主要用于膝关节，亦可用于肩、踝关节等部位（图202）。

【功效】

理气松肌，消肿止痛，通利关节，濡养肌筋，通经活络，和解阴阳，温经散寒，活血化瘀。

【主治】

关节腔积水，膝腿风痛，腰腿凉痛，陈旧性关节损伤，膝关节增生症，膝关节炎，膝关节扭伤。

治疗手法

（五）下肢部治疗手法

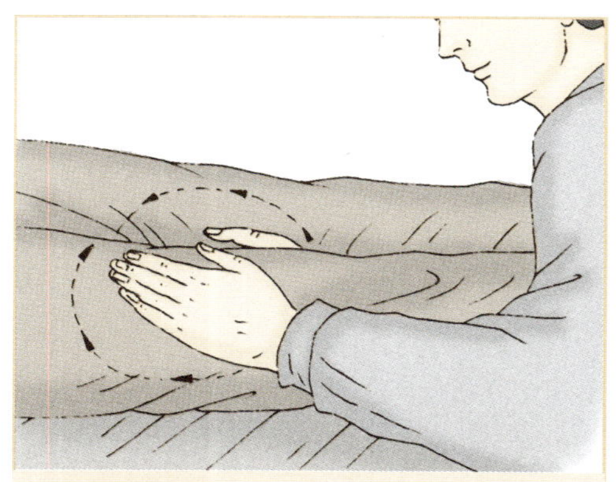

阴阳抱膝法　双手分别着力于膝关节的内外侧抱而团揉，左手为阳，右手为阴，故称阴阳抱膝法。（图202）

要点提示

操作时要悬腕垂肘，避免挤压搓捻，两手对称着力密切配合。

掐点侠溪至阴法

掐点侠溪至阴法为按摩推拿手法中的挤压类中以指端着力于患趾侠溪至阴穴的手法之一。侠溪止痛镇静，至阴通调气血。本手法临床常被伤科按摩流派用于缓解肌筋，经络脏腑按摩流派用于开胸顺气，指针按摩流派用于通经活络等。

医者以指端掐点侠溪，如电击循经入窜胸胁，再以指腹重点至阴，称为掐点侠溪至阴法。

【操作要领】

患者呈仰卧位，医者以双手拇指指端分别掐点左右侠溪（患者即有电击感从小趾过股外，循足少阳胆经上窜至胸胁），再以双手拇指端于至阴穴点而按之（有电击感循足太阳膀胱经经腰背上贯巅顶）。掐点侠溪时嘱患者咳嗽，或加深呼吸。并同时反复活动上肢，掐点得气后可予以揉按，以缓解刺激引起疼痛（图203）。

【功效】

开胸顺气，理气止痛，通经活络，活血化瘀，舒肝导滞。

【主治】

胸胁迸伤，胸胁支满，头痛，高血压，

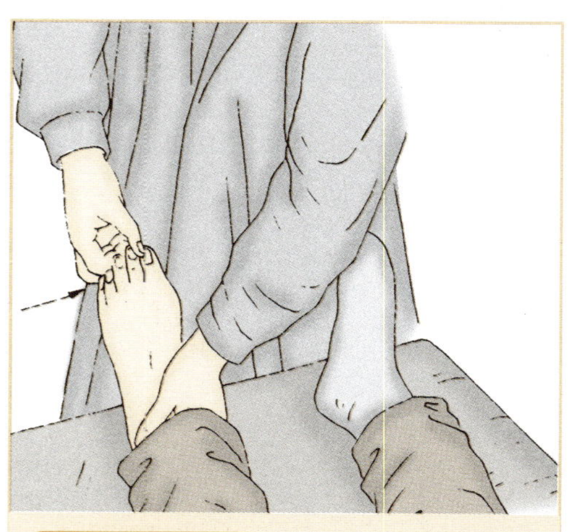

掐点侠溪至阴法　患者仰卧位，医者以双手拇指端分别掐点左右侠溪，再以双手拇指端于至阴穴点而按之。（图203）

肋间神经痛，中风，项痛，鼻眼疾患。

要点提示

操作时注意保护局部皮表。

掐拿八风法

掐拿八风法为按摩推拿手法中的挤压类以拇、食指对合着力于诸趾缝之八风穴的手法之一。八风穴位于趾缝缘，具有疏络活血，祛风止痛之功能。本法临床常被经络按摩流派用于疏通经络，伤科按摩流派用于理筋止痛，指针按摩流派用于活络止痛等。此外，本手法不仅可以治病，而且还可练功，所以应用广泛。很多按摩流派还将此法作为学习按摩的基本手法。

食指、拇指指腹对合着力于趾缝掐而拿之，称为掐拿八风法。

【操作要领】

患者呈仰卧位，医者以拇指与食指指端对合着力于趾缝掐而拿之，着力和缓，持续连贯。每掐拿一风均分三部，即掐拿左侧风左邻经，右侧风右邻经，正中为正经穴，诸位、诸部顺序掐拿，又称掐拿24 手法及掐拿上八风（位于趾歧缝间），合称32 掐拿法，总称掐拿八风法。此手法以掐拿为主，掐而不滞，拿而不浮，主要配合全身按摩来应用（图204）。

【功效】

镇静止痛，止眩清脑，活络止痛，引邪出经，调和气血。

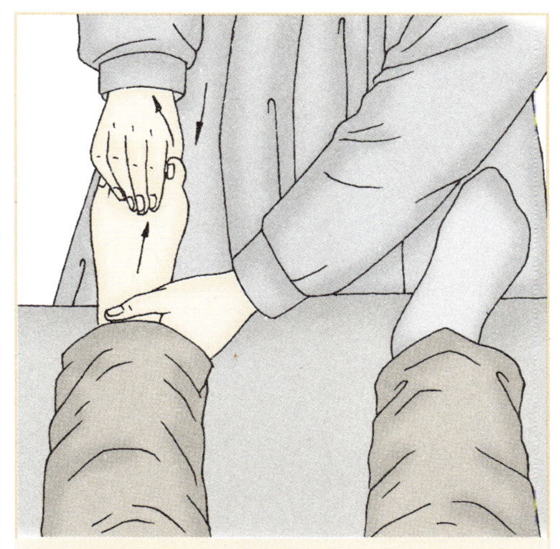

掐拿八风法 患者仰卧位，医者拇指与食指指端对合着力于趾缝掐而拿之，着力和缓，持续连贯。（图204）

【主治】

足背疼痛、麻木、红肿，末梢神经炎，半身不遂，头痛，牙痛，胃痛，月经不调。

要点提示

操作时按顺序进行，不宜掐拿过急，注意保护皮肤。

点廉步轻法

点廉步轻法为按摩推拿手法中的挤压类双拇端分别于阴廉穴的手法之一。阴廉穴属足厥阴肝经，点而按之可引肝火下行。本手法常被经络脏腑按摩流派用于调和气血，伤科按摩流派用于濡养肌筋，指针按摩流派用于通经活络等。

以双拇指端分别于阴廉穴点而按之，称为点廉步轻法。

治疗手法

（五）下肢部治疗手法

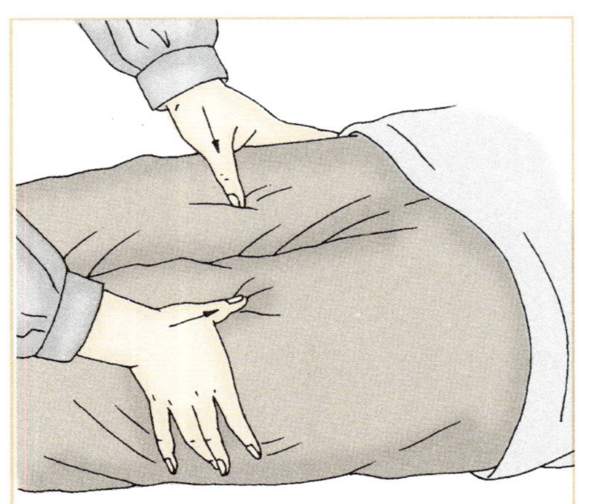

点廉步轻法 以双拇指端分别于阴廉穴点而按之，称为点廉步轻法。（图205）

【操作要领】

患者呈仰卧位，医者以双手拇指指端分别着力于阴廉穴点而按之（指下搏动应用则重按之），患者自感双下肢麻木发凉，再随呼吸至数将拇指轻轻提起，患者可感双腿热流滚至，循股而发下窜，点按后患者行走轻快，步态稳健。此法取穴要准确（以指下搏动应手为准），着力要持续，指宜重按轻抬。点廉步轻法主要用于全身按摩后的收式及治疗腰腿手法后的收式，一般很少单独使用（图205）。

【功效】

通经活络，调和气血，上通巅顶，下调胎产，温经祛邪。

【主治】

下肢疼痛，股神经痛，双腿沉重，腰腿疼痛，肢体痿痹，半身不遂，头痛中风，胎位不正，肢体瘫痪。

要点提示

操作时不可在局部捻移、搓动，以免损及局部皮表。

■ 搓揉涌泉法

搓揉涌泉法为按摩推拿手法中的摩擦类及挤压类中以指腹或大鱼际着力于患者足心之涌泉穴的手法之一。涌泉穴具有开窍宁神，通经活络之功效。本手法临床常被伤科按摩流派用于下肢疼痛，

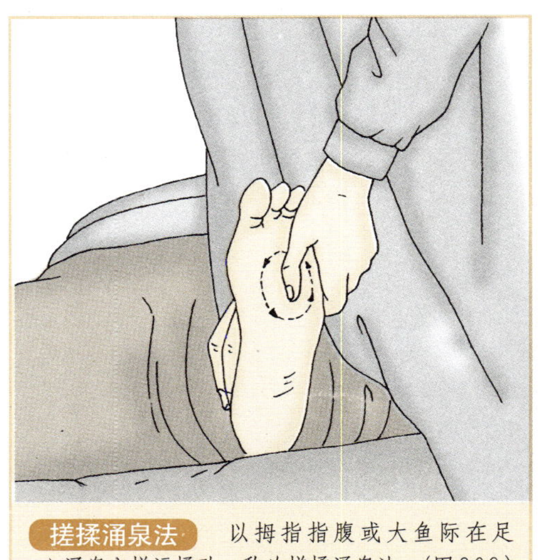

搓揉涌泉法 以拇指指腹或大鱼际在足心涌泉穴搓运揉动，称为搓揉涌泉法。（图206）

经络脏腑按摩流派用于镇静安神，儿科按摩流派用于止吐止泻，指针按摩流派用于昏迷急救等。

以拇指指腹或大鱼际在足心涌泉穴搓运揉动，称为搓揉涌泉法。

【操作要领】

患者仰卧或俯卧位，医者一手固定患足，另手拇指指腹或大鱼际着力于患者前足掌涌泉穴搓而揉之，或左旋搓运揉动，或右旋搓运揉动。从趾往足心搓运揉动为补，从足心向趾搓运揉动为泻。此法有补泻作用，可用于急救，一般情况都与其他按摩手法配合使用（图206）。

【功效】

回阳救逆，通经活络，开窍安神，调和气血。

【主治】

癫痫，癔病，脑后疼痛，失眠，下肢瘫痪，休克，不省人事，头顶痛，神志昏迷，烦躁不安，中风不语，口眼歪斜。

要点提示

操作时注意保护皮表，穴位须准确。

掐点五窝法

掐点五窝法为按摩推拿疗法中的挤压类中以指端着力于五窝的手法之一。此法是根据经络学说理论结合现代医学理论逐渐完善的手法。李墨林先生、郑怀贤先生等均对本手法持有独特的见

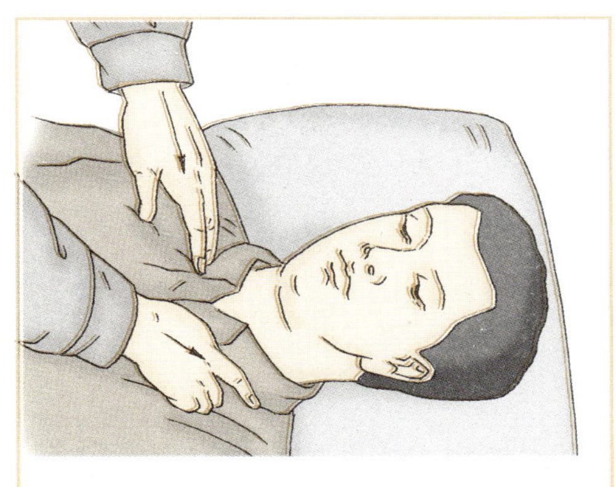

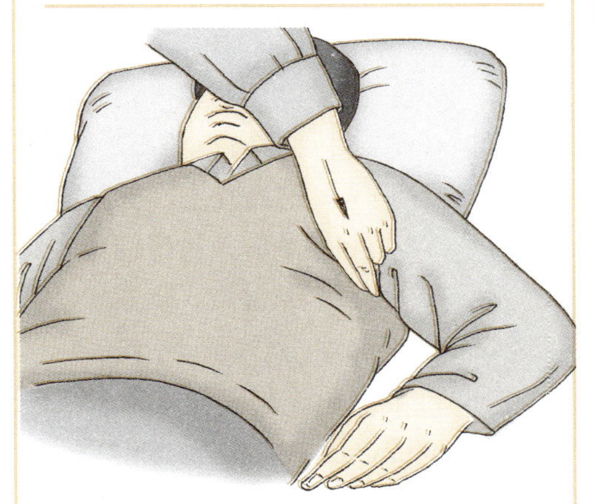

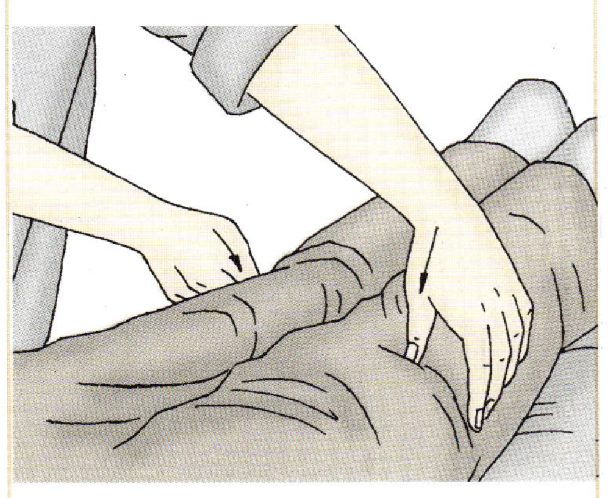

掐点五窝法 患者仰卧位，医者以拇指伸直，余四指略屈，用拇指端循五窝（锁窝、腋窝、肘窝、髂窝、腘窝）掐而点之。（图207-1，图207-2，图207-3）

治疗手法

（五）下肢部治疗手法

解，使用也有独到之处，有待进一步学习探讨。

以拇指端循五窝处着力掐而点之，称为掐点五窝法。

【操作要领】

患者仰卧位，医者以拇指伸直，余四指略屈，用拇指端循五窝（锁窝、腋窝、肘窝、髂窝、腘窝）掐而点之。五窝于体表之凹处，下有经络血脉及神经循行，每窝居有一穴（锁窝居缺盆穴，腋窝居极泉穴，肘窝居曲泽穴，髂窝居冲门穴，腘窝居委中穴），掐点后作用明显（图207－1，图207－2，图207－3）。

【功效】

调气血，通经络，止疼痛。

【主治】

肢体疼痛，寒冷抽痛，外伤疼痛；如肘窝（曲泽）治心悸、心痛、肘臂痛、手颤抖；腘窝（委中）泄暑热，利腰膝；腋窝（极泉）清心安神，通络定痛；锁窝（缺盆）治肋间神经痛、胸痛、咳喘，髂窝（冲门）治少腹痛，下肢寒痛。

要点提示

根据病情而辨证选用掐点之窝，掐点不宜过力，不宜过久。

■ 顺藤摸瓜法

顺藤摸瓜法为按摩推拿手法中的推荡类中以单手循足太阳经筋着力的手法之一。本法临床应用广泛，常被经络脏腑按摩流派用于祛邪行滞，内功按摩流派用于行气活血，伤科按摩流派用于舒筋活络等。

单手掌指略屈曲，掌根着力，自项部（斜方肌）循足太阳之经筋直推至足跟，称为顺藤摸瓜法。

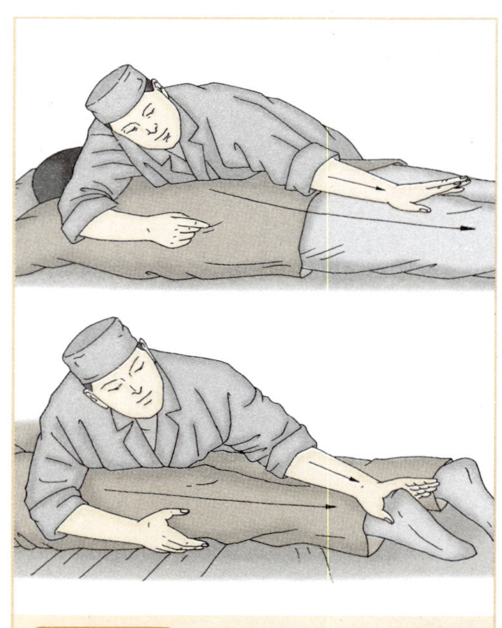

顺藤摸瓜法 患者俯卧位，医者上身前倾，沉肩、垂肘、伸臂，将力贯于施术之掌指。以单手从患者项部始，循足太阳经筋直推至足跟。（图208－1，图208－2）

【操作要领】

患者呈俯卧位，医者上身前倾，沉肩、垂肘、伸臂，将力贯于施术之掌指。以单手从患者顶部始，循足太阳经筋（用内动劲儿下贯至掌部）直推至足跟。此手法常作为全身按摩的配用手法使用（图208－1。图208－2）。

【功效】

发汗清热，祛风散寒，化滞消积，消除疲劳，祛邪镇痛，通经活络，调和营卫，和气行血。

【主治】

腰酸腿软，全身乏力，高血压，腰背疼痛，背肌劳损、扭伤，肢体麻木。

要点提示

操作时不宜搓擦旋转，避免斜行或跳跃。

点抹秩跳法

点抹秩跳法为按摩推拿手法中的挤压类以指端或肘尖着力于患者秩边穴（利腰膝、止疼痛）及环跳穴（通经络、健腰腿）的手法之一。本法临床常被伤科按摩流派用于舒筋活络，脏腑络络按摩流派用于行气血、散风寒，指针按摩流派用于通经活络等。

医者双拇指重叠或肘尖着力于秩边穴点而按之，环跳穴之点而抹之，称为点抹秩跳法。

【操作要领】

患者俯卧位或侧卧位，医者双手在患者腰骶部充分疏揉及提拿双下肢后，以双手拇指指端重叠或肘尖着力于秩边穴点而按之，按要深沉，点要留滞，略以颤动，然后于环跳穴点而抹之，点要着力，抹以旋转。腰痛者以环跳为主，腰腿痛者以秩边为主。一般指力点抹不理想时则用肘尖施力，仍不能满意者可用另手协助施力（图209－1，图209－2）。

【功效】

疏通经络，活血散瘀，通利腰腿，缓解肌筋，消炎止痛。

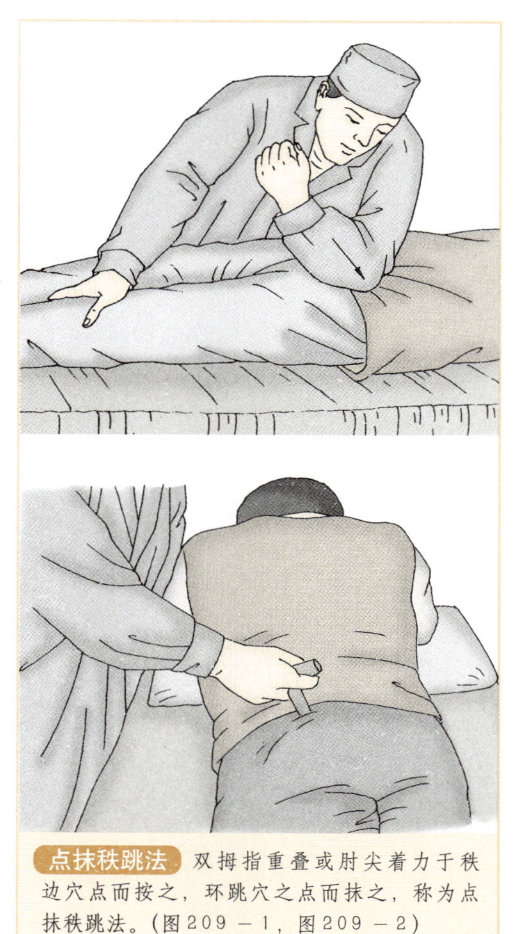

点抹秩跳法 双拇指重叠或肘尖着力于秩边穴点而按之，环跳穴之点而抹之，称为点抹秩跳法。（图209－1，图209－2）

治疗手法

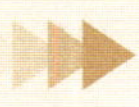

（五）下肢部治疗手法

【主治】

腰胯痛，坐骨神经痛，偏瘫，肢体痿痹，风湿痹痛，腰膝转侧伸缩障碍。

要点提示

操作时严格掌握适应症。本法小儿及年老体弱者慎用，孕妇禁用。

双跟点臀法

双跟点臀法是导引类与被动运动类手法合用的一种手法，是治疗腰腿疼，调节膝关节，腰髋的综合手法，临床应用也较广泛。

以双足跟部尽力叩点臀部，达以理筋治腰的手法，称为双跟点臀法。

【操作要领】

患者俯卧位，医者双手分别着力于患者足踝，导引患者双腿屈曲后尽力叩点同侧臀，反复 3～5 次为宜。

【功效】

通利腰脊，强筋壮骨，活血止痛，消肿止痛，理筋松肌，通利关节，通经活络。

【主治】

骶髋关节扭伤，腰腿疼，髋关节扭伤。膝关节肿痛，腰骶滑膜炎。

要点提示

患者在操作前应适当对下肢施以舒理，再施用此手法，不宜操之过急或施力不当。年老体弱尤以骨质稀疏者不宜应用此法。

足蹬拔抻法

足蹬拔抻法是以导引类与反作用力的合作应用于骨伤科的手法之一，是治疗下腰疼与髋关节疼痛的主要手法，从力学的角度逐渐发展成为具有现代按摩手法之一。

足蹬拔抻法，是应用于下肢以反作用力治疗膝髋关节的手法。

【操作要领】

足蹬拔抻法分为侧卧屈膝拔抻法，仰卧足蹬拔抻法。侧卧屈膝拔抻法：患者侧卧位，健侧屈膝在下，患侧下肢伸直在上，医者以双手握患踝，一足蹬于患者屈曲之膝，同时施用蹬而拔抻之。仰卧足蹬拔抻法：患者仰卧位，医者以双手握紧患踝，以一足与患者健侧足对蹬，同时施用足蹬而拔抻之。

【功效】

开利关节，解除粘连，松弛肌筋，捺正复位，理筋止痛，矫正止痛。

【主治】

骶髂关节半脱位，忽慢性髋关节症，髋关节扭伤，骨盆倾斜，腰骶关节扭伤，膝关节疼，膝关节粘连。

要点提示

在操作过程中，侧卧屈膝足蹬拔抻法施用时，患者健侧屈膝不可移动，保持垂直。仰卧屈膝足蹬拔抻法施力时，患者侧健腿不可屈膝，保持伸直。

提拿双筋法

提拿双筋法为按摩推拿手法中的挤压类中以双手指分别着力于左右足跟腿的手法之一。本手法多在急救时用，临床常被经络脏腑按摩流派用于疏通气血，指针按摩流派用于行气通络，小儿按摩流派用于治疗惊风昏迷，伤科按摩流派用于治疗肌筋痉挛。

以双手食指与拇指分别于左右跟腱着力提而拿之，称提拿双筋法。

【操作要领】

患者呈俯卧位，医者双手拇指与食指指腹对合着力，分别着力于两侧跟腱提而拿之。并施以向下伸动的力量提而引动，拿而抬起，使双足悬空，而后逐渐捻揉局部，以缓解楚痛。此手法多用于治疗腰腿痛（图212）。

【功效】

缓解疼痛，调和脾胃，补肾益气，理气活血，疏通经络，祛风散寒，消除痉挛。

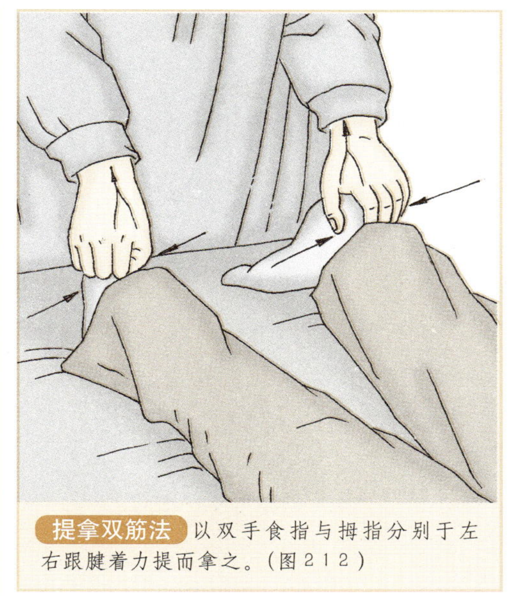

提拿双筋法 以双手食指与拇指分别于左右跟腱着力提而拿之。（图212）

【主治】

急性腰背痛，呕吐，腹泻，腿肚转筋。

要点提示

操作时注意保护皮表，禁止抠掐。

推搓四心法

搓推四心法为按摩推拿手法中的摩擦类中以指腹或鱼际着力于掌（跖）四心的手法之一。掌心为手三阴所经，跖心为足三阴所过，推而搓之以温经通络。本手法临床应用很广泛，但亦常被伤科按摩流派用于活络止痛，脏腑经络按摩流派用于行气活血，小儿按摩流派用于清热除烦，民间则用于急救等。此法小儿按摩流派最为常用。

以拇指指腹或鱼际于患者手、足四心搓而揉之，推而进之，称为推搓四心法。

治疗手法

（五）下肢部治疗手法

【操作要领】

患者呈坐位或卧位，医者一手握腕（踝），另手以拇指指腹或大、小鱼际于患者掌（跖）心着力搓而揉之，推而进之，以四心温热为宜（213）。

【功效】

缓解痉挛，清脑安神，镇静止痛，温经通络，行气活血。

【主治】

下肢麻木，癫痫癔病，肾性高血压，半身不遂，失眠，指掌麻木，活动受限，握力减退，末梢神经炎，局部肌萎缩等。

要点提示

操作时注意保护皮肤，必要时加用介质（润滑剂）。

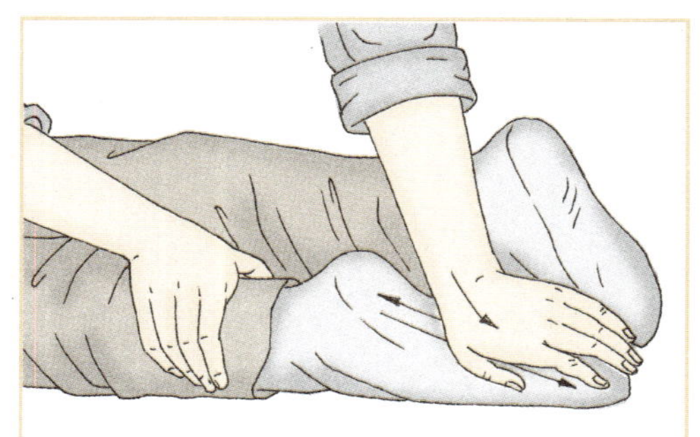

推搓四心法 以拇指指腹或鱼际于患者手、足四心搓而揉之，推而进之。（图213）

足跟捻压法

足跟捻压法为挤压类手法，捻法与压法合用于足跟部的一种手法。应用葛氏捶击法，刘氏拇指推法、捻法分别使用，综合其理而发展为足跟捻压法，临床应用奏效。

应用各种手法于足跟部施以旋转压力治疗跟痛的手法称为足跟捻压法。

【操作要领】

医者以拇指于患者足跟部之隆起，施用重力捻压，或以肘尖对准足跟之隆起施用重力捻压，代以卵石施之，代以犀角尖施之，代以木角施之，均可。以拇指施用重力捻压称为拇指捻压法，其作用缓和，用于足跟初痛。以肘尖施用重力捻压称为肘尖捻压法，其作用急骤，用于足跟久痛。以卵石施用重力捻压称为卵石捻压法，其作用持久，用于慢性足跟痛。以犀角尖施用重力捻压，称为犀角尖捻压法，其作用具有熄风，用于风寒足跟。

要点提示

操作中要刚中有柔，不可损及皮表，操作时应找准确点，重力捻压1—2次为宜，不宜反复捻压，而损及筋膜，应用此手法后，足跟部无须加用其他手法。高血压、心脏病患者慎用。

【功效】

活血止痛，刺激肾阴，祛风散寒。

【主治】

跟下滑囊炎，跟下脂肪垫，腰腿疼痛，足跟痛。

金鸡独立法

金鸡独立法为按摩推拿法中的踩跷法的挤压类中以踇指端或单足跟着力于上腹的踩跷法之一。本手法临床应用较少，一般被踩跷流派用于通调脏腑、顺理肠腔，经络脏腑按摩流派用于调节肠腑。

以单足踇趾或足跟部踏点于患者上腹部，可以医者身体的重力点而压之，形如金鸡独立，所以称金鸡独立法。

【操作要领】

患者平躺仰卧于踩床上，医者双臂架于踩床横梁（以便控制其自身的重力大小），用掌跖于上腹部广泛搓揉，待腹部肌肉放松后再用单踇趾端或足跟置于胃脘部，依靠医者身体的重力点压。另足屈膝悬空。点压时，患者自觉足底麻木，抬起后患者即觉有余热下行至足底而去。此法主要用于腹部（图214）。

【功效】

消食破结，活血化瘀，除邪扶正，理气消积，疏散郁结，消肿止痛。

【主治】

消化不良，顽食不化，腹痛胀满，脘腹结块。

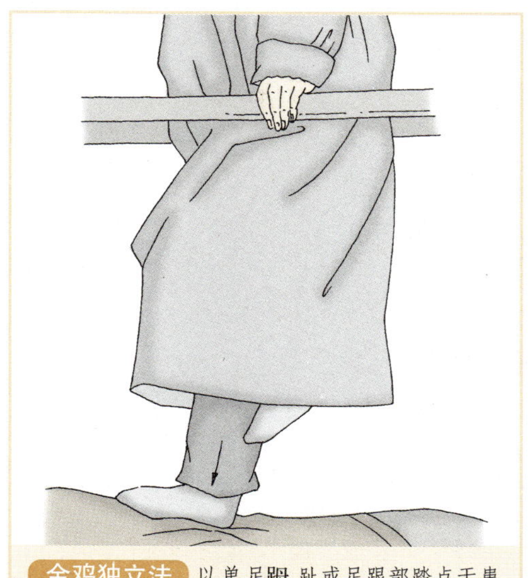

金鸡独立法 以单足踇趾或足跟部踏点于患者上腹部，可以医者身体的重力点而压之，形如金鸡独立。(图214)

要点提示

操作中不宜乱踏、踩、揉，待得气后再缓缓离去。年老体弱及小儿禁用此法。

足下生风法

足下生风法为按摩推拿踩跷法中的挤压类以双足分别着力于患者归来、气冲穴的踩跷法之一。临床多被按摩踩跷流派用于通调三焦，经络脏腑按摩流派用于通调胃肠。

双足踏于患者腹部按揉，以使邪气下行如风的手法，称为足生风法。

【操作要领】

患者仰卧平躺于踩床上，医者两臂架于踩床横梁上，双脚自患者上腹部按穴循经踩揉至小腹气冲、归来穴（脐下五寸，旁开二寸处），如此反复按踩后，再

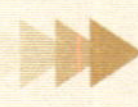

治疗手法

（五）下肢部治疗手法

以双脚分别斜踏于气冲，患者自觉腿足沉重，酸胀窜麻，冷风嗖嗖，然后医者将脚轻轻抬起，则邪气下行如风。此法用于上盛下虚、寒热往来者（图215）。

【功效】

平衡阴阳，调和气血，舒经活络，通调脏腑，和血止痛，驱风散邪。

【主治】

头目昏沉，胸膈痛楚，气血瘀滞，胸腹胀满，四肢沉重，腰膝酸痛，上盛下虚。

要点提示

操作中足要踏稳，不可乱蹬乱踏。年老体弱者及儿童禁用此法。

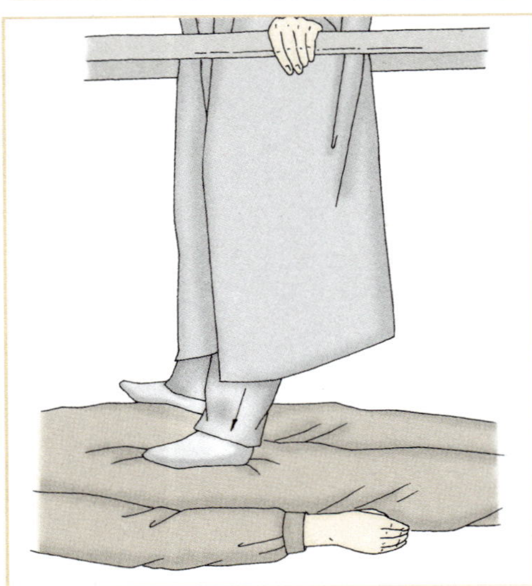

足下生风法 双足踏于患者腹部按揉，以使邪气下行如风的手法，称为足生风法。(图215)

脚蹬火轮法

脚蹬火轮法是按摩推拿踩跷法中的挤压类中以双足着力于患者天府穴的踩跷法之一。这种治本法近代按摩推拿中应用虽不甚广泛，但在按摩推拿中却成为一独特的踩跷流派。四川的乔玉川先生运用本法较为娴熟，他以竹杆支撑进行操作，颇有特色。

双脚蹬于患者天府，立稳后轻抬双脚，患臂发热似火，形如蹬动火轮，故称为脚蹬火轮法。

【操作要领】

患者仰卧于踩床，伸开双臂，医者双臂架于踩床横梁上，两脚蹬踩于患者左右臂根部之天府穴上，以自身的重力蹬压，蹬而定之不可摇撼，待患者自觉双臂麻木，手出冷汗，并有窜动感时，医者将双脚轻轻抬起，此时患者忽感双臂火热，如热流滚至而来。

【功效】

活血散瘀，通经活络，祛邪扶正，通闭散结。

【主治】

两肩沉紧，手指疼痛，风寒疼痛，双臂痹证，胸胁憋闷，双臂疼痛窜麻。

第二篇

按摩推拿手法辨证治疗

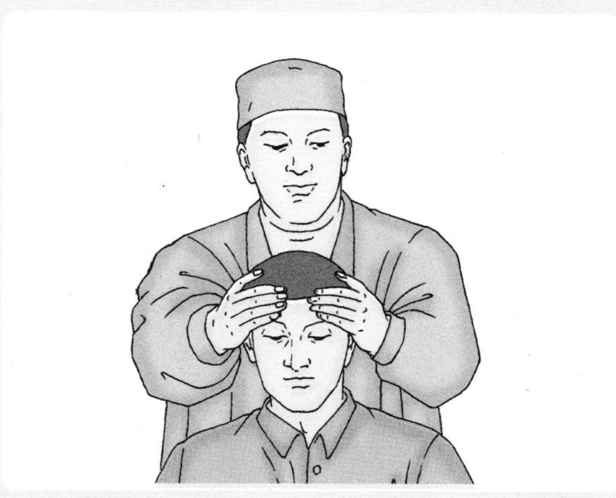

辨证治疗

（一）内科

感冒

感冒又称伤风、冒风，是风邪侵袭人体所致的常见外感疾病。临床表现以鼻塞、咳嗽、头痛、恶寒发热、全身不适为其特征。全年均可发病，尤以春季多见。由于感邪之不同、体质强弱不一，症候可表现为风寒、风热两大类，并有夹湿、夹暑的兼症，以及体虚感冒的差别。如果病情较重，在一个时期内广泛流行，称为“时行感冒”。

【病因病机】

感冒的发生主要由于体虚，抗病能力减弱，当气候剧变时，人体卫外功能不能适应，邪气乘虚由皮毛、口鼻而入，引起一系列肺卫症状。偏寒者，则致寒邪束表，肺气不宣，阳气郁阻，毛窍闭塞；偏热者，则热邪灼肺，腠理疏泄，肺失清肃。感冒虽以风邪多见，但随季节不同，多夹时气或非时之气，如夹湿、夹暑等。

【辨证论治】

主症恶寒发热，头痛，鼻塞流涕，脉浮。

兼见恶寒重，发热轻或不发热，无汗，鼻痒喷嚏，鼻塞声重，咯痰液清稀，肢体酸楚，苔薄白，脉浮紧，为风寒感冒；微恶风寒，发热重，有汗，鼻塞浊涕，咯痰稠或黄，咽喉肿痛，口渴，苔薄黄，脉浮数，为风热感冒；夹湿则头痛如裹，胸闷纳呆；夹暑则汗出不解，心烦口渴。

中医将感冒分为风热型感冒、暑湿

自疗常见病按摩 **流行性感冒**

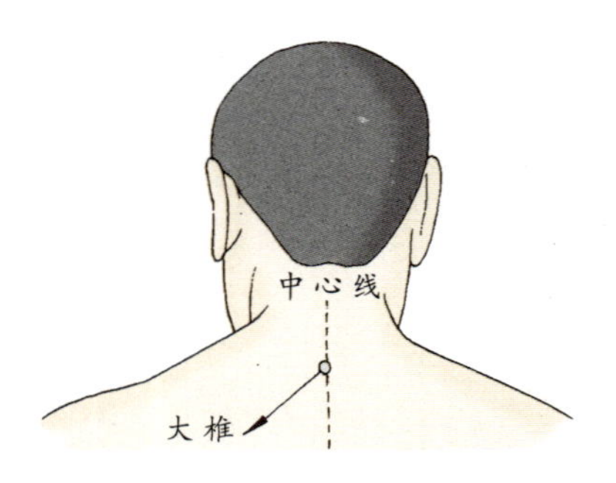

大椎穴

后颈部凸出高点微第七颈椎，其下凹处即是。

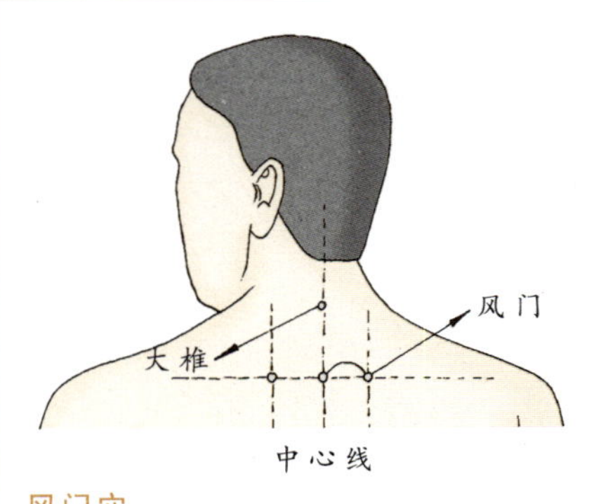

风门穴

在大椎穴下方，第二胸椎棘突点，旁开1.5寸即是，左右各一穴。

型感冒和风寒型感冒和时行感冒（流行性感冒）四种类型。

风热感冒

主要症状：鼻塞流浊黄涕，舌苔薄白微黄，边尖红，脉象浮数；身热初起微恶风，汗泄不畅，头胀痛；咳嗽，痰粘或黄，咽燥或红肿疼痛，口干欲饮。

病因分析：风热为阳邪，风热袭表，有汗而热不解，风热上扰清窍，故见头痛；皮毛疏泄失度，故见发热，而微恶寒；风热犯肺，故见咳嗽，咽痛，均为风热之症。

按摩推拿手法治疗　第一步：患者坐位，医者一手点按双发际，拇指与其余四指揉拿项肌法，重点风池、风府穴及点揉大椎穴，以清热除风。第二步：双拿肩井及揉搓斜方肌，置俞穴揉按之，再以一手握患腕，另手施以揉拿手三阴法（图140）、揉拿手三阳法（图139），同时点按曲池、合谷，以驱散风邪。第三步：施用四指归提法（图106），达以疏风止痛，清热解表。

咳嗽甚者，可施用梳肋开胸顺气法（图175），重点云门，以清宣利肺；咽喉疼痛者，可点按廉泉及二龙戏珠法（图117），以解毒利咽；鼻衄者，可双点少商，以清肺泻热，凉血止血。

暑湿感冒

主要症状：肢体重或疼痛，头昏胀痛，咳吐粘痰，鼻流浊涕，心烦口渴，身热，微恶寒，汗少，或口中粘腻，胸闷，泛恶，小便短赤，舌苔薄黄而腻，舌胖大，脉濡数。

病因分析：风暑加湿上犯清空，头昏胀痛；暑热犯肺，肺气不清，淡涕粘浊；

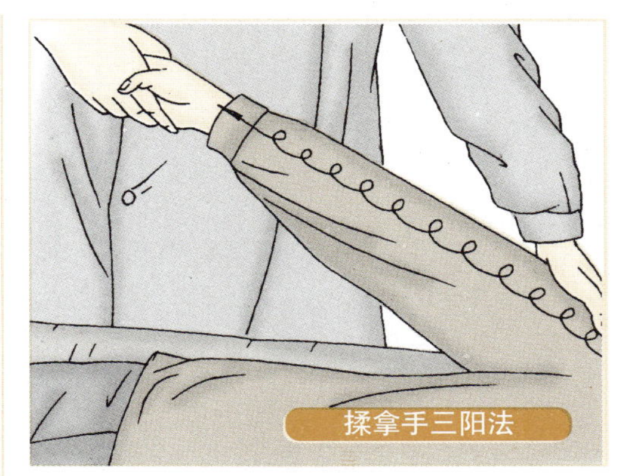
揉拿手三阳法

暑热内伤，灼热伤津而心烦、口渴，小便短赤；夏盛感冒，感受当令之署邪，夹湿暑湿并重，暑湿伤表，表卫不和，故身热，微恶风，汗少，肢体酸痛；湿热中阻，气机不展而胸闷，泛恶，口中粘腻，渴不多饮。舌胖，苔薄黄腻，脉濡数均为暑湿夹热之征。

按摩推拿手法治疗　挟暑者参见风热感冒治疗。挟湿者参见风寒感冒治疗。

风寒感冒

主要症状：四肢疼痛，鼻塞流涕，喉痒咳嗽，恶寒重，发热轻，无汗，头痛，咳痰清稀而色白，口不渴或渴喜热饮，舌苔薄白，脉浮或浮紧。

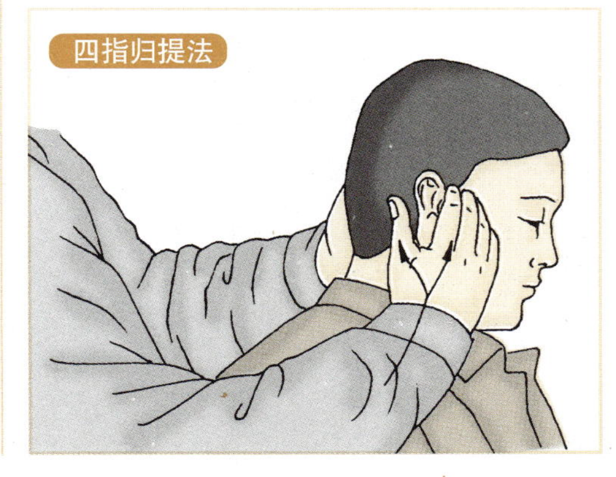
四指归提法

辨证治疗

（一）内科

病因分析：风寒上受，肺气不宣而致鼻塞流涕、咽痒、咳嗽等肺系症状。因风寒在表脉象浮，寒而苔薄白。

按摩推拿手法治疗　第一步：患者坐位，医者以拇指与余四指于颈项部揉拿项肌，推拿搓擦风池，提拿双侧肩井，搓拿项背部，轻揉俞穴，重点按肺俞、风门穴；再以一手握患腕，另手施以揉拿手三阴法（图140）、揉拿手三阳法（图139）、搓捋双臂法（图141），同时点按鱼际、外关、列缺等穴，以达解表之效。第二步：嘱患者俯卧位，医者于背俞以揉摩，施以提拿足三阴法（图199）、提拿足三阳法（图198），以解除四肢的酸痛。第三步：嘱患者仰卧位，自患者头部始施以推运印堂法（图112）、分阴阳法（图111）、鸳鸯理额法（图109）及干洗脸法（图114），重点按迎香、禾髎穴，以开鼻窍。

头痛重者施以干洗头法（图102）、双运太阳法（图108），止痛祛风；咳嗽者点按鱼际、上星、太渊，以清肺止咳。外感发热者以鹰爪抓鸡（脊）法（图157）、搓运夹脊法（图158），驱散风寒以解表。

【预防】

加强御寒锻炼，增强抗病体质，特别在流行期间，尽量防止交叉感染。

咳嗽

咳嗽是肺系疾病的主要症候之一。分别言之，有声无痰为咳，有痰无声为嗽，一般多为痰声并见，故以咳嗽并称。古代医家有“咳证虽多，无非肺病”和“五脏六腑皆令人咳，非独肺也”等说法，咳嗽一证可出现在多种疾病之中，现代医学中的急、慢性气管炎，支气管扩张，肺炎肺结核等病，均可参考本篇进行辨证论治。

【病因病机】

咳嗽的病因分外感和内伤两大类：外感咳嗽是肺脏本身的病症，多以风邪为先导，而来寒、热、燥等邪气，从皮毛和口鼻侵入人体，首先犯肺，使肺失宣降，肺气上逆而致咳嗽。内伤咳嗽常涉及其他脏腑，因肺为娇脏，任何脏腑有病往往累及于肺而发生咳嗽，如脾失健运，痰湿内生，上扰于肺；情志不舒，肝郁化火，上乘于肺；肾阳不足，气化不利，水气上犯；肺本身气虚、阴虚，皆能影响肺气的升降出入而致咳嗽。

【辨证论治】

辨证首先应区别外感还是内伤，论治应分清邪正虚实，外感咳嗽多为新病，见肺卫表证，属于邪实，治以宣肺散邪为主；内伤咳嗽多为久病，反复发作，如见

自疗常见病按摩

刮痧治咳嗽

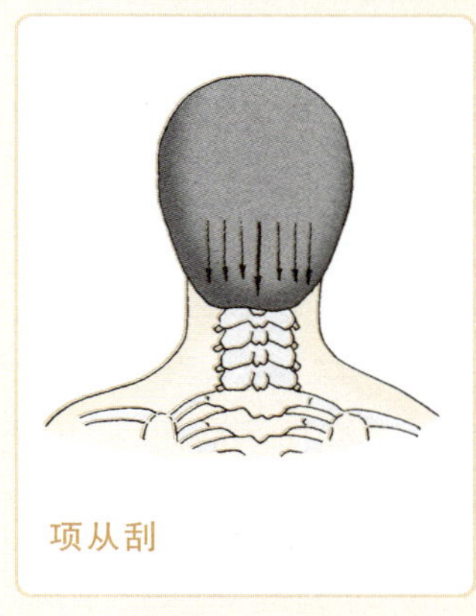
项从刮

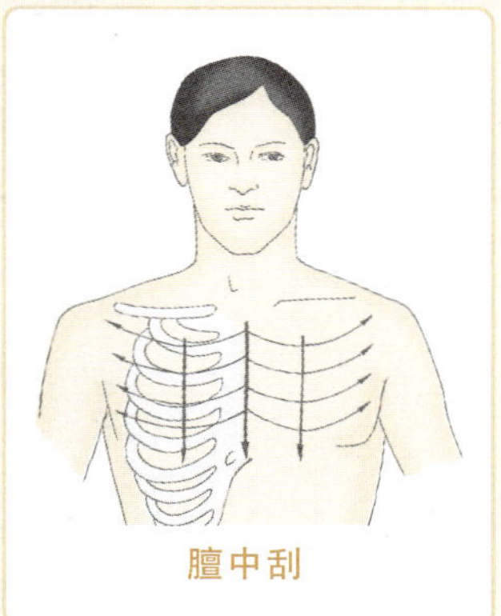
膻中刮

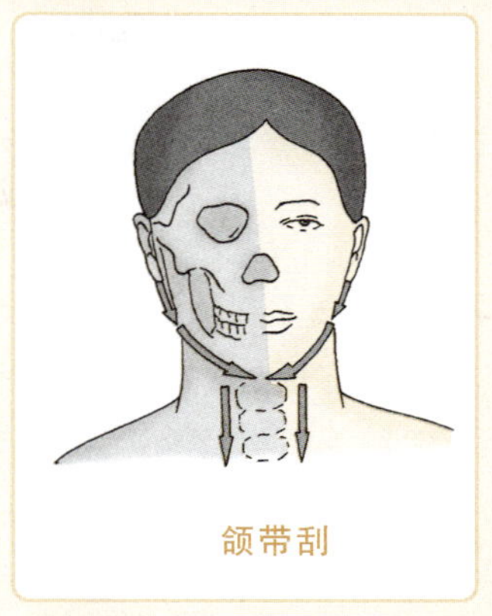
颔带刮

他脏引起者，多属邪实正虚，治当祛邪止咳，兼顾扶正。

外感咳嗽

①风寒咳嗽

主要症状：咳嗽声重有力，痰清稀色白，咽痒，鼻塞流清涕，恶寒发热，无汗，全身酸软，舌苔薄白，脉浮紧。

病因分析：风寒袭肺，肺气不宣，故咳嗽，咽痒，鼻塞流清涕；寒邪郁肺，气不布津，凝聚为痰，故痰清稀色白；风寒外束，卫阳被遏，故见恶寒发热，无汗；经络失和则全身酸软，苔薄白，脉浮紧为风寒在表之象。

按摩推拿手法治疗　第一步：患者坐位，医者以一手扶头，另手拇指与余四指揉拿颈项部，重搓擦，点按风池，以疏风散寒解表。第二步：嘱患者俯卧位，医者以掌指于患者背部自上而下推揉，以达疏风；再置背俞搓而揉之，点按肺俞，达以宣肺；搓运夹脊法（图158），以温经散寒。第三步：嘱患者仰卧位，施以晨笼解罩法（图174），以宣通肺气，宣肺止咳。

②风热咳嗽

主要症状：咳嗽不爽，痰黄粘稠，不易咯出，口渴咽痛、鼻流黄涕，头痛身热，恶风汗出，苔薄黄，脉浮数。

病因分析：风热犯肺，肺失清肃，热伤津液，故见咳嗽不爽，痰黄粘稠，鼻流黄涕、口渴咽痛；风热犯表，卫表不和，故头痛身热，恶风汗出，苔薄黄，脉浮数为风热在表之象。

按摩推拿手法治疗　第一步：患者坐位，医者以一手扶头部，另手于患者项背部搓擦，点按大椎而清热，循俞穴而推搓，以清热肃肺。第二步：嘱患者仰卧位，施用晨笼解罩法（图174），以宣通肺气；一手握患腕，另手置手太阴经，施用揉拿手三阴法（图140），达以镇咳。

③风燥咳嗽

主要症状：干咳无痰，或痰少粘稠，

辨证治疗

（一）内科

或痰带血丝，咳引胸痛，恶风发热，鼻干咽噪，舌红少津，苔薄黄，脉细数。

病因分析：风燥伤肺，肺失清润，故干咳无痰，痰少粘稠；燥热灼津则鼻干咽燥；热伤肺络则痰带血丝，咳引胸痛；风燥外客，表卫不和则恶风发热；舌红少津，苔薄黄，脉细数为燥热之象。

按摩推拿手法治疗 第一步：患者坐位，医者以一手扶头部，另手以掌指部揉搓项背部，再以中食指点按颌下，应用二龙戏珠法（图117），以清热利咽。第二步：再一手握患腕，另手施用揉拿手三阴法（图140），循手太阴肺经揉拿之，达以疏风清肺，调燥止咳。

内伤咳嗽

①脾虚咳嗽

主要症状：咳嗽痰多，痰白而粘，胸脘胀满，纳少呕恶，神疲乏力，舌淡胖，苔白腻，脉濡滑。

病因分析：脾湿生痰，上渍于肺，肺气壅遏，故咳嗽痰多，痰白而粘；脾不健运，痰湿中阻则胸脘满闷，纳差，呕恶；脾虚气血生化无源，故神疲无力。舌淡胖、苔白腻，脉濡滑为痰湿之象。

按摩推拿手法治疗 第一步：患者坐位，医者以一手置于头部，另手于项背部施以舒揉，达以疏风解表；以一手于喉结施用二龙戏珠法（图117），达以清热利咽。第二步：医者一手握患腕，另手循手太阴肺经施以揉拿手三阴法（图140），达以除湿镇咳；以掌指于背俞施以搓运夹脊法（图158），着重点按肺俞、脾俞，以健脾燥湿，镇咳祛痰。

②肝火犯肺

主要症状：咳嗽阵作，痰滞咽喉，咯之难出，面赤咽干，胸胁胀痛，口干苦，舌苔薄黄少津，脉弦数。

病因分析：肝郁化火，上逆侮肺，肺失清肃，故咳嗽阵作，痰滞难出；肝火上炎则面赤咽干，口干苦；肝脉布两胁。脉络失和，故胸胁胀痛；苔薄黄少津、脉弦数为肝火肺热之象。

按摩推拿手法治疗 第一步：者坐位，医者以一手扶头部，另手于项背部推揉以疏风，再以点按大椎以清热，搓运夹脊法（图158），点按肺俞、肝俞，以平

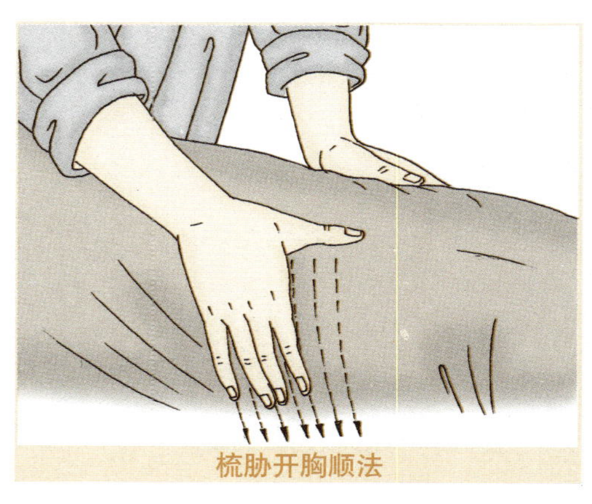

梳胁开胸顺法

肝镇咳。第二步：患者仰卧位，医者以双手掌指置双胁部，施以梳胁开胸顺法（图175），以宣肺宽胸，疏肝解郁。点按太冲，以清肺泻肝。

【预防】

加强体育锻炼，增强体质；增强身体抵抗力；禁吸烟，避免刺激性气雾接触；加强耐寒锻炼。

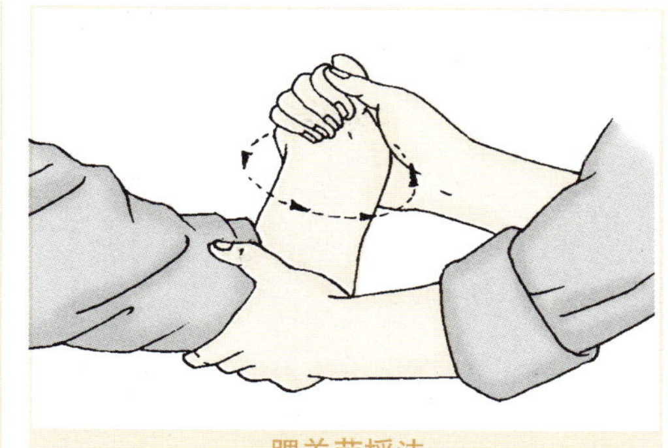

踝关节摇法

喘症

喘症是以呼吸急促、困难，甚则张口抬肩，鼻翼煽动，不能平卧为特征。根据中医八纳辨证在临床上分为虚喘，实喘。喘证涉及多种急慢性疾病，不但是肺系疾病的主要症候，而且可因其他脏腑病变影响于肺所致，喘证又分为外感或内伤，外感者治肺；内伤者治肾。

【病因病机】

喘病的病因很复杂，外邪侵袭、饮食不当、情志失调、劳欲久病等均可成为喘病的病因，引起肺失宣降，肺气上逆或气无所主，肾失摄纳便成为喘病。

外邪侵袭：外感风寒或风热之邪，未能及时表散，邪蕴于肺，壅阻肺气，肺气不得宣降，因而上逆作喘。

饮食不当：恣食生冷、肥甘，或嗜酒伤中，脾失健运，痰浊内生；或急慢性疾患影响于肺，致肺气受阻，气津失布，津凝痰生，痰浊内蕴，上阻肺气，肃降失常，发为喘促。

情志失调：捎怀不遂，忧思气结，肝失调达，气失疏泄，肺气痹阻，或郁怒伤肝，肝气上逆于肺，肺气不得肃降，升多降少，气逆而喘。

劳欲久病：肺系久病，咳伤肺气，或久病脾气虚弱，肺失充养，肺之气阴不足，以致气失所主而喘促。若久病迁延，由肺及肾，或劳欲伤肾，精气内夺，肺之气阴亏耗，不能下荫于肾，肾之真元伤损，根本不固，则气失摄纳，上出于肺，出多人少，逆气上奔为喘。

【辨证论治】

喘病的病理性质有虚实两类。实喘在肺，为外邪、痰浊、肝郁气逆，肺壅邪气而宣降不利；虚喘当责之肺、肾两脏，因精气不足，气阴亏耗而致肺不主气，肾不纳气。故喘病的基本病机是气机的升降出纳失常，“在肺为实，在肾为虚”。病情错杂者，每可下虚上实，虚实夹杂并见。但在病情发展的不同阶段，虚实之间有所侧重，或互相转化。若肺病及脾，子盗母气，则脾气亦虚，脾虚失运，聚湿生痰，上渍于肺，肺气壅塞，气津失布，血行不利，可形成痰浊血瘀，此时病机以邪实为主，或邪实正虚互见。若迁延不愈，

辨证治疗

（一）内科

累及于肾，其病机则呈现肾失摄纳，痰瘀伏肺之肾虚肺实之候。若阳气虚衰，水无所主，水邪泛溢，又可上凌心肺，病机则为因虚致实，虚实互见。

1.实喘

①风寒袭肺

主要症状：喘咳气急，胸部胀闷，痰多稀薄色白，兼有头痛，恶寒，或伴有发烧，口不渴，无汗，苔薄白而滑，脉浮紧。

病因分析：风寒上受，内合于肺，邪实气壅，肺气不宣，故喘咳气逆，胸部闷胀；寒邪伤肺凝液成痰，则痰多稀薄色白；风寒束表，皮表闭塞，故见恶寒，头痛、发热、无汗等表寒证。

按摩推拿手法治疗　第一步：患者坐位，医者以双手置于患者项背部，施以提拿肩井法，再以一手扶头部，另手以拇食指点按风池、风府穴以驱风，散寒；施用五指拿推法（图105），以蔽风解表；以掌指循背俞施用搓运夹脊法（图158），点按肺俞、风门、定喘穴，以宣通肺气，止咳定喘；再点按大椎，以宣通阳气，调和营卫，除寒热。第二步：医者一手握患腕，另手循手太阴肺经，施以揉拿手三阴法（图140），同时点按列缺，以祛风宣肺，理气解表；以拇指点按气之会穴膻中，以降气宽胸，平治喘逆。第三步：以晨笼解罩法（图174）、梳胁开胸理气法（图175）而结束之，达到祛风散寒，宣肺平喘。

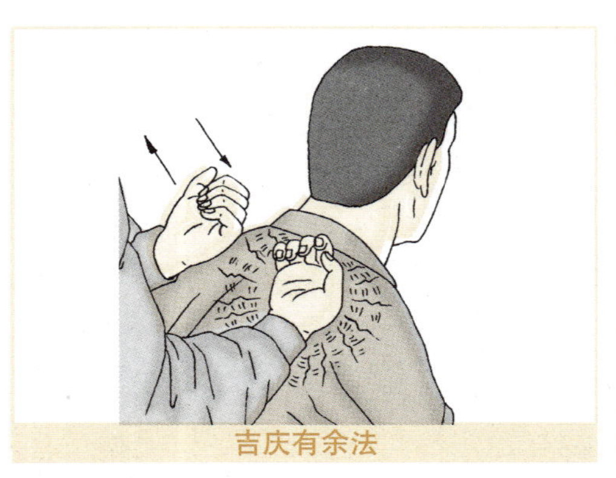
吉庆有余法

②表寒里热

主要症状：咳逆上气，胸胀或痛，息粗，鼻煽，咳而不爽，痰吐粘稠，伴有形寒肢冷，身热，烦闷，身痛，有汗或无汗，口渴，苔薄白或黄，质红，脉浮数（滑）。

病因分析：因寒邪束表，肺有郁热，或表寒未解，内已化热，热郁干肺，肺气上逆而喘，息粗，鼻煽，胸部胀痛，咳痰粘稠不爽，热为寒郁则伴形寒、发热、身痛。

按摩推拿手法治疗　第一步：患者坐位，医者以双施用手提拿肩井法，并搓揉肩背部，着重点按穴喘、风门、肺俞、大椎等穴，以止咳定喘，宣通肺气，散寒解表，宣肺泄热。第二步：施用吉庆有余法（图153），以宣通肺气，清里达表。第三步：施以梳胁开胸顺气法（图175），点按膻中穴、中府穴，以补气、降逆、润肺、定喘。以揉拿手三阴法（图140）而结束之。着重点按合谷、尺泽，以泻清肺，行气脾浊，肃降肺气，而咳止喘平。

③痰热郁肺

主要症状：喘咳无痛，胸部胀痛，痰多粘稠色黄，或夹血色，伴胸中烦热，身热有汗，渴喜冷饮，面红，咽干，尿赤，便秘，苔黄或腻，脉滑数。

病因分析：邪热袭肺，灼津成痰，肃降无权而致喘咳气涌，胸部胀痛，痰粘稠色黄，热伤脉络则见血痰，痰热郁蒸故伴有烦热，渴饮，咽干，面红等。

按摩推拿手法治疗 第一步：患者坐位，医者以双手提拿肩井及施以提拿夹脊法（图156），以达清泄肺热；用拇指点按肺俞、定喘、大椎穴，以理气宣肺，清热止喘。第二步：医者一手握患腕，另手循手太阴肺经施用揉拿手三阴法（图140），着重点按尺泽，以清泻肺热，疏稠肺气；再以双拇点按天穴，以理气化痰，止咳定喘。第三步：嘱患者仰卧位，施推脾运胃法（图179），点按中脘穴，以分清降浊，化湿除脘闷；循足三阴、足三阳经脉，施以提拿足三阴法（图199）、提拿足三阳法（图198），点按丰隆，以化痰降浊。痰去，肺气顺，喘自平。

④痰浊阻肺

主要症状：喘而胸满闷窒，或甚则胸盈仰息，咳嗽痰多粘腻色白，咯吐不利，兼有呕恶，纳呆，口粘不渴，苔厚腻色白，脉滑。

病因分析：中阳不运，积湿成痰，痰浊壅肺，肺气失降，故喘满闷塞，胸盈仰息，痰多白色粘腻；痰湿蕴中，肺胃不和而见呕恶、纳呆、口粘等。

按摩推拿手法治疗 第一步：患者坐位，医者以双手置于患者背部施用搓运夹脊法（图160），点按肺俞，以通调

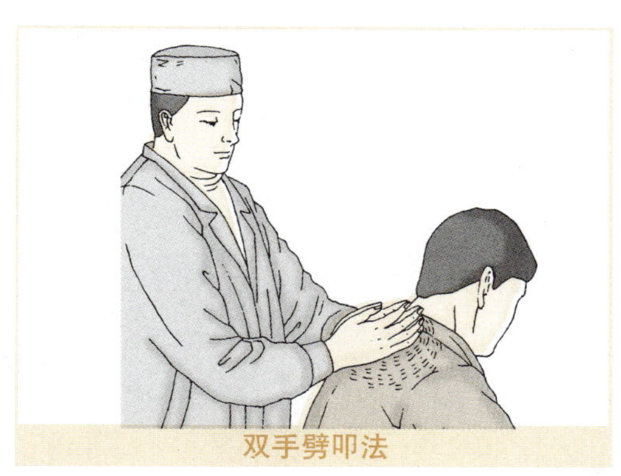

双手劈叩法

肺气，止咳平喘；同时点按脾俞以分清化浊。第二步：嘱患者仰卧位，施用推脾运胃法（图179），梳胁开胸顺气法（图175），同时点按膻中、中脘穴，以舒气降逆，升清降浊，理脾行气，化痰平喘。再施点按中府穴、天突穴，以理气化痰，止咳定喘。第三步：施用提拿足三阳法（图198）、提拿足三阴法（图199），同时点按丰隆穴，以和运脾胃，降湿化痰。

⑤肺气郁痹

主要症状：气憋，胸闷胸痛，咽中如塞，或失眠，心悸，苔薄，脉弦。每遇情志刺激而诱发，发时呼吸急促，但喉中痰声不重。

病因分析：郁怒伤肝，肝气冲逆犯肺，肺气不降，则喘促气憋，咽中如塞；肝肺络气不和而胸闷胸痛；心脾气郁则

辨证治疗

（一）内科

失眠，心悸，脉弦。

按摩推拿手法治疗 第一步：患者坐位，医者以双手置患者后背，施用揉按，循背俞施以搓运夹脊法（图158），点按肝俞、肺俞、心俞穴，以平肝理气。第二步：施双手劈叩法（图151），点按定喘穴，以解郁而平喘。以一手握患腕，另手循手太阴肺经施以揉拿手三阴法（图140），点按内关穴，能宽胸理气，缓解心悸，开郁降气。第三步：施晨笼罩法（图174），达以宣通肺气，疏泄肝郁，祛郁行滞，气顺而平喘。

2.虚喘

①肺虚

主要症状：喘促短气，气怯声低，喉中鼾声，咳声低弱，痰吐稀薄，自汗畏风，或呛咳痰少质粘，烦热口干，咽喉不利，面潮红，舌质淡红或舌红苔剥，脉软弱或细数。

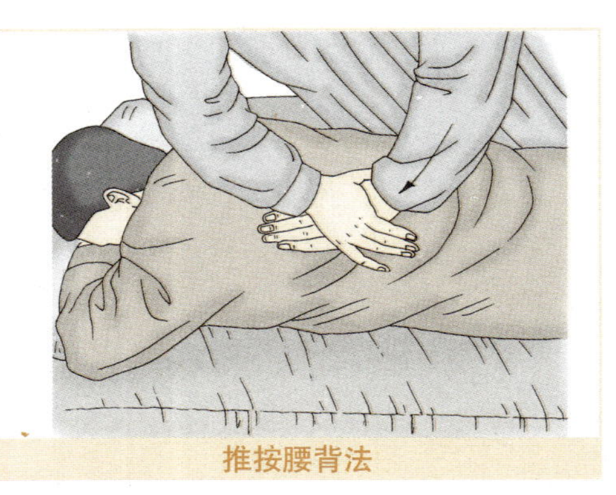

推按腰背法

病因分析：肺虚气失所主，故喘促短气，气怯声低，喉中鼾声，肺气不足致咳声低弱，气不化津故咳痰稀白，肺虚卫外不固则自汗、畏风。舌苔、脉象均为阴虚火旺之征。

按摩推拿手法治疗 第一步：患者坐位，医者以双手置于患者背部，施用搓运夹脊法（图158），同时点按肺俞、脾俞、肾俞、定喘穴以理气止咳，升清降浊，培土生金，益气定喘。第二步：嘱患者仰卧位，施用梳胁开胸顺气法（图175），点按膻中，中脘，以益肺气，止咳喘。

②肾虚

主要症状：喘促日久，动则喘甚，呼多吸少，气不得续，形瘦神惫，跗肿，汗出腹冷，面青唇紫，舌苔淡白或黑润，脉沉细。

病因分析：久病肺虚及肾，气失摄纳故呼多吸少，气不得续，动则喘甚，肾虚精气耗损则见形瘦神惫。肾阳既衰，卫外之阳不固而汗出，阳气不能温养于外，则肢冷、面青，阳虚气不化水而见跗肿。

按摩推拿手法治疗 第一步：患者呈坐位，医者以双手置于患者背部施用搓运夹脊法（图158），同时点按脾俞、肾俞、肺俞穴，以补肾阴，清虚热，辅肾气，益肾水，壮水制火。第二步：嘱患者俯卧位，施用推按腰背法（图171），以补益

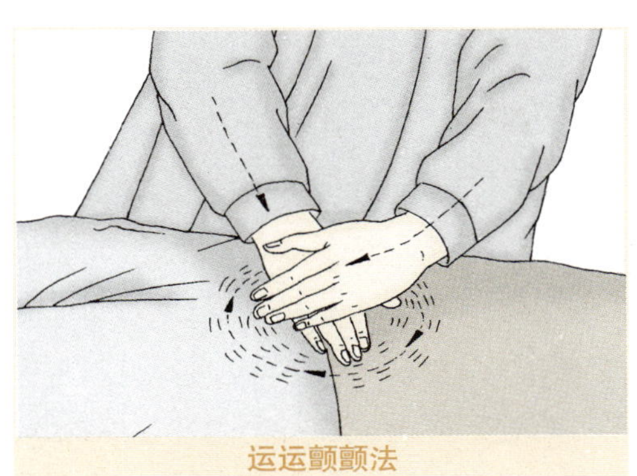
运运颤颤法

肺气；再施用双龙点肾法（图159），以调补肾，壮阳制水。第三步：嘱患者仰卧位，施用运运颤颤法（图184），以健运脾胃，培土生金，点按关元、气海穴，以大补肾脏之元气，纳气归肺，肺肾充气，上有所主，下有所纳，气机通畅，呼吸均匀。

【预防】

喘与哮相互并存，所以在预防上除与哮相同之外，还应及时治疗，以免延误而失治。平时慎风寒、节饮食、戒烟酒，因情志致喘者，尤需怡情悦志，避免不良刺激，加强体疗、气功锻炼，以固根本。

哮症

喘气时以喉间有呷呀声响为特征。时常与喘互见，哮以声响言，喘以气息言。本病有痰鸣、咳喘的症状，发作时喉中哮鸣有声，呼吸气促困难，甚则喘息不得平卧，多因内伏痰饮，外感饮食、情志或劳累过度等因素而诱发，尤其与气候变化关系更密切。病久可导致肺、脾、肾三脏皆虚，出现本虚标实的症候。在发作之后，大多形气俱虚，均属哮症。

【病因病机】

为宿痰内伏于肺，复加外感饮食、情志、劳倦等因素，以致痰阻气道，肺气上逆。

外邪侵袭：外感风寒或风热之邪，未能及时表散，邪蕴于肺，壅阻肺气，气不布津，聚液生痰。

饮食不当：贪食生冷，寒饮内停或过食酸咸甘肥，积痰化热，以致肺气耗损，气不化津，痰饮内生，上干于肺，壅阻肺气。

体虚病后：素质不强或病后体弱，如幼年患麻疹，顿咳或反复感冒，咳嗽日久等，以致肺气耗损，气不化津，痰饮内生，或阴虚火盛，热蒸液聚，痰热胶固。素质不强者多以肾为主，而病后导致者多以肺为主。

哮症病理因素以痰为主，痰的产生责之于肺不能布津，脾不能运输精微，肾不能蒸化水液，以致津液凝聚成痰，伏藏于肺，一旦遇有外邪、内伤、情志、劳累，均可导致哮症的发作。

【辨证论治】

哮症发作，初为呼吸不畅，鼻喉作痒，打喷嚏，肠中不适等症状，慢慢呼吸困难，喉中痰鸣有声，痰粘量少。甚则张口抬肩不能平卧，烦躁不安，面色苍白，唇甲青紫，额出冷汗，若能咳出大量粘痰之后，则窒闷之势得以缓解。治疗原则：未发以扶正气为主，既发以攻邪气为急，根据症之阴阳、虚实，审其偏盛偏衰，采取针对性的益肾、健脾、补肺等方法。

1.发作期

①冷哮

辨证治疗

（一）内科

主要症状：胸痞满闷如塞，咳不甚，痰少咳吐不爽，呼吸急促，喉中痰鸣，面色晦暗，口不渴，喜热饮，天冷或受寒易发，舌苔白滑，脉弦紧或浮紧。

病因分析：寒痰伏肺，痰阻气道，胸痞满闷，肺气郁闭，不得宣畅，内有寒痰，邪未化热，故口不渴或喜热饮，复感外寒，则见恶寒发热，无汗，舌苔白滑，脉浮紧，均为寒痰之征。

按摩推拿手法治疗 第一步：患者呈坐位，医者以双手于患者项背部施以揉推法，再以一手掌指平置于患者背部置背俞施以搓运夹脊法（图158），以双手拇指点按肺俞穴、内外定喘穴，以疏调肺气，止咳定喘。第二步：以一手握患腕，另手循手太阴肺经施以揉拿手三阴法（图140），点按列缺、太渊穴，以气顺哮止。第三步：用双手拇指点按天穴、膻中穴，以达宽胸调气，行气化痰。第四步：嘱患者半仰卧位，医者以双手于患者下肢施用提拿足三阴法（图199）、提拿足三阳法（图198），同时点按丰隆，以除痰湿。

②热哮

主要症状：呼吸急促，气粗息通，喉中痰鸣，胸高胁胀，咳呛阵作，痰黄粘稠，排吐不利，而赤燥，口渴喜饮，口苦，不恶寒，舌质红，苔黄腻，脉滑数或弦滑。

病因分析：痰热壅肺，肺失肃降，肺气上逆，故呼吸急促，喉中哮鸣，胸高胁胀，咳呛阵作；热蒸液聚生痰，痰热胶结，故咳吐不利，痰火内郁，则烦躁；痰火上蒸，故面赤、口苦；热伤津液则口渴、喜饮，并有痰热内盛之舌、脉象。

按摩推拿手法治疗 第一步：患者呈坐位，医者以双手置于患者项背部，施用提拿肩井法，再以一手掌指平置于背部，置背俞穴施用推运夹脊法（图158），再用双拇指点按定喘穴、大椎穴，以清热、定喘、顺气、降逆、平喘。点按肺俞，以疏调肺气。第二步：医者一手握患腕，另手循于太阴肺经，施用揉拿手三阴法（图140），着重点按曲池、列缺、太渊、合谷、尺泽、少商，以疏通太阳经气，清肺泄热，清降肺火。第三步：以拇指点按膻中穴以达宽胸调气；点按丰隆穴，以除痰湿，清热宣肺，化痰定喘，顺气哮止。

2.缓解期

哮症的反复发作，正气必虚，故在平时缓解期应培补正气，从本对治，根据体质和脏腑的不同虚候，分别从肺、脾、肾着手治疗。

①虚哮

主要症状：喉中痰鸣，舌淡苔少，脉象虚弱。形体消瘦，素体怯寒，气少无力。腰酸肢软，呼吸急促。

病因分析：脾虚多因饮食不当而气短不足以息；肺虚多自汗怕风，易感外邪而气短，声低喉哮鸣；肾虚，平素短气息促，动则尤甚，吸气不利，劳累后而哮易发。

按摩推拿手法治疗　第一步：患者呈坐位，医者以双手置于患者背部施用推运夹脊法（图158），着重点按肺俞、脾俞、肾俞，以补益肺气。第二步：嘱患者俯卧位，施双龙点肾法（图159），以调补肾气。第三步：嘱患者仰卧位，施用点按关元、气海，以大补下元之气，纳气归原；施点鸠掐里法（图178），培中土、扶中气，以滋生化之源，使之元气充沛，肺肾功能正常，虚哮则止。

【预防】

随时注意气候变化，做好防寒保暖，防止外邪诱发，忌食生冷、肥腻、辛辣、海膻等物，薄滋味，以杜痰之源。忌吸烟和避免接触刺激性气体、灰尘。防止过度疲劳和情志刺激，避免易于诱发的各种因素，以减少发作的机会。

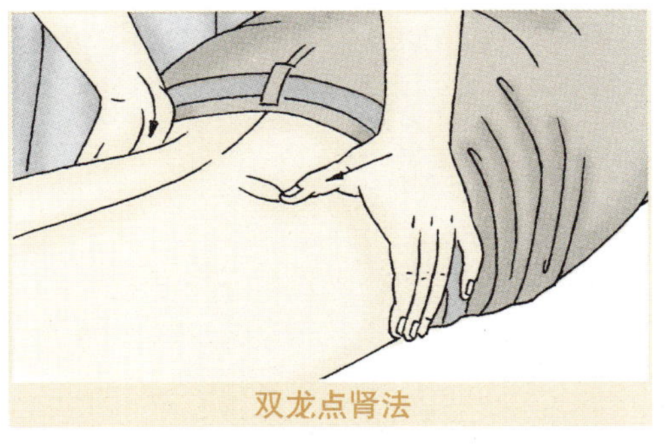
双龙点肾法

■ 肺痈

肺痈是肺部发生痈疡，咳唾脓血的病症，类似于肺脓疡，肺坏疽等疾患，多因风热病邪阻郁于肺，蕴结而成；或因嗜酒或食煎炸辛热厚味，燥热伤肺所致。本病随着病情的发展，表现为初期、成痈期、溃脓期、恢复期等不同阶段。

【病因病机】

因风伤皮毛，热伤血脉，风舍于肺是本病形成的主要原因。热之所过，血为之凝滞蓄结痈脓。

感受风邪：感受外邪多为风热外邪自口鼻或皮毛侵犯于肺所致，或因风寒袭肺，未得及时表散，内蕴不解，郁而化热所为。

痰热素盛：痰热素盛平素嗜酒太过或嗜食辛辣炙爝厚味，酿湿蒸痰化热，熏灼于肺；或肺脏宿有痰热，或他脏痰浊瘀结日久，上干于肺，形成肺痈。

劳累过度，正气虚弱，则卫外不固，外邪易乘虚侵袭，是致病的重要内因。本病病位在肺，病理性质属实、属热。

病变在肺，病理性质主要为邪盛的实热症候，因邪热郁肺，蒸液成痰，邪阻肺络，血滞为瘀，而致痰热与瘀血互结，蕴酿成痈，血败肉腐为脓，肺络损伤，脓疡溃破外泄，其成痈化脓的病理基础，主要在于热壅血瘀。

【辨证论治】

本病发病急，常突然出现恶寒或寒战，高热，咳嗽，胸痛，咯吐粘浊痰。经过旬日左右，咳痰增多，咳痰如脓。辨证

辨证治疗

（一）内科

总属实热症候，为热毒瘀结在肺，故发病急，病程短，邪盛实证。

1.初期

主要症状：恶寒发热，咳嗽，咳白色粘沫痰，痰量由少渐多，胸痛，咳时尤甚，呼吸不利，口干鼻燥，苔薄黄或薄白，脉浮数而滑。

病因分析：因风热（寒）之邪侵犯卫表，内郁于肺，或内外合邪，肺卫同病，蓄热内蒸，热伤肺气，肺失清肃，出现恶寒、发热、咳嗽等肺卫表症。

按摩推拿手法治疗 第一步：患者坐位，医者一手置于头部，另手置于项背部，以掌指于患者项背施用揉推，置俞穴施以搓运夹脊法（图158）、鹰爪抓鸡（脊）法（图157），以清肺解表；着重点按肺俞穴，以和益肺气，除痰镇咳；点按大椎，以宣通阳气，疏表退热。第二步：患者仰卧位，医者以一手握腕，另手置患者手三阴施以揉拿手三阴法（图140），着重点按尺泽、曲池、合谷、少商，以散风热，宣肺气，解表退热，泻热利咽，达风热除、肺气降，咳嗽愈之效。第三步：施以晨笼解罩法（图174），点按天突穴，以利气化痰，宣通肺气，除咳止胸痛。

2.成痈期

主要症状：身热转甚，时时振寒，继则壮热，汗出烦躁，咳嗽气急，胸满作痛，转则不利，咳吐浊痰，呈黄绿色。自觉喉间有腥味，口干咽燥，苔黄腻，脉滑数。

病因分析：为邪热壅肺，蒸液成痰，气分热毒浸淫及血，热伤血脉，血为之凝滞，热壅血瘀，蕴酿成痈，表现高热，振寒、咳嗽、气急、胸痛等痰瘀热毒蕴肺的症候。

按摩推拿手法治疗 第一步：患者坐位，医者一手扶手头部，另手于患者项背部施以双拿肩井法，分别提拿肩井部，以清肺消痈。再以一手掌指置于背部施以提拿夹脊法（图156），以壮水制火，滋阴清热；同时点按肺俞，以调肺气。第二步：嘱患者仰卧位，医者一手握患腕，另手置手太阴肺经施以揉拿三阴法（图140），着重点按少商、列缺、曲池、太渊，以达清肺降火，泻大肠热，助肺气行清热之功。第三步：再以推运脾胃法（179），点按中脘，以清胃热而化痰；置下肢施以

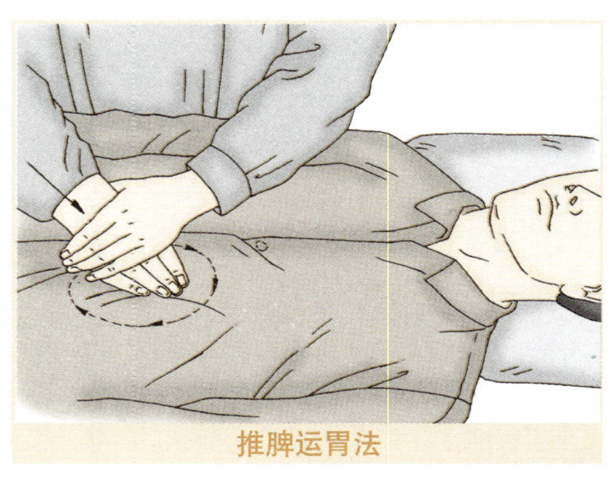
推脾运胃法

提拿足三阳法（图198），点按丰隆穴，可顺气化浊，除胸胁疼痛，并可降气除烦。

3.溃脓期

为痰热与瘀血壅阻肺络，肉腐血败化脓，肺损络伤，脓疡溃破，排出大量腥臭脓痰或脓血痰。

【预防】

为脓疡内溃外泄之后，邪毒渐尽，病情趋向好转，但因肺体损伤，故可见邪去正虚，阴伤气耗的病理过程，继则正气逐渐恢复，痈疡渐告愈合。若溃后脓毒不尽，邪恋正虚，每致迁延反复，日久不愈，病势时轻时重，而转为慢性。

■ 肺痿

肺痿是阴虚肺伤的慢性衰弱的疾患，主要症状为咳嗽，吐出稠痰白沫，或伴有寒热，形体消瘦，精神萎靡，心悸气喘，口唇干燥，脉象虚数等。肺痿，系咳喘日久不愈，肺气受损，津液耗伤，肺叶痿弱，临床表现以气短，咳吐浊唾涎沫，反复发作为特点。

【病因病机】

由于肺痿系久咳不愈演变而成，故其发病与肺部其他疾患有密切关系。肺不伤则不痿，如肺痈，肺劳，哮喘，久嗽等日久伤肺，均可转化为肺痿。肺痈日久，余邪不清，正气渐虚，热灼肺阴，或肺痨久嗽，痨热熏肺，肺阴大伤，而转为肺痿，此多属虚热之症；若内伤久咳，或冷哮不解，肺气耗伤，肺中虚冷，吐涎伤津，亦可成为肺痿，此多属虚寒之症。肺痿虽有虚热，虚寒之别，若虚热肺痿日久不愈，阴损及阳，常可转为虚寒之候；反之，虚寒肺痿，亦可由寒郁化热，转为虚热之症。

由此可见，肺痿之病因病机，不外肺有燥热和肺气虚冷。

【辨证论治】

肺痿的特征为咳吐浊唾涎沫，临床症状咳嗽，或竟不咳，咯吐浊唾涎沫，或唾白如雪，细沫粘稠，或有时唾血，气息短促。或时有寒热，形体消瘦，皮毛干枯头昏，神疲，面色灰青。

1.虚热

主要症状：咳吐浊唾涎沫，其质粘稠，不易咯出，胶粘长丝不断，或痰中带有血丝，或咳甚而咯血，其色鲜红，咽干而燥，渴喜凉饮，形体消瘦，皮毛干枯，舌红质干，脉象虚数。

病因分析：肺阴亏耗，虚火内炽。肺失肃降，则气逆咳喘；热灼津液成痰，故咳吐浊唾涎沫，其质粘稠；燥热伤津，津液不能濡润上承，故咳声不扬、音嗄，咽燥、口渴；阴虚火旺，灼伤肺络，则午后潮热，咳嗽带血，阴津枯竭，内不能洒阵脏腑，外不能充身泽毛，故形体消瘦，皮毛干枯。舌红而干，脉虚数，乃是阴枯热灼之象。

按摩推拿手法治疗 第一步：患者坐位，医者以一手扶头部，另手于患者背部施以疏揉，于背俞施以搓运夹脊法（图158），以理气和血；重点肺俞，以止咳宣通肺气；双点风门以清热和营，宣肺解表。第二步：嘱患者仰患卧位，医者一手

辨证治疗

（一）内科

握患腕，另手置手三阴经施用揉拿手三阴法（图140），着重点按阳溪，以宁心安神，潜阳固表；点按间使，以宁神和胃解表；揉按鱼际，以清肺热，利咽喉；点按神门，以宁心、安神、通络；点孔最，以调降肺气，清热止血；第三步：施晨笼解罩法（图174），以通宣肺气。

2.虚寒

主要症状：咳吐涎沫，其质清稀量多，口不渴，形寒气短，小便数或遗尿，舌质淡润，脉象虚弱。

病因分析：脾肺虚弱，气不化津，故吐涎沫；内无虚火，水湿停留，故口不渴；阳不卫外，故见形寒；肺气虚损，故见气短；上虚不能治下，膀胱失约，故见小便数或遗尿；气虚有寒，故舌质淡润，脉象虚弱。

按摩推拿手法治疗　第一步：患者坐位，医者以一手扶头部另手以掌指抬于患者项背部搓揉，于背俞施以重搓运夹脊法（图158），并点按肺俞，以温补肺气，滋补虚劳。第二步：施一指托天法（图101），以升阳固脱，补虚益气。第三步：嘱患者仰卧位，施用推脾运胃法（图179），以达消痰利水；医者一手握患腕，另手置手三阴施以揉拿手三阴法（140），着重点按内关，以泻三焦，调整阴阳之气；点按太渊以降逆清肺理气。医者以双手置于患者下肢施以提拿足三阳法（图198）、提拿足三阴法（图199），同时点按足三里，达以调补脾胃，除湿化浊；点按三阴交，以达理气血、通气滞之效。

【预防】

肺痿主要是当在肺燥初起应予以正确论治，按照阴虚火旺来救治，如有误治则为肺痿而难以医治。所以应从肺的本身调治，对脾胃的调治，是主要预防方法。

肺胀

肺胀即肺气胀满，泛指咳喘胸满，是多种慢性肺疾患反复发作，迁延不愈，而导致的一种病症。临床表现为胸部膨满，胀闷如塞，喘咳上气，痰多，烦燥，心悸等。其病程缠绵，时轻时重，日久则见面色晦暗，唇甲紫绀，脘腹胀满，肢体浮肿。肺胀有虚实之分。实证多见由邪气郁肺，肺气不降；虚证则多由肺肾两虚，导致肾不纳气，而肺气上逆。

【病因病机】

本病多发生于久病肺虚，痰浊潴留，若再感外邪则会诱使病情发作加剧。

久病肺虚：如内伤久咳，水饮，喘哮，肺痨等肺系慢性疾患，迁延失治，痰浊潴留，气还肺间，日久则导致肺虚、肺胀。

感受外邪，肺虚卫外不固，外邪六淫反复乘袭，诱使本病发作，病情日益加重，肺胀病变在肺，继则影响脾、肾，后期及于心。肺病及脾，子耗母气，脾失健运，导致肺脾两虚。肺虚及肾，肺不主气，肾不纳气，可致气喘日益加重，吸入困难，呼吸短促难续，动则更甚。肺与心脉相通，肺气辅佐心肺运行血脉，肺虚治节失职，久则病及于心。心阳根于命门真火，如肾阳不振，进一步导致心肾阳衰，可以出现喘脱等危候。

痰从寒化则心饮，饮溢肌表则为水，痰浊久留，肺气郁滞，心脉失肠则血郁为瘀，血不利则为水，早期以痰浊为主，后期痰瘀并见，络至痰浊，血瘀，水饮夹杂为患。

【辨证论治】

肺胀以咳逆上气，痰多、胸闷、喘息，动则加剧，甚则鼻煽气促，张口抬肩，轻重不一，感受牙邪伴寒热表症。

1．痰浊壅肺

主要症状：咳嗽痰多，色白粘腻，呈泡沫，气短喘息，稍劳即著，怕风易汗，脘痞纳少，倦怠乏力，舌质偏淡，苔薄腻或浊腻，脉弦滑。

病因分析：肺虚脾弱，痰浊内生。上逆于肺，则咳嗽，痰多色白粘腻，痰从寒化成饮，则痰呈泡沫状，肺气虚弱，复加气因痰阻，故短气喘促，稍劳即著，肺虚卫表不固则怕风，易汗，肺病及脾，脾气虚弱，健运失常，故见脘痞纳少，倦怠乏力。

按摩推拿手法治疗 第一步：患者坐

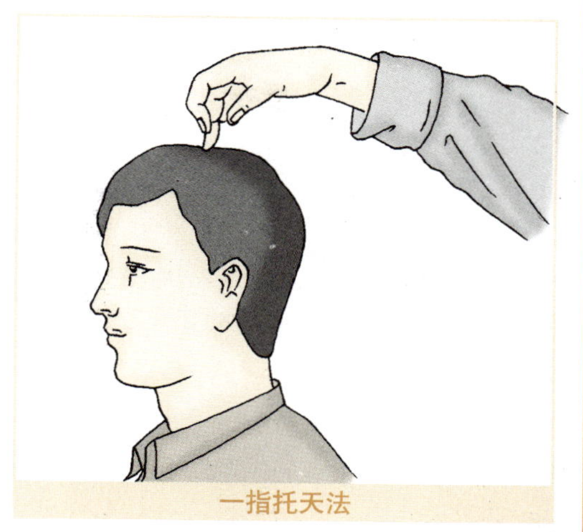

一指托天法

位，医者以一手扶患者肩部，另手用食或中指端置于患者头顶正中施用一指托天法（图101），以补益中气。第二步：再以双手置于患者背部循背俞施用搓运夹脊法（图158），点按肺俞、脾俞，以调理肺气，补益脾气，促健运，利肺止咳。第三步：嘱患者仰患者，施用梳胁开胸顺气法（图175），并点按膻中、中府，以宽胸调气，肃降肺气，温通经络以助肺气。第四步：再施用推脾运胃法（图179），以分清降浊，培土生金。第五步：施用点鸠泻里法（图178），以调理解气，以助肺气。

2．痰热郁肺

主要症状：咳逆喘息气粗，烦燥胸满，痰黄或白，粘稠难咯。或身热微恶寒，有汗不多，溲黄，便干，口渴舌红，舌苔黄或黄腻，边尖红，脉数或滑数。

病因分析：痰浊内蕴化热，痰热壅肺，故痰黄或粘白难咯；肺热内郁，清肃失司，肺气上逆，则喘咳气逆息粗，烦躁，胸满，便干，溲黄；复感外邪，风热犯肺，

辨证治疗

（一）内科

故见发热微恶寒，有汗不多等表症。

按摩推拿手法治疗 第一步：患者坐位，医者以一手扶患者头部，另手置患者背部施用推揉肩背，再循背俞施以搓运夹脊法（图158），点按肺俞、脾俞、大椎，以清热化痰，理气降逆，平喘。第二步：施以提拿夹脊法（图156），以宣肺泻热。第三步：嘱患者仰卧位，施以晨笼解罩法（图174），点按膻中，以宽胸利气，滑痰清热而利肺。第四步：再施源根筑堤法（图190），以利分清降浊，生津润燥；点按天突以利气化痰。再以一手握患腕，另手循天太阴肺经施以揉拿手三阴法（图140），点按少商，以泻热利咽；点按合谷、曲池，以解表退热，清肺化痰，降逆平喘。

3. 痰蒙神窍

主要症状：谵妄，躁烦不安，撮空理线，表情淡漠，嗜睡昏迷，或肢体瞤动抽搐，咳逆喘促，咯痰不爽，苔白腻或黄腻，舌质暗红或淡紫，脉细滑数。

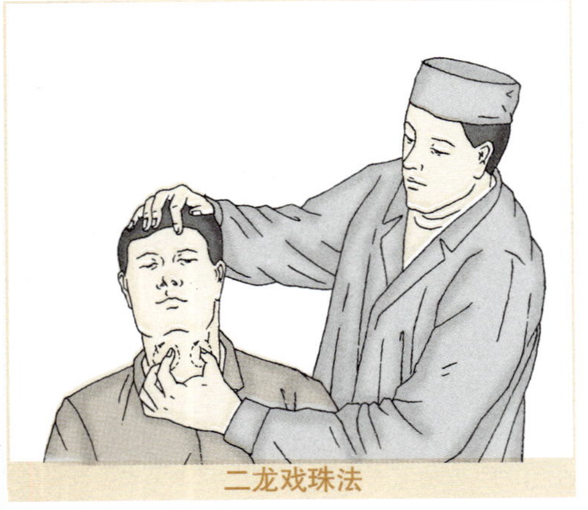
二龙戏珠法

病因分析：痰迷心窍，蒙蔽神机，故见神志恍惚，谵妄等。肝风内动则瞤动抽搐；肺虚痰蕴故咳逆喘促而咯痰不爽，均为心血瘀阻之征。

按摩推拿手法治疗 第一步：患者仰卧位，医者以双手施以梳胁开胸顺气法（图175），以疏肝理气。第二步：再施二龙戏珠法（图117），以利气化痰，同时点按膻中，中府穴，以宽胸理气，顺理肺气；再以推脾运胃法（图179），达培土生金。医者于患者头部施四指戳顶法（图103），以平肺息风。第三步：再施推运印堂法（图112），以达熄风镇惊；合施以涤痰，开窍熄风。

4. 肺肾气虚

主要症状：呼吸浅短难续，声低气怯，甚则张口抬肩，倚息不能平卧，咳嗽，痰白如沫，咯吐不利，胸闷心慌，形寒，汗出，舌淡或暗紫，脉沉细数无力，或有结代。

病因分析：肺肾两虚，不能主气、纳气，故呼吸浅短，声低气怯，张口抬肩，不能平卧；寒饮伏肺，肾虚水饮则咳痰色白如沫，咯吐不利；肺病及心，心气虚弱，故心慌动悸，体寒，汗出；肺失治节，气

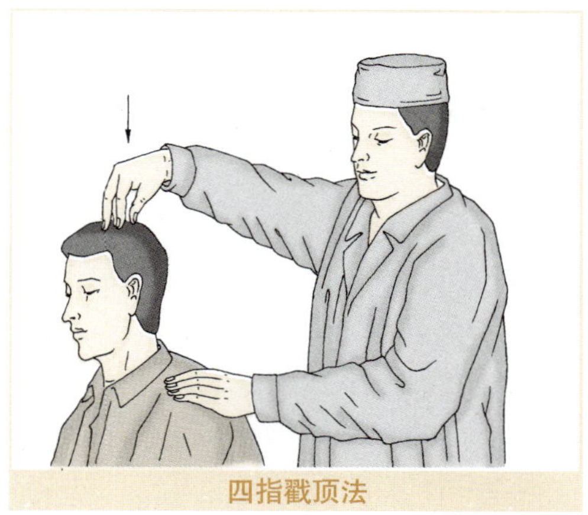
四指戳顶法

不帅血，气滞血瘀，则见舌淡或黯紫，脉沉细虚数或结代。

按摩推拿手法治疗 第一步：患者坐位，医者以一手扶患肩，另手以中指或置于患者头顶正中施一指托天法（图101），以补虚益气。第二步：嘱患者俯卧位，施以搓运夹脊法（图158），同时点按肺俞、脾俞、肾俞，以补肺纳肾，降气化痰。第三步：施以双龙点肾法（图159），以达调补肾气，补肺益气。再施点按喨喘穴，以镇咳止喘逆。第四步：嘱患者仰卧位，施疏胁开胸顺气法（图175），点按膻中穴，以降气宽胸，行气化痰；点按足三里，以健胃调中。

【预防】

应重视原发病治疗。防止经常感冒，内伤咳嗽迁延发展成为慢性咳嗽是预防形成本病的关键。发病之后，更应注意保暖，科冬季节，气候变化之际，尤需避免感受外邪。一经发病，立即治疗，以免加重，平时常以扶正固本功法，增强正气，提高抗病能力，禁忌烟、酒及恣食辛辣、生冷、咸甘之品，有水肿者进低盐饮食。

肺痨

肺痨由肺气损伤所致，具有传染性的慢性虚弱疾患，因劳损在肺，故称肺痨。主要症状为咳嗽、胸满、背痛、怕冷、咳血、潮热盗汗、面色消瘦无华、皮肤枯槁等。病情轻者诸症间作，重者可以先后相继发生，或间见并存。现代医学称之为肺结核，由结核杆菌所致。

【病因病机】

一为外因感染，“虫瘵”伤人；二为体虚内伤，气血不足，阴经耗损。病变主脏在肺，可累及脾、肾，甚则传遍五脏。病理性质在于阴虚。

感染“瘵虫”：因接触本病患者，“瘵虫”侵入人体而成病。

正气虚弱：凡先天禀赋不强，后天嗜欲无节，如酒色过度，青年早婚，忧思劳倦；或大病久疾失于调治，如麻疹，外感久咳及胎产之后，耗伤气血津液，正气先虚，抗病力弱，而致“瘵虫”伤人。

总之，内因正虚，感染“瘵虫”，侵犯于肺，肺主呼吸，受气于天，吸清呼浊，因肺体虚弱，卫外功能不强，而发病；又因脏腑之间有互相资生、制约关系，肺病及其他脏器故其邪展转，乘于五脏，脾为肺之母，肾为肺之子，母病及子，子病及母，故而出现脾之疲乏，食少，便溏，肾之蒸骨，潮热，男子失精，女子月经不调。久之肾虚不能肝，肝火偏旺，上逆晦肺，而见性急善怒，肺虚心火乘客，肾虚水不

辨证治疗

（一）内科

济火，伴虚烦不寐，盗汗。

【辨证论治】

本病以咳嗽、咳血、潮热、盗汗为四大主症，发病慢，逐渐加重，按病理分阴阳，按脏腑病机分肺，脾，肾。治疗当以补虚培元，治瘵杀虫为原则。

1．肺阴亏虚

主要症状：干咳，咳声短促，痰中有时带血，如丝如点，色鲜红，午后手心热，皮肤干灼，或少许盗汗，口干咽燥，胸部隐隐闷痛，苔薄，舌边尖质红，脉细或兼数。

病因分析：阴虚肺燥，痰中有时带血，肺失滋润，损伤肺络，胸闷隐痛；阴虚内热，手心皮肤灼热，肺阴耗伤，故有咽干口燥等阴虚征。

按摩推拿手法治疗　第一步：患者坐位，医者以一手扶头，另手置患者背部施以揉按，再以拇指点按肺俞、结核、百劳，以清热宣肺，滋补虚劳。第二步：嘱患者俯卧位，医者于患者前部循背俞施搓运夹脊法（图158），同时点按心俞、膏肓，以补益心气，疏通肺络。第三步：嘱患者仰卧，医者一手握患腕，另手施揉拿手三阴法（图140），点按内关、太渊等穴，以泻热降逆，清理肺气，泻三焦，调阴阳，再施梳胁开胸顺气法（图175），以滋阴润肺，通调肺气。

2．阴虚火旺

主要症状：咳呛气急，痰少质粘或吐稠黄多量之痰，时常咯血，血色鲜红，午后潮热，骨蒸，五心烦热，颧红，盗汗量多，口渴心烦，失眠，性急善怒，胸胁掣痛，男子可见遗精，女子月经不调，形体日渐消瘦，舌质红降而干，苔薄黄或剥，脉细数。

病因分析：肺病及肾，肺肾阴伤，虚火内灼，炼液成痰，咳呛气急，痰粘或质稠色黄。虚火灼伤血络，可致咳血反复发作；水亏火旺则潮热蒸骨，营阴外泄故夜卧盗汗；肝肺脉络不合，以致胸胁掣痛，心肝火炎，故心烦失眠，善怒；相火偏旺梦遗失精，冲任失养月经不调，阴精耗伤以致形体渐瘦等，均为阴虚燥热内盛之征。

按摩推拿手法治疗　第一步：患者坐位，医者以一手扶患者头部，另手置患者背部轻推而慢揉之，点按肺俞，以清热宣肺，滋补益劳；点按百劳，以宣肺气，止胸痛。第二步：嘱患者俯卧位，施以双龙点肾法（图159），以补肾制水，使其相火自消，遗精自止，月经自调。第三步：嘱患者仰卧位，医者施用梳胁开胸顺气法（图175），以一手握患以腕，另手施以揉拿手三阴法（图140），点按劳宫、鱼际、内关等以泄三焦，调阴阳，交通心肾，清肺热，利咽喉。再点按神门，以宁心、安神、通络。于患者双下肢施用提拿足三阴法（图 199）、提拿足三阳法（图 198），点按足三里、三阴交、太溪穴，以理气血，通气滞，调补脾胃，和胃，降逆，泻热，通理肺气，滋阴降火，清化痰热。

3．气阴耗伤

主要症状：咳嗽无力，气短声低，痰中偶夹血，血色淡红，午后潮热，热势一般不剧，面色㿠白，颧红，舌质嫩红，边有齿印，苔薄，脉细弱而数。

病因分析：肺脾同病，阴伤气耗，消肃失司，肺不主气而为咳，气不化津而成痰，肺虚络损则痰中带血，气虚不能卫外，阳陷入阴，故见身热，怕风，自汗。阴虚则内热，盗汗；脾虚不健则食少，便溏；气阴两伤面白，颧红，脉细弱而数。

按摩推拿手法治疗　第一步：患者坐位，医者以双手置于患者背部分别施以揉按及搓运，再点按肺俞、脾俞、大椎、风门、结核穴，达到补益肺脾之气，解表通阳，清热和营，宣肺解表，滋肾祛湿，疏利下焦，温润止咳。第二步：嘱患者仰卧位，施以梳胁开胸顺气法（图 175），达宣肺宽胸，点按太溪、三阴交，以理气血，通气滞，补肾阴，清肺止咳，调补阴虚。再以一手握患腕，另手施揉拿手三阴法（图 140），同时点按百劳、列缺、手五里、间使、鱼际、神门，以止咯血，平盗汗息潮热，治失眠，镇心烦，宁心神，和脾胃，通经络。第三步：再施推脾运胃法（图 179），点按中脘，以调脾胃，促食欲，分清降浊，从而达到益气养阴的作用。

【预防】

应当进行体疗锻炼，如太极拳、气功，加强营养，体虚时可服用补药，身佩安息香或用雄黄擦鼻，平素要保养元气，爱惜精血，瘵不可得而传，增强正气是防止传染的重要措施。

■ 支气管扩张

支气管扩张多由于痰浊阻塞肺窍，气机不利，升清降浊受到影响，邪实壅塞，属中医“痰咳”范畴。

【病因病机】

支气管扩张，以咳声重浊，痰多且易咯出，痰出则嗽止，伴有胸闷、食少，多因痰湿内蕴，上干于肺所致。

【辨证论治】

1．痰治蕴肺

主要症状：咳嗽，哮喘，痰黄粘稠，吐脓血，气味腥臭，时有恶寒发热，痰黄腻，脉数而滑。

病因分析：热邪与痰浊相结蕴肺，而致痰喘，热燥伤津，炼液为痰，故痰黄稠，有脓血，或有咳血。

按摩推拿手法治疗　第一步：患者坐位，医者施用提拿夹脊法（图 156），点按肺俞，以宣通肺气，解表散热，滋阴清热；施用揉拿手三阴法（图 140），点按列缺、尺泽、曲池，以宣通肺气，清肺泻热。第二步：嘱患者仰卧位，施用晨笼解罩法（图 174），点按天突，以开胸顺气，宣通肺气，通调阴维，镇咳止喘，施用提

辨证治疗

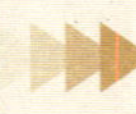

（一）内科

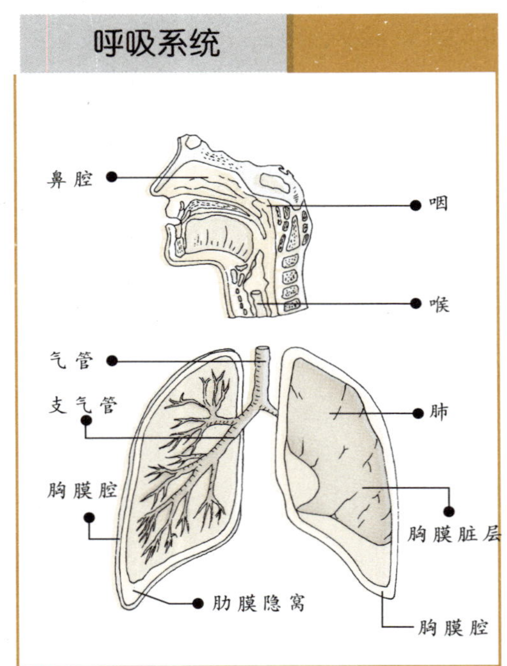

拿足三阴法（图199），点按丰隆，以通经活络，升清降浊。

2. 肺寒不宣

主要症状：咳嗽，多稀白痰，恶寒怕冷，重则咳喘胸闷，呼吸急促，或咳嗽日久，反复发作，舌苔白，脉紧。

病因分析：寒邪犯肺，邪实气壅，肺气不宣而咳嗽气逆，咳喘胸闷，寒邪伤肺，凝液为痰，则痰稀色白；风寒束表，则头痛，恶寒，怕冷，均为风寒在表之征。

按摩推拿手法治疗 第一步：患者坐位，医者施用搓运夹脊法（图158），点按肺俞、膏肓俞，以理气和血，温经散寒，调理肺气，宣通肺气，益气补虚。第二步：嘱患者仰卧位，施用晨笼解罩法（图174），点按天突、膻中、中脘，以理气和胃，益气化浊，温润肺气，顺气降逆，宣肺化痰。

心悸

凡自觉心跳悸动不安的病症，包括惊悸和怔忡，称之为心悸。一般多呈阵发性，每因情绪波动，或劳累过度而发作，常伴有失眠、健忘、眩晕、耳鸣等症。

【病因病机】

心虚胆怯：平素心虚胆怯之人，由于突然惊恐，如闻巨响，目睹异物，或遇险临危，或心惊神慌不能自主，渐至稍惊则心悸不已。

肾虚火旺：久病体虚，或房劳过度，或遗泄频繁，伤及肾阳，或肾水素亏，水不济火，虚火妄动，上扰心神。

心血不足：心主血，心血不足，常能导致心悸，怔忡。

心阳不振：大病久病之后，阳气衰弱，不能温养心脉，故心悸不安。

水饮凌心：脾肾阳虚，不能蒸化水液，停聚为饮，饮邪上犯，心阳被抑，因而心悸。

瘀血阻络：一是由于心阳不振，血液运行不畅，二是由于痺症发展而来。

【辨证论治】

1. 心虚胆怯

主要症状：惊悸，善惊易恐，少寐多梦，舌苔薄白或如常，脉象动数或虚弦。

病因分析：惊则气乱，心神不能自主，故发为心悸；心不藏神，心中惕惕，则善惊易恐，坐卧不安，少寐多梦，均为心神不安，气血逆乱之象。

按摩推拿手法治疗　第一步：患者坐位，医者以双手拇指点按心俞、胆俞，以疏通心络，调理气血，安定心神，理气宽胸；施以揉拿项肌法，点按风府、安眠穴，以安神养血。第二步：施双滚肩背法（图154），以益气宁心；施用揉拿手三阴法（图140），点按内关、劳宫、神门、极泉，以宁心安神，镇惊清心，通络宁心，共达镇惊定志，以安心神。

2. 心血不足

主要症状：心悸头晕，面色不华，倦怠无力。舌质淡红，脉象细弱。

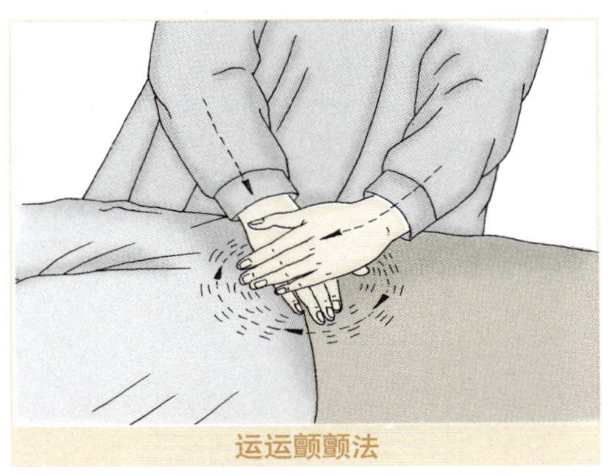
运运颤颤法

病因分析：心主血脉，其华在面，血虚面色则不华；心血不足，不能养心，故而心悸；心血不能上于脑，故而头晕。血虚气亦虚，故倦怠无力，均为心血不足征。

按摩推拿手法治疗　第一步：患者坐位，医者以拇指点按心俞、脾俞，以益气健脾，安神定志；施用揉拿手三阴法（图140），点按内关、神门，以镇静安神，益气宁心。第二步：嘱患者仰卧位，施用运运颤颤法（图184），点按关元、气海，以益气养血，滋阴复脉，气血充盈，补血养血，益气安神；施用点鸠掐里法（图178），以补脾益气，益气养阴。

3. 阴虚火旺

主要症状：心悸不宁，心烦少寐，头晕目眩，手足心热，耳鸣腰酸，舌质红少苔或无苔，脉象细数。

病因分析：肾阴不足，水不济火，不能上济于心，以致心火内动，扰动心神，故心悸而烦，不得安卧；阴亏于下，则见腰酸，阳扰于上，则眩晕耳鸣，手足心热，均为阴虚火旺之征。

按摩推拿手法治疗　第一步：患者坐位，医者以拇指点按心俞，以养心安神；施用揉拿手三阴法（图140），点按内关、劳宫以清热养阴，滋阴清火，养火安神。第二步：嘱患者仰卧位，施用运运颤颤法（图184），点按关元、气海，以补元阳，助肾阴，滋阴降火；施用提拿足三阴法（图199），点按三阴交，以滋阴养血，养阴清热。

辨证治疗

（一）内科

4.心阳不振

主要症状：心悸不安，胸闷气短，面色苍白，形寒肢冷，舌质淡白，脉象虚弱或沉细而数。

病因分析：久病体虚，损伤心阳，心失温养，故心悸不安；胸中阳气不足，故胸闷气短；心阳虚衰，血液运行迟缓，肢体失于温煦，故形寒肢冷，面色苍白。均为心阳不足，鼓动无力之征。

按摩推拿手法治疗　第一步：患者坐位，医者以双手拇指点按心俞，以内补益心气，通调心阳；施用揉拿手三阴法（图140），点按内关，以调理心经，宁心安神。第二步：嘱患者俯卧位，施用搓运夹脊法（图158），点按肾俞、命门，以补益心阳，调理心经，大补肾中真阳，以温煦诸脏。

5.水饮凌心

主要症状：心悸眩晕，胸脘痞满，形寒肢冷，小溲短少，或下肢浮肿，渴不欲饮，恶心吐涎，苔白滑，脉象弦滑。

病因分析：水为阴邪，赖阳气化之。今阳虚不能化水，水饮内停，上凌于心，故见心悸；阳气不能达于四末，不能充于肌表，故形寒肢冷；饮阻于中，清阳不升，故见眩晕；气机不利，故胸脘痞满，均为水饮内停之征。

按摩推拿手法治疗　第一步：患者坐位，医者以双手拇指点按脾俞、三焦俞，以除痰饮；疏利三焦气机，疏调水道，以除湿邪。施用揉拿手三阴法（图140），点按神门、内关，以安神镇静。第二步：嘱患者仰卧位，施用推脾运胃法（图179），以和胃降逆；施用运运颤颤法（图184），点按关元，以益气养血，温阳制水。

6.心血瘀阻

主要症状：心悸不安，胸闷不舒，心痛时作，或见唇甲青紫，舌质紫暗或瘀斑，脉涩或结代。

病因分析：心主血脉，心脉瘀阻，心失所养，故心悸不安；血瘀气滞，心阳被遏，则胸闷不舒；心络挛急，故心痛时作；脉络瘀阻，故见唇甲青紫。舌质紫暗，或有瘀斑均为瘀血蓄积。

按摩推拿手法治疗　第一步：患者坐位，医者以拇指点按心俞，以疏通心络，调理气血，安宁心神；施用揉拿手三阴法（图140），点按内关，以宁心安神，理气镇痛。第二步：嘱患者仰卧位，医者施用梳胁开胸顺气法（图175），点按膻中，以理气通脉，活血化瘀，心络通畅，则悸痛自止。

【预防】

避免精神刺激，予以良好的安静环境，充分休息，少食辛辣食物。

中风

中风又称“卒中”，因起病急骤，症见多端，变化迅速，具有风性善行数变的特征，故以中风名之。本病是以卒然昏仆，不省人事，伴口眼㖞斜，半身不遂，语言不利，或不经昏仆，而仅以㖞僻不遂为症的一种疾病。

【病因病机】

中风之发生，主要因素在于患者平素气血亏虚，心、肝、肾三脏阴阳失调，加之忧思恼怒，或饮酒饱食，或房室劳累，或外邪侵袭，以致气血运行受阻，肌肤筋脉失于濡养，或阴亏于下，肝阳暴涨，阳化生风，血随气逆，挟痰挟火，横窜经隧，蒙蔽清窍，形成上实下虚，阴阳互不维系的危急症候。

积损正衰：年老体衰，肝肾阴虚，肝阳偏亢，思虑过度，真气耗散，复因将息失宜，使阴亏于下，肝阳鸱张，阳化风动，气血上逆，上蒙心神而致风。

饮食不节：喜嗜酒肥甘，饥饱失宜，形盛气弱，中气亏虚，脾失健运，聚湿生痰，痰阻化热，阻滞经络，蒙蔽清窍．或肝阳横逆犯脾，脾运失司，痰浊内生。或肝火内炽，肝风挟痰火，横窜经络，蒙蔽清窍，突然昏仆,㖞僻不遂。

情志所伤：五志过极，心火暴盛。情志所伤，肝阳暴动，风火相煽，气血上逆，心神昏冒，遂至卒倒无知。

气虚邪中：气血不足，脉络空虚，风邪乘虚入中经络，而致㖞僻不遂。

【辨证论治】

本病的发生，轻者仅限于血脉经络，重者波及有关脏腑。临床上分为中经络、中脏腑。

1．中经络

①经脉空虚，风邪入中

主要症状：肌肤不仁，手足麻木，突然口眼㖞斜，语言不利，口角流涎，甚至半身不遂。或见恶寒，发热，肢体拘急，关节酸痛，舌苔薄白，脉浮数。

病因分析：正气不足，气血虚弱，肌肤不仁，手足麻木，脉络空虚，卫外不固，风邪得以乘虚而入中经络，痹阻气血，故

自疗常见病按摩　穴位按摩治中风

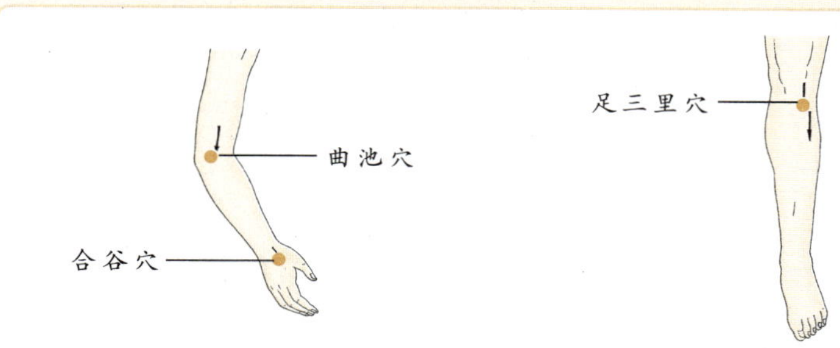

选以上穴位进行按摩可缓解中风病状。

辨证治疗

（一）内科

口眼㖞斜。语言不利，口角流涎，甚则半身不遂。风寒外袭，营卫不和，正邪相争，故恶寒、发热，肢体拘急，关节酸痛，舌苔薄白，脉浮数。

按摩推拿手法治疗　第一步：患者坐位，医者以双手施提拿肩井法，以通经活络，豁痰开窍，祛风解表；施用点按风池、肩髃、肩贞、天宗，以调和气血，通经活络，疏风解热，疏风活络，通利关节；施用揉拿手三阳法（图139），点按曲池、合谷，以活血散瘀，疏风解表，调和气血，通经活强。第二步：嘱患者俯卧位，施用提拿足三阳法（图198），点按环跳、委中、殷门、承山，以通经活络，疏调筋络，疏风散寒。第三步：嘱患者仰卧位，施用提拿足三阴法（图199），点按足三里、髀关、梁丘，以疏通经络，调和气血，疏风散寒，达祛风、养血、通络之功。

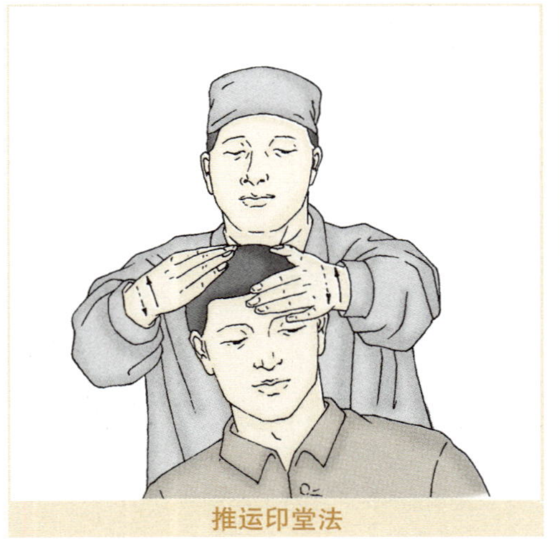

推运印堂法

②肝肾阴虚，风阳上扰

主要症状：时常头昏头痛，耳鸣耳眩，少寐多梦，突然发生口眼㖞斜，舌强语謇，或手足重滞，甚则半身不遂，舌质红，苔腻，脉弦细数或脉滑。

病因分析：肾阴素亏，肝阳上亢，故平素头晕头痛，耳鸣目眩；肾阴不足，心肾不交，则少寐多梦；风阳内动，挟痰走窜经络，脉络不畅，突然口眼㖞斜，舌强语謇，半身不遂，均系肝肾阴虚而生风热之征。

按摩推拿手法治疗　第一步：患者坐位，医者以双手提拿肩井、提拿项肌，点按风池、风府，以祛风豁痰，疏风清热；以一手扶患者，另一手施用搓运夹脊法（图158），点按肝俞、肾俞、天宗、云门，以理气和血，宣降肺气，利肝胆调气滞，清泄肝胆湿热，补益肝肾之气，疏风清热。第二步：嘱患者仰卧位，施用推运印堂法（图112）、双运太阳法（图108），以祛风热，开腠理，通经活，调和气血，滋阴潜阳；施用提拿足三阴法（图104），点按髀关、梁丘、足三里、承扶、丰隆，以调和气血，通经活络，疏风散寒，温经活络，理气和胃，分清降浊。共达滋阴潜阳，化痰通络之功。

2. 中脏腑

表现突然昏倒，不省人事。闭症以邪实内闭为主，急宜祛邪；脱症以阳气欲脱为主，属虚，急宜扶正。

①闭症

主要症状：突然昏倒，不省人事，牙关紧闭，口噤不开，双手固握，大小便闭，肢体强痉，喉中痰鸣，苔黄腻，脉象弦滑而数。

病因分析：肝阳暴涨，阳生风动，气血上逆，挟痰火上蒙清窍，突然昏倒，不省人事。风火痰热之邪，内闭经络，故牙关紧闭，口噤不开，两手紧握，均为邪实内闭之征。

按摩推拿手法治疗 第一步：患者仰卧位，医者施用掐点人中，以回阳救逆，清热开窍；施用喜鹊搭桥法（图147），开窍醒神，平衡阴阳，祛风活络；一手握患腕，另一手施用揉拿手三阴法（图140）、揉拿手三阳法（图139），点按劳宫，以开窍回阳，濡养肌筋，活血化瘀；第二步：施用提拿足三阴法（图199），点按太冲、丰隆、涌泉，以平肝理气，通经活络，安神开窍，清热化湿，分清降浊，醒脑安神，清肝熄风，豁痰开窍。

②脱症

主要症状：突然昏倒，不省人事，目合口张，鼻鼾息微，手撒肢冷，汗多，大小便自遗，肢体软瘫，舌痿，脉细弱或脉微欲绝。

病因分析：阳浮于上，阴竭于下，阴阳有决离之势，正气虚脱，心神颓败，故见突然昏倒，不省人事，目合口张，鼻鼾，手撒，舌痿，大小便失禁，五脏败绝的危症。呼吸低微，多汗不止，四肢厥冷，均为阴精欲绝，阳气暴脱之征。

按摩推拿手法治疗 第一步：患者仰卧位，医者以食指置于患者头顶正中，施用一指托天法（图101），以开窍安神，升阳固脱，补虚益气；施用掐点人中，以回阳救逆，开窍醒神，通调任督，维系阴阳，开窍醒脑。第二步：施用揉拿手三阴法（图140），点按内关，以强心益脉；施用补泻神阙法（图186），点按关元，以温阳益肾，补益元阳，回阳固脱。第三步：施用提拿足三阳法（图198），点按足三里，以补益脾胃，调理气血，补虚益弱，扶正固本，共达益气回阳，救阴固脱。

后遗症

中风经救治，神志清醒后，多留有后遗症，如半身不遂，言语不利，口眼㖞斜。根据具体辨证，分别施用以上不同手法。

【预防】

平素手指麻木、眩晕，乃中风先兆，四旬以上人更应重视预防。如生活调理，身体的锻炼，情志调节，服用药物，保持清淡饮食，大便通畅都极为重要。

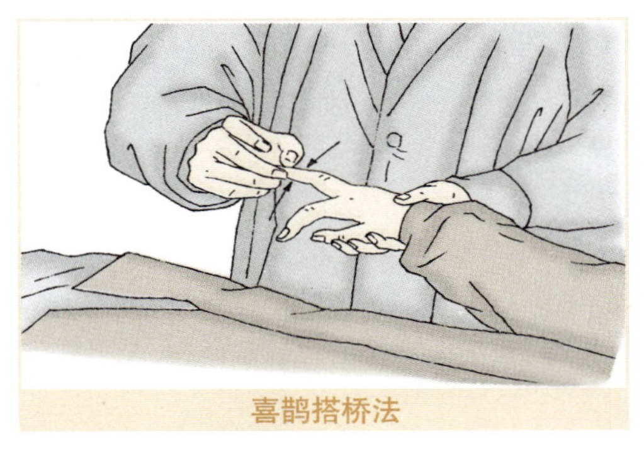

喜鹊搭桥法

辨证治疗

（一）内科

心律失常

心律失常是指病人自觉心中悸动不安，甚则不能主动的一种病候，属中医“心悸怔忡”范畴。

【病因病机】

脉之搏动，是依靠心气推动的，同时依靠下焦之气作为能动之源和肺气参与调节，气行则血行，气为血帅。中焦脾胃运化水谷精微的生血，血行脉中而鼓为脉动，因此心、肺、脾、肾四脏的失调，均可导致心律失常。

【辨证论治】

1.心血不足

主要症状：心悸不安，面色不华，头晕目眩，倦怠无力，舌质淡红，脉象细弱。

病因分析：气为血帅，气行则血行，脉之搏动，依靠心气推动。气血不足则心悸不安，气虚则血虚，血虚不能上承而面色不华，头晕目眩。均为心血不足之征。

按摩推拿手法治疗 第一步：患者坐位，医者双手拇指点按心俞、膈俞、脾俞，以健脾益气，补益心气，行气活血。第二步：施用揉拿手三阴法（图140），点按神门、内关，以补心安神，通络宁心，理气和胃，共达养血补心安神。

2.心肾不足

主要症状：心悸不宁，气短，头晕，耳鸣，心中烦热，舌淡红，脉沉细。

病因分析：心气无力依赖下焦，下焦亦虚，气化无能之源，故而心悸不宁；肾气不上奉，故而气短、头晕、耳鸣，心气虚，心中烦热，属心肾不足之象。

按摩推拿手法治疗 第一步：患者坐位，医者双手拇指点按心俞、肾俞，以补益心气，培补肾气，宁心安神；医者一手握患腕，另一手施用揉拿手三阴法（图140），点按内关、神门，以舒心安神，益心宁神，通络安神。第二步：嘱患者仰卧位，施用提拿手三阴法（图199），点按太溪，以滋补肾阴，宁心安神。

3.心脾两虚

主要症状：心悸，面色白，气短无力，肢冷，腹满，舌淡，脉结代或细数。

病因分析：脾虚则生化无源而气虚，血虚则心无所主，故而心悸面白，动则气短无力；血虚不能濡养筋脉，故而肢冷；脾虚运化失职，故腹满，均为心脾两虚之征。

按摩推拿手法治疗 第一步：患者坐位，医者以双手拇指点按心俞、脾俞，以健脾运胃，促生化之源，补气血两虚，调理气血，安心宁神，疏通心络。第二步：施用揉拿手三阴法（图140），点按内关、神门，以宁心安神，施用提拿足三阴法

（图199），点按太白，以健脾益气，益气安神，宁心通络。

无脉症

脉运应指为脉象。凡指诊察，切脉寸口、人迎，趺阳、斜飞脉、反关脉，均无脉动应于指者，称为无脉症。

【病因病机】

多以阳气不足，难以运行充血，则脉动无力。或阴血不足，脉中空虚，亦可致脉动无力。或平素气血虚弱，一遇寒邪，则寒凝气滞，脉络不通。

【辨证论治】

主要症状：两侧或单侧的桡臂、颈颞动脉搏动消失，患肢无力，酸痛，偶有发烧，血压增高，白细胞增多，情绪易激动，记忆力减退。

病因分析：阳气不足，脉动无力，或阴血不足，脉中空虚，均可出现无脉动应手；气血虚弱，抵抗力低，而出现阴虚火旺，患肢无力，酸痛等寒凝气滞之征。

按摩推拿手法治疗 第一步：患者坐位，医者双手拇指点按膈俞、心俞、脾俞，以补益脾气，疏经通脉，益气活血，疏通心络，调理气血。第二步：医者以一手握患腕，另一手施用揉拿手三阴法（图140）、揉拿手三阳法（图139），点按内关、太渊、曲池、合谷，以疏通经脉，活血通络，强心益脉，疏通气血，活血化瘀，达以复脉。

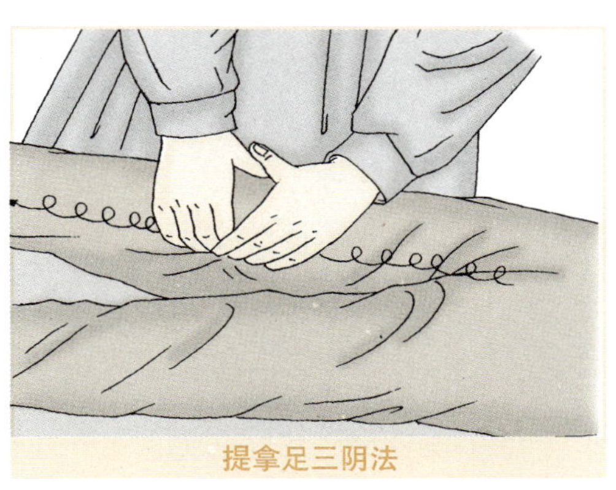
提拿足三阴法

贫血

贫血是指骨髓造血功能障碍引起的严重血液病，主要表现为重度贫血。属中医“血症”范畴。

【病因病机】

各类贫血与心、肝、脾、肾四脏有密切关系，心主血，肝藏血，脾统血，肾主骨生髓，为造血之源。凡饮食失调，长期失血，外感毒邪，七情内伤，均损及小肠的功能，导致贫血。

【辨证论治】

1．心辩两虚

主要症状：心悸气短，纳少乏力；面色苍白，肢冷腹满，便溏，舌淡，脉细无力。

病因分析：心虚则血循不周，脾虚生化之源不旺，气血不足，则纳少乏力，气虚则心悸气短，均为心脾两虚之征。

按摩推拿手法治疗 第一步：患者坐位，医者以双手拇指点按心俞、脾俞，以疏通心络，调理气血，促生化之源，益气营血，补益脾阳，治心脾两虚，气血双亏；

辨证治疗

（一）内科

医者一手握患腕，另一手施用揉拿手三阴法（图140），点按神门，以补气养血，通经活络。第二步：嘱患者俯卧位，施用提拿足三阴法（图199），点按太白，以健脾养心。

2. 肝肾阴虚

主要症状：头晕，目眩，耳鸣，盗汗，畏寒，腰膝酸软，舌红少苔，脉弦细数。

病因分析：肝肾不足，气化无权，肝虚阳亢而头晕、目眩；肾虚则不能上奉而耳鸣，腰膝酸软，均为肝肾阴虚之征。

按摩推拿手法治疗　第一步：患者坐位，医者以双手拇指点按肝俞、肾俞，达以滋补肝肾，补益肾气，促生化之源。第二步：嘱患者仰卧位，施用提拿足三阴法（图199），点按太冲、太溪，以调补肾气，通利三焦，强健腰膝，通络活血，共达补气养血，滋阴潜阳之功。

3. 肾阳虚

主要症状：体寒肢冷，四肢不温，面色㿠白，夜尿频数，舌淡苔白，脉沉细。

病因分析：元阳不足，气化无权，温煦失职，故形寒肢冷，四肢不温，水湿内停，故夜尿频数，均为肾阳虚之征。

按摩推拿手法治疗　第一步：患者坐位，医者以拇指点按大椎，以解表通阳。嘱患者俯卧位，施用双龙点肾法（图159），以调补肾气，强腰壮骨，壮阳健骨，益精生髓，精血互生。第二步：嘱患者仰卧位，施用提拿足三阳法（图198），点按复溜、绝骨，以补益肾气，益精生髓，温肾补阳。

4. 脾虚湿困

主要症状：面色晦暗或发黄，脘闷纳少，或浮肿，知淡苔腻，脉沉迟。

病因分析：脾阳不振，寒湿停聚中

自疗常见病按摩　**瑜伽疗法治贫血**

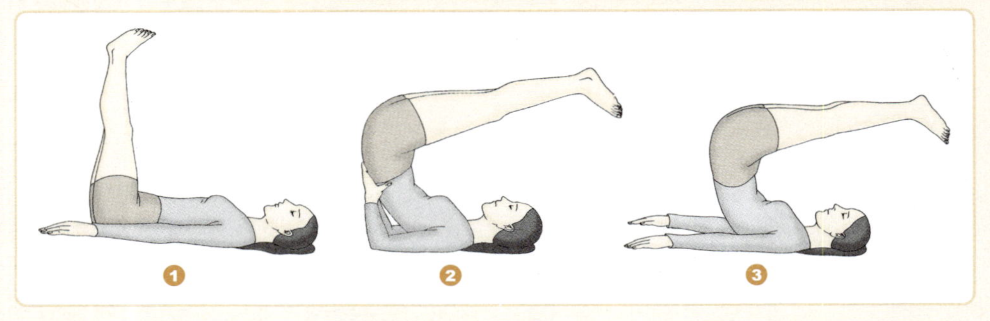

焦，运化失职，则纳少、脘闷；气不化水，故浮肿，均为脾虚湿困之征。

按摩推拿手法治疗 第一步：患者坐位，医者以双手拇指点按肾俞、脾俞，以培补肾元，补益脾气，补益气血，促生化生源。第二步：嘱患者仰卧位，施用提拿足三阳法（图198），点按足三里、三阴交、丰隆，以补益中气，调节脾胃，除湿得化，分清降浊。

【预防】

严格控制有害造血系统药物的管理，定期对有害毒物作业人员检查身体，预防感染。

■ 高血压

高血压是一种以动脉血流压力增高为主症的临床综合征，亦是临床常见的慢性病。高血压分为原发性和继发性两大类，原发性高血压是指病因未十分明确，神经处于机能活动紊乱所引起的持续性血压增高，此类高血压占90%，由其它疾病引起的高血压，称为继发性或“症状”性高血压。高血压，属中医“眩晕、肝阳上亢、内伤头痛”病范畴。

【病因病机】

多因肾阴不能滋养于肝，或肝阴不足所致。阴不维阳，则肝阳上亢或肝火上炎；精神长期紧张，忧思烦恼，不能自解，导致肝郁化火，或肝火上炎；平素食肥甘厚腻，饮酒过度，脾胃受损，痰湿内生，郁阻脉络，或肾气虚弱，冲任不固，均可导致本病。

【辨证论治】

高血压其病变主要在肝，调肝是治疗高血压的关键。应采用泻热镇肝，平肝潜阳，平肝息风，养血平肝，益气平肝，滋阴潜阳，温肾养肝等疗法。

1. 肝郁化火

主要症状：眩晕，头目胀痛，因烦劳或恼怒而加剧，急躁易怒，面红目赤，口苦咽干，大便秘结，小溲黄赤，舌质红，脉弦大或弦数。

病因分析：肝郁化火，肝阳上亢，见冲逆症状，故眩晕，头目胀痛；暴怒伤肝，肝郁更甚，则出现急躁易怒，面红耳赤，口苦咽干等郁久而化火之征。

按摩推拿手法治疗 第一步：患者坐位，医者施用揉捏项肌法，点按风池，以清热明目，通经活络，调和气血，疏风解热，清火开窍，明目益聪。第二步：嘱患者仰卧位，施用提拿足三阴法（图199），点按阳铺、太冲、太溪，以平肝潜阳，降肝胆之火，滋阴补肾，泻热安神。

2. 痰湿中阻

主要症状：眩晕，头重如蒙，胸闷恶心，纳少，体胖，多痰，肢麻，或有浮肿，舌苔厚腻或厚黄，脉濡滑。

病因分析：湿热生痰，痰湿中阻，上蒙清窍，故眩晕，头重如蒙；中运不畅，故胸闷恶心；脾湿不运，故纳少，均为痰湿症。

按摩推拿手法治疗 第一步：患者坐位，医者以拇指及余四指揉捏项肌、提拿

辨证治疗

（一）内科

肩井法，以清热明目，清火止眩。第二步：嘱患者仰卧位，医者施用提拿足三阳法（图197），点按丰隆、足三里、太冲，以分清降浊，促脾和胃，平肝潜阳，化痰祛湿，健脾和胃。

3.阴虚阳亢

主要症状：头晕胀痛，耳鸣健忘，腰酸腿软，面热目花，口燥咽干，或有肢端麻木，舌苔薄白、质红，脉弦细。

病因分析：精血津液亏虚，阴气亏虚，阳气失约，故有头晕胀痛，耳鸣健忘等阴虚阳亢之症状；阳亢更使阴液耗损，故有口燥咽干，面热目花之阴虚阳亢之征。

按摩推拿手法治疗　第一步：患者坐位，医者施用揉捏项肌法，点按曲池，以清热明目，疏风止眩；施用揉拿手三阳法（图139），点按内关、曲池，以疏泄阳邪，宁心安神，通经活络。第二步：嘱患者仰卧位，施用提拿足三阴法（图199），点按三阴交、太溪，共达通经活络，调和气血，调补肾气，通利下焦，强健腰膝，补肾滋阴，滋阴潜阳之功。

【预防】

合理安排生活，注意劳逸结合，积极参加体力活动，定期检查，早期发现，及时治疗。

心绞痛

心绞痛是胸阳闭阻，以胸部疼痛为主症的一种疾病。本病发作急，病候险，愈后不佳。中医属“真心痛”范畴。

【病因病机】

多因脏腑虚损，胸阳不足，气机不畅所致。过食肥甘，加之气候、精神等影响，导致心气不足，胸阳不振，痰浊阻滞，心脉不通。不通则痛，轻则胸痹心痛。外感六淫，七情内伤，起居失常，发为心脉瘀阻而致心绞痛。

【辨证论治】

1.寒痛

主要症状：面色青白，手足厥冷，溲清不渴，大便溏薄，恶寒倦卧，心痛彻背，舌苔薄白，脉沉迟。

病因分析：风冷邪气，乘之入心，正气受伤，故面色青白，手足厥冷，恶寒倦卧；伤之则痛，故心痛彻背。均为寒邪客于心脉之征。

按摩推拿手法治疗　第一步：患者坐位，医者以双手拇指点按心俞，以安宁心神，疏通心络，调理气血，补益心气，温益心阳。第二步：嘱患者仰卧位，施用晨笼解罩法（图174），点按膻中、巨阙，以调气宽中，疏散阴寒；施用揉拿手三阴法（图140），点按内关，以通经活络，理气镇痛，温阳散寒。

2.热痛

主要症状：面红耳赤，口糜生疮，身热烦躁，手掌心热，溺赤便秘，舌尖红赤，脉象洪大。

病因分析：感受热邪，心火亢盛，心火上炎，口糜生疮，心脉闭阻，血运不畅，溺赤便秘，均为热邪客于心，心火亢盛之征。

按摩推拿手法治疗　第一步：患者坐位，医者施用揉拿手三阴法（图140），点拨劳宫、少府、通里、间使，以清心降火，清热宁心，调和气血。第二步：嘱患者仰卧位，施用梳胁开胸顺气法（图175），点按巨阙，以宽胸利膈，散结行滞，清热泄火，宁心止痛。

3.气痛

主要症状：面容忧郁，心中绞痛，胸胀喘急，短吁长叹，不思饮食，脉沉结或弦。

病因分析：肝郁气结，气机窒滞，面容忧郁，故心中绞痛，胸胀喘促；血行不畅，故短吁长叹，均为气滞之征。

按摩推拿手法治疗　第一步：患者坐位，医者施用拇指点按厥阴俞，以调和气血，宽胸止痛；施用揉拿手三阴法（图140），点按使间，以清心宁神，通调心脉。第二步：嘱患者仰卧位，施用梳胁开胸顺气法（图175），点按膻中、鸠尾，以通调气机，宽胸理气，化痰散结，益气止痛。

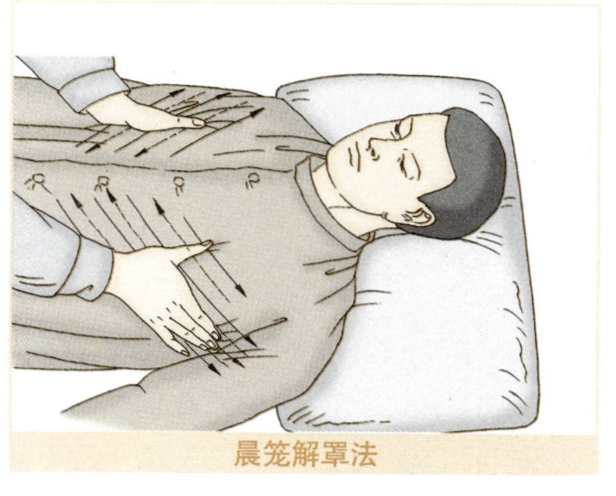
晨笼解罩法

4.血瘀痛

主要症状：心悸不安，胸闷不舒，心痛时作，唇甲青紫，舌质紫暗，瘀斑，脉涩，或结代。

病因分析：情志内伤，气机不利，血行不畅，故心悸不安，胸闷不舒，心痛，均属心脉瘀阻之征。

按摩推拿手法治疗　第一步：患者坐位，医者以双手拇指点按心俞、膈俞，以调和气血，活血化瘀，通调脉络。第二步嘱患者仰卧位，施用梳胁开胸顺气法（图175），点按膈中、巨阙，以宽胸利膈，调气导滞，调和气血，宁心止痛。

5.痰饮痛

主要症状：头目眩晕，心痛时作，心悸胸闷，呕恶吐涎，或咳或噎，舌苔白腻，脉弦滑。

病因分析：痰气痞结于胸，气机不畅，故心悸胸闷，短气不利，痰气交阻，于食道而噎，结于肺道而咳，均为痰饮气结于胸之征。

按摩推拿手法治疗　第一步：患者坐位，施用揉拿手三阴法（图140），点按内关，以宁心安神，镇静镇痛，理气和胃，清降痰湿，活血止痛。第二步：嘱患者仰卧位，施用晨笼解罩法（图174），点按膻中、中脘，以宽胸理气，行气化痰，健

辨证治疗

（一）内科

脾和胃，除痰祛湿。第三步：施用提拿足三阴法（图 199），点接三阴交、丰隆，以达温阳化痰，分清降浊，祛痰除湿之功。

【预防】

饮食清淡，少食多餐，注意休息，防止合并症，避免情绪激动与精神刺激，预防感染。

胸 痹

胸痹指脂胸部闷痛，因阳气不能正常运行，水饮或痰浊闭阻于胸中而引起的病症。主要症状为胸背痛，胸中气塞，呼吸喘促，咳嗽痰多，短气，喘息不得卧。轻者仅感胸闷如窒，呼吸欠畅，重者则有胸痛，严重者心痛彻背，背痛彻心。

【病因病机】

本病发生与寒邪内侵，饮食不当，情志失调，年老体弱等因素有关。实为寒凝，气滞，血瘀，痰阻，痹遏胸阳，阻滞心脉；虚为心脾肝肾亏虚，功能失调。

寒邪内侵：素体阳衰，胸阳不足，阴寒之邪乘虚侵袭，寒凝气滞，痹阻胸阳，而成胸痹。

饮食不当：饮食不节，如过食肥甘生冷，或嗜酒成癖，以致脾胃损伤，运化失健，聚湿成痰，痰阻脉络，则气滞血瘀，胸阳失展，而成胸痹。

情志失调：忧思伤脾，脾虚气结，气结则津液不得输布，遂聚而为痰；郁怒伤肝，肝火疏泄，肝郁气滞，甚则气郁化火，灼津成痰。无论气阻或痰阻，均可使血行失畅，脉络不利，而致气血瘀滞，或痰瘀交阻，胸阳不运，心脉痹阻，不通则痛，而为胸痹。

年迈体虚：本病多见于中、老年之人，年过半百，肾气渐衰，如肾阳虚衰，则不能鼓五脏之阳，可致心气不足或心阳不振；肾阴亏虚，则不能滋养五脏之阴，可引起心阴内耗，心阴亏虚；心阳不振，又可使气血运行失畅。凡此均可在本虚的基础上形成标实，导致气滞、血瘀，而使胸阳失运，心脉阻滞，发为胸痹。

【辨证论治】

本病的主要特征是胸部憋闷疼痛，甚则胸痛彻背，短气喘息，不得安卧，其病位在心，但与脾肾有关。治先以祛邪，再以扶正，必要时根据虚实再以兼顾。祛邪常以活血化瘀，辛温通阳，泄浊豁痰为主；扶正固体常以温阳补气，益气养阴，滋阴益肾。

1. 心血瘀阻

主要症状：胸部刺痛，固定不移，入夜更甚，时或心悸不宁，舌质紫暗，脉象沉涩。

病因分析：气郁日久，瘀血内停，络

脉不通，故见胸部刺痛；血脉凝滞，故痛处固定不移；血属阴，夜亦属阴，故入夜痛甚；瘀血阻塞，心失所养，故心悸不宁，均为瘀血内停症候。

按摩推拿手法治疗 第一步：患者坐位，医者以拇指点按心俞，以疏通心络，调理气血。嘱患者俯卧位，医者施用提拿夹脊法（图156），点按督俞，以达活血祛瘀，调整气机之功，气行则血行，活血理气则止痛。第二步：嘱患者仰卧位，医者施用梳胁开胸顺气法（图175），以调理气机，疏散胸中之郁闷；点按内关，以理气止痛；再施推运胃脘法（图187），以温胃畅中，温中理气；点按极泉、膻中以理气止痛。

2. 痰浊壅塞

主要症状：胸闷如窒而痛，或痛引肩背，气短喘促，肢体沉重，形体肥胖，痰多，苔浊腻，脉滑。

病因分析：痰浊盘踞，胸阳失展，故胸闷如窒而痛；阻滞脉络，故痛引肩背；气机痹阻不畅，故见气短喘促；脾主四肢，痰浊困脾，脾气不运，故肢体沉重，形体肥胖。痰多，苔浊腻，均为痰浊壅阻之征。

按摩推拿手法治疗 第一步：患者坐位，医者双手置患者背部循背俞施用搓运夹脊法（图158），点按肺俞、脾俞、大椎、以涤痰降气，通阳豁痰，调理肺气；以一手握患腕，另手置患者手三阴、手三阳施用揉拿手三阳法（图139）、揉拿手三阴法（图140），点按孔最、太渊、少冲、神门，达到通阳救逆，豁痰下气，清热降逆，宽胸理气。第二步：嘱患者仰卧位施用晨笼解罩法（图174），以顺气降逆，活血化瘀，共达通阳泄浊，豁痰开结之功。

3. 阴寒凝滞

主要症状：胸痛彻背，感寒痛甚，胸闷气短，心悸，重则喘息，不能平卧，面色苍白，四肢厥冷，舌苔白，脉沉细。

病因分析：诸阳受气于胸而转行于背，寒邪内侵致使阳气不运，气机阻痹，故见胸痛彻背，感寒则痛甚；胸阳不振，气机受阻，故见胸闷气短，心悸，甚则喘息不能平卧；阳气不足，故面色苍白，四肢厥冷，均为阴寒凝滞，阳气不运之征。

按摩推拿手法治疗 第一步：患者坐位，医者以双手置于患者背部施用鹰爪抓鸡（脊）法（图157），辛温通阳，开痹散寒；点按大椎，以解表通阳，涤痰降气。第二步：嘱患者仰卧位，医者以双手置于患者腹部施用推脾运胃法（图179），点鸠掐里法（图178），以温中理气，活血通络；点按膻中、天突，以理气化痰，宣肺通气，调气降逆，宽胸利膈，理气温中、天突，以理气化痰，宣肺通气，调气降逆，宽胸利膈，理气温中。第三步：施梳胁开胸顺气法（图175），以开胸止痛，开痹散寒，活血通络，行气化痰。

4. 心肾阴虚

主要症状：胸闷且痛，心悸盗汗，心烦不寐，腹疼膝软，耳鸣，头晕，舌红或有紫斑，脉细带数或见细涩。

辨证治疗

（一）内科

病因分析：病延日久，长期气血运行失畅，瘀滞痹阻，故胸闷且痛；不能充润营养五脏，而致心肾阴虚，心阴虚，故心悸盗汗，心烦不寐；肾阴虚，故耳鸣，腰疼腿软；水不涵木，肝阳偏亢，故头晕，均为阴血亏虚，心脉阻络之征。

按摩推拿手法治疗 第一步：患者坐位，医者以双手拇指点按心俞、肺俞、命门、脾俞，以健脾助生化之源，滋阴益肾，养心安神，养血通络，益气养血。嘱患者俯卧位，医者施用双龙点肾法（图159），以调补肾气。第二步：嘱患者仰卧法，医者以双手置于患者双下肢施用提拿足三阴法（图199），点按三阴交，以滋阴潜阳，滋阴益肾，养心安神。

5.气阴两虚

主要症状：胸闷隐痛，时作时止，心悸气短，倦怠懒言，面色少华，头晕目眩，遇劳则甚，舌偏红或有齿印，脉细弱无力，或结。

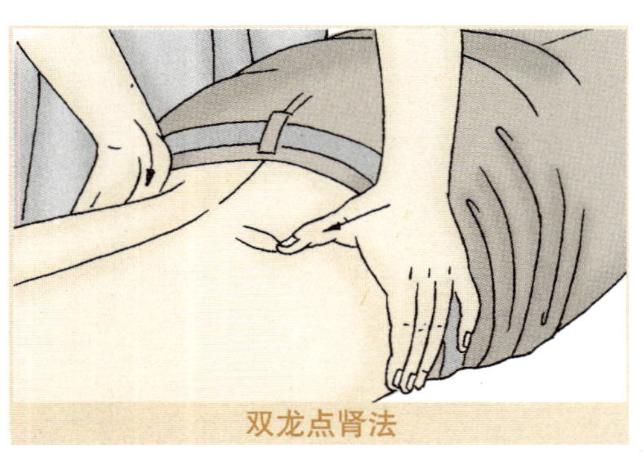
双龙点肾法

病因分析：胸痹日久，气阴两虚，气虚则无以行血，阴虚则脉络不利，均可使血行不畅，气血瘀滞，故见胸闷隐痛，时作时止；心脉失养，故见心悸；气虚故见短气，倦怠懒言，面色少华；阴虚阳亢故头晕目眩；虚而不耐劳，故遇劳则甚，均为气阴两虚之征。

按摩推拿手法治疗 第一步：患者坐位，医者以双手拇指置于患者背部，点按脾俞、心俞、肺俞，以健脾益气，助生化之源，养心安神。第二步：嘱患者仰卧位，施用推脾运胃法（图179）、点鸠掐里法（图178），以活血通络，助生化气血之源；施用提拿足三阴法（图199），点按三阴交、血海，以滋阴养血，滋阴复脉，活血通络。

6.阳气虚衰

主要症状：胸闷气短，甚则胸痛彻背，心悸，汗出，畏寒，肢冷，腰酸，乏力，面色苍白，唇甲淡白或青紫，舌淡白或紫暗，脉沉细或沉微欲绝。

病因分析：阳气虚衰，胸阳不运，气机痹阻，血行瘀滞，故见胸闷气短，甚则胸痛彻背；心阳不振，故见心悸，汗出；肾阳虚衰，故见畏寒肢冷，腰酸，乏力。面色苍白，唇甲淡白或青紫等均为阳气虚衰，瘀血为阻之征。

按摩推拿手法治疗 第一步：患者坐

位，医者以食指置于患者头顶正中施用一指托天法（图101），点按命门，以温壮真阳，回阳救逆固脱。第二步：嘱患者俯卧位，医者以双拇指施用双龙点肾法，点按督俞、膏俞，以益气补虚，补益肾精。第三步：嘱患者仰卧位，施用提拿足三阴法（图199）、提拿足三阴法（图198），点按三阴交、血海、足三里，以温阳滋阴，温阳行水，益气温阳，活血通络。

【预防】

平日应加强胸部的锻炼，防止寒邪入侵而发病。特别是年老体弱者，要加强户外锻炼，并防情志的刺激。注意避免外界刺激，以防内伤胸痛之因。尽量减少过饮辛热之品，伤其上焦，一旦发生胸痹作痛应立即治疗，不可延误治疗机会。

胃 痛

凡胃脘部，近心窝处发生疼痛，称为胃痛。又称为“心下痛”、“胃脘痛”。

【病因病机】

多因长期饮食不节，或精神刺激而发病。

寒邪客胃：外感寒邪，内客于胃，寒主收引，致胃气不和而痛。

饮食伤胃：饮食不节，或饥饱无度，致胃失和降。

肝气犯胃：肝为刚脏，喜条达而主疏泄，若忧思恼怒，则气郁而伤肝，肝木失于疏泄，横逆犯胃，致气机阻滞，而发生疼痛。

脾胃虚寒：胃主受纳，脾主运化水谷，若饥饱失常，或劳倦过度，或久病脾胃受伤，均能引起脾阳不足，中焦虚寒，或胃阳受损，失其濡养而发生疼痛。

【辨证论治】

1. 寒邪客胃

主要症状：胃痛暴作，恶寒喜暖，脘腹得温则痛减，遇寒则痛增，口和不渴，舌苔薄白，脉弦紧。

病因分析：寒主收引，寒邪内客于胃，则阳气被寒邪所迫，不得舒展，致气机阻滞，故胃痛暴作；寒邪得阳则散，遇阴则凝，所以得温则痛减；胃无热邪，故口和不渴；热能盛寒，故喜热饮，均为寒邪客胃之征。

按摩推拿手法治疗 第一步：患者坐位，医者以双手拇指点按胃俞、脾俞，以调理胃气，温和散寒。第二步：嘱患者仰卧位，施用点鸠掐里法（图178）、点三脘开四门法（图188），以健脾和胃，疏通胃气，温胃散寒；施用补（泻）神阙法（图186），点按天枢，以补益中焦，驱散阴寒；施用源根筑堤法（图190），以温经散寒，调理胃气，温胃降逆，散寒止痛。

2. 饮食停滞

主要症状：胃痛，脘腹胀满，嗳腐吞酸，吐不消化食物，吐食或矢气后痛减，或大便不爽，舌苔厚腻，脉滑。

病因分析：暴食多饮，饮停食滞，致胃中气机阻滞，故胃脘痛胀而满；健运失司，腐熟无权，谷浊之气不得下行而上逆，所以嗳腐吞酸，吐不消化食物；吐则宿食上越，矢气则腐浊下排，故吐食或矢

辨证治疗

（一）内科

气痛减；胃中饮食停滞，导致肠道传导阻滞，故大便不爽。

按摩推拿手法治疗 第一步：患者坐位，医者拇指点按璇玑，以调理气机，消食降逆。第二步：嘱患者仰卧位，施用点三脘开四门法（图188）、推运胃脘法（图187），以健脾和胃，消食下气，和胃定痛，消食导滞，理气和中；施用揉拿手三阴法（图140），点按内关、手三里，以通经活络，理气和胃；施用点鸠掐理法（图178），以补益脾胃，消积止痛；施用揪提双胁法，以消积导滞。

3．肝气犯胃

主要症状：胃脘胀闷，攻撑作痛，脘痛连胁，大便不畅，每因情志因素而作痛，舌苔多薄白，脉沉弦。

病因分析：肝主疏泄喜条达，若情志不舒则肝气郁结不得疏泄，横逆犯胃而作痛；胁乃肝之分野，而气多走窜游移，故疼痛攻撑连胁气机不利；肝胃气逆，故脘胀暖气；气滞肠道传导失常，故大便不畅；如情志不和，则肝郁更甚，气结复加，故每因情志而作痛，病在气分而浊湿不甚。

按摩推拿手法治疗 第一步：患者坐位，医者以双手拇指点按肝俞、胆俞、胃俞、三焦俞，以舒肝利胆，泄热调气，调理气血，达助生化之源，除水湿，健运化，补脾阳，振奋胃阳，健脾和胃之功；

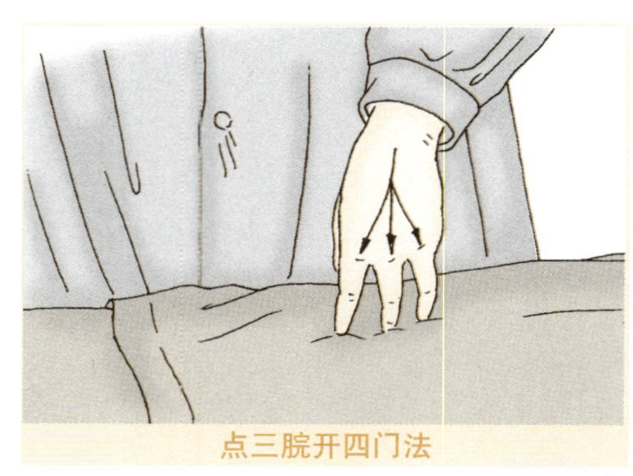
点三脘开四门法

施用揪拿双胁法，可达到消食导滞。第二步：嘱患者仰卧位，施用双胁卧滚龙法（图180）、双点章门法（图182），以舒肝理气，健脾和胃，理气消滞，疏调肠腑，鼓动肝气，理气舒肝，和胃止痛；施用提拿足三阴法（图199），点按行间，以疏泄肝气，降气散郁。

4．肝胃郁热

主要症状：胃脘灼痛，病势急迫，烦躁不安，泛酸嘈杂，口干口苦，舌红苔黄，脉弦或数。

病因分析：肝气郁结，日久化热，邪热犯胃，故胃脘灼痛，痛势急迫；肝胃郁热，逆而上冲，故烦躁易怒，泛酸嘈杂；肝胆互为表里，肝热夹胆火上乘，故口干口苦。

按摩推拿手法治疗 第一步：患者坐位，医者以双手拇指点按肝俞、脾俞、胆俞、胃俞、三焦俞，以达舒肝理气，通经活络，泄热调气，补脾阳，健脾和胃，振奋胃阳，调气利水；施用揉拿手三阴法（图140），点按手三里，以通经活络。第二步：嘱患者仰卧位，施用双点章门法（图182），以理气消滞，和胃定痛；施用点三脘开四门（图188），达以消食下气，和胃止痛，解郁散结，清热定痛。

5.瘀血停滞

主要症状：胃脘疼痛，痛有定处而拒按或有针刺感，食后痛甚，吐血，便黑，舌质紫黯，脉涩。

病因分析：气为血帅，血随气行，气滞日久，则导致血瘀内停。由于瘀血有形，故痛有定处而拒按；瘀停之处，脉络壅而不通，故痛如针刺；进食则触动其瘀，故食后痛甚，均属瘀血停滞之征。

按摩推拿手法治疗 第一步：患者坐位，医者以双手拇指点按膈俞，以活血祛痰。第二步：嘱患者仰卧位，施用点三脘开四门法（图188），以消食下气，和胃定痛。第三步：施用提拿足三阴法（图199），点按三阴交、血海，以调和气血，补脾胃，助运化，共达活血化瘀，理气和胃，祛瘀止痛之功。

6.胃阴亏虚

主要症状：胃痛隐隐，口燥咽干，大便干结，舌红少津，脉细数。

病因分析：胃痛日久，郁热伤阴，胃失濡养，故见胃痛隐隐；阴虚津少，无以上承，则咽干口燥；阴虚液耗，无以下溉，则肠道失润，故大便干结。

按摩推拿手法治疗 第一步：患者坐位，医者以双手拇指点按胃俞、脾俞、肝俞、三焦俞，以疏肝利胆，清头明目，补益营血，健脾和胃，调气利水。第二步：嘱患者仰卧位，施用点三脘开四门法（图188），以消食下气，和胃定痛；施用龙凤呈祥法（图181）、运运颤颤法（图184），以疏调胃肠，通调气滞，调和气血，健运脾胃；施用点按三阴交，以调气养血，养阴益胃。

7.脾胃虚寒

主要症状：胃痛隐隐，喜温喜按，空腹痛甚，得食痛减，泛吐清水，纳差，神疲乏力，甚则手足不温，大便溏薄，舌淡苔白，脉虚弱或迟缓。

病因分析：脾胃虚寒，属正虚，故胃痛隐隐；寒得温而散，气得按而行，故喜温喜按；脾虚中寒，水谷不运化，而上逆，故泛吐；脾胃虚寒，则受纳运化失常，故食纳较差，胃虚得食痛减，均属脾胃虚寒之征。

按摩推拿手法治疗 第一步：患者坐位，医者施用点按肝俞、脾俞、三焦俞，以温脾散寒，补益中气，暖肝温胃，温胃化饮，温中和胃。第二步：嘱患者仰卧位，施用推脾运胃法（图179），以调和脾胃，消胀止痛；施用点鸠掐里法（图178），以补脾益胃。第三步：施用点三脘开四门法（图188），以温脾壮阳；施用运运颤颤法（图184），点按关元，以补益元气，补元阳，调气机，达助健脾运。

【预防】

注意合理饮食，忌生冷、烟酒，辛辣刺激之物。

辨证治疗

（一）内科

噎 膈

噎即噎塞，指吞咽之时梗噎不顺，膈为格拒。噎常是膈的前期症状，但多合称为“噎膈”，可见于胃癌、食道癌、食道狭窄和食道痉挛等病变。多因长期忧思郁怒，嗜食辛辣油煎硬物。而致脾伤气结，津液不能转输，聚而成痰，肝伤气郁血滞，积而为瘀，痰气互结，内阻食道，胃失和降而成。久则津血枯竭，胃气虚败，脾阳不振，出现衰竭症候。

【病因病机】

忧思郁怒：忧思伤脾，脾伤则气结，气结则津液不得舒布，遂聚而为痰，痰气交阻食道，于是渐生噎膈。

酒食所生：酒食助湿生热，若嗜酒无度又多进肥甘之品，则易酿成痰浊。若恣食辛辣燥热等物，则易致津伤血燥。前者食道窄隘，后者使咽管干涩，均能妨碍咽食而发生噎膈。就发病机理而说，除胃以外又与肝、脾、肾有密切关系，因三脏与食道、胃皆有其经络联系。

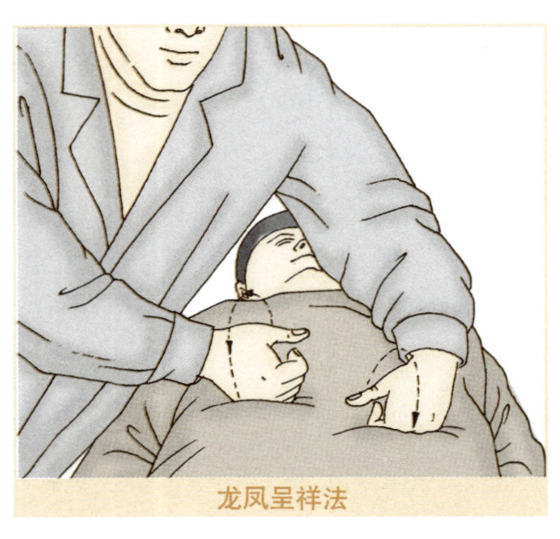

龙凤呈祥法

【辨证论治】

本病起初吞咽困难，尤其是固体食物，虽勉强咽入，亦必阻塞不下，随即吐出，甚则吐出物如赤豆汁，逐渐发展，则胸膈疼痛，全身消瘦，面色憔悴，精神衰惫。察其虚实，实者系气、血、痰三者互结于食道。虚者系属津血之日渐枯槁，因病期太长，由实转虚，由气及血。

1. 痰气交阻

主要症状：吞咽梗阻，胸膈痞闷，口干咽燥，舌质偏红，苔薄腻脉弦滑。

病因分析：痰气交阻，食道不利，则吞咽困难；胸膈痞满，遇情绪舒畅则病症稍可减轻，此属于气结初起征；气结津液不能上承，且郁热伤津，故口燥咽干。均为气郁痰阻，兼有郁热伤津之象。

按摩推拿手法治疗 第一步：患者坐位，医者以双手拇指点按膈俞、膈关、胃俞、至阳，以清热化湿，调气行血，祛随开膈，和胃降逆。第二步：嘱患者仰卧位，医者施用晨笼解罩法（图174），梳胁开胸顺气法（图175），点按膻中，以利气化瘀，开郁散结，润燥化痰，化浊和胃，分清降浊，达到生津润燥。第三步：施用揉拿手三阴法（图140），点按内关，以开胸利膈，降逆止呕；施用双点章门法（图182），调和阴阳，理气消滞，舒肝利胆，开郁散结，润燥。

2. 津亏热结

主要症状：吞咽便涩而痛，固体食物难入，形体逐渐消瘦，口干咽燥，大便干结，五心烦热，舌质红干或带裂纹，脉弦细数。

病因分析：胃津亏耗，食道失于濡润，或吞咽梗涩作痛，尤以进食固体食物为甚，口干咽燥，大便干结，亦为胃肠津亏热结所致；五心烦热，形体消瘦，则由化源告竭，进而累及肝肾、肝血、肾精交亏。均为津亏内热之候。

按摩推拿手法治疗 第一步：患者坐位，医者以双手拇指点按膈俞、脾俞、胃俞、肝俞、膈关，以和胃降逆，养胃生津，活血行瘀。第二步：嘱患者仰卧位，施用运运颤颤法（图184），点按中脘、膻中，以宣通气机，滋阴养液；施用提拿足三阴法（图199）、提拿足三阳法（图198），点按三阴交，以滋阴益胃。第三步：施用搓四心法（图213），以除五心烦热，滋阴肾阴；施用梳胁开胸顺气法（图175），以开胸膈，调气逆，清热结，养阴津。

3. 瘀血内结

主要症状：胸膈疼痛，食不行下，而复吐出，甚则水饮难下。大便坚如羊屎，或吐物如赤豆汁，面色晦滞，形体更为消瘦，肌肤枯燥。舌红少津，或带青紫，脉细涩。

病因分析：瘀血内结，阻于食道，因而痛有定所，食入即吐，甚至水饮难下。由于病久阴血更伤，肠失润泽，故大便干结，坚如羊屎；倘络伤渗血，故见吐出物如赤豆汁；长期饮食不入，化源告竭，必形体更为消瘦，肌肤枯燥，面色晦滞，均为血亏瘀结之征。

按摩推拿手法治疗 第一步：患者坐位，医者以双手拇指点按膈俞、胃俞、膈关，以开膈降逆，祛瘀通络，软坚化结，通调气逆，行气散瘀。第二步：嘱患者俯卧位，施用搓髎点强法（图166），以滋阴润肠，通调便结。第三步：嘱患者仰卧位，施用点三脘开四门法（图188），以破结行瘀，滋阴养血，软坚化痰；施用狮子滚绣球法（图183），以通调肠腑，滋阴通便。

4. 气虚阳微

主要症状：长期饮食不下，面色㿠白，精神疲惫，面浮，足肿，腹胀，舌淡苔白，脉细弱。

病因分析：病情严重发展，由阴损及阳，脾胃之阳气衰微，饮食无以受纳运化，津液输布无权，故长期饮食水谷不下，泛吐清涎。精神疲惫，面浮，足肿，腹胀，则为脾肾俱败，阳气无以化津之象。面色㿠白，形寒气短，均属气微阳虚之征。

按摩推拿手法治疗 第一步：患者侧卧位，医者用拇指点按脾俞、肾俞、胃俞、膈俞，达以和胃降逆，降逆止呕，温脾益气，补益肾气。第二步：嘱患者仰卧位，施用点鸠掐里法（图178），以补益脾胃，

辨证治疗

（一）内科

消积止痛；施用运运颤颤法（图 184），点按关元，以培补元气，濡润肠腑。第三步：施用一指托天法（图 101），以补虚益气，理气消滞；施用提拿足三阳法（图 139），点按太溪，以调补肾气，通利三焦，共达温补脾肾。

【预防】

建立良好的饮食习惯，严忌烟、酒及辛辣刺激物。养成良好的生活作息，注意劳逸结合。

■ 呕 吐

呕吐是由于胃失和降，气逆于上所引起的病症。前人有“有声无物为呕，无声有物为吐”之说法，但实际上很难截然划分，一般统称为呕吐。临床常见的有胃寒、胃热、伤食、痰浊四种。胃寒者呕吐清水，口中多涎，喜热恶冷，小便清利；胃热者食入即吐，吐出物酸杂，口有臭气，喜冷恶热；伤食者胃脘胀闷，嗳气吞酸，呕吐物多属酸腐宿食，吐后稍感舒畅；痰浊者平素多有头眩、胸闷、心悸，呕吐粘液或清涎。

【病因病机】

胃主受纳和腐熟水谷，其气主降，以下行为顺。若邪气犯胃或胃虚失和，气逆而上则发呕吐。

外邪侵袭：风寒暑湿之邪及秽浊之气，侵犯胃腑，以致胃失和降，水谷随气上逆发为呕吐。

饮食不节：饮食过多，或过食生冷油腻、不洁等食物，皆可伤胃滞脾而致食停不化，胃气不能上行，上逆而为呕吐。

情志失调：恼怒伤肝，肝失条达，横逆犯胃，胃气上逆，忧思伤脾，脾失健运，食停难化，胃失和降，均可导致呕吐。

脾胃虚弱：因劳倦太过，耗伤中气或久病中阳不振，脾虚不能上承受水谷，水谷精微不能化气血，以致寒浊中阻而引起呕吐。

总之外感六淫，内伤七情，以及饮食不当，劳倦过度，均可引起胃气上逆，发生呕吐。

【辨证论治】

明辨虚实。实者多外邪，饮食所伤，发病急，病程短；虚者为脾胃功能减退，发病缓慢，病程较长。实证治宜祛邪化湿和胃降逆。虚则治宜扶正为主，温中健脾，滋养胃阴。

1. 实证

①外邪犯胃

主要症状：突然呕吐，可伴发热恶寒，头身疼痛，脘腹满闷，苔白腻，脉濡缓。

病因分析：外感风寒之邪或夏令暑湿秽浊之气，内扰胃腑，浊气上逆，故突然呕吐；邪束外表，营卫失和，故发热恶寒，头身疼痛；湿浊中阻，气机不利，故胸脘满闷。以突然呕吐，头身疼痛或有寒热为特征。

按摩推拿手法治疗 第一步：患者坐位，医者以双手拇指点按大椎、风池，以解表通阳，理气降逆，通经活络，疏风解表，调和气血，表散外邪；以一手握患腕，另一手施用揉拿手三阳法（图139），点按内关、外关、合谷，以疏风解表，理气和胃，宁心安神。第二步：嘱患者仰卧位，施用推脾运胃法（图179），以降逆和胃，疏邪化浊，辟浊止呕，共达疏邪解表，益脾化浊。

②饮食停滞

主要症状：呕吐酸腐，脘腹胀满，嗳气厌食，得食甚，吐后反快，大便秽臭，或溏薄或秘结，苔厚腻，脉滑实。

病因分析：食滞内阻，浊气上逆，故呕吐酸腐；升降失常，传导失司，则大便不正常；食滞中焦，气机不利，故脘腹胀满，嗳气厌食，各症均为食滞内停之候。

按摩推拿手法治疗 第一步：患者坐位，医者以拇指点按脾俞、胃俞、三焦俞，以助运化，补脾阳，化湿消滞。医者坐于患者背后，以双手分别置于患者两胁下，施用抓提神法，以消食导滞，通调三焦，和胃止呕。第二步：嘱患者仰卧位，施用梳胁开胸顺气法（图175），点按璇玑、公孙，以疏导积化宿食，和调脾胃，消化食积；施用奴胁卧滚龙法（图180），以消积导滞，调和胃气；点按缺盆，以止呕逆。

③痰饮内阻

主要症状：呕吐多为清水痰涎，脘闷不食，头眩，苔白腻，脉滑。

病因分析：脾不运化，痰饮内停，胃气不降，则脘闷不食，呕吐清水痰涎；水饮上犯，清阳之气不展，故头眩；水气凌心则心悸，均为痰饮内阻之征。

按摩推拿手法治疗 第一步：患者坐位，医者以双手拇指点按脾俞、三焦俞、膀胱俞，以温化痰饮，和胃降逆，引湿下行而出。第二步：嘱患者仰卧位，施用点三脘开四门法（图188），点按膻中，以降逆止呕，理气行滞，蠲化水湿；施用推搓四心法（图213），点按丰隆，以调和胃气，清化痰湿，健脾温经，行气活血，共达温化痰饮，和胃降逆之效。

④肝气犯胃

主要症状：呕吐吞酸，嗳气频繁，胸胁闷痛，舌边红，苔薄腻，脉弦。

病因分析：气血不行，横逆犯胃，胃失和降，因而呕吐吞酸，嗳气频繁，胸胁闷痛，均为气滞肝旺之征。

按摩推拿手法治疗 第一步：患者坐位，医者以双手拇指点按胃俞、肝俞，以和胃止呕，清肝降火。第二步：嘱患者俯

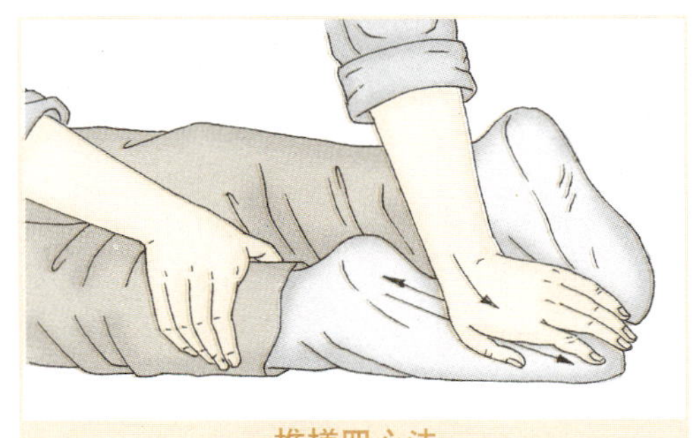

推搓四心法

辨证治疗

（一）内科

卧位，医者施用提拿夹脊法（图156），以舒肝理气，和胃降逆。嘱患者仰卧位，医者施用梳胁开胸顺气法（图175），加施揪抻双胁，以理气宽中，通腑降逆，降逆止呕。

2.虚证

①脾胃虚寒

主要症状：饮食稍有不慎，即为呕吐，时作时止，面色㿠白，倦怠乏力，口干不欲饮，四肢不温，大便溏薄，舌质淡，脉濡弱。

病因分析：脾胃虚弱，中阳不振，水谷腐熟运化不及，故饮食稍有不慎即吐，时作时止；阳虚不能温布，则面色㿠白，四肢不温，倦怠乏力，中焦虚寒，气不化津，故口干而不欲饮；脾虚则运化失常，故大便溏薄，均为脾虚胃寒之征。

按摩推拿手法治疗 第一步：患者坐位，医者以双手拇指点按胃俞、脾俞，以调胃和中，温胃降寒。第二步：嘱患者仰卧位，医者施用补（泻）神阙法（图186），点按中脘，以温暖腹部，消寒散积，温中降逆；施用提拿足三阳法（图198），点按足三里、公孙、关元，以散寒消积，健脾和胃。脾胃通调，寒凝则化，共达温中健脾，和胃降逆之效。

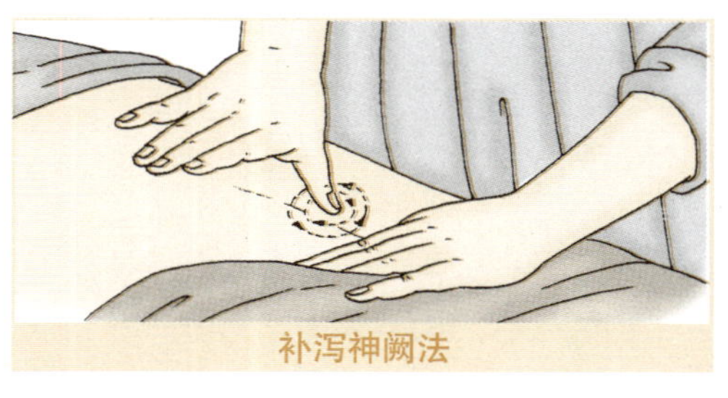

补泻神阙法

②胃阴不足

主要症状：呕吐反复发作，时作干呕，口燥咽干，似饥而不欲食，舌红津少，脉多细数。

病因分析：胃热不清，耗伤胃阴，以致胃失濡养，气失和降，所以呕吐反复发作，时作干呕，似饥而不欲食；津液不能上承，因而口燥咽干出现虚中有热之征，均为胃阴不足之象。

按摩推拿手法治疗 第一步：患者坐位，医者以双手拇指点按脾俞、胃俞、三焦俞，以调胃和中，补益脾胃。第二步：嘱患者仰卧位，施用运运颤颤法（图184），以滋阴养胃；施用二龙戏球法（图117），以引液上承，滋阴润咽；施提拿足三阴法（图199），点按丰隆、三阴交，以滋阴养胃，降逆止呕。

【预防】

以调顺胃气为主，避免外邪内侵，七情刺激，要调理饮食，禁忌生冷，有刺激性食物。

呃逆

气逆上冲，喉间呃呃连声，气短而频，令人不能自制，称为呃逆。

【病因病机】

饮食不节：过食生冷，或寒凉药物，则寒气蕴蓄于胃，循于手太阴之脉上膈，袭肺，胃气失于和降，气逆而上，复因膈间不利，故呃声短而不频，不能自制。

情志不和：恼怒抑郁，气机不利，则津液失布而滋生痰浊。若肝气逆乘肺胃，导致胃气挟痰上逆，亦能动膈而发生呃逆。

正气亏虚：重病久病之后，或因病而误用吐下之剂，耗伤中气，或损及胃阴均可使胃失和降而发生呃逆。总之呃逆由胃气上逆，动膈而成，引起胃失和降。

【辨证论治】

1.胃中虚寒

主要症状：呃声沉缓有力，膈间及胃脘不舒，得热则减，得寒则甚。食欲减少，口中和而不渴。舌苔白润，脉象迟缓。

病因分析：寒邪阻遏，肺胃之气失降，故膈间及胃脘不舒；胃气上冲喉间，故呃声冲缓有力；寒气遇热则易于流通，遇寒则益增邪势，得热则减，遇寒愈甚，食少均属胃中寒冷之征。

按摩推拿手法治疗 第一步：患者呈坐位，医者以双手拇指点按膈俞，以活血止呃。嘱患者俯卧位，施用呼吸迎随法（图177），以调和气机，降逆止呃，温阳散寒。第二步：嘱患者仰卧位，施用风卷雷鸣乌云散法（图189），以温中散寒，化痰消滞；施用运运颤颤法（图184），以通调气血，理气祛寒，止呃。

2.胃火上逆

主要症状：呃声洪亮，冲逆而出，口臭烦渴，喜冷饮，小溲短赤，大便秘结，舌苔黄，脉象滑数。

病因分析：多因辛辣炙煿及醇酒，或过用温补之剂，胃肠蕴积实热，胃火上冲，故呃声洪亮；胃热伤津，肠间燥结，则口臭、烦渴、便结、溲赤，均属胃热内盛之征。

按摩推拿手法治疗 第一步：患者俯卧位，医者施用提拿夹脊法（图156），着重提拿胃俞、膈俞，以和胃降逆，清降泄热；施用呼吸迎随法（图177），以通腑泻热，化痰降逆。第二步：嘱患者仰卧位，施用揪抓腹壁，及呼吸迎随法（图177），点按中脘、内庭，以清胃热，降痰逆；施用补泻神阙法（图186），点按巨阙，以宽胸利膈，调和胃肠，达降逆、泄热、止呃。

3.气机郁滞

主要症状：呃逆连声，常因情志不畅而诱发或加重。伴有胸闷，纳减，脘腹胀闷，肠鸣矢气。舌苔薄白，脉弦。

病因分析：情志抑郁，肝气上乘肺

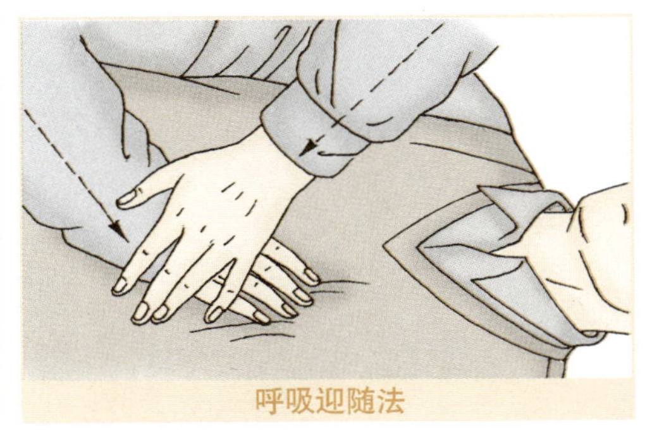
呼吸迎随法

辨证治疗

（一）内科

胃，胃气上冲，故呃逆连声；病由情志引起，故因情志不畅而诱发呃逆加重；胁为肝之分野，肝胃不和，故脘胁胀满；气多流窜，下趋肠道，故肠鸣矢气，皆为气滞之征。

按摩推拿手法治疗　第一步：患者坐位，医者以双手拇指点按肝俞、膈俞，以宽中降气，降逆止呃，舒肝解郁。第二步：嘱患者仰卧位，施用梳胁开胸顺气法（图175），双点章门法（图182），以泄肝和胃，降逆止呃；施用揉拿手三阴法（图140），点按合谷、内关，以理气和胃，降逆止呃；施用提拿足三阴法（图199）、掐点侠溪至阴法（图203），以疏肝导滞，理气降逆，泄肝和胃，顺气降逆。

4．脾胃阳虚

主要症状：呃声低弱无力，气不得续，面色苍白，手足不温。食少困倦，舌淡苔白，脉象沉、细弱。

病因分析：脾胃虚弱，虚气上逆，故呃声低弱无力，气不得续；生化之源不足，故见面色苍白，无华；阳气不布，故手足不温；若导致肾阳亦虚者，故腰膝无力，肾不纳气，呃声断续而病转为阳衰之征。

按摩推拿手法治疗　第一步：患者坐位，医者以双手拇指点按脾俞、胃俞、膈俞，以益气营血，促生化之源，健脾和胃，振奋胃阳。第二步：嘱患者仰卧位，施用推脾运胃法（图179），点按天突、关元、气海、天枢，以补益肾气，培补中气，以通腑气；施用补（泻）神阙法（图186），以温阳固脱，和中补虚，健脾益胃，共达温补脾胃，和中降逆。

5．胃阴不足

主要症状：呃声急促而不连续，口干舌燥，烦躁不安，舌质红而干，或有裂纹，脉细数。

病因分析：热病耗伤胃阴，胃失濡润，难以和降，故呃声急促；气逆无力，故不连续发作；虚热内扰，液耗津伤，故口干舌燥，均属津液耗亏胃阴不足之征。

按摩推拿手法治疗　第一步：患者仰卧位，医者施用推运胃脘法（图187）、点鸠掐里法（图178），以滋阴养胃，益气和中；施用龙凤呈祥法（图181），以健脾和胃，降逆止呃；第二步：施用提拿足

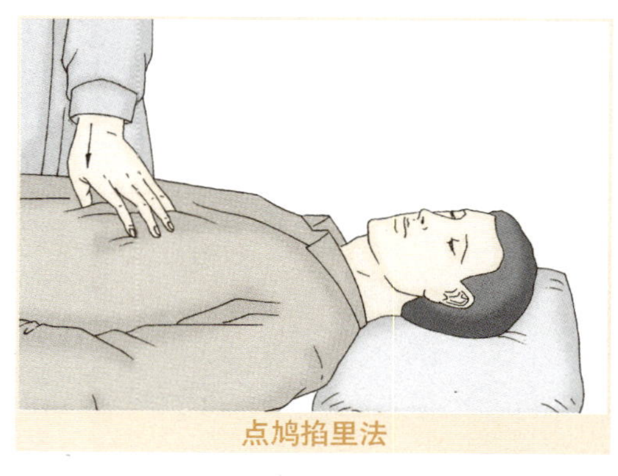
点鸠掐里法

三阴法（图199），点按三阴交，以滋阴养胃，生津止呃。

【预防】

尽量减少情志的刺激，注意饮食的调节，避免生冷等。

泄 泻

排便次数增多，粪便稀薄，时作时止称“泄”；大便直下如水倾称为“泻”，但临床上多合称为“泄泻”。

【病因病机】

多因感受外邪，饮食所伤，七情不和及脏腑虚弱等引起胃肠功能障碍等。

感受外邪：六淫之邪，以寒湿暑热引起者较为多见，脾脏喜燥而恶湿，湿邪最能引起泄泻。

饮食所伤：饮食过多，宿食内停，过食肥甘，呆胃滞脾。或多食生冷，误食不洁之物，损伤脾胃，传导失职，升降失调而发为泄泻。

情志失调：平时脾胃素虚，复因情志影响，忧思恼怒，精神紧张，以致肝气郁结，横逆乘脾，运化失常，而致泄泻。

脾胃虚弱：长期饮食失调，劳倦内伤，久病缠绵，均可导致脾胃虚弱，水谷运化失司，水谷内停，运化失常而致泄泻。

肾阳虚衰：久病之后，或年老体衰，阳气不足，脾失温蕴，运化失常，而致泄泻。

【辨证论治】

1．寒湿（风寒）

主要症状：泄泻清稀，甚至如水样，腹痛肠鸣，脘闷食少。或兼有恶寒发热，鼻塞头痛，肢体酸痛。舌苔薄白或腻，脉濡缓。

病因分析：外感寒湿，或风寒之邪侵袭肠胃，或过食生冷，脾湿健运失调，升降失职，清浊不分，饮食不化，传导失司，故大便清稀；寒湿内盛，肠胃气机受阻，故腹痛肠鸣；寒湿困脾，故见脘闷食少；恶寒发热，头痛鼻塞，肢体酸痛，均为风寒外束之征。

按摩推拿手法治疗　第一步：患者坐位，医者以双手拇指点按大椎、风门、风池，以散风解表，表散阳邪，治头痛；施用揉拿手三阳法（图139），点按列缺、合谷，以宣肺解表。第二步：嘱患者仰卧位，施用补（泻）神阙法（图186），点按天枢、中脘，以通调大肠气机，和胃化湿，止泻。共达解表散寒，调理脾胃，健脾燥湿，淡渗分利之功。

2．湿热

主要症状：泄泻腹痛，泻下急迫，或泻而不爽，粪色黄褐而臭，肛门灼痛热，烦热口渴，小溲短黄，舌苔黄腻，脉濡数或滑数。

病因分析：湿热之邪，或夏令暑湿伤及肠胃，传化失常，故发生泄泻；暴注下迫，皆属于热，肠中有热，故泻下急迫；湿热互结，则泻而不爽；湿热下注，故肛门灼热而痛，均为湿热之征。

按摩推拿手法治疗　第一步：患者坐位，医者以双手拇指点按脾俞，以健脾利湿；施用揉拿手三阴法（图140）、揉拿手三阳法（图139），点按合谷、曲池，

辨证治疗

（一）内科

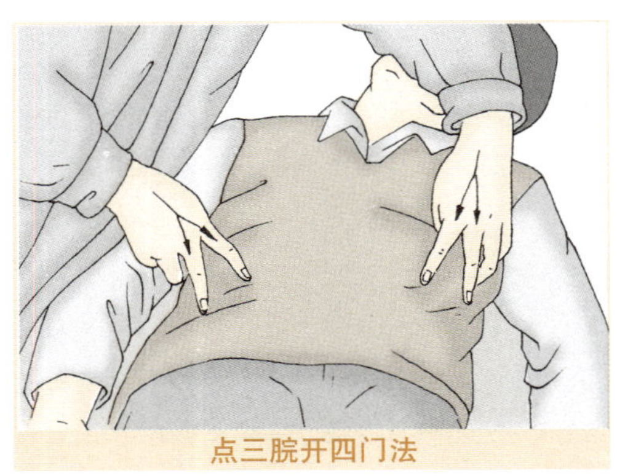

点三脘开四门法

以清泻大肠蕴热。第二步：嘱患者仰卧位，施用源根筑堤法（图190）、点三脘开四门法（图188），点按天枢，以疏理胃肠气机，理中化湿。施用提拿足三阴法（图199）、提拿足三阳法（图198），点按阴陵泉、丰隆、足三里、内庭，以通调脾胃，除湿热，降胃气，化痰浊，健脾利湿，共达清热利湿。

3.食滞肠胃

主要症状：腹痛肠鸣，泻下粪便臭如败卵，泻后痛减，伴有不消化之物，脘腹痞满，嗳腐酸臭，不思饮食，舌苔垢浊或厚腻，脉滑。

病因分析：饮食不节，宿食内停，阻滞肠胃，传化失常，故腹痛肠鸣；脘腹痞满，宿食不化，浊气上逆，故嗳腐酸臭；宿食下注，则泻下臭如败卵，泻后腐浊排出，故腹痛减轻，均为宿食内停之征。

按摩推拿手法治疗 第一步：患者坐位，医者以双手拇指点按大肠俞，以调理肠胃。嘱患者俯卧位，施用搓髎点强法（图166），以清利下焦。嘱患者仰卧位，施用（补）泻神阙法（图186），点按肓俞、关元，以补益元阳，清利湿热，消食导滞。施用点鸠掐里法（图178），点按璇玑、中脘，以导气消积，疏调肠胃之气，气机通降，消食导滞；施用揉拿手三阴法（图140），点按内关，以宽胸利膈，宽中除满。

4.肝气乘脾

主要症状：胸胁胀闷，嗳气食少，每因抑郁恼怒或情绪紧张而发生腹痛泄泻。舌淡红，脉弦。

病因分析：七情内伤，情绪紧张之时，气机不利，肝失条达，横逆晦脾，失其健运，故腹痛泻泄；肝失疏泄，故胸胁胀闷，嗳气食少，为肝旺脾虚之象。

按摩推拿手法治疗 第一步：患者呈坐位，医者以双手拇指点按肝俞、脾俞、大肠俞，以舒肝利胆，助运除湿，泄热调气。第二步：嘱患者仰卧位，施用梳胁开胸顺气法、双点章门法，以疏肝清火，疏调肝气，抑肝扶脾，升清止泻。

5.脾胃虚弱

主要症状：大便时溏时泻，水谷不化，稍进油腻之物则大便次数增多。饮食减少，脘腹满闷不舒，面色萎黄，肢体倦怠乏力。舌淡苔白，脉细弱。

病因分析：脾胃虚弱，运化无权，水谷不化，清浊不分，故大便溏泄；脾阳不振，运化失常，则饮食减少，脘腹胀闷不舒；稍进油腻之物，故大便次数增加；久泻不止，脾胃虚弱，气血生化之源不足，故见面色萎黄，肢倦乏力，均为脾胃虚弱之征。

按摩推拿手法治疗 第一步：患者坐位，医者以双手拇指点按脾俞、胃俞、大肠俞，以振奋胃阳，健脾和胃，培补脾阳，益气营血，补心脾两虚。第二步：嘱患者仰卧位，施用点三脘开四门法（图188），以补益中州，健脾和胃，施用运运颤颤法（图184），点按关元、气海，以鼓动元气，达固本治泄，健脾益胃之功。

6.肾阳虚衰

主要症状：泄泻在黎明之前腹部作痛，肠鸣即泻，泻后则安。形寒肢冷，腰膝酸软。舌淡苔白，脉沉细。

病因分析：泄泻日久，肾阳虚衰，不能温养脾胃，运化失常，黎明之前阳气未振，阴寒较盛，故腹部作痛；肠鸣即泻，又称“五更泻”，泻后则腑气通利，故泻后则安；形寒肢冷，腰膝酸软，均为脾肾阳气不足之征。

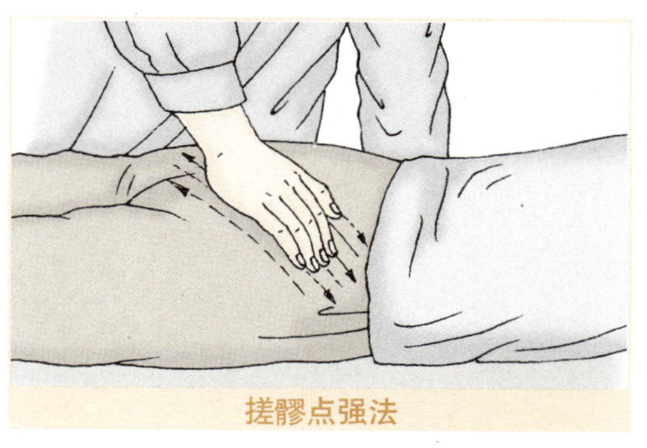
搓髎点强法

按摩推拿手法治疗 第一步：患者坐位，医者以双手拇指点按脾俞、命门，以壮阳补脾，益肾壮阳；施用一指托天法（图101），以升阳固脱，气能传摄而泻止。第二步：嘱患者俯卧位，施用双龙点肾法（图159），以调补肾气，补益肾阴。嘱患者仰卧位，施用补（泻）神阙法（186），点按关元、气海，以调理肠胃，补益元阳，温肾健脾，固涩止泻。

【预防】

注意饮食卫生，防止病从口入。忌食生冷、荤腥、油腻食物。

■霍 乱

凡起病急，卒然发作，上吐下泻。腹痛不等的胃肠病症，称为霍乱，是烈性传染病。欲吐不吐，欲泻不泻者称“干霍乱”；将其胃肠中病理性内容物吐泻而出者称“湿霍乱”。

【病因病机】

感受时邪：夏秋之际，暑湿蒸腾，若失调摄，或感受暑湿秽浊，疫疠之气，或因贪凉露宿，寒湿入侵，客邪秽气，上吐下泻而发为霍乱。

饮食不慎：饮食不洁，误进馊腐变质食物，或贪凉饮冷，恣食生冷，暴饮暴食，损伤脾胃，清浊混淆而成霍乱。

【辨证论治】

1.寒霍乱

主要症状：暴起呕吐不利，下带有稀

辨证治疗

（一）内科

便，继之下利清稀，或如米泔，不甚秽臭，腹痛或不痛，胸膈痞满，四肢清冷，舌苔白腻，脉象濡弱。

病因分析：寒湿秽浊之气，壅滞中焦，阳气阻遏，以致清浊不分，升降悖逆，上吐下泻，寒气偏盛，水不运行，下走肠间，故下利清稀，如米泔而不甚秽臭；邪正相争，气机逆乱，故腹痛；阳气不能达到四末，故四肢清冷；寒湿困于中焦，故胸膈痞闷，均为寒湿偏盛，中阳被困之征。

按摩推拿手法治疗 第一步：患者呈位，医者以双手拇指点按脾俞、胃俞、大肠俞，以和胃降逆，调理胃肠，健脾和胃；施用揉拿手三阴法（图140），点按太冲、支沟、尺泽、手三里，以理气和中，调理肠腑，通关开窍，活络散瘀。第二步：嘱患者仰卧位，施用点三脘开四门法（图188），以散寒利膈，和胃降逆，和中祛湿，温中散寒；施用提拿足三阴法（图199），点按阴陵泉、太白、解溪、太溪、承山，以温化湿热，通利三焦，补脾和胃，调补肾气。共达散寒燥湿，助阳化浊。（重症者不宜应用手法治疗，故不在此叙）

2.热霍乱

主要症状：吐泻频作，呕吐如喷，泻下如米泔，臭移难闻，头痛发热，口渴脘闷心烦，小溲短赤，腹中绞痛，甚则转筋拘挛，舌苔黄腻，脉象濡数。

病因分析：由于感受暑湿秽浊之气，郁遏于中焦，清浊相混，病势暴急，故见吐泻骤作，呕吐如喷，泻下如米泔；暑热薰蒸，故头痛，发热，吐泻无度；耗伤津液，故口渴心烦；津亏无以濡养肢体，故转筋拘挛，均为湿热蕴伏之征。

按摩推拿手法治疗 第一步：患者坐位，医者以双手拇指点按胃俞、脾俞、三焦俞，以健脾和胃，通利三焦；施用揉拿手三阴法（图140）、揉拿手三阳法（图139），点按内关、支沟、尺泽、关冲，以镇静安神，和胃降逆，通经活络，通关开窍，调理脏腑。第二步：嘱患者仰卧位，施用风卷雷鸣乌云散法，以理气活血，散结开郁，清胃降浊；施用提拿足三阳法，点按太白、解溪、太溪、阴陵泉、承山，以补脾和胃，调理气血，通利三焦，清化湿热，调补肾气，辟秽泄浊。

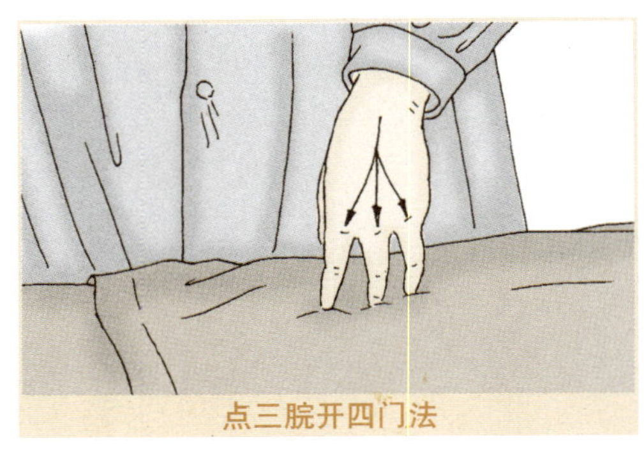

点三脘开四门法

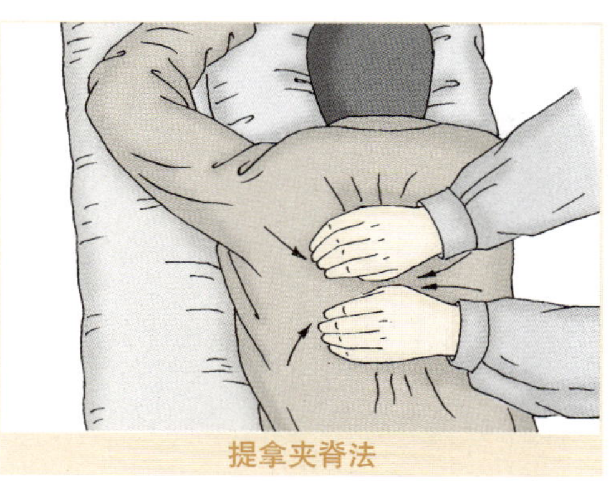
提拿夹脊法

3. 干霍乱

主要症状：腹中绞痛，欲吐不得吐，欲泻不得泻，烦躁闷乱，甚则面色青惨，四肢厥冷，头冒汗，脉象沉伏。

病因分析：暑令秽浊疫疠之气，壅遏中焦，气机窒塞，升降格拒，上下不通，故脘腹痛，欲吐不得吐，欲泻不得泻；浊邪壅闭，热格于上，则烦闷躁乱；阳气不得宣通，复因腹部剧痛，故面色青惨而头汗出，四肢厥冷。

按摩推拿手法治疗 第一步：患者侧卧位，医者以食指缠绕纱布，施用探吐法，待腹中之物吐出后，病热稍减。第二步：嘱患者俯卧位，施用提拿夹脊法（图156），以辟秽解毒，利气空壅，消烦除闷；点按大肠俞，以通调肠腑，嘱患者仰卧位，施用抓揪抻胁法，以温通阳气，通脉开窍，引邪下行，使之泻下通便，缓解腹痛；施用提拿足三阴法（图199）、提拿足三阳法（图198），点按阴陵泉、三阴交、太白、太溪，以温通经络，补脾和胃，调和气血，温中破满，吐泻通畅，制气宣壅。

【预防】

避免时邪入侵，内慎饮食，起居谨慎，饮食卫生，使正气内存，邪不可干。

■腹 痛

凡胃脘以下，耻骨毛际以上部位发生疼痛的，称为腹痛，在临床上极为常见，可见于多种疾病，此节主要是指内科常见病。

【病因病机】

多因内外寒热虚实，互相错杂。

外感时邪：寒暑湿热之邪，入侵腹中，脾胃运化失调，邪滞于中，气机阻滞，不通则痛。

饮食不节，伤及脾胃，食滞内停，或恣食肥甘厚腻辛辣之品，湿热积滞，蓄结肠胃，或误食腐馊不洁之物，或过食生冷，遏阻脾阳，均可影响脾胃之健运，使之气机失于调畅，腑气通降不利，而发生腹痛。

情志失调，情志怫郁，恼怒伤肝，肝失条达，气血郁滞，或肝气横逆乘犯脾胃，脾胃不和，气机不畅，导致腹痛。

阳气素虚，脾阳不振，健运无权，或寒湿停滞，渐致脾阳衰惫，气血不足，不能温养脏腑，遂成腹痛。

【辨证论治】

1. 寒邪内阻

主要症状：腹痛急暴，得温痛减，遇冷则甚，口和不渴，小溲清利，大便自可或溏薄，舌苔白腻，脉象沉紧。

病因分析：寒为阴邪，其性收引，寒邪入侵，阳气不运，气血被阻，故腹痛暴

辨证治疗

（一）内科

急，得温则寒散而痛减，遇冷则寒凝而痛甚。如中阳未伤，运化正常，故大便自可；若中阳不足，运化不健，故大便溏薄。口和不渴为里无热之象，小溲清利为里寒之征。

按摩推拿手法治疗 第一步：患者坐位，医者以双手拇指点按大椎、三焦俞、气海俞、大肠俞，以调理胃肠，理气行水，通阳散寒。第二步：嘱患者仰卧位，施用点三脘开四门法（图188），点按天枢、气海，以温中散寒，疏通肠胃，祛寒导滞；施用补（泻）神阙法（图186），以温散寒凝，驱除寒邪，腹痛则止。

2. 湿热壅滞

主要症状：腹痛拒按，胸闷不舒，大便秘结，或溏滞不爽，烦渴引饮，自汗，小溲短赤，舌苔黄腻，脉象濡数。

病因分析：湿热内结，气机壅滞，腑气不通，不通则痛，故腹痛拒按，胀满不舒；湿热之邪耗伤津液，胃肠传导功能失常，故大便秘结，或溏滞不爽，烦渴引饮；热迫津液外泄，故自汗，溲赤。均为湿热壅滞之征。

按摩推拿手法治疗 第一步：患者腑卧位，医者以双手拇指点按三焦俞，以通调肠腑。施用搓髎点强法（图166），以通经活络，清利下焦，通调大便，除烦缓痛。第二步：嘱患者仰卧位，施用狮子滚绣球法（图183），以调和气血，健脾益胃，祛郁行滞，活血化瘀，攻下燥屎，软坚破结，共达泄热通腑。

3. 中虚脏寒

主要症状：腹痛绵绵，时作时止，喜热恶冷，痛时喜按，饥饿劳累后更甚，得时或休息后稍减，大便溏薄，兼有神疲，气短，怯寒等症，舌淡苔白，脉沉细。

病因分析：正虚不足，内失温养，故腹痛绵绵，病属正虚，而非邪实，故时作时止；遇热、得食或休息，则助正以胜邪，故腹痛稍减，中阳不足，卫阳不固，故神疲、气短，均为中虚脏寒之征。

按摩推拿手法治疗 第一步：患者坐位，医者以拇指点按三焦俞、大肠俞、气海俞、膀胱俞，以调气利水，调理肠腑，培补下元，通利水道。第二步：嘱患者仰卧位，施用点三脘开四地（图188），点按天枢，以温中散寒，疏通肠胃，祛寒导滞，补脾胃之阳；施点鸠掐里法（图178），点按气海，以大补元气，元气充足，脾胃

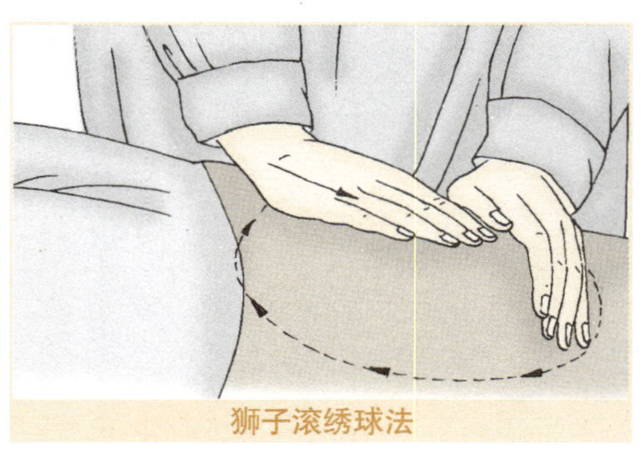
狮子滚绣球法

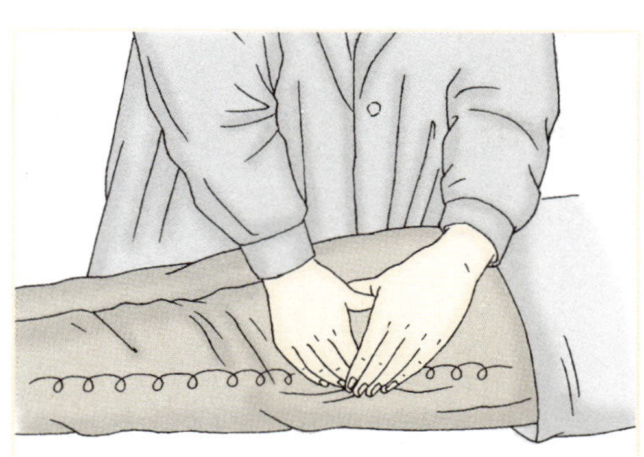
提拿足三阳法

不虚，诸症得愈；施用提拿足三阳法（图198），点按太溪，以振奋胃阳，培补益气，共达补中益气，缓解腹痛。

4. 饮食积滞

主要症状：脘腹胀满疼痛，拒按，恶食，嗳腐吞酸，或痛而欲泻，泻后痛减，或大便秘结，舌苔腻，脉滑实。

病因分析：宿食停滞肠胃，邪实有形，故脘腹满痛而拒按；宿食不化，浊气上逆，故恶食，嗳腐吞酸；食滞中阻，升降失司，运化无权，故腹痛而泄；泻则积食减，邪消，故泻后痛减。缩食燥结，腑气不行，均属饮食积滞。

按摩推拿手法治疗 第一步：者坐位，医者以拇指点按三焦俞、大肠俞，以通调脏腑，通调三焦之气机，促使肠胃之输化，泄热通便。第二步：嘱患者仰卧位，施用推脾运胃法（图179），点按天枢、梁门，以疏调肠胃，理气消滞，健脾和胃，宽中散结，化痰利水；施用狮子滚绣球法（图183），以祛郁行滞，活血散瘀，健脾益胃，共达消食导滞之效。

5. 气滞血瘀

主要症状：以气滞为主，脘腹胀闷而痛，攻窜不定，得嗳气或矢气则胀痛酌减，遇恼怒则加剧。以瘀血为主则痛势较剧，痛处不移。舌质青紫，苔薄，脉弦或涩。

病因分析：气机郁滞不通，故脘腹胀痛；气属无形，走窜游移，故疼痛攻窜而无定处，嗳气或矢气后痛减，遇恼怒则加剧，血瘀以刺痛为主，疼痛不移，均匀气滞与血瘀之征。

按摩推拿手法治疗 第一步：患者坐位，医者施用点按肝俞、三焦俞、大肠俞，以通调肠胃，泄热通便，通调三焦，调气利水。第二步：嘱患者卧位，施用双点章门法（图182），以疏肝理气，疏调肠腑，理气消滞，施用提拿足三阴法（图199），点按太冲、天枢，以疏泄肝气，通调肠胃之气，疏肝理气；施用狮子滚绣球法（图183），以调和气血，活血化瘀，祛郁行滞。

慢性胃炎

慢性胃炎以上腹或中脘疼痛为主要表现，是一种慢性的全身性疾病。

【病因病机】

多因气候寒冷，饮食不节，情志不调而诱发。平素饮食失调，饥饱失常，贪食生冷辛辣，嗜酒无度，均可损伤胃气积而为病；亦可因情志所伤，肝气横逆犯胃，胃失和降。

【辨证论治】

1. 肝胃不和

辨证治疗

（一）内科

主要症状：胃脘作痛，胁胀，呃逆，吞酸，多于情志不舒时发生，大便不爽，苔薄白，脉弦滑数。

病因分析：因恼怒忧思，肝气横逆犯胃，故胃脘作痛而胁胀，胃失和降，顽食不化而泛酸，均为肝胃不和之征。

按摩推拿手法治疗 第一步：患者呈坐位，医者以手拇指点按脾俞、胃俞、肝俞，以补益脾胃，疏泄肝胆；施用揉拿手三阴法（图140），点按内关，以通经活络，宣通气机。第二步：嘱患者仰卧位，施用梳胁开胸顺气法（图175），点按中脘，以疏通经络，疏肝解郁，通调中焦，补中益气；施用提拿足三阳法（198），点按足三里、阳陵泉、太冲，以通降胃气，疏泄肝胆，平肝降逆。共达舒肝和胃，降逆止呕之功。

2. 脾胃虚弱

主要症状：胃脘隐痛，喜按喜暖，呃逆吞酸，神疲乏力，面色黄白，大便溏薄，舌苔滑润质淡，脉多虚弱或沉缓。

病因分析：饮食不节，损伤胃气，故胃脘隐隐作痛；久而耗伤气血，故神疲乏力，面色黄白无华，均为脾胃虚弱之征。

按摩推拿手法治疗 第一步：患者坐位，医者以双手拇指点按脾俞、胃俞，以振奋胃阳，健脾和胃，调补脾气，促进生化之源，补益气血。第二步：嘱患者仰卧位，施用推脾运胃法（图179），点按中脘，以补中益气，调补中焦，健脾和胃；施用揉拿手三阴法（图140），点按内关，以理气和胃；施用提拿足三阳法（198），点按足三里、公孙，以和胃降逆，健脾益胃。共达温中理气，健脾和胃。

【预防】

注意情绪调节，养成良好的饮食习惯。

■ 胃溃疡

胃溃疡是胃肠道常见疾病之一，是以长期、反复发作，空腹时胃脘痛，进食则痛减为特点的病症。

【病因病机】

多因情志不随，气郁伤肝，肝气横逆犯胃，胃失和降，脾失健运；或肝郁化火，热伤胃阴，心烦易怒口苦咽干，嘈杂吞酸，胃脘疼痛；或气滞血瘀，脉络受损，出现呕血便血；饮食不节，过食生冷，饥饱无常，以致脾胃受损；或素体虚弱，虚寒内生，疲劳过度，而致胃溃疡。

【辨证论治】

1. 气滞

主要症状：胃脘胀痛，攻窜胁肋，情绪波动则胀痛加剧，嗳气泛酸，舌苔薄腻，脉弦。

病因分析：气郁伤肝，横逆犯胃，故胃脘作痛，攻窜胁肋；又因情绪波动，肝郁化火，胀痛加剧，嗳气泛酸，均为气滞之征。

按摩推拿手法治疗　第一步：患者呈仰卧位，施用揉拿手三阴法，点按内关，以开胸顺气，疏散郁结。施用点三脘开四门法（图188），以疏调胃气，升清降浊。施用梳胁开胸顺气法（图175），以疏肝解郁，疏通经络。施用提拿足三阳法。第二步：点按足三里、太冲，以平肝泄热，舒肝解郁，共达疏肝和胃之功效。

2.虚寒

主要症状：胃痛隐隐，泛吐清水，喜按欲暖，神疲倦怠，肢冷便溏，舌淡苔薄，脉沉迟。

病因分析：脾胃虚寒，胃痛隐隐，泛吐清水，故喜按欲暖；素体虚弱，虚寒内生，故神疲倦怠，肢冷便溏，均为寒邪客胃之征。

按摩推拿手法治疗　第一步：患者坐位，医者以双手拇指点按脾俞、胃俞，以振奋胃阳，补益脾气，促进生化之源。第二步：嘱患者仰卧位，施用双点章门法（图182），点按中脘，以疏调肠腑，鼓动肝气，和胃止痛，通调脾胃。施用揉拿手三阴法（140），点按内关，以理气和胃，通经活络；施用提拿足三阳法（图198），点按足三里，以疏通气血，温运中州，健脾养胃，温中散寒。

胆道蛔虫症

胆道蛔虫症是指蛔虫自肠中窜入胆道，腹部钻顶痛，四肢发凉，痛甚则汗出，时发时止，或伴有寒热、胃肠功能紊乱等症状的病症。属中医“蛔厥”范畴。

【病因病机】

多因饮食不节或驱虫不当，致使蛔虫窜钻入胆道而发病。蛔虫进入胆道即产生阵发性钻顶样绞痛。若肝胆气滞，横犯脾胃，还可见恶心、呕吐，甚则吐蛔。若气滞血瘀，郁而化热，可出现发热、恶寒等症。

【辨证论治】

主要症状：患者右上腹部突然发生钻顶样剧痛，坐卧不安，弯腰捧腹，汗出肢冷，伴有恶心、呕吐、吐蛔、疼痛。缓解后仅仍有食欲不振、乏力、苔白腻、脉多、弦紧等状。病情严重者，则有寒热往来，口苦咽干，腹硬拒按，甚则高热、神昏、吐血等。

病因分析：蛔虫因腹内温寒不适，或因蛔虫窜入胆道，故而发生钻顶样疼痛；因胆于右腹，故右上腹明显疼痛，甚则拒按；又因肝胆气逆，横犯脾胃，使胃失和降，故而恶心呕吐或吐蛔；气滞血瘀，郁而化热，则口苦咽干，腹痛拒按；因胆病属半表半里征，故有寒热往来。

按摩推拿手法治疗　第一步：患者仰卧位，点三脘开四门法（图188），以理气散郁止痛；点按胆囊穴，以疏利肝胆，安蛔止痛。第二步：施用提拿足三阳法（图198），点按阳陵泉、太冲、至阳，以

辨证治疗

（一）内科

调和胃气，止呕降逆，疏利肝胆，疏泄胆气，清热止痛，共达清热利胆，理气止痛。

■吐　血

吐血亦称呕血，其血由食道或胃而来，自口而出，或多或少。吐血多由出血情胃炎、胃及十二指肠溃疡、消化道肿瘤或胆道出血引起，也可由其他脏腑影响胃络受损，引起吐血。

【病因病机】

上焦郁邪，则伤诸脏，脏伤血下，入于胃，胃得血则闷满、气逆，气逆故吐血也。嗜酒，多食辛燥之物，致热积于胃；暴怒伤肝，肝火横逆犯胃，都可以引起吐血。

【辨证论治】

以凉血止血，益气摄血为治疗大法。治疗吐血之原则：宜行血，不宜止血，宜补肝不宜人伐肝，宜降气不宜降火。气有余便是火，故降气即可降火。

1. 胃火壅盛

主要症状：脘腹胀闷，甚则作痛，吐血色红或紫黯，常夹有食物残渣，口臭，便秘或大便色黑，舌红，苔黄腻，脉滑数。

病因分析：胃中炽热，胃失和降，气血不和，故胃脘胀闷，甚则作痛；热伤胃络，故吐血色红或紫黯；胃为水谷之海，胃主纳谷，其性主降，胃气上逆，故呕血夹食；胃热耗津，故大便秘结；血随糟粕而下，故便色黑，均属内有积热，热伤血络之征。

按摩推拿手法治疗　第一步：患者坐位，医者以双手拇指点按脾俞，以补脾统血。第二步：嘱患者仰卧位，医者施用揉拿手三阴法（图140），点按曲池、内关，以能调腑气，泻胃肠之火，清心除热，降逆止呕；点按郄门，以清营凉血；施用提拿足三阴法（图199），点按血海、内庭、上巨虚，以清阳明胃热，通腑气下，泻肠胃火，清营凉血，凉血止血。

2. 肝火犯胃

主要症状：吐血色红或紫黯，口苦胁痛，易怒，寐少梦多。舌质红降，脉弦数。

病因分析：肝火横逆犯胃，胃络损伤则吐血；肝火上炎，则口苦、胁痛、易怒；热扰心神，故心烦，寐少梦多，均为肝火亢盛，耗伤胃阴之象。

按摩推拿手法治疗　第一步：患者坐位，医者以双手拇指点按肝俞、膈俞，以调理肝经，调和气血；施用揉拿手三阴法（图140），点按内关、大陵，以和胃宽胸，清营凉血。第二步：嘱患者仰卧位，医者以中指点按中脘，以和胃降逆；以双手拇指点按期门，以疏泄肝气，降逆；施用提拿足三阴法（图199），点按太冲、行间，以泄肝经之热，共达泻肝清热，凉血止血。

3．气虚血溢

主要症状：吐血绵绵不止，时轻时重，血色暗淡，神疲乏力，心悸气短，面色苍白，舌质淡，脉细弱。

病因分析：脾气亏虚，统摄无权，血液外溢，故吐血缠绵不止，时轻时重，血色淡暗；脾气虚衰，加之反复出血，气随血去，气血亏虚，心失所养，故心悸气短；血虚不能上荣于头面，故面色苍白，均为气血亏虚之征。

按摩推拿手法治疗 第一步：患者坐位，医者以双手拇指点按脾俞，以健脾。第二步：嘱患者仰卧位，施用点鸠掐里法（图178），加点中脘、气海，以扶助元气，培补中土，健脾和胃，培元补气，共达健脾益气，摄血止血；施用提拿足三阴法（图199）、提拿足三阳法（图198），点按阴陵泉、公孙，以健脾和胃，补脾统血。

【预防】

合理调节饮食，避免食用热燥之物。

反 胃

食后脘腹胀满，朝食暮吐，或暮食朝吐，吐出不消化食物，神疲乏力，舌淡，脉细无力，以其食入反出，故名“反胃”，与噎膈不同。

【病因病机】

多因饥饱不均，或嗜生冷，或忧思劳倦太过，或服寒凉药太过，导致脾胃受伤，中阳不足，寒从内生，运化无力，以致谷粒入胃，停而不化，逆而吐出。

【辨证论治】

1．脾胃虚寒

主要症状：食后脘腹胀满，朝食暮吐，暮食朝吐，宿谷不化，食后胀满，吐后稍舒，面色不华，神疲乏力，舌淡苔薄，脉象细微无力。

病因分析：中阳不足，阴寒内生，不能消化水谷而宿谷不化，食后胀满，吐后稍舒。

按摩推拿手法治疗 第一步：患者坐位，医者以双手拇指点按脾俞、胃俞，以胃气转输，振奋胃阳，健脾和胃，化湿消滞，促使运化，益气荣血，补益脾虚。第二步：嘱患者仰卧位，医者以一手握患腕，另一手施用揉拿手三阳法（图140），点按内关，以理气和胃，宁心安神；施用点三脘开四门（图188），以健脾和胃，消食下气，补中益气；共达健脾和胃，驱散寒邪，和胃降逆。

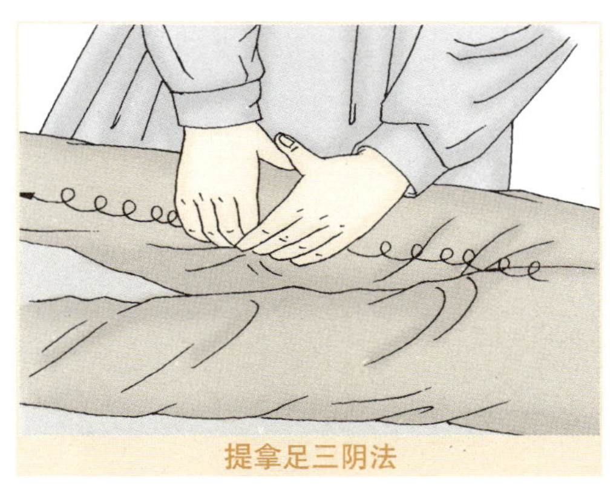
提拿足三阴法

辨证治疗

（一）内科

2.气虚伤津

主要症状：久吐不止，气怯神疲，口燥唇干，大便秘结，舌红，脉细。

病因分析：中气大虚，津液耗损，故而口燥唇干；下焦气虚无力推运脏腑而便干。

按摩推拿手法治疗 第一步：患者坐位，医者以双手拇指点按胃俞、脾俞、大肠俞、肺俞，以补益胃气，调补降气，促运气之源，调整肠胃，调整肺气，补虚益气。第二步：嘱患者仰卧位，施用运运颤颤法（图184），点按关元，以益气生津，降逆止呕；施用提拿足三阳法（图198），点按三阴交。共达补中益气，补益元气，滋阴潜阳，气虚得补，津伤得养，方可止呕，制宜反胃。

【预防】

平时应注意饮食调节和精神的调节。禁食生冷。

黄疸

凡以身黄、目黄、小溲黄为主症者称之为黄疸，其中目睛黄染尤为本症的主要特征。

【病因病机】

感受外邪：湿热疫毒，从表入里，郁而不达，内阻中焦，脾胃运化失常。肝失疏泄，胆汁外溢，浸淫肌肤，下注膀胱，身目、小溲俱黄。

饮食所伤：饥饱失常，嗜酒过度，皆能损伤脾胃。运化功能失职，湿浊内主，郁而化热，熏蒸肝胆，胆汁不循道，侵淫肌肤而发为黄疸。

脾胃虚寒：素体脾胃阳虚，湿化寒凝，寒邪阻滞中焦，胆液被阻，溢于肌肤而发黄疸。

积聚日久不清：瘀血阻滞胆道，胆汁外溢而发黄。

【辨证论治】

1.阳黄

①热重于湿

主要症状：身目俱黄，黄色鲜明，发热口渴，口干而苦，恶吐，小溲短少黄赤，大便秘结，舌苔黄腻，脉象弦数。

病因分析：湿热蕴蒸，胆汁外溢肌肤，热为阳邪，故黄色鲜明；膀胱为热邪所扰，气化不利，阳明热盛，故便秘；腑气不通，则腹胀满；湿热蕴结，肝胆热盛，湿热熏蒸，恶心欲吐。

按摩推拿手法治疗 第一步：患者仰卧位，医者施用梳胁开胸顺气法（图175），点按中脘，以疏肝理气，疏肝利胆，调和胃气；施用提拿足三阴法（图199），点按三阴交、阳陵泉，以疏肝泄热，助脾运，利小水，除湿邪，共达清利湿热，辅

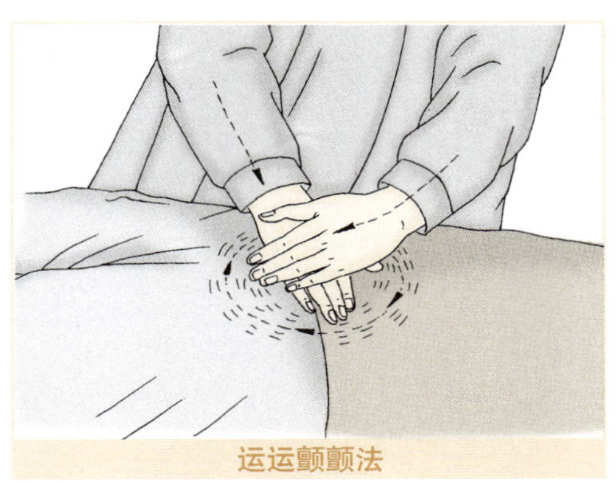
运运颤颤法

以泄下。

②湿重于热

主要症状：身目俱黄，但不如前者鲜明，头重身困，胸脘痞满，食欲减退，恶心呕吐，腹胀或大便溏薄而垢，舌苔厚腻、微黄，脉弦滑或濡缓。

病因分析：湿邪热壅，胆汁不循常道，溢于肌肤，故身目色黄；湿重于热，湿为阴邪，故色不鲜明，头重身困；湿邪内阻，清阳不得发起，因湿困脾胃，故痞满、食减、呕恶、腹胀、便溏垢，均为湿重之征。

按摩推拿手法治疗 第一步：患者坐位，医者以双手拇指点按膀胱俞，三焦俞、小肠俞、志室，以清热利湿，培补下元，通利水道，调气利水。第二步：嘱患者仰卧位，施用双点章门法（图182），以鼓动肝气，宣利气机，通调肠腑，宣发清阳；施用提拿足三阳法（图198），点按复溜、三阴交、曲泉、丰隆，以清热化湿，分清降浊，益肝祛湿，疏利下焦气机，清利湿热，理脾祛湿，共达化湿除浊，辅以清热。

2.急黄

主要症状：发病急骤，黄疸迅速加深，其色如金，胁痛腹满，神昏谵语，或见衄、便血，或肌肤瘀斑，舌质红降，苔黄而燥，脉弦滑或细数。

病因分析：湿热夹毒，郁而化热，热毒炽盛，故发病急骤；高热烦渴，热毒迫胆汁外溢肌肝，热毒内盛，气机失调，故胁痛；热毒迫血妄行，故衄、便血，肌肤瘀斑，均为肝胆热盛，灼伤津液之象。

按摩推拿手法治疗 第一步：患者坐位，医者以双手拇指点按肝俞、胆俞、膈俞，以疏肝利胆，泄热调气，清泄肝胆之热，血会膈俞，活血化瘀。第二步：嘱患者仰卧位，施用点三脘开四门法（图188)，以健脾和胃，理气舒肝，化痰利水，清热除烦；施用运运颤颤法（图184），点按中极，以培元助气化，清热利湿，清热解毒，凉血开窍。血衄加用点按上星，便血施用搓髎点强法（图166）。

3.阴黄

主要症状：身目俱黄，黄色晦暗如烟熏，纳少脘闷，腹胀，神疲畏寒，口淡不渴，舌质淡苔腻，脉沉迟。

病因分析：因寒湿阻滞脾胃，阳气不宣，胆汁外泄，寒湿为阴邪，故见色如烟熏；湿因中土，脾阳不振，故纳少，脘闷，腹胀；阳气衰气血不足，故畏寒神疲，均系阳虚，湿浊不化，寒湿留于阴分之征。

按摩推拿手法治疗 第一步：患者坐位，医者以双手拇指点按脾俞、胃俞，命门，以振奋胃阳，健脾和胃，化湿消滞，除利水湿，补脾健运，益气营血，培补肾

辨证治疗

（一）内科

元，温阳益火。第二步：嘱患者仰卧位，施用点三脘开四门法（图188），点按天枢，以疏调肠道，行气化湿，健脾和胃；施用提拿足三阴法（图199），点按公孙、三阴交，以调理脾胃，补脾益胃，调和气血，共达健脾和胃，温化寒湿。

【预防】

宜食新鲜清淡饮食，忌食肥甘厚腻，壅脾生湿之品。注意休息，避免互相交叉传染，注意饮食卫生。

虫 症

凡由寄生于人体肠腑的虫类引起的病症，称之为虫症。发病率很高，尤在农村较为多见，是临床常见急腹症之一，常发生为虫团梗阻，胆道蛔虫及肠穿孔等，本节主要以蛔虫病为例。

【病因病机】

多因饮食不洁，寒温不适，或驱虫不当，使蛔虫在腹中乱窜，而引起多种病症，如虫从口鼻而出，或钻入胆道，使肝气闭郁，胆气不行，脘腹剧痛，而形成蛔厥；钻入阑门，使气滞血瘀，肉腐血败，形成肠痈；蛔虫上窜入胃，使胃失和降，引起恶心呕吐，吐蛔；或因蛔虫数量多，缠结成团，阻塞肠中，使传化不行，腑气不通。

【辨证论治】

主要症状：脐周围痛，时作时止，胃脘嘈杂，甚或吐虫，便虫，腹中虫瘕。重者不思饮食，面黄肌瘦，鼻孔作痒，睡中龂齿流涎。

病因分析：蛔虫为扰，气机郁滞，故腹痛；蛔虫上扰，故胃脘嘈杂；结聚肠中，形成虫瘕，故扪之如条索；蛔虫扰敌脾胃运化功能，吸吮水谷之精微，故面黄肌瘦，湿热蕴蒸而鼻痒。

按摩推拿手法治疗 第一步：患者仰卧位，医者施用运运颤颤法（图178），以补益理气，散瘀止痛；施用点三脘开四门法（图188），以疏肝利胆，调理脾胃，理气止呕；施用揪抻带脉，以安蛔缓痛；施用提拿足三阳法（图198），点按阳陵泉，太冲，以疏肝利胆，疏泄胆气。嘱患者俯卧位，施用揉拿腰背法（图158），点按至阳，以疏通肠腑，清热止痛，达安蛔止痛，驱除蛔虫。

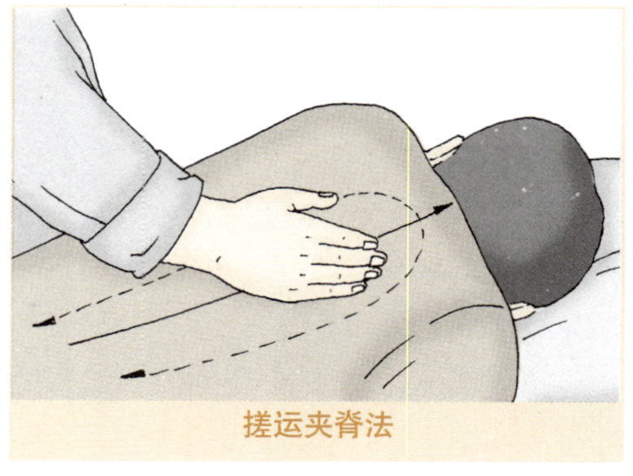

搓运夹脊法

【预防】

严格把住病从口入关，注意饮食卫生，禁食生冷变质食物，饭前便后要洗手。

便 秘

大便秘结不通，排便时间延长，或欲大便而艰难不畅，称为便秘。多见于各种慢性病中，只是其中的一个症状。

【病因病机】

素体阳盛，恣饮辛辣厚味，而致胃肠积热，耗伤津液，肠导失润，大便干结，难于排出。

忧思过度，情志不舒，气机郁滞，久坐少动，通降失调，传导失职，糟粕内停不得行。

气血不足，下元亏损，劳倦饮食内伤，病后产后，年老体虚，气血两亏，传送无力，致秘结不通。

阳虚体弱，阴寒内生，留于肠胃，凝阴固结，传送艰难，而秘结。

【辨证论治】

1. 热秘

主要症状：大便干结，小溲赤短，面红身热，兼腹痛腹胀，口干口臭；舌红苔黄，或黄燥，脉滑数。

病因分析：肠胃积热，耗伤津液，大便干结，热伏于内；脾胃之热上熏，而口干口臭；热积肠胃，腑气不通，故腹痛腹胀；阳明热盛，故身热面赤；热移膀胱，则尿短赤，均为里实之征。

按摩推拿手法治疗 第一步：患者俯卧位，医者以双手拇指点按三焦俞、大肠

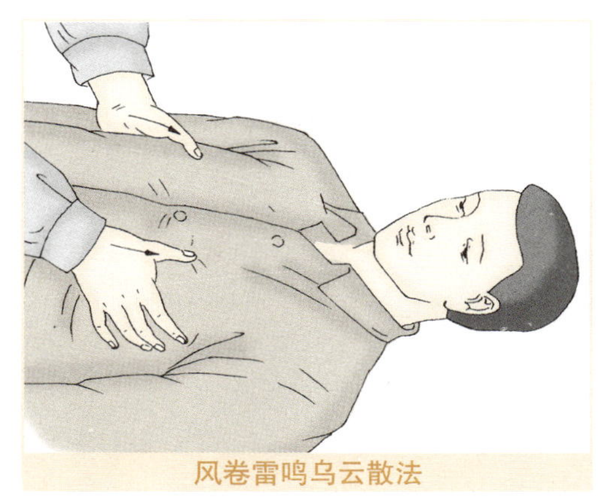
风卷雷鸣乌云散法

俞、膀胱俞，以通调肠腑，泄热通便，培补下元，通利水道，通调三焦，调气利水，滋润肠腔。第二步：嘱患者仰卧位，施用揉拿手三阳法，点按合谷，以清阳明之火；施用风卷雷鸣乌云散法（图189），点按天枢，以理气活血，消积导滞，通表达里，开经通经，疏散瘀滞，通泄肠腑之热；施用提拿足三阴法（图199），点按照海、内庭，以清热和胃，泄热利肠，益水行舟；施用搓髎点强法（图166），以清下焦之热，通利大便之功。

2. 气秘

主要症状：大便秘结，欲便不得，嗳气频作，胸胁胀满，甚则腹胀痛，纳食少，舌苔薄腻，脉弦。

病因分析：情志失和，肝脾之气郁结，传导失常，故大便秘结，欲便不得；腑气不通，脾气不行而上逆，故嗳气，胁痞满；糟粕内停，气机郁滞，肠胃气阻，脾气不运，故纳少，均为肝脾不和，内有气滞之征。

按摩推拿手法治疗 第一步：患者俯卧位，医者以双手拇指点按肝俞、大肠

辨证治疗

（一）内科

俞、三焦俞，以通调肠腑，疏理肝气，泄热行滞，通调三焦，泄热通便；施用搓髎点强法（图166），以通利下焦，泄热通便。第二步：嘱患者仰卧位，施用点三脘开四门法（图188），以解郁散结，理气舒肝；施用双点章门法（图182），以疏理肝气，疏调肠腑；施用运运颤颤法（图184），点按气海、大横，以益气行气，促顺气行滞。

3. 虚秘

主要症状：神疲倦怠，面色萎黄，唇淡口和，语言低微，小溲清利，大便秘结，舌苔白滑，脉沉弱。

病因分析：气虚津少，不能下润大肠，而秘结；气虚不能上荣，故面色无华；脾虚不能上承，故面萎黄，均属虚证。

按摩推拿手法治疗 第一步：患者坐位，医者以双手拇指点按脾俞、胃俞、膈俞，以健脾和胃，益气营血，促生化之源，补心脾两虚。第二步：嘱患者仰卧位，施用点鸠掐里法（图178），点按气海，以调理胃气，通畅气机，益气回阳，补益阴血，滑润肠腑，以疗虚秘。嘱患者俯卧位，医者施用搓髎点强法（图166），以调和气血，通利下焦，益气润肠。

4. 冷秘

主要症状：排大便困难，小溲清长，四肢不温，喜热怕冷，腹中冷痛，腰脊酸冷，舌淡苔白，脉沉迟。

病因分析：阳气虚衰，寒内自生，肠内传送无力，大便艰涩，排出困难；阴寒内胜，气机阻滞，腹中冷痛，喜热怕冷；阳虚温煦无权，故四肢不温，腰酸脊冷；小溲清长，均为阳虚内寒之征。

按摩推拿手法治疗 第一步：患者坐位，医者以双手拇指点按三焦俞、肾俞、大肠俞、膀胱俞，以通调三焦，振奋胃阳，补益下元。第二步：第二步：嘱患者仰卧位，施用龙呈祥法（图181），点按天枢、关元，以温通肠腑，温阳散寒；施用补（泻）神阙法（图186），以温阳散寒，达治疗腹痛之效，施用提拿足三阴法（图199），点按三阴交，以温通三阴经之阳气，共达温阳通便。

【预防】

养成规律，定时登厕，积极配合膳

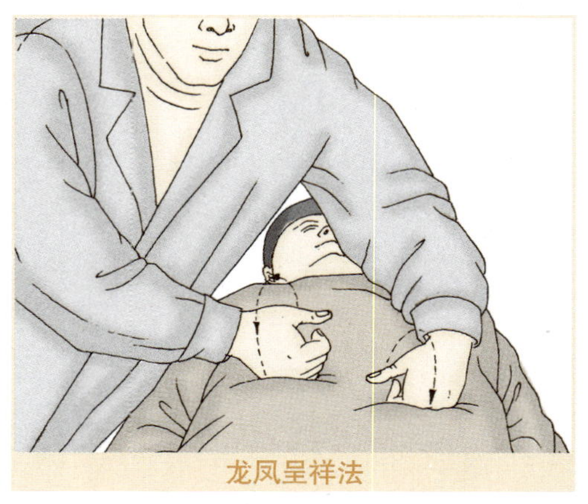

龙凤呈祥法

食，增加一些适当的体育运动。年老体弱者，应经常做轻缓运动。

便血

凡随大便而下，或大便前、后，或单纯下血，统称为便血。

【病因病机】

多因脾虚不能统血，嗜酒或喜食辛辣物，湿热蕴结，下注大肠，损伤阴络所致，血色紫黯者，多属气虚或湿毒；血色鲜红者，多为实热。治以补脾益气，清热化湿为主。

【辨证论治】

1. 肠道湿热

主要症状：便血鲜红，大便不畅或稀溏，腹痛，口苦，舌苔黄腻，脉濡数。

病因分析：湿热蕴于肠道，肠道脉络受损，以致便血；肠道传化失常，大便不畅，故大便稀溏；肠道气机阻滞，故腹痛，均为湿热壅于肠间之征。

按摩推拿手法治疗 第一步：患者坐位，医者以拇指点按大肠俞，以清化湿热。第二步：嘱患者仰卧位，施提拿足三阴法（图199）、提拿足三阳法（图198），点按天枢、上巨虚、承山、血海、阴陵泉，以通调腑气，清利湿热，祛风清热，调和气血，再清肛门之热。共达泻火解毒，清化湿热，凉血止血。

2. 脾胃虚寒

主要症状：便血紫黯，甚则黑色，腹部隐痛，喜热饮，面色不华，神疲懒倦，

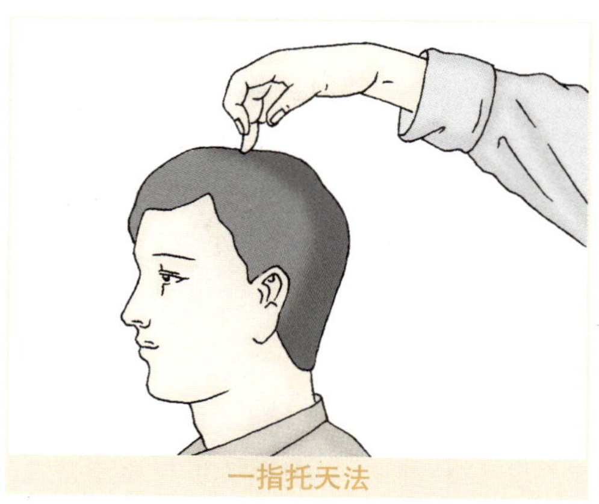

一指托天法

便溏，舌质淡，脉细。

病因分析：脾胃虚寒，中气不足，统血无力，血溢肠内，随大便而下，故血色紫黯，甚则色黑；中虚内寒，寒凝气滞，健运失司，故腹部隐痛，喜热饮；便溏，脾胃虚寒，气血不足，故面色不华，神疲懒言，均为脾胃虚寒之征。

按摩推拿手法治疗 第一步：患者坐位，医者以拇指点按脾俞、胃俞、大肠俞，以调脾胃，脾气得充，统摄有权，温中收敛；施用一指托天法（图101），以补虚益气。第二步：嘱患者仰卧位，施用点鸠掐里法（图178），点按气海，以补益元气，补气理血，补益升提可养血止血。调补脾胃之气，健脾温中，便血可自止。

【预防】

解除患者的紧张情绪；注意保暖，有活动性出血倾向者，要绝对卧床休息；进食易消化、富于营养食物；避免不必要的常规系统检查。

辨证治疗

（一）内科

厥 症

突然昏倒，不省人事，四肢厥冷，但不久能逐渐苏醒的一类病症，称为厥症。

【病因病机】

多因肝阳偏旺，元气素弱，气机突然逆乱，升降乘异，气血运行失常造成厥症。气虚不足者，清阳不升，气陷于下，血不上达，以致精明失养。

气厥：恼怒惊骇，情志过急，以致气机逆乱，上壅心胸，蒙闭窍隧，而引起昏倒；元气素弱，又遇疲劳过度，致阳气消乏，气虚下陷，清阳不升，而突然昏厥。

血厥：素体肝阳旺盛，又加暴怒，以致血随气逆，气血上壅，清窍不利，昏倒无知；或久病血虚，产后或其他疾病失血过多，气随血脱，发生昏厥。

痰厥；形盛气弱，嗜酒酿及甘肥之品，脾胃受伤，运化失常，聚湿生痰，痰浊内阻，气机不利，偶因脑怒气道，痰阻气升，上蒙清窍，而突然眩晕而厥。

食厥：饮食不节，积滞内停，转输失常，气机受阻，以致窒闷而厥。

【辨证论治】

1.气厥

①实证

主要症状：突然昏倒，不省人事，口噤拳握，呼吸气粗。或四肢厥冷，舌苔薄白，脉伏或沉弦。

病因分析：由于肝气不舒，气机逆乱，上壅心胸，阻塞清窍，故突然昏倒，不省人事；肝气上逆，气机闭塞，肺气不宣，故呼吸气粗；阳气被抑，不能外达，故四肢厥冷；气闭于内，则脉伏，均为肝郁气滞之征。

按摩推拿手法治疗 第一步：患者仰卧位，医者以拇指峰，掐点人中，达到回阳救逆，镇静安神，清热开窍；待患者苏醒后，再施梳胁开胸顺气法（图175），点按膻中、期门，以宽胸理气，疏调肝气；施用揉拿手三阴法（图140）、揉拿手三阳法（图139），点按内关、支沟，以疏利肝胆、宽胸理气。再以双手施用提拿足三阴法（图199），点按行间、太冲、丰隆，以疏泄肝气，安神定志，清热化湿，降逆涤痰；施用点廉步轻法（图205），以通经活络。

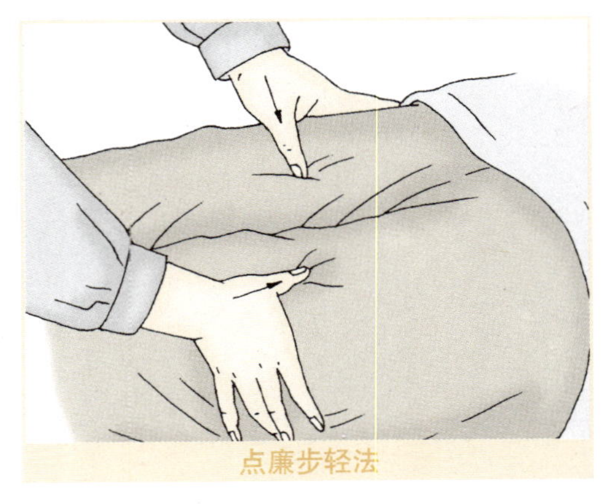
点廉步轻法

②虚证

主要症状：眩晕昏倒，面色苍白，呼吸微弱，汗出肢冷，舌质淡，脉沉微。

病因分析：由于元气素虚，又因悲恐或疲劳过度，一时气机不相顺接，中气下陷，清阳不升，故眩晕昏倒；面色苍白，气息低微，阳气虚衰，难以温煦，故见四肢冷；卫外不固，则见汗出，均为正气不足之征。

按摩推拿手法治疗　第一步：患者仰卧位，医者施用一指托天法（图101），以补虚益气，升阳固脱；待患者苏醒后，施用运运颤颤法（图184），点按关元、气海，以大补元气，益命门火，壮元阳，益气固表；施用揉拿手三阴法（图140），点按内关、通里，以宁心安神，理气和胃，养心安神；施用推脾运胃法（图179），以健脾胃，降痰浊；施用点鸠掐里法（图178），以益气固表，固涩止汗。

2.血厥

①实证

主要症状：突然昏倒，不省人事，牙关紧闭，面赤唇青，舌绛，脉多沉弦。

病因分析：由于暴怒，肝气上逆，血随气升，上蔽神明，清窍闭塞，故突然昏厥，不省人事，牙关紧闭，皆气逆血菀于上之象。

按摩推拿手法治疗　第一步：患者仰卧，医者施用掐点人中，达到清热开窍，回阳救逆；施用梳胁开胸顺气法（图175），以顺气解郁，平肝潜阳，清肝宁神；施用双点章门法（图182），以理气疏肝，活血散瘀；施用提拿足三阴法（图199），点按三阴交、血海，达到育阴潜阳，调和气血。

②虚证

主要症状：突然昏厥，面色苍白，口唇无华，四肢震颤，目陷口张，自汗肤冷，呼吸微弱，舌质淡，脉芤或细数无力。

病因分析：由于失血过多，血虚不能上承，故突然晕厥，面色苍白，口唇无华；气血不能达于四末，筋失所养，故四肢震颤；营阴内衰，正气不固，故目陷口张，自汗肤冷，气息低微。

按摩推拿手法治疗　第一步：患者仰卧位，医者施用一指托天法（图101），待患者苏醒后，再点按涌泉，以达通关开窍，安神镇静之功；施用点鸠掐里法（图178）、推运胃脘法（图179），以养胃生津，益气温阳；施用运运颤颤法（图184），点按气海，以益气养血；施用揉拿手三阴法（图140），点按内关，以敛阴止血，安神养心，补益气血。

3.痰厥

主要症状：突然昏厥，喉有痰声，或呕吐涎沫，呼吸气粗，舌苔白腻，脉沉滑。

病因分析：平素多湿多痰，复因恼怒气逆，痰随气升，上闭清窍，故突然眩晕；因痰阻气道，痰气相击，故喉中痰鸣，或呕吐涎沫；痰浊因阻，气机不利，故胸闷气粗，均为痰浊内阻之征。

按摩推拿手法治疗　第一步：患者仰卧位，施用晨笼解罩法（图174），点按天突，以理气降逆，宽胸下气；施用点鸠掐里法（图178），点按中脘，以降气化痰，气行痰化；施用揉拿手三阴法（图

辨证治疗

（一）内科

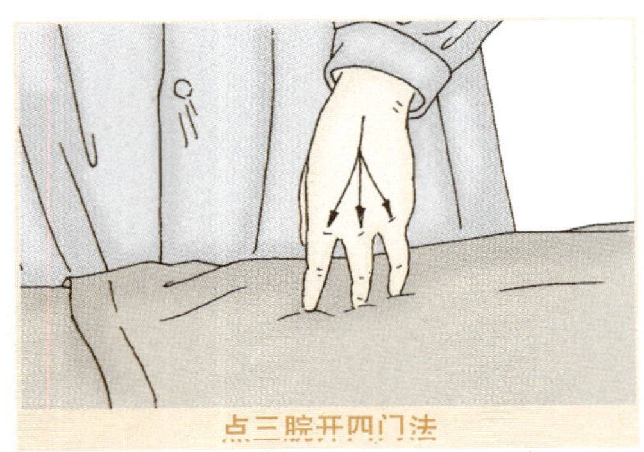
点三脘开四门法

140），点按劳宫、间使，以清热降火，豁痰行气。

4.食厥

主要症状：暴饮过食之后，突然昏厥，气息窒塞，脘腹胀满，舌苔厚腻，脉滑紧。

病因分析：由于暴饮多食，复遇恼怒，以致合填中脘，胃气不降，气道于上，清窍闭塞，故突然昏厥；胃府浊气，壅于胸中，肺气不利，故气息窒塞；食滞内停，气与食并，则脘腹胀满，均为食滞不消，浊气不降之候。

按摩推拿手法治疗 第一步：患者侧卧位，医者以食指掐点人中，以回阳救逆，清热开窍，待略苏醒后，医者以食指缠绕纱布置于患者舌上之口腔内探吐，待患者将胃内容物吐出后，清漱口腔。第二步：嘱患者仰卧位，施用点三脘开四门法（图188），以健脾和胃，消食下气，化痰利水，解郁散结，和胃化湿，理气化浊，导气下行。

【预防】

注意避免暴饮暴食及情绪刺激，加强元气锻炼，以防诱发此病。

不　寐

不寐亦称失眠或不得眠、不得卧、目不瞑，是指经常难以入睡，或睡不熟，不能获得睡眠为特征的一种病症。多由于阴虚内热，血虚不能养心，忧思郁结，老人阳气虚，脾胃不和或火炽痰郁，湿热内盛。其病轻重亦不一，轻者入寐困难，寐而易醒，醒后不能再寐，亦或时寐时醒等；严重者整夜不能入寐，不寐之症亦可单独出现，也可与头痛、眩晕、心悸、健忘等同时出现。

【病因病机】

形成不寐的原因很多，思虑劳倦，内伤心脾；阳不交阴，心肾不交；阴虚火旺，肝阳扰动；心胆气虚及胃中不和等因素，均可导致不寐。

思虑劳倦太过，伤及心脾，心伤则阴血暗耗，神不守舍；脾伤则食少纳呆，生化之源不足，劳血亏虚，不能上奉于心，以致心神不安，可见心脾不足造成的血虚，会导致不寐。

阳不交阴，心肾不交，素体虚弱；久

病之人，肾阴耗伤，不能上奉于心，水不济火，则心阳独亢；五志过急，心火内炽，不能下交于肾，心胃失交，心火亢盛，热扰神明，神志不宁，因而不寐。

阴虚火旺，肝阴扰动，情志所伤，肝失条达，气郁不舒，郁而化火，火性上炎，或阴虚阳亢，扰动心神，神不安宁，以致不寐。

心虚胆怯，决断无权，遇事易惊，心神不安，导致不寐。

胃气不和，夜卧不安，饮食不节，肠胃受伤，宿食停滞，酿为痰热，壅遏于中，痰热上扰，胃气不和，以致不得安寐。

【辨证论治】

临床辨证，首先要明确本病的主要特征，为入寐艰难，或寐而不酣，或时寐时醒，或醒后不能再寐，或整夜不能入寐。其次要分清虚实，虚证多见阴血不足，责在心、脾、肝、肾；实证多因肝郁化火，气滞痰浊，胃腑不和。

治疗当以补虚泻实，调整阴阳为原则，虚者补其不足，益气养血，滋补肝肾；实者宜泻其有余，消导和中，清火化痰，实证日久，气血耗伤，亦可转为虚证。

1.实证

①肝郁化火

主要症状：不寐，性情急躁易怒，不思饮食，口渴喜饮，目赤口苦，小便黄赤，大便秘结，舌红苔黄，脉弦而数。

病因分析：本症多因恼怒伤肝，肝失条达，气郁化火，上扰心神则不寐；肝气犯胃则不思饮食；肝郁化火，肝火乘胃，

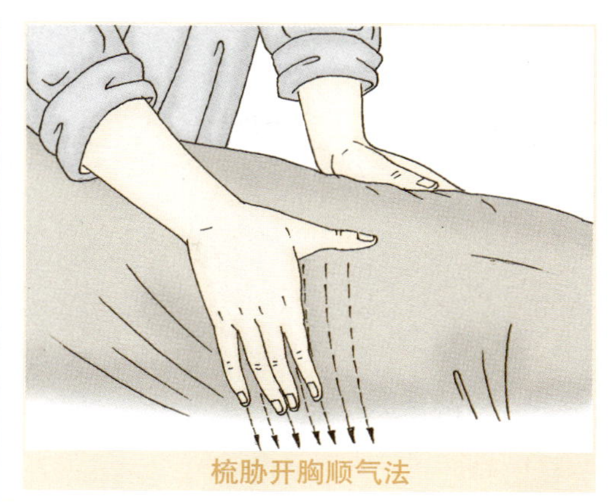

梳胁开胸顺气法

胃热则口渴喜饮；肝火偏旺，则急躁易怒；火热上扰，故目赤口苦，小便黄赤，大便秘结，均为热象。

按摩推拿手法治疗　第一步：患者坐位，医者以双手于背俞施用搓运夹脊法（图158），点按脾俞、胆俞、三焦俞、心俞，以宁心安神，调理气血，清泄肝胆蕴热，舒肝利胆，泄热调气，调气利水；以一手握患腕，另一手循手少阳经施用揉拿手三阴法（图140），点按神门，以安神宁心。第二步：嘱患者仰卧位，施用梳胁开胸顺气法（图175）、双点章门法（图182），以疏肝解郁，疏畅肝胆之气；再施提拿足三阳法（图198）、提拿足三阴法（图199），以泄火下行，宁心安神。

②痰热内扰

主要症状：不寐头重，寐多胸闷，恶食嗳气，吞酸恶心，心烦口苦，目眩，苔腻而黄，脉滑数。

病因分析：本症多因宿食停滞，积湿生痰，因痰生热，痰热上扰，则心烦不寐；因宿食痰湿，壅遏于中，故而胸闷；清阳被蒙，故头重目眩，宿食，痰热停滞，气

辨证治疗

（一）内科

机不畅，胃失和降，故证见恶食，嗳气或呕恶。均为痰热、宿食内停之征。

按摩推拿手法治疗 第一步：患者坐位，医者以拇指点按患者脾俞、心俞、胃俞、肺俞、三焦俞，以理气化痰，和胃降逆，宁心安神。第二步：嘱患者仰卧位，施用推脾运胃法（图179）、狮子滚绣球法（图183），以消痰利水，调气安神；以一手握患腕，另一手施用揉拿手三阴法（图140），点按神门、内关，以镇静安神，理气和胃。

2.虚证

①阴虚火旺

主要症状：心烦不寐，心悸不安，头晕、耳鸣、健忘，腰酸梦遗，五心烦热，口苦津少舌红，脉细数。

病因分析：肾阴不足，不能上交于心，心肝火旺，火性炎上，虚热扰神，故心烦不寐，心悸不安；肾精亏耗，髓海空虚，故头晕、耳鸣、健忘；腰腑失养，则腰酸；心肾不交，精关不固，故梦遗，口干少津，五心烦热，均为阴虚火旺之象。

按摩推拿手法治疗 第一步：患者坐位，医者以拇指点按心俞，以安神养心。嘱患者俯卧位，施用双龙点肾法（图159），横搓命门，以培元补肾，通利腰脊，调补肾气，达滋阴降火，聪耳明目；点按太溪、解溪，以滋阴清热，益肾补虚，清热安神。第二步：嘱患者仰卧位，施用梳胁开胸顺气法，以滋阴降火；点按涌泉，以滋补肾水，共达滋阴降火，养心安神。

②心脾两虚

主要症状：多梦易醒，心悸健忘，头晕目眩，肢倦神疲，饮食无味，面色少华，舌淡苔薄，脉细弱。

病因分析：心主血，脾为生血之源，心脾亏虚，血不养心，神不守舍，故多梦易醒，心悸健忘；气血亏虚，不能上奉于脑，清阳不升，则头晕目眩；血虚不能上奉于面，故面色少华，舌色淡；脾失健运，则饮食无味；血少气虚，故精神不振，四肢倦怠。

按摩推拿手法治疗 第一步：患者坐位，医者以双手拇指点按心俞、脾俞、胃俞，以补益脾胃，健脾理气，养心宁神。第二步：嘱患者仰卧位，施用推脾运胃法（图179），以补益脾胃，健脾理气；再施点鸠

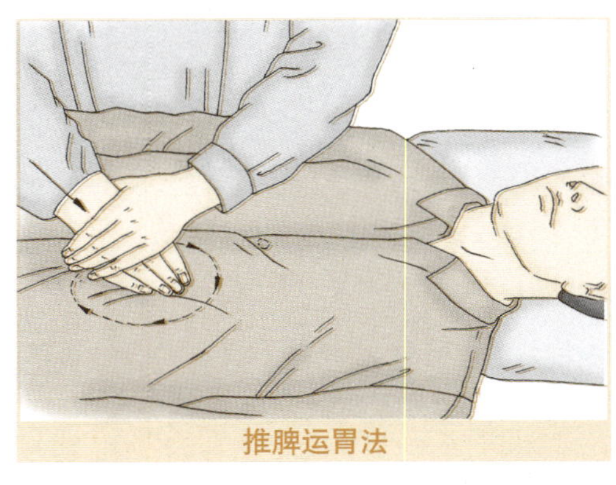

推脾运胃法

掐里法，以补气健脾，理气化痰；点按三阴交，以滋阴养血。医者一手握患腕，另一手循手三阴，施用揉拿手三阴法（图140），点按神门，以宁心安神；再点按气海，以扶元气，共达补养心脾，以生气血。

③心胆气虚

主要症状：不寐多梦，易于惊醒，胆怯心悸，遇事善惊，气短倦怠，小便清长，舌淡，脉弦细。

病因分析：心虚则心神不安，胆虚则善惊易怒，故多梦易醒，心悸善惊；气短倦怠，小便清长为气虚之象；舌色淡，脉弦细，均为气血不足之表现。

按摩推拿手法治疗　第一步：患者坐位，医者以双手拇指点按心俞、脾俞，以宁心安神，理血调气。嘱患者俯卧位，施用点按太溪，以益肾补虚；横搓命门，以培元补肾。第二步：嘱患者仰卧位，医者一手握患腕，另一手施用揉拿手三阴法（图140），点按内关，以宁心安神；施用推脾运胃法（图179），以降痰宁心；再施龙凤呈祥法（图181），点按三阴交，以滋阴益肝利胆，安神定志。

【预防】

以调理精神因素为主，劝其解除烦恼，消除思想顾虑，避免情绪激动，睡前不吸烟，不喝酒，不渴浓茶；每天适当参加体力劳动，加强体育锻炼，增强体质，养成良好生活习惯，也可配合气功调养。

■胁　痛

以一侧或两侧胁肋疼痛为主要表现的，称之为胁痛。由于肝居胁下，胆附于肝，肝胆之脉循于两胁，故胁痛发生多与肝胆疾患有关。

【病因病机】

肝胆湿热，外湿内侵，饮食所伤，脾失健运，痰湿中阻，气郁化热，肝胆失其疏泄而胁痛。

肝阴不足，久病劳欲过度，精血亏损，肝阴不足，血虚不能养肝，脉络失养而胁痛。

肝气郁结，情志抑郁，暴怒伤肝，肝失条达，气阻络痹而胁痛。

瘀血内停，气郁日久，血流不畅，瘀血停积，胁络痹阻而痛。

【辨证论治】

1.肝气郁结

主要症状：以胁痛为主，走窜不定，每因情志而增减，胸闷气短，饮食减少，嗳气频作，舌苔薄，脉弦。

病因分析：肝喜条达，胁络闭阻，故胁胀痛；气属无形，时聚时散，无常，故走窜不定；肝经气机不畅，故胸闷气短；肝气横逆犯胃，故嗳气少食，均为肝郁之征。

按摩推拿手法治疗　第一步：患者坐位，医者以双手拇指点按肝俞、胆俞、肩井，以通经活络，舒肝利胆，泄热调气，理气宽膈。第二步：嘱患者仰卧位，施用梳胁开胸顺气法（图175）、双点章门法（图182），以疏肝解郁，调和阴阳，活血止痛。施用提拿足三阴法（图199），点按阳陵泉、太冲、绝骨，以疏肝利胆，清泄湿热，共达疏肝理气；施用双抓揪抻胁

辨证治疗

（一）内科

法，以清肝理气，活血止痛。

2. 瘀血停着

主要症状：胁肋刺痛，痛有定处，入夜更甚，胁肋下或见瘀斑瘀块，舌质紫暗，脉象沉涩。

病因分析：肝郁日久，气滞血瘀，或跌倒损伤，瘀血停着，痹阻胁络，故胁痛如刺，疼处不移，入夜痛甚；瘀结停滞，积久不散，则逐成瘀块。均属瘀血内停，阻滞胁络之征。

按摩推拿手法治疗 第一步：患者坐位，医者以双手拇指点按肝俞、胆俞，以疏肝利胆，通经活络。第二步：嘱患者仰卧位，施用梳胁开胸顺气法（图175），以疏肝解郁，通经活络；施用提拿足三阴法（图199），掐点侠溪至阴法（图203），以活血止痛，通调气血，活血化瘀，舒肝散瘀，理气止痛。

3. 肝阴不足

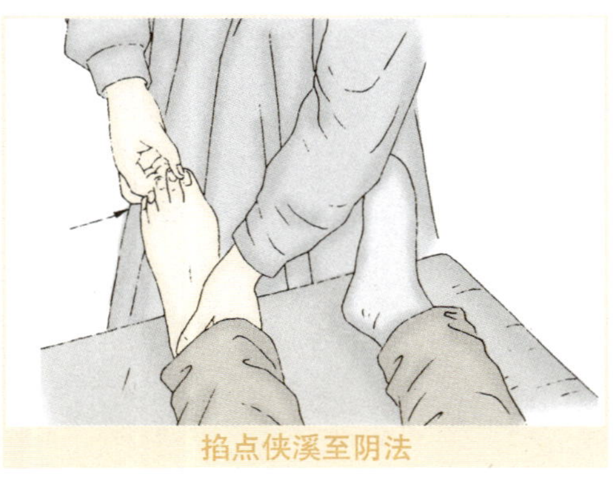
掐点侠溪至阴法

主要症状：胁肋隐痛，悠悠不休，遇劳则重，口干咽燥，心中烦热，头目眩晕，舌红少苔，脉细弦而数。

病因分析：肝郁日久化热，耗伤肝阴，久病体虚，精血亏虚，不能濡养肝络，故胁痛隐隐，悠悠不休；遇劳加重，阴虚则易生内热，故口干心烦；精血亏虚，不能上荣清窍，故目眩头痛，均为阴虚内热之征。

按摩推拿手法治疗 第一步：患者坐位，医者以双手拇指点按肝俞、三焦俞，以疏肝柔肝，活血化瘀；施用提拿足三阴法（图199），点按阳陵泉、太冲、绝骨，以疏利肝胆，清泻湿热，通经活络，养血柔肝，共达理气止痛，养阴育阴。

头 痛

头痛是临床上常见的自觉症状，病因主要是风、热、湿、痰、气虚、血虚等。属于风的，头目眩晕、怕冷、汗出；属于热的，壮热、面赤、烦渴、多汗；属于湿的，头重如裹、身热不扬、四肢酸倦；属于痰的，头目眩晕、恶心欲吐；属于气虚的，绵绵作痛、遇劳加重、倦怠气短；属于血虚的，则痛在额上，下午痛甚，常与心悸、怔忡、眩晕并见。头痛一症，大抵风则抽掣，寒则拘急，热则心烦，湿则头重，痰则欲吐。此外，尚有肝厥头痛，血瘀头痛，偏头痛，雷头风等。

【病因病机】

头为诸阳之会，清阳之府，髓海之所在。六淫之邪外侵，上犯巅顶，阻抑清阳，或内伤诸疾，以致血气逆乱，瘀阻经络，脑失所养，发生头痛。

外感头痛：起居不慎，坐卧当风，感受风、寒、湿、热等外邪。以风邪为主，侵袭经络，上犯巅顶，清阳之气受阻，气血不畅，致头痛。

内伤头痛：因肝者，一因情志所伤，肝失疏泄，郁而化火，上扰清窍，二因火盛伤阴，脾失濡养，或肾水不足，水不涵木，而使肝肾阴亏，肝阳上亢，上扰清窍，致头痛。因肾者，脑髓空虚而头痛。因脾者，脾胃虚弱，生化不足，营血亏虚，不能上荣脑髓脉络而致头痛。

【辨证论治】

1.外感

①风寒头痛

主要症状：头痛时时发作，痛连项背，恶风畏寒，遇风尤剧，口不渴，苔薄白，脉浮。

病因分析：头为诸阳之会，风寒外袭，上犯巅顶，清阳之气被遏，故头痛；风阳束手肌表，卫阳被遏，不得宣达，故恶风畏寒；寒属阴，得温则减，故头痛如裹，无热口不渴，均为风寒在表之征。

按摩推拿手法治疗 第一步：患者坐位，医者以一手扶患者头部，另一手施用揉拿项肌法，点按大椎、风府、风门、风池，以疏通阳气，疏散风寒，宣泄诸阳，通经活络，调和气血，清头开窍，宣肺解表，疏风调气。第二步：施用三指拿推法（图104）、提拿肩井法，以散风祛痰，疏通阳脉，温经活络，活血止痛，通经活络；再施搓运夹脊法（图158），点按肺俞，以温经散寒，祛风散寒，通络止痛。

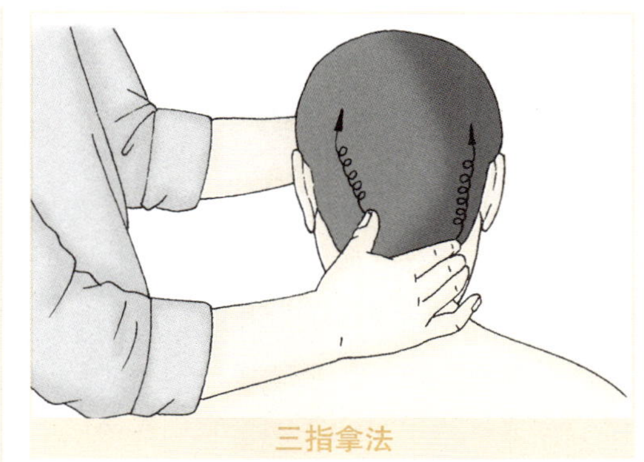

三指拿法

②风热头痛

主要症状：头痛而胀，甚则头痛如裂，发热或恶寒，面红目赤，口渴欲饮，便秘溲黄，舌质红，苔黄，脉浮数。

病因分析：热为阳邪，其性炎上，风热中于阳络，上扰清窍，故头痛而胀，头痛如裂；热邪上炎，故而面红目赤，风热之邪犯卫，故发热恶风；热盛耗津，故口渴欲饮，便秘溲黄，均为风热邪盛之征。

按摩推拿手法治疗 第一步：患者坐位，医者以双手施用提拿肩井法，提拿颈项肌，以通经活络，活血止痛；施用三指拿法（图93），以滋阴潜阳，通经活络，活血止痛，明目清脑，通调气血；施用推运印堂法（图112），以祛风热，开腠理，通经活络，调和气血，祛郁行滞。第二步：一手握患腕，另一手施用揉拿手三阳法

辨证治疗

（一）内科

（图139），点按合谷、曲池、外关，以通经活络，疏风解表，调和气血，共达清泄风热，疏风清热，散风解表。

③风湿头痛

主要症状：头痛如裹，肢体困重，纳呆胸闷，小便不利，大便溏，苔白腻，脉濡。

病因分析：风湿外感，上犯巅顶，清窍为邪阻遏，故头痛如裹；脾司运化而主四肢，湿浊中阻，围困脾阳，故四肢困重，纳呆胸闷；湿邪内蕴，不能分清降浊，故小便不利，大便溏，均为湿浊中阻之象。

按摩推拿手法治疗 第一步：患者坐位，医者以双手施用提拿肩井法，点按大椎、风府，以祛风胜湿，通诸阳之气，解表散风邪。第二步：嘱患者仰卧位，施用鸳鸯理额法（图109），点按头维，以通经活络，散邪除闷，活血止痛，疏风明目；施用提拿足三阴法（图199），点按阴陵泉、三阴交、丰隆，以化痰湿，健脾胃，疏利湿邪，共达清除风湿，升提阳气，祛风胜湿之功。

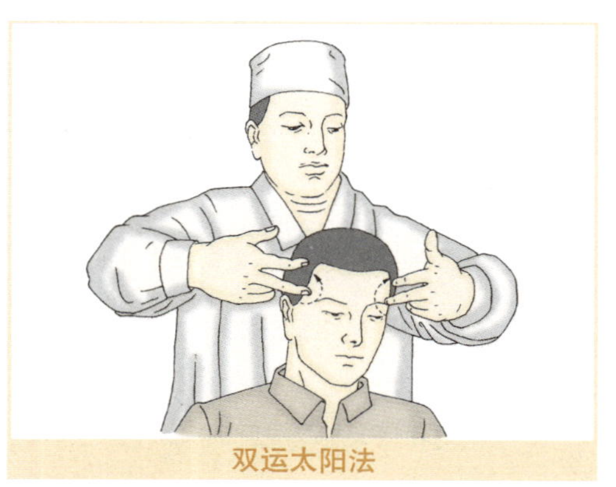
双运太阳法

2.内伤

①肝阳头痛

主要症状：头痛目弦，心烦易怒，夜眠不宁，或兼胁痛，面红，口苦，苔薄黄，脉弦有力。

病因分析：诸风掉眩，皆属于肝。肝失条达，肝阳偏亢，上扰清窍，故头痛目眩；肝火偏亢，扰乱心神，而见心烦易怒，夜眠不宁；肝胆气郁化火，肝阳上亢而胁痛，均为肝阳亢盛之征。

按摩推拿手法治疗 第一步：患者坐位，医者以拇指点按肝俞、胆俞，以泄热调气，舒肝利胆，清泄肝胆郁热；施用合掌刁颈法，点按风池，以疏风解热，清头开窍，调和气血；施用干洗脸法（图114），以行气活血。第二步：嘱患者仰卧位，施用双点章门法（图182），以调和阴阳，滋阴潜阳，平肝利胆；施用提拿足三阴法（图199），点按太冲、行间，以舒理肝气，清热泄火，共达平肝潜阳之功。

②肾虚头痛

主要症状：头痛脑空兼眩晕，腰痛酸软，神疲乏力，遗精带下，耳鸣少寐，舌红少苔，脉细无力。

病因分析：脑为髓海，其主在肾，肾虚髓不上荣脑海，脑海空虚而头痛、脑空、眩晕、耳鸣；肾虚精关不固而遗精，女子带下，少寐。均为肾阴不足，心肾不交之征。

按摩推拿手法治疗 第一步：患者坐位，医者以食指置于患者头顶正中，施用一指托天法（图101），以补虚益气，健脑宁神；以双手拇指施用双龙点肾法（图159），以调补肾气。第二步：嘱患者仰卧位，施用分阴阳法（图111）、抹双柳法（图113），点按鱼腰、攒竹，以调和阴阳，行气止痛，滋阴潜阳，醒脑明目；施用提拿足三阴法（图199），点按太溪、三阴交，以补益肾水，滋阴潜阳，养阴补肾。

③血虚头痛

主要症状：头痛而晕，心悸不宁，神疲乏力，舌质淡，苔薄白，脉细弱。

病因分析：因血分不足，虚火上逆，故头痛而晕；血不足，心神失养，故心悸易惊；血虚易导致气虚，则神疲乏力，均为血虚之象。

按摩推拿手法治疗 第一步：患者坐位，医者以双手拇指点按心俞、膈俞、脾俞，以补益心虚，益气养血，调理脾胃，促生化之源；施用孙猴搔抓法（图110），以补益肝肾，滋阴潜阳，通经活络。施用点鸠掐里法（图178），点按气海，以培补元气，补气生精，精血互生，调理脾胃，促进运化，达养血调血之功。

④痰浊头痛

主要症状：头痛昏蒙，胸脘满闷，呕恶痰涎，苔白腻，脉滑或弦滑。

病因分析：脾失健运，痰浊中阻，上蒙清窍，清阳不展，故头痛昏蒙；痰阻胸膈，故胸脘满闷；痰浊上逆，则呕恶痰涎，均为痰浊内停之征。

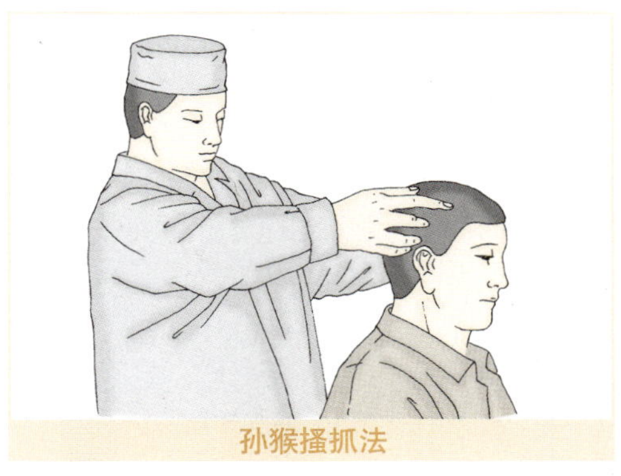
孙猴搔抓法

按摩推拿手法治疗 第一步：患者坐位，医者以双手拇指点按三焦俞、脾俞、胃俞、膏肓俞，以除水湿，化湿消滞，调气利水，通宣理肺，降气补虚。第二步：嘱患者仰卧位，医者施用双运太阳法（图108），点按头维，以滋阴潜阳，安神止痛，清头明目；施用提拿足三阳法，点按头维，以滋阴潜阳，安神止痛，清头明目；施用提拿足三阳法（图198），点按中脘、阳陵泉、丰隆，以和胃降逆，清降痰浊，理脾降浊，共达清热燥湿，化痰降浊。

【预防】

预防头痛极为重要，要保持情志舒畅，注意休息，劳逸结合，特别是过度疲劳时，要注意防止外邪入侵，防止风寒，湿热入侵。

眩晕

眼花为眩，头晕为晕，二者同时并见，称之为眩晕。轻者闭目即止，重者如乘车船，旋转不定，不能站立或伴恶心，

辨证治疗

（一）内科

呕吐，出汗，甚则昏倒等。

【病因病机】

肝阳上亢，素体阳盛，忧郁脑怒，气郁化火，肝阴暗耗，风阳升动，肾阴亏虚，肝失所养，均可发生眩晕。

气血亏虚，久病不愈，耗伤气血，失血之后，虚而不复，脾胃虚寒，生化失宜，血虚不能上承清窍，皆发眩晕。

肾精不足，肾阴不充，年老肾亏，久病伤肾，致肾阴亏耗，不能生髓，髓海不足，上下俱虚，发生眩晕。

痰湿中阻，嗜酒肥甘，饥饱劳倦，伤于脾胃，健运失司，水谷不化，聚湿生痰，痰湿中阻，清阳不升，浊阴不降，引起眩晕。

【辨证论治】

1. 肝阳上亢

主要症状：眩晕耳鸣，头痛且胀，每因烦劳或恼怒，头痛加剧，面色潮红，急躁易怒，少寐多梦，口苦，舌质红，苔黄，脉弦。

病因分析：肝阳上亢，上扰清窍，故头晕头痛；劳则伤肾，怒则伤肝，使肝阳更盛，故头晕头痛加甚；阳升则面潮红，肝旺则急躁易怒；肝火上炎，扰动心神，故少寐多梦，皆为肝阳上亢之征。

按摩推拿手法治疗　第一步：患者坐位，医者施用揉拿项肌法，点按风府、风池。以清脑开窍，通经活络；施用揉拿手三阴法（图140），点按内关、大陵，以镇肝熄风，降逆止呕，宽胸和胃，镇静止痛，宁心安神；施用孙猴搔抓法（图110），以平肝潜阳。第二步：嘱患者仰卧位，施用提拿足三阴法（图199），以清肝泄热，平肝潜阳，镇静止晕。

2. 气血亏虚

主要症状：眩晕，动则加剧，劳累即发，面色皖白，唇甲不华，发色不泽，心悸少寐，神疲懒言，饮食减少，舌质淡，脉细弱。

病因分析：气虚则清阳不展，血虚则脑失所养，故头晕，且遇劳加重。面色苍白，唇甲不华，均为气血两虚之征。

按摩推拿手法治疗　第一步：患者坐位，医者以双手拇指点按脾俞、胃俞，以补益脾胃，温中助阳；施用提拿足三阳法（图199），点按足三里，以补气生血，温益中气，升清降浊，共达补益气血，健运脾胃。

3. 肾精不足

主要症状：眩晕而精神萎靡，少寐多梦，健忘，腰膝酸软，遗精耳鸣。偏于阴虚者五心烦热，舌质红，脉弦数；偏于阳虚者，四肢不温，形寒怯冷，舌质淡，脉沉细无力。

病因分析：精髓不足，不能上充脑

髓，故眩晕，精神萎靡；肾虚则心肾不交，故少寐、多梦、健忘；肾虚则腰酸膝软，时时耳鸣；精关不固，故见遗精，五心烦热，均为肾阴亏耗之征。

按摩推拿手法治疗 第一步：患者正坐，医者施以提拿肩井法、揉拿项肌法，点按肝俞、肾俞，以补益肾阳，益气养血，精血互生；施用双拇开宫法（图118），以滋补肾阴，滋阴清虚热。第二步：嘱患者仰卧位，施用点三脘开四门法（图190），以补中益气，益气养血；施用运运颤颤法（图186），点按关元、气海，以培补元阳，益肾固精，精血互生，共达补肾滋阴。

【预防】

眩晕患者，动作不易过快、过猛，行走时宜靠近路边、墙边，适当增加体育锻炼，及时治疗原发病。

■ 面神经麻痹

面神经麻痹俗称口眼歪斜。颊筋有寒则急引颊移口，或风袭着凉，脉络受阻，口眼歪斜，目不能紧合。

【病因病机】

多由风邪外袭经络，阻滞不通所致；或肝肾郁热上冲，或阴虚阳亢，虚火上炎，肺络之气被阻塞，健侧气血运行如常，肌张力较高，缓者被急者所牵引，故歪向健侧，发为本病。

【辨证论治】

1. 风热袭络

主要症状：面部运动功能丧失，面部自觉松弛无力，流泪，目赤或目干，时偏头痛，耳后疼痛，或耳内散在疱疹，舌苔黄，质红，脉弦或浮数。

病因分析：热则筋弛纵，故面部运动丧失，缓侧不胜收，故自觉松弛，口偏向健侧，不遂而流泪；胆经有热，阻滞经络，而见偏头痛，耳后疼痛，均为经络闭阻之征。

按摩推拿手法治疗 第一步：患者坐位，医者施用揉拿手三阳法（图139），扯拉内应外合法，点按曲池、外关、合谷，以疏风解表，通经活络。第二步：嘱患者仰卧位，施用内应外合法（图115），点按承浆、水沟、隐白、阳白、地仓、颊车、翳风、迎香、攒竹，共达疏风散热，通鼻开窍，疏风活络；施用点弛推痉法，以通经活络，纠正歪斜，共达疏散风热，活血通络之效。

2. 风寒袭络

主要症状：面部运动功能丧失，自觉面部发紧，流泪，耳后压痛，偏头紧痛，舌苔白质淡红，脉弦细或沉。

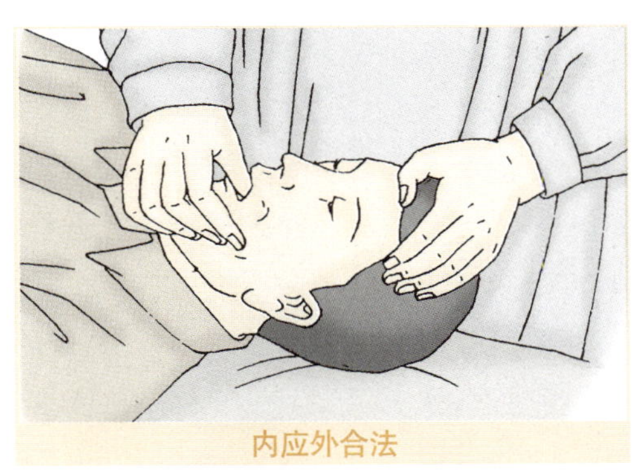

内应外合法

辨证治疗

（一）内科

病因分析：颊筋有寒，则急引颊移口，故面部运动功能丧失；寒阻经络，气血不通，寒性收引，故自觉面部发紧，偏头紧痛，均为经脉失养之征。

按摩推拿手法治疗 第一步：患者仰卧位，医者揉拿手三阳法（图139），点按合谷、风池、外关，以疏风散寒，通经活络；施用内应外合法（图115），点按颊车、下关、地仓、人中、承浆、阳白，以疏风散寒，通经活络，温通经络，纠正歪斜，施用干洗脸法（图114），以温通经络，除风祛寒，行气活血；施用提拿足三阳法（图198），点按足三里，补中益气，益气通络，濡养筋脉。

【预防】

防止风邪侵袭颜面，如有先兆，即应求治，不可延误，严防感冒。

■ 健　忘

健忘是脑力衰弱，记忆力减退，遇事善忘的一种病症。

【病因病机】

凡七情内伤，或因病善忘，或精血损伤，思虑过度，精神疲乏，上盛下虚，或上虚下盛，心血下降，肾水不升，神明不定，年高神衰，神志虚扰，均可导致健忘。

【辨证论治】

1. 心气虚

主要症状：头晕胸闷，自汗气短，心悸怔忡，夜寐不宁，遇事遗忘，舌滑少苔，脉虚弱。

病因分析：劳心过度，精神恍惚，头晕胸闷，神志虚扰，故遇事遗忘，夜寐不宁，均为心气虚之征。

按摩推拿手法治疗 第一步：患者坐位，医者以双手拇指点按心俞、膈俞，以补益心气，养血补血；医者施用揉拿手三阴法（图140），点按神门、通里，以镇静安神，调理心气，宁心通络。第二步：嘱患者仰卧位，旅用运运颤颤法（图186），点按巨阙、关元，以益心通阳，滋阴潜阳，共达宁心安神之功。

2. 心肾两虚

主要症状：头晕目眩，腰膝酸软，足

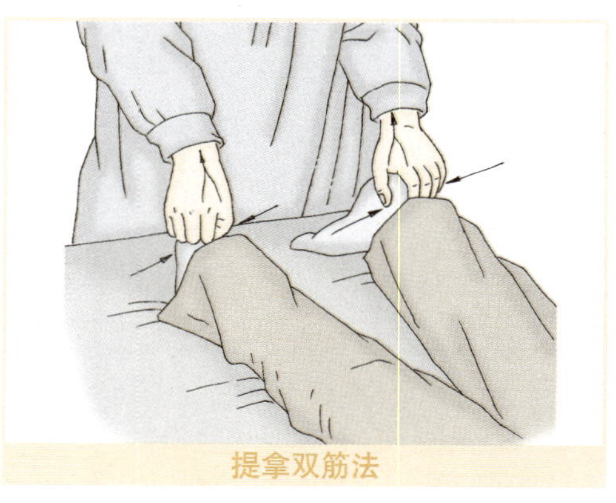

提拿双筋法

跟疼痛，遗精早泄，耳鸣耳聋，读书善忘，脉象沉细无力。

病因分析：上盛下虚，故头晕目眩，腰膝酸软，足跟疼痛；肾水不升，耳鸣耳聋，心火下降，故读书善忘，均为心肾两虚之征。

按摩推拿手法治疗　第一步：患者坐位，医者以双手拇指点按心俞、脾俞，以补肾生髓，以充脑海，调补神经，调气益智；施用提拿足三阴法（图199），点按太冲、太溪，以强健精髓，补益神智，益肾纳气；肾藏精主智，肾精充盈，益智明聪，施用提拿双筋法（图212），以补益肾气，通利脊髓，益气补脑，通调神明。

3. 心脾两虚

主要症状：面色萎黄，体倦神疲，呼吸少气，不思饮食，腹胀嗳气，遇事易忘，舌淡少苔，脉细弱。

病因分析：上虚下盛，故面色萎黄，呼吸少气；中气不足，脾失健运，气血生化不足，故不思饮食，腹胀嗳气，均为心脾两虚，兼心血不足而健忘。

按摩推拿手法治疗　第一步：患者坐位，医者以双手拇指点按心俞、脾俞、膈俞，以补益心脾，达心气旺盛，精力充沛，思考敏捷之功；脾气健运，清气得生，浊气得降，补血益髓。第二步：嘱患者仰卧位，施用运运颤颤法（图184），点按气海，以补益下元，益气行血，养心健脾，恢复记忆。

4. 心肾不交

主要症状：心神烦乱，惊悸不寐，胸闷气短，欲言健忘，脉细数。

病因分析：肾水亏虚于下，不能上济于心，故心神烦乱，惊悸不寐；心火于上，胸闷气短，不能下交于肾，肾气不得上奉于髓海，故而欲言健忘，均为心肾不交之征。

按摩推拿手法治疗　第一步：患者坐位，医者以双手拇指点按肾俞、心俞，以补益心肾，交通水火；施用揉拿手三阴法（图140），点按内关、劳宫、神门以安神定志，疏泄心火，使心火不旺。第二步：嘱患者仰卧位，施用提拿足三阴法（图199），点按太溪，以滋补肾水。肾水不亏，心火不旺，则心肾相交，心肾交通。

5. 气虚

主要症状：面色皖白，目失神采，倦怠懒言，呼吸短促，动则气喘，头晕眼黑，神疲声微，脉虚弱。

病因分析：气虚不能鼓动血脉运行，收敛神气，故而健忘。

按摩推拿手法治疗　第一步：患者坐位，医者施用一指托天法（图101），以升阳固脱；以拇指点按脾俞，以益气升清。第二步：嘱患者仰卧位，施用运运颤颤法（图184），点按气海，以培补下元；施用提拿足三阳法（图198），点按足三里，以补益中气，共达通调补益三焦之气，益肾生髓，健脑聪神。

自汗、盗汗

自汗、盗汗是由于阴阳失调，腠理不固，而致汗液外泄失常的病症。汗液为血液所生化，为心所主，生理性的出汗与外界气温有密切关系。自汗指白天不因劳

辨证治疗

（一）内科

动、厚衣或发热而汗自出，白昼时，汗出，动辄益甚，称为自汗。若夜间入睡后不自觉的汗出，醒后即止则为盗汗。前者多因肺气虚弱，卫阳不固所致；后者多因阴虚内热，迫汗外泄所致；二者即可单独出现，也可作为症状而伴随于其他疾病中。

【病因病机】

汗为心之液，由精气所化，不可过泄，本病是以出汗增多为主要症状的。

肺气不足：素体薄弱，病后体虚，强久患咳喘，耗伤肺气。肺与皮毛相表里，肺气不足之人，肌表疏松，表卫不固，腠理开泄而致自汗。

营卫不和：由于体内阴阳偏盛、偏衰，或表虚之人微受风邪，以致营卫不和，卫外失司，而致汗出。

阴虚火旺：烦劳过度，亡血失精，或邪热耗阴，以致阴精亏虚，虚火内生，阴津被扰，不能自藏而外泄作汗。

邪热郁蒸：由于情志不舒，肝气郁结，肝火偏盛，或食辛辣厚味，或素体湿热偏盛，以致肝火或湿热内盛，邪热郁蒸，津液外泄而致汗出增多。

【辨证论治】

对于自汗、盗汗的辨证，应着重辨别阴阳虚实。自汗症属虚者为多，自汗多属气虚不固；盗汗多属阴虚内热，但因肝火、湿热等邪热郁蒸所致，属实证。治疗原则，虚则益气养阴，固表敛汗，实当精泄热，化湿和营。

1. 肺卫不固

主要症状：汗出恶风，稍劳尤甚，易于感冒，体倦乏力，面色少华，脉细弱，苔薄白。

病因分析：肺气亏虚，肌表疏松，表卫不固而汗出恶风，易于感冒。动则耗气，气不摄汗，故汁出益甚，均为气虚之象。

按摩推拿手法治疗 第一步：患者坐位，医者以一中指置于患者头颈正中，施用一指托天法（图101），以升阳固脱，补虚益气，益气固表而汗止。第二步：嘱患者俯卧位，医者以双手拇指循背俞，点按肺俞、风门、脾俞，以益气固表，健脾除湿；再施双龙点肾法（图159），以养阴敛汗。第三步：嘱患者仰卧位，点按关元、气海以益气固摄；再施点鸠掐里法（图178），以固表敛汗。

2. 营卫不和

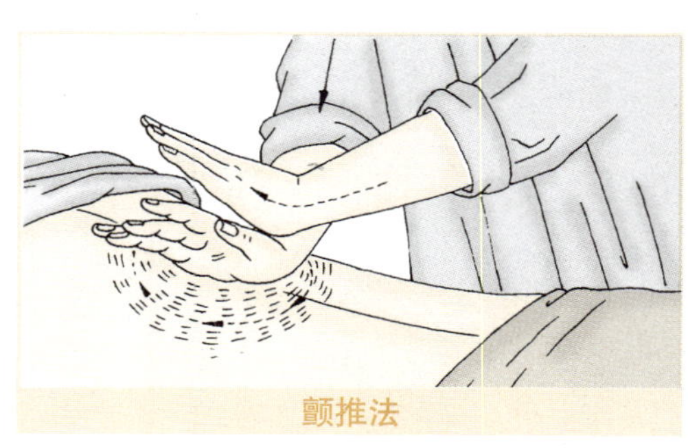
颤推法

主要症状：汗出恶风，周身酸楚，时寒时热，或表现半身或某局部出汗，脉缓，苔薄白。

病因分析：本症多见于体弱，失眠，阴阳失调，表虚或微受风邪的患者。因营卫失和，腠理不密，故出现汗出恶风，周身酸楚，时寒时热等营卫不和之征。

按摩推拿手法治疗 第一步：患者俯卧位，医者以双手于患者背部施用颤推法（图86），以温经解肌，和营敛阴；施推按腰背法（图171），以调和营卫；施用双龙点肾法（图159），以固涩敛汗。第二步：嘱患者仰卧位，医者施用运运颤颤之法（图184），同时点按关元、气海，以温阳敛汗；再施点鸠掐里法（图178），以益气固表。

3.阴虚火旺

主要症状：夜寐盗汗或自汗，五心烦热，或兼午后潮热，两颧色红，口渴，舌红少苔，脉细数。

病因分析：阴精亏虚，虚火内生，热通津液外泄，故见盗汗；虚热内蒸，故见五心烦热，潮热，颧红；阴虚内热而津液不足，故见口渴等阴虚火旺之征。

按摩推拿手法治疗 第一步：患者俯卧位，医者以双手置于患者背部施用推按腰背法（图171），点按脾俞、肾俞，以滋阴养血；再施颤推法（图86），点按肝俞、胆俞，以清热泻火，坚阴；施用双龙点肾法（图159），以益气固表，固涩止汗。第二步：嘱患者仰卧位，医者施用梳胁开胸顺气法（图175），以退虚热；再施点按然谷、中府、涌泉、太溪，以补益肺肾，滋阴清热，达补阴虚，以敛自汗。

4.邪热郁蒸

主要症状：郁蒸汗出，汗液易粘或衣服黄染，面赤烘热，烦躁，口苦，小便色黄，舌苔薄黄，脉象弦数。

病因分析：肝火亢旺或湿热内盛，故见面热，烦躁，口苦，尿黄；热蒸津液外泄，故汗出，均为内有实热之象。

按摩推拿手法治疗 第一步：患者俯卧位，医者以双手循背俞，施用搓运夹脊法（图158），点按肝俞、胆俞、三焦俞，以清肝泻热，泻火清热，调气利水。第二步：嘱患者仰卧位，医者施用推运胃脘法（图187）、双点章门法（图182），以调和阴阳，理气舒肝，清除湿热；点按关元、气海，以补益元气，清利湿热；再施提拿足三阴法（图199）、提拿足三阳法（图198），以清热除湿，通利筋脉，清肝泻热，化湿和营。

【预防】

汗出之时，腠理空虚，易感外邪，故当避风寒，以防感冒。汗出之后应及时揩拭，汗出较多者应及时更换内衣，以保持清洁。对于肝火亢旺者应予以精神上的治疗，以防肝郁生热。

面肌痉挛

面肌痉挛是发作时，阵发面部肌肉抽动或跳动的一种顽固性的疾病称为面肌痉挛。

辨证治疗

（一）内科

【病因病机】

多因七情所伤，肝阴暗耗，过度疲劳，耗伤气血，或因产后失血过多，或阴虚阳亢所致，均为原发性。亦可因有口眼歪斜史者因风寒未除，筋脉收引所致。

【辨证论治】

1．风寒稽留

主要症状：有口眼喎斜，面部肌肉抽动，伴有面部拘紧，怕冷，遇寒尤甚；或面肌萎缩，人中沟歪向病侧，眼裂病侧小于健侧；或耳后压痛，面部穴位压痛，舌苔薄白，脉弦。

病因分析：风寒未除，经筋收引，故面部肌肉抽动，伴面部拘紧，怕冷；久之经筋失养，故而面部萎缩；风寒客于筋经，故而压痛，均为风寒邪滞经筋之征。

按摩推拿手法治疗 第一步：患者仰卧位，医者以双手拇指点按其前额，施用双运太阳法（图108），点按攒竹、四白、空骨，以温散风寒，通经活络；施用内应外合法（图115），点按地仓、大迎、翳风、阳白，以疏风活络，熄风解痉。

2．气血亏虚

主要症状：面部肌肉抽动或跳动，偏于气虚寒者面部拘紧，头痛头晕，伴有气短乏力，自汗，纳呆，便溏，失眠多梦，肢体麻木。劳累或失眠时，抽动明显，面色不华，舌体胖大，边有齿痕，质淡，脉虚弱。

病因分析：劳累过度，耗伤气血，经筋失养，故面部抽动，劳则更甚；气不养血，故面色不华，均为气血亏虚之征。

按摩推拿手法治疗 第一步：患者仰卧位，医者施用推脾运胃法（图179），点按中脘，以补中益气，调和脾胃；施用运运颤颤法（图184），点按气海，以补益元阳，益肾补气，益下焦元气；施用一指托天法（图101），以补益虚损；施用揉拿手三阴法（图140），点按列缺，以通经活络，熄风解痉；施用提拿足三阳法（图198），点按足三里、三阴交，以补中益气，滋阴潜阳；施用内应外合法（图115），点按眉稍，以疏风活络，濡养经筋，熄风解痉。

3．肝肾阴虚

主要症状：面部肌肉抽动或跳动，伴有头晕耳鸣，失眠多梦，性情急躁易怒，视力模糊，郁怒则抽动加重，妇女月事提前，量少色红，舌质红干，脉弦细数。

病因分析：肝肾同源，七情所伤，肝阴暗耗，经筋失养，故面部肌肉抽动，或跳动；肾虚无能上承清窍，故耳鸣头晕，均为肝肾阴虚。

按摩推拿手法治疗 第一步：患者坐位，医者施用揉拿项肌法，点按风池，以通阳祛风邪；施用一指托大法（图101），以补虚益气，理气消滞。第二步：嘱患者仰卧位，施用梳胁开胸顺气法（图175），点按膻中，以除郁行滞，理气行血；施用提拿足三阴法（图199），点按丘墟、蠡沟、足三里、三阴交，以补益肝肾，补中益气，滋阴潜阳，熄风解痉；施用内应外合法（图115），以通经活络，濡养经筋。

■ 三叉神经痛

三叉神经痛是面痛，属火阳类也。暴痛多实，久痛多虚。颊车发际皆痛不开口，语言饮食皆有妨碍。在额与颊车上常如糊，手触之则痛者（即现代医学为三叉神经分布区内反复发作性，阵发性，短暂剧烈疼痛），又称“痛性抽搐”。

【病因病机】

多因卫外不固，感受风邪，七情内伤，思虑过度，忧思不解，怒气难消，以致气郁化火生风。或突受惊恐，心胆火动生风，以致阴虚火旺。阴虚阳亢生风，风火上窜阳明，筋脉掣挛，气血逆乱，均可致病。其特点：阵发性、闪电样，短暂而疼痛剧烈，多为风火煽动之征。

【辨证论治】

1. 风寒外袭

主要症状：恶寒喜暖，遇冷风吹面则痛，或手足畏寒，舌苔白或白腻，脉浮弦或沉迟。

病因分析：外受风寒，传入阳明经络，风寒阻络，故而作痛，手足畏寒，恶寒等，均属风寒之征。

按摩推拿手法治疗 第一步：患者坐位，医者施用揉拿手三阳法（图139），点按列缺、合谷、患侧外关，以宣肺解表，祛风散寒，宣通阳气，行气活血，驱风散寒，活络止痛，疏风解表，通经活络。第二步：嘱患者仰卧位，施用提拿三阳法（图198），点按丰隆、足临泣，以祛风散寒，疏通经络，疏风定痛。

2. 风邪化热

主要症状：得热则痛甚，走窜作痛，舌苔白干或薄黄，脉浮数。

病因分析：阳明经络受风，日久化热，阻滞阳明，故而作痛；风性在上，善行，故而走窜作痛，均为风邪化热之征。

按摩推拿手法治疗 第一步：患者坐位，医者施用揉捏项肌，点按大椎，以疏风泄热，清热明目；施用掐点人中，以清热开窍，镇痛定神；施用揉拿手三阳法（图139），点按合谷、列缺，以宣阳疏风，行气活血，通络止痛，疏风泄热。

3. 肝气郁结

主要症状：胸闷，太息；胸胁胀满，舌苔白或黄，质红或淡，脉沉涩无力。

病因分析：暴怒伤肝，忿怒难消，肝气郁结，气郁化火生风，风热上窜阳明故作痛，伴有脘胁胀满等气滞之征。

按摩推拿手法治疗 第一步：患者坐位，医者施用揉拿手三阴法（图140），点按内关，以通脉调气，宁心安神，理气和胃，镇静止痛。第二步：嘱患者仰卧位，施用双点章门法（图182），以舒肝解郁，疏经活络；施用提拿足三阳法（图198），

辨证治疗

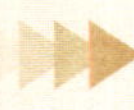

（一）内科

点按上巨虚、中都，以调畅气机，疏肝解郁，行气活血，疏络止痛。

4. 气郁化火

主要症状：口苦，善太息，烦躁易怒，胁肋胀满，溲赤便干，苔黄质红，脉弦数。

病因分析：肝胆气郁，郁久化热生风，上窜阳明而作痛，肝郁不舒而胁肋胀满，善太息，均为气郁化火之征。

按摩推拿手法治疗 第一步：患者仰卧位，施用提拿足三阳法（图 198）、提拿足三阴法（图 199），点按丘墟、蠡沟、阳陵泉，以清泄胆火，熄灭肝风，除逆降气，除肝胆风火，治上窜逆气而止痛。

5. 惊恐动火

主要症状：夜寐不安，心悸易惊，舌苔黄，脉弦数。

病因分析：心与胆相通，惊则心胆火逆，易受惊骇，悸动不安，不得入寐，风火上窜阳明而作痛，均为惊恐动火之征。

按摩推拿手法治疗 第一步：患者坐位，医者施用揉拿手三阴法（图 140），点按神门，以镇静安神，宁心通络，清火止痛；施用提拿足三阳法（图 198），点按阳陵泉，以宁心安神，降逆息风。

6. 阴虚火旺

主要症状：夜间心烦不寐，口角生疮，五心烦热，苔少质红，脉细数。

病因分析：劳伤过度，致阴虚火旺生风，风火上窜阳明作痛，故睡卧不安而心烦。

按摩推拿手法治疗 第一步：患者坐位，医者施用揉拿手三阴法（图 140），点按神门、合谷，以镇静安神，宁心通络，疏风解表，清虚火，止疼痛。第二步：嘱患者仰卧位，施用提拿足三阳法（图 198），点按太冲、三阴交，以滋阴降火，平肝息风，调降逆火。

7. 阴虚阳亢

主要症状：头晕或胀痛，夜寐多梦易醒，苔少质红，脉弦滑。

病因分析：肾阴下亏，不能上奉，故而头晕胀痛；肝阳上亢，上扰清窍，夜卧不宁，阳亢生风，上窜阳明作痛，均属阴虚阳亢之征。

按摩推拿手法治疗 第一步：患者坐位，医者施用揉拿手三阳法（图 139），点按合谷、列缺，益气养阴，抑肝阳所生之风，镇静安神，疏风解表，通经活络。第二步：嘱患者仰卧位，施用提拿足三阴法（图 199），点按太冲、照海，以通经活络，清热泻火，安心宁神，疏肝理气，通络活血，平熄肝风，滋阴潜阳，活络止痛。

8. 燥胜伤阴

主要症状：口鼻咽干，皮肤燥裂，干咳，大便干结，舌苔白干，脉弦滑。

病因分析：燥气太多，耗伤津液，故

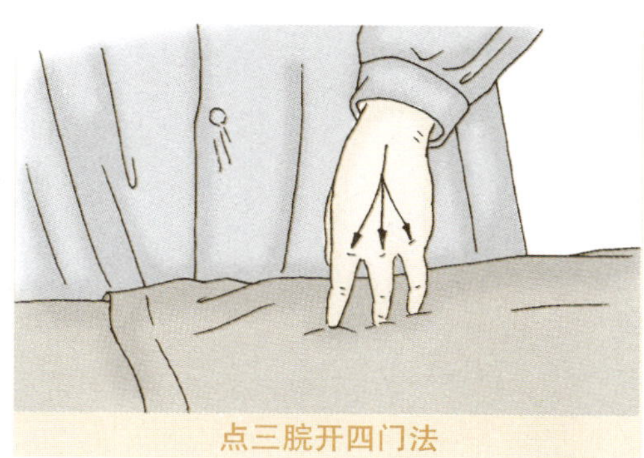
点三脘开四门法

口鼻咽干；灼津耗液，肌表不润，故皮肤燥裂；胃肠燥胜，便干结，引动肝风，上窜阳明作痛。

按摩推拿手法治疗 第一步：患者坐位，医者施用揉拿手三阳法（图139），点按支沟，以清燥泻火，活络散瘀，调理脏腑。第二步：嘱患者仰卧位，施用提拿足三阴法（图199），点按照海、上巨虚、三阴交，以养阴清燥，降阳明燥气，通调肠腹。嘱患者俯卧位，施用搓髎点强法（图166），以清利下焦，调和气血，泻燥通便。

■尿 浊

尿浊是以小便混浊，白如泔浆，排尿时并无疼痛为主证的病症。

【病因病机】

本病的发生，多由饮食肥甘，脾失健运，酿湿生热，或病后湿热余邪未清，蕴结下焦，清浊不分，而成尿浊；若热盛灼络，络损血溢，虚火伤络，也可形成浊尿夹血。如再多食肥厚，或劳欲过度，可使尿浊加重，或引起复发。

【辨证论治】

实证初起以湿热为多，宜清热利湿；病久脾肾虚亏，治宜培补脾胃，固摄下元。

1.湿热内蕴

主要症状：小便混浊或夹凝块，尿道有涩热感，口渴，苔黄腻。

病因分析：由于多食肥甘，脾胃湿热下注膀胱所致。

按摩推拿手法治疗 第一步：患者坐位，医者以双手拇指点按肾俞、脾俞、命门，以补益肾气，促进气化功能，补益脾气，促运化，壮肾阳，补脾土，补命火，温土制水湿。第二步：嘱患者仰卧位，施用运运颤颤法（图184），点按阴陵泉、照海、曲泉、中部、关元，以温补下元，清湿热，利下焦，通经络，调气血，清热泄火，清化湿热，通利三焦，共达清热化湿之效。

2.脾胃气陷

主要症状：尿浊反复发作，日久不愈，小便混浊如浆，小腹坠胀，尿意不畅，面色无华，神疲乏力，劳倦或食油腻则发作或加重，舌淡，脉虚数。

病因分析：为脾虚气陷，精微下泄所致。

按摩推拿手法治疗 第一步：患者坐位，医者以食指置于患者头顶中央，施用一指托天法（图101），以升阳固脱，补益脾气。点按脾俞、胃俞，以补益脾气，促进气化，调和脾胃，振奋胃阳，促气血生化之源，益气营血。第二步：嘱患者仰卧位，施用点三脘开四门法（图188），以促脾和胃，补中益气；施用提拿足三阴法（图199），点按公孙、三阴交，以调和脾

辨证治疗

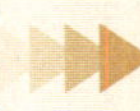

（一）内科

胃，促运化，健脾益气，升清固脱。

3.肾元亏虚

主要症状：尿浊迁延日久，小便乳白如凝脂或冻胶，精神萎顿，消瘦无力，腰膝酸软，头晕耳鸣；偏于阴虚者，烦热，口干，舌质红，脉细数。

病因分析：由于肾失固摄，指液下流所致，均为肾元亏虚之征。

按摩推拿手法治疗 第一步：患者坐位，医者以双手拇指点按命门、膀胱俞，以滋阴潜阳，滋补肾阳，培补下元。第二步：嘱患者仰卧位，医者施用狮子滚绣球法（图183），点按关元、气海、建里，以调和气血，补益后天之本，培肾固本，补益元阳，强壮腹内器官，共达滋阴益肾，温肾固涩；施用提拿足三阳法（图198），点按太溪、阴陵泉，以调补肾气，通调三焦。

遗 尿

遗尿是指尿液不能随意控制，而自行排尿的一种病症：分为小便频数，淋漓不禁，虽知而不能自行控制，白昼多见，称小便不禁；夜间睡中排尿，醒后方知，称睡中遗尿。

【病因病机】

脾肺气虚：饮入于胃，经脾气运化散精，上输于肺，肺之通调水道，下输膀胱，而保持津液正常输布和排泄。若劳倦损伤，忧思过度，耗伤脾肺，二脏气虚，上不制下，水道约制无权，致膀胱失禁而发生本证。

下元虚寒：肾与膀胱相表里，肾气充足固摄有权，膀胱开阖有度。凡房劳后年高疲惫，或久病体虚，精血被耗，肾气不固，下元失约，水液不藏，而致小便失禁。

【辨证论治】

1.脾肺气虚

主要症状：少腹时时坠胀，尿意频数，尿量每日不多，淋漓不禁，膝多软弱无力，舌质淡。

病因分析：劳倦忧思过度，损伤脾，脾气虚，清阳下陷，下迫膀胱，故见少腹时时坠胀；肺气虚，治节失调，故尿意频数，尿量不多，均为脾肺受损，气血虚弱之征。

按摩推拿手法治疗 第一步：患者坐位，医者以双手拇指点按肺俞、脾俞、肾

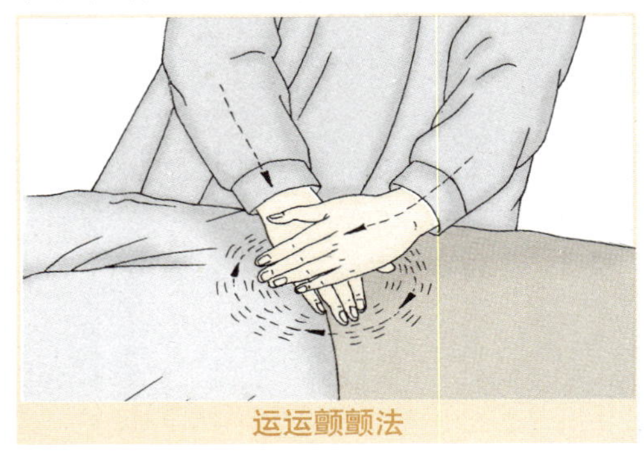

运运颤颤法

俞，命门、膀胱俞，以补益肾气，调理肺气，促进运化，调脾和胃，温肾制水；施用提拿肩井法，以益气固表。第二步：嘱患者仰卧位，施用运运颤颤法（图184），点按中极、水分，以培元助气化，清热利湿，固摄制水；施用提拿足三阴法（图199），点按太溪、足三里、隐白，以调补益气，补脾和胃，调理气血，强健脾胃，共达益气开陷之效。

2.睡中遗尿

主要症状：睡中遗尿，久久不愈，兼伴有形体消瘦，精神不振，舌淡苔白，脉细而尺弱。

病因分析：若四、五岁后至成年，经常睡中遗尿者属病态，或因劳伤过度所致。本证不仅是肾虚，膀胱不固，而且每与心脾受损有关。心气虚，则精神不振；脾气虚，水谷之精微不足以营养全身，故形体消瘦；肾气虚，膀胱约束无权，则见遗尿，均为虚弱之象。

按摩推拿手法治疗 第一步：患者坐位，医者以双手拇指点按心俞、肾俞、脾俞，补益脾气，疏通心络，调理气血，宁心安神，补中益气，滋补肾阴，培元补肾，固肾壮阳，固摄膀胱；一手握患腕，另一手施用揉拿手三阴法（图140），点按内关，以理气和胃，宁心安神；施用双拿肩井法，以振奋阳气。第二步：嘱患者俯卧位，点按次髎，以补益下焦。嘱患者仰卧位，施用运运颤颤法（图184），点按中极，以培补下元，固摄肾精，约束膀胱；施用提拿足三阳法（图198），点按太白、行间，以调和脾胃，共达补益心脾，温肾固涩。

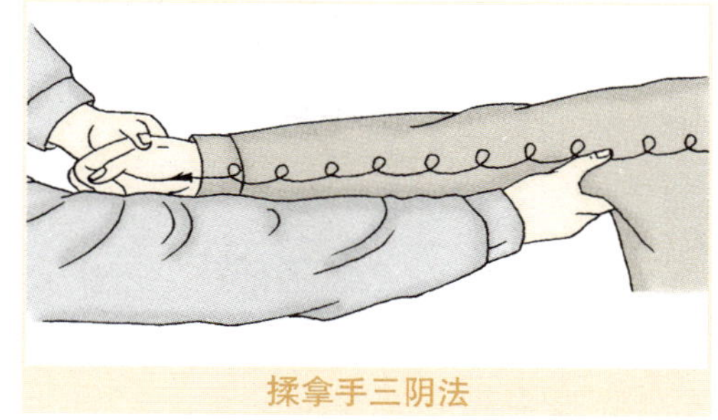

揉拿手三阴法

【预防】

养成定时排尿习惯，遗尿患者应注意休息。在睡前少饮水，减少食用刺激性饮食，忌酒。无论是心、肾、肺、脾虚，均应及时治疗，以防引起固涩失调而发生遗尿。

尿血

小便中混有血液，甚至出现血块的病症，称为尿血。随出血量多少的不同，而使小便呈淡红色，鲜红色或茶褐色。

【病因病机】

尿血的病位在肾及膀胱，主要病机是热伤脉络及脾肾不固，而损伤脉络之中又有实热、虚热之分，脾肾不固有脾虚肾虚之别。

外感六淫：风寒湿暑燥火侵及膀胱，进入膀胱之腑，结于下焦而致尿血。

七情内伤：思虑劳伤，脾气不足，中气下陷，气不慑血而致尿血。

房劳过度：肾阴损伤，阴虚火旺，热移膀胱，营血妄行则为尿血。

【辨证论治】

1.下焦热盛

辨证治疗

（一）内科

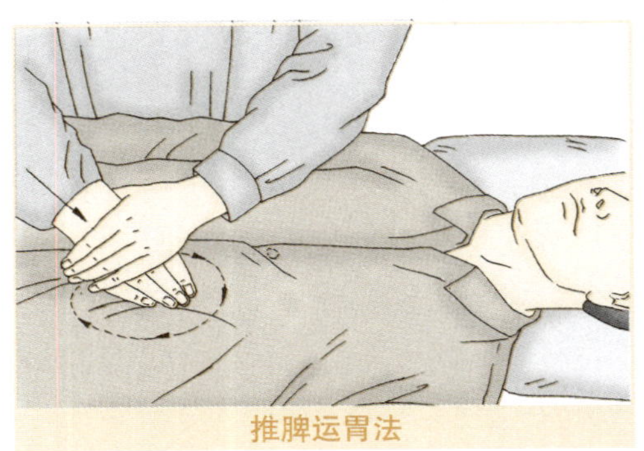
推脾运胃法

主要症状：小溲黄赤灼热，尿血鲜红，心烦口渴，面赤口疮，夜寐不安，舌红，脉数。

病因分析：邪热盛于下焦，故小溲黄赤灼热；脉络受损，血渗膀胱，故尿血鲜红；热扰心神则心烦，夜寐不安；火热上炎，故面赤口疮，均属热证之征。

按摩推拿手法治疗 第一步：患者坐位，医者以一手握患腕，另一手施用揉拿手三阴法（图140），点按劳宫、少府、大陵、神门，以祛心包之火，泄心经之热，清营凉血，清泻心火；医者以拇指点按小肠俞、膀胱俞，以清调脏腑，疏调下焦，清利湿热，疏利膀胱；施用提拿足三阴法（图199），点按阴陵泉、三阴交、中极，以清利湿热，活血凉血，清利膀胱，疏调下焦，理脾，通调小溲，凉血止血。

2. 肾虚火旺

主要症状：小溲短赤带血，头晕耳鸣，神疲，颧红潮热，腰膝酸软，舌质红，脉细数。

病因分析：肾阴亏虚，虚火内炽，灼伤脉络，故小便短赤带血；肾阴亏乏，髓海不足，故头晕耳鸣；肾虚失养，故腰膝酸软，神疲；虚火上炎，颧红潮热，均为阴虚火旺之征。

按摩推拿手法治疗 第一步：患者坐位，医者施用点按肾俞，以补益肾气。嘱患者仰卧位，施用揉拿手三阴法（图140），点按三阴交、血海、复溜、太溪，以壮水制火，补益肝肾，清肾经之虚热，活血补血，滋阴凉血，凉血止血。

3. 脾不统血

主要症状：久病尿血，面色无华，体倦乏力，气短气低，或兼齿衄肌衄，舌质淡，脉细弱。

病因分析：脾气亏虚，统血无力，血不循经，故见尿血等；脾虚运化失职，气血生化乏源，故食少体倦，面色无华，均为气血虚，血脉不充之象。

按摩推拿手法治疗 第一步：患者坐位，医者以双手拇指点按脾俞、膈俞、胃俞、小肠俞，以补益脾气，振奋胃阳，补血生血，气血双补。第二步：嘱患者仰卧位，施用推脾运胃法（图179），点按中脘，以补益脾土，益养肾气，促脾和胃，补后天之虚；施用提拿足三阴法（图199），点按阴陵泉、三阴交，以促脾统血，调理脾肾气机，健脾统血，益气止血。

■阳　痿

阳痿即阳事不举，或临房举而不坚之证。

【病因病机】

由于性欲过度，或误犯手淫，致损伤肾气，命门火衰；或思虑忧郁，损伤心脾；或恐惧过度损伤肾气所致。命门火衰的多见头晕、神倦、腰足酸软；思虑损伤心脾或恐惧伤肾的，每见胆怯多疑，睡眠不安。

【辨证论治】

1.命火衰微

主要症状：多由房事太过，或少年误犯手淫，以致精气虚寒，命门火衰，证见阳痿，面色皖白，精神萎靡，腰膝酸软，舌炎苔白，脉多沉细。

病因分析：肾主一身阳气，由于精失过度，肾阳虚而命火衰微，故身寒肢冷；精血不能上奉，而头晕目眩，精神萎靡，腰酸膝软等，均为命火衰微之征。

按摩推拿手法治疗　第一步：患者坐位，医者以拇指点按肾俞、腰阳关，横搓命门，以腹温热感为度，补益肾阳，培命门之火，益壮元阳，益气固精。第二步：嘱患者仰卧位，施用运运颤颤法（图184），点按关元，以温补下元，固摄精气，共达补肾壮阳，益命门之火。

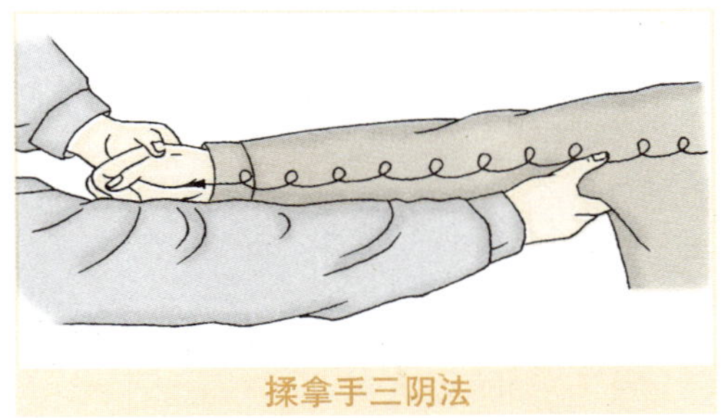
揉拿手三阴法

2.心脾受损

主要症状：思虑忧郁，损伤心脾，以致气血两虚，导致阳痿。

病因分析：忧思太多，抑损心脾，脾之生化之源受抑，则气血两亏。肾主精，肝主血，精血互生，心主神明，心脾受损，病及阳明冲脉，气血于阳道斯不振矣，证见阳痿。

按摩推拿手法治疗　第一步：患者坐位，医者以双手拇指点按心俞、脾俞，以促生化之源，除水湿，助运化，益气蓄血，治心脾两虚，气血双亏，调理气血，宁心安神。第二步：嘱患者仰卧位，施用推脾运胃法（图179），点按关元、气海，以调和脾胃，促进运化，培补下元，补益心脾，施提拿足三阴法（图199），点按血海、地机、足三里，以调和营血，补中益气，共达补益心脾，养阴育阴，壮补元阳。

3.恐惧伤肾

主要症状：凡惊恐不择者，精神苦闷，胆怯多疑，心悸失眠，脉弦细，苔薄腻。

病因分析：恐则伤肾，肾伤则肾气亏虚；惊则心无所依，而出现心悸失眠，发生阳事不举。

按摩推拿手法治疗　第一步：患者坐位，医者以双手拇指点按肾俞，以滋补肾阳；施用一指托天法（图101），以补虚益气'升阳固脱。以一手握患腕，另一手施用揉拿手三阴法（图140），点按内关、

辨证治疗

（一）内科

大陵、少府、神门，以宁心安神，清心宁神，宁心调神，镇静安神。第二步：嘱患者仰卧位，施用运运颤颤法（图184），点按关元，故培补下元，共达益肾安神。

4. 湿热下注

主要症状：湿热下注，宗筋弛纵，小便短赤，下肢酸痛，苔黄脉沉滑。

病因分析：湿为阴邪，热为阳邪，湿热下注，气化不利，导浊行滞而阳痿。

按摩推拿手法治疗 第一步：患者坐位，医者以双手拇指点按大肠俞、膀胱俞、胆俞，以通调脏腑，泻热除湿，培补下元。第二步：嘱患者仰卧位，施以运运颤颤法（图184），点按天枢、中极、关元，以调和脾胃，利于升清除浊，补益元气，培元固精；施用提拿足三阴法（图199），点按行间、丰降、曲泉、足三里，以清湿热，利下焦，清热泄火，清热化湿，补益中气。

■ 疟疾

疟疾是由于感受疟邪而引起寒战、壮热、头痛，汗出，时作时止为临床特征的一种疾病。多发于夏秋季节，疟疾始发，先于毫毛，伸欠乃作，寒栗战颌。根据寒热偏盛的不同，分为寒疟、温疟、瘴疟等。

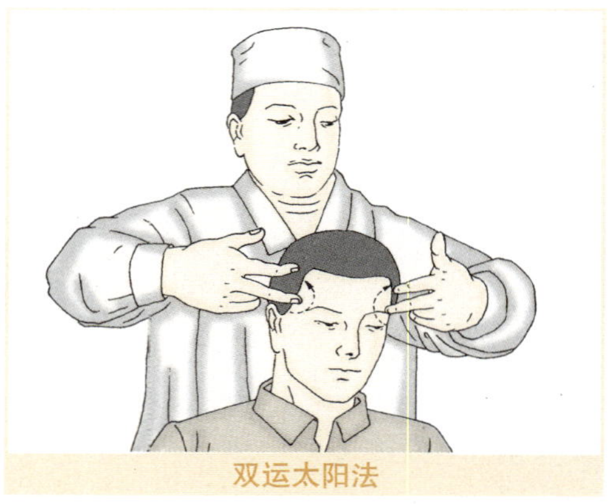
双运太阳法

【病因病机】

疟邪是引起疟疾的病因，亦称“疟气”。疟邪侵入人体之后，伏于半表半里，内搏五脏，横连募原。由于疟邪与正气相争，虚实更作，阴阳相移，而发生疟疾的一系列症状。疟邪与营卫相搏，入与阴争，阳盛阴虚，则壮热汗出；疟邪与营卫相离，则发作停止，当疟邪再次与营卫相搏时，又引起再一次发作，邪伏浅者一日一次，邪伏深者间二日而发，即三阴疟，又称三日疟。

【辨证论治】

对疟疾的辨证，应着重根据病轻重，寒热偏盛，正气盛衰，病情久暂等。治疗是祛邪截疟，在确定诊断后，即可截疟。

1. 正疟

主要症状：寒战壮热，休作有时，先呵欠乏力，继则寒栗战颔，寒里则内外皆热，头痛面赤，口渴引饮，终则遍身汗出，热退身凉，舌红，苔薄白或黄腻，脉弦。

病因分析：疟邪侵入，伏于半表半里，与营卫相搏，正邪相争，引起疟疾的发作；疟邪入与阴争，阴盛阳虚，阳气被遏，故致呵欠乏力；疟与阳争，阳盛阴虚，则壮热汗出，口渴引饮；终则疟邪与营卫相离，邪气伏藏，发作停止。

按摩推拿手法治疗 第一步：患者坐位，医者以双手提拿双肩井，点按大椎、陶道，以宣阳参通气，调和阴阳；以一手握患腕，另一手施用揉拿手三阴法（图140），点按间使、后溪、少海，以祛疟邪，开窍醒脑。第二步：嘱患者仰卧位，施用双点章门法（图182），以理气和血；施用提拿足三阴法（图199），点按丰隆、三阴交，以理气化湿，滋阴潜阳，清热生津，共达祛邪截疟，和解表里。

2. 温疟

主要症状：热多寒少，汗出不畅，头痛，骨节酸痛，口渴引饮，便秘尿赤，舌红苔黄，脉弦数。

病因分析：素体阳盛，而复感疟邪，或更伤暑邪，暑热内蕴，里热炽盛，故表现为热多寒少，口渴引饮，便秘尿赤；夏暑贪凉，兼感风寒，外爽肌表，营卫失和，以致汗出不畅头痛，骨节酸痛，均属热盛于里之征。

按摩推拿手法治疗 第一步：患者坐位，医者以双手揉拿颈项，点按大椎、陶道，以疏风散寒，通调阳气；一手握患腕，另一手施用揉拿手三阴法（图140），点按间使、后溪、合谷，以祛除疟邪，宣发邪气，驱邪外出，退热解表。第二步：嘱患者仰卧位，施用双运太阳法（图108），以疏散风邪，滋阴潜阳，调和营卫，解表止头痛；施用运运颤颤法（图184），以通调气血，理气解郁，通调二便。

3. 寒疟

主要症状：热少寒多，口不渴，胸脘痞闷，肢疲体倦，苔白腻，脉弦。

病因分析：素体阳虚，而感疟邪，兼受寒湿，寒湿内盛，郁遏中阳，阳气不能外达，故热少寒多，口不渴，神疲体卷；寒湿内困，脾胃失于健运，气机不畅，故胸闷脘痞，均为寒湿内阻之象。

按摩推拿手法治疗 第一步：患者坐位，医者以双手提拿肩井，点按大椎、陶道、膀胱俞，以散寒解表，解表通阳，疏调太阳经，驱散寒邪。以一手握患腕，另一手施用揉拿手三阴法（图140），点按后溪、间使，以祛除疟邪、截疟。第二步：嘱患者仰卧位，施用推脾运胃法（图179），以健运脾胃，理气化痰，补中益气，舒畅气机，共达和解表里，温阳达邪。

4. 瘴疟

主要症状：乍寒乍热，发作时迷闷，甚则狂妄，或不能言。

病因分析：热甚寒微，或寒甚热微，热毒内郁，发为热瘴；或瘴毒湿浊，寒湿内盛，蒙蔽心神，各有特异。

按摩推拿手法治疗 第一步：患者坐位，医者施用提拿项肌，点按大椎、陶道，以通阳解表，解毒祛瘴，调和阴阳。第二步：嘱患者仰卧位，施用掐点人中，以开

辨证治疗

（一）内科

窍醒神；一手握患腕，另一手施用揉拿手三阴法（图140），点按间使、后溪、少商，以祛疟邪，除截疟，回阳救逆，清肺热利咽喉；施用点三脘开四门法（图188），点按丰隆，以和胃化痰，除湿降逆，共达祛瘴涤痰，解毒除瘴，清湿热，除痰浊之功。

5.劳疟

主要症状：倦怠乏力，短气懒言，食少面色萎黄，形体消瘦，遇劳则发疟疾，寒热时作，舌淡，脉细无力。

病因分析：疾病日久，气血耗伤，脾胃虚弱，故见食少面黄，形体消瘦，短气懒言；疟疾日久，正气亏虚，而疟邪未除，若遇劳累，更耗伤正气，则发疟疾，寒热时作，而成劳疟。

按摩推拿手法治疗 第一步：患者坐位，医者以双手提拿双肩井，点按大椎、陶道、膈俞，以宣通诸阳之气，扶正祛邪，补益气血。以一手握患腕，另一手施用揉拿手三阴法（图140），点按后溪、间使，以祛邪截疟，清热利湿，通经活络，和胃祛痰。第二步：嘱患者仰卧位，施用提拿足三阳法（图198），点按足三里、大都，以健脾和胃，补益正气，共达益气养血，扶正祛邪。

【预防】

控制传染源，夏秋季节注意防蚊，驱蚊，野外工作者应涂擦驱蚊剂，或预防服药，消灭蚊子孳生场所，如翻盆倒罐，去除积水等，抗复发治疗。

腮腺炎

腮腺炎又称之为痄腮，是由感受时疫温毒病邪后，肠胃积热与肝胆郁火阻于少阳经络所致，通常流行于冬春季。现代医学认为是由病上毒引起的急性传染病。

【病因病机】

多因肠胃积热，肝胆郁火，邪犯少阳，滞流于腮腺脉络，而发生一侧或先后两侧腮腺部位肿大，边缘不清，按之柔韧感，局部压痛，因郁而化热，逐成为灼热、红肿。

【辨证论治】

主要症状：初起时微感恶寒发热，头

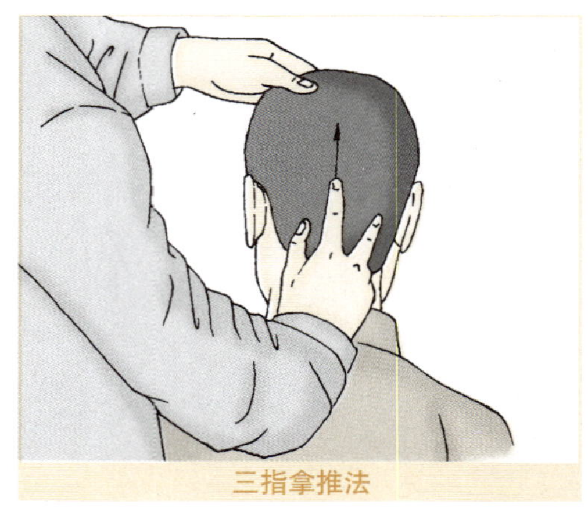

三指拿推法

痛无汗，发热多在一侧，偶亦有两侧同时发病者；病情稍重，则腮腺部红肿疼痛，咀嚼困难，一般不化脓；重者亦有高烧、烦渴、头痛、恶心、呕吐，如传入足厥阴肝经，男性可伴发睾丸肿痛。

病因分析：感受温毒病邪，肠胃积热，与肝胆阻于少阳发为痄腮。因湿热阻于少阳，故腮痛；湿毒郁久化热，而红肿疼痛，局部活动受影响，均为湿热邪火之征。

按摩推拿手法治疗 第一步：患者坐位，医者以食指点按风池、翳风、颊车，共达祛风散热，宣散气血之壅滞，疏解邪热之效；施用掐点耳垂法，以清热散结，活血化瘀；施用揉拿手三阳法（图139），点按合谷、内关、曲池，以清热解表，泻三焦之火。第二步：嘱患者仰卧位，施用提拿足三阴法（图199），点按侠溪、太冲，以清肝胆之邪热，共奏清热解毒，疏风通络之效。

脑炎后遗症

流行性乙型脑炎发病六个月后，称之为脑炎后遗症。因多发生于夏至日，故称为暑病。

【病因病机】

感受暑热疫邪较深且重，留有余邪阻滞经络，或昏迷时间较长，伤及神志，损伤脑络，抽搐时肢体抽动剧烈，损伤经络；或由于高热日久不退，耗伤津液，筋脉失于荣养所致后遗症。

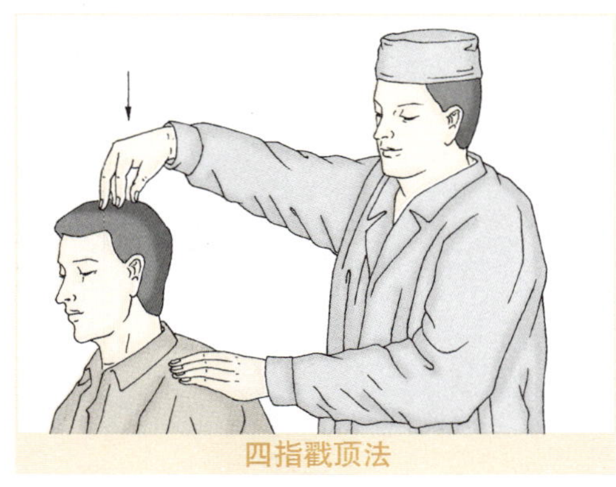

四指戳顶法

【辨证论治】

主要症状：风毒湿热之邪或疫毒之邪，损伤经络，或昏迷时间较长，伤及神志，导致大筋较短软，小筋弛长；邪热之邪，内陷心肺，日久表情淡漠，低热痴呆，烦躁不宁，失语，吞咽困难，肢体强直性瘫痪，或出现不由自主运动。

病因分析：暑热疫毒之邪较深，尚有余邪未尽，阻滞经络，故昏迷，表情淡漠；热久不退，耗伤津液，筋脉失于濡养，故出现肢体强直性瘫痪等热邪损伤筋脉经络之征。

按摩推拿手法治疗 根据患者的不同症状，针对性施用手法。抽风者，患者仰卧位，施用一指托天法（图101），以开窍醒神，平肝熄风，升阳固脱；施用掐点人中，以开窍醒神，回阳救逆；施用揉拿手三阴法（图140），点按合谷、太冲，以疏通手三阴经筋，调气养血，濡养肌筋，镇静止抽搐。

高热者：患者坐位，医者施用揉拿项肌法，点按大椎，以开窍止痛，解表通阳，镇静安神；施用揉拿手三阳法（图139），点按合谷、曲池，以疏风解表，调和气血，

辨证治疗

（一）内科

镇静安神，通经活络。

昏迷者：患者仰卧位，医者施用掐点涌泉法，以开窍醒神，回阳救逆，通关开窍，安神镇静；施用揉拿手三阴法（图140），点按内关、劳宫，以宁心安神，镇静醒神，开窍回阳；施用提拿足三阴法（图199），点按太冲，以舒肝理气，通络活血。

失语者：施用三指拿推法（图104），点按哑门、大椎，以通调督脉，散风祛邪，疏通阳脉，通络开窍，治疗失语，安神健脑；施用四指戳顶法（图103），点按廉泉，以散风活络，平肝熄风，通调阴维，清咽利喉。

吞咽困难者：施用点按天突、廉泉，以通调阴维之脉，清咽利喉，通理声络；施用揉拿三阳法（图139），点按合谷，以通经活，疏风解表，通利咽喉。

肢体屈伸不利者，上肢施用揉拿手三阴法（图140）、揉拿手三阳法（图139），点按手三里、曲池、合谷，共达疏通濡养手三阳，手三阴之经筋，通调气血，强健筋骨，通经活络，疏风解表。下肢，施用提拿足三阴法（图199）、提拿足三阳法（图198），点按足三里、三阴交、环跳，共达通经活络，宣通气血，松弛肌筋，解除痉挛，驱风散寒，强健腰腿，调和气血。

颈淋巴结核

淋巴结核俗称“瘰疬”。病变可发生一侧或两侧同时发生，也有延及颌下，胸锁乳突肌前后和腋下等处，其形状累累如珠，历历可数，属于一种慢性疾病。

【病因病机】

此病多由于忧思恼怒，情志不遂，肝郁化火，或肺肾阴虚，虚火内灼，炼液为痰，痰火互结于颈项致使筋脉拘急而成本病。初起是一个或数个大小如粟粒的结块，以后渐渐增大、增多，皮色不变，按之硬结，推之能动，不作寒热，也不觉痛。日久微觉疼痛，结块互相粘连成片，其块按之不动。将溃时皮色渐红，质地较软，破溃后，脓稀薄如痰，久不收口，可形成窦道或瘘管。

【辨证论治】

1. 气滞郁结

主要症状：因忧思恼怒，情志不遂致气郁化火，炼液为痰，痰火互结于颈项。

病因分析：气滞郁结，郁而化热，炼液为痰，发为瘰疬，不红不热，不肿不痛，按之如坚，略有移动，均为气滞之征。

按摩推拿手法治疗　第一步：患者坐位，医者以双手拇指点按肝俞、百劳、胆俞、脾俞、曲池，以清泄肝胆之热，除热解烦，促生化之源，分清降浊，消散瘰疬。

第二步：嘱患者仰卧位，施用提拿足三阴法（图199），点按太冲、阳陵泉、中封，以舒肝理气，通络活血，疏肝通络，清泄湿热，舒肝利胆，共达疏肝解郁之效。

2.肝肾阴虚

主要症状：虚火内动，灼津为痰，痰火结于脉，而致筋脉拘急。

病因分析：久则潮热口干，颈项强痛，食欲不振；重则潮热，自汗，溃后脓水淋沥，均为阴虚火旺之征。

按摩推拿手法治疗　第一步：患者坐位，医者以双手拇指点按肾俞，肝俞，以补益肾气，疏理肝气。第二步：嘱患者仰卧位，施用提拿足三阳法（图198），点按足三里、丰隆、三阴交、太溪，以培补肾气，补益中气，滋阴潜阳，分清降浊，共达化痰散结。

颈部瘰疬者，施用揉拿手三阳法（图139），点按臂臑、五里、曲池、肩井，以使气血流通，化散瘰疬，调经气，泄肺火。

项部瘰疬者，施用点按翳风、支沟、足临泣，以疏通肝气，和气血，散瘀结。

腋部瘰疬者，施以点按天井、少海、阳辅，以疏调三焦气机，化湿祛痰，调和气血，通经络，散瘀结。

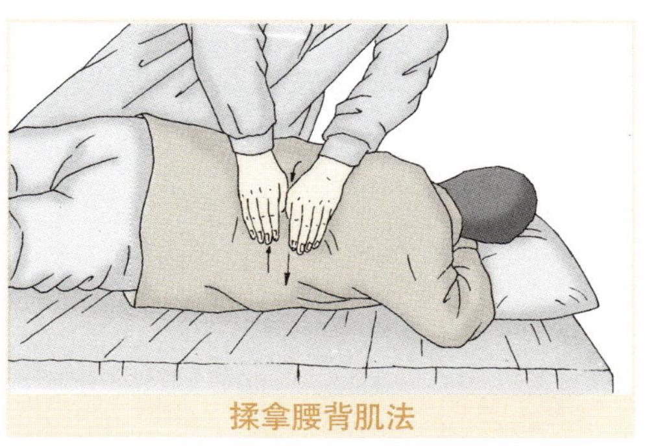

揉拿腰背肌法

【预防】

注意休息，加强营养，定时体格检查，避免与结核病人接触。

坐骨神经痛

凡沿坐骨神经途径分布区的疼痛，叫做坐骨神经痛，为常见综合征，属中医“痹症”范畴。

【病因病机】

多因外感风寒，瘀阻经络，痛而不通；或因起居失调，卫气不固，腠理空虚；或劳累之后，汗出当风，涉水冒雨，久卧湿地，以致风寒湿邪乘虚而入，闭阻经络；或因扭闪挫岔，腰脊移位；或年老体弱，腰骨生赘而刺激，均可发病。

【辨证论治】

主要症状：一侧腰骶部疼痛，并沿大腿后部、小腿外侧放射，呈钝痛、胀痛、刺痛、烧灼痛不一，咳嗽、打喷嚏时加重，并疼痛下窜，患肢不能抬高，腰旁肌肉紧张，腰椎活动受限，舌苔薄白，脉弦紧。

病因分析：风寒闭阻经络，循阳维脉，足阳明经筋分布而疼痛，腰背肌紧张；寒主收引而发短，故直腿抬高困难，均为寒滞经络之征。

按摩推拿手法治疗　第一步：患者俯卧位，医者以双手施用揉拿腰背肌法（图164），点按大肠俞、命门，以调理肠腑，驱邪外出，温补命门之火，强壮腰脊；施用提拿足三阳法（图198），点按八髎、环跳、承扶、委中、悬钟、昆仑，以疏通经

辨证治疗

（一）内科

络，濡养肌筋，活络止痛：施用点抹秩跳法（图208），以疏通经络，通利腰脊，缓解肌筋，消炎止痛；施用双龙点肾法（图159），以调补肾气，强腰壮肾；施用提拿双筋法（图212），以通经活络，祛风散寒，消除痉挛，缓解疼痛，补益肾气。

腰 疼

腰疼是以腰部疼痛为主要症状的一类病症，可表现为一侧或两侧。因腰为肾之府，故腰痛与肾的关系最密切。

【病因病机】

感受寒湿：由于久居冷湿之地，或冒雨涉地，汗出当风，都可感受寒湿之邪。寒邪凝滞收引，湿邪粘聚不化，腰腿经脉受阻，气血运行不畅，发生腰疼。

感受湿热：多在湿气行令，或长夏之邪，湿热交蒸，或寒湿蕴积日久，郁而化热，转为湿热，阻遏经脉，而发为腰痛。

气滞血瘀：跌倒外伤，损伤经脉气血，或因久病气血运行不畅，摒气挫闪，使经络气血阻滞不通，瘀血留腰部，而发生腰痛。

肾亏体虚：先天禀赋不足，加之劳累太过，或久病体虚，或年老体衰，或房室不节，以致肾精亏损，无以濡养筋脉，而发生腰痛。

【辨证论治】

1. 寒湿腰疼

主要症状：腰部疼痛重着，转侧不利，逐渐加重，静卧痛不减，遇阴雨天则更甚。苔白腻，脉沉而迟缓。

病因分析：当寒湿之邪，侵袭腰部，痹阻经络，因寒性收引，湿性凝滞，故腰部冷痛，重着，转侧不利；湿为阴邪，得阳始运化，静卧则湿邪更易停滞，故虽卧疼痛不减，阴雨冷天寒湿更甚，疼痛加剧，均为寒湿停聚之征。

按摩推拿手法治疗 第一步：患者仰卧位，医者以双手掌指施用揉拿腰背肌法（图164），点按大肠俞、膀胱俞，以调理肠腑，强健腰膝，培补下元，舒筋活血，驱散寒湿，消肿止痛；施用提拿足三阳法（图198），点按臀中、环跳、殷门、委中，以通经活络，宣通气血，驱散风寒，强健腰腿，舒筋活络；施用横搓命门（165）以温热为度，以温阳补肾，祛风除湿，强利腰膝；施用理腰三击掌，跪点双

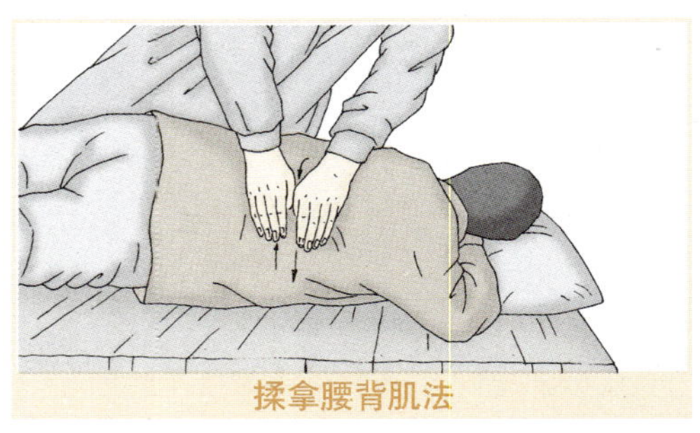

揉拿腰背肌法

窝法（图161），以温经散寒，利气止痛，共达散寒化湿，温经通络之效。

2. 湿热腰痛

主要症状：腰部驰痛，痛处伴有热感，热天、雨天疼痛加重，而活动后痛减，小便短赤。苔黄腻，脉濡数或弦数。

病因分析：湿热壅于腰部，筋脉弛缓，经气不通，故腰部驰痛而伴有热感；热天雨天，热重湿增，故疼痛加重；活动后湿滞稍行，故痛减；湿热下注膀胱，小便短赤，均为湿热之象。

按摩推拿手法治疗 第一步：患者俯卧位，医者以双手掌指施用揉拿腰背肌法（图164），点按肾俞、大肠俞、膀胱俞、次 # ，以滋补肾阴，通利腰脊，泄热通便，强健腰膝，通利水道，清热除湿，舒筋活血；施用提拿足三阳法（图198），点按太溪、照海，以滋阴清热，益肾补虚，通经活络，清热除湿，共达清热利湿，舒筋止痛。

3. 瘀血腰痛

主要症状：腰痛如刺，痛有定处，日轻夜重。证轻者俯仰不便，重者则不能转侧，痛处拒按。舌质暗紫，或有瘀斑，脉涩。部分病人有外伤史。

病因分析：瘀血阻滞经脉，气血不能通畅，故腰痛如刺，而痛有定处，按之则痛甚，均为瘀血内停之征。

按摩推拿手法治疗 第一步：患者俯卧位，医者以双手掌指，施用揉拿腰背肌法（图164），点按腰俞、阳关、肾俞、膀胱俞，以调补肾气，强健腰脊，强腰补肾，活血散瘀，消肿止痛，舒筋活血，通经活络；施用提拿足三阳法（图198），点按殷门、委中、阳陵泉、昆仑，以强健腰腿，舒筋活络，疏通经络，消肿止痛，活血化瘀，宣通气血，共达活血化瘀，理气止痛之效。

4. 肾虚腰痛

主要症状：腰疼以酸软为主，喜按喜揉，腰膝无力，遇劳更甚，卧则减轻，反复发作。偏阳虚者，则少腹拘急，面色 # 白，手足不温，少气乏力，舌淡；偏阴虚者，则心烦失眠，口燥咽干，面色潮红，手足心热，舌红少苔，脉弦细数。

病因分析：肾精亏虚，腰脊失养，故酸软无力，其痛绵绵，喜按喜揉；劳则气耗，遇劳更甚，卧则减轻；阴虚不能煦筋，少腹拘急，四肢不得温养，故手足不温；阴虚则津液不足，虚火上炎，均为阴虚有热之征。

按摩推拿手法治疗 第一步：患者俯卧位，医者以双手施用横搓命门、揉拿腰背肌法（图164），点按膀胱俞，以温补元阳，培补下元，增进肌力，强健腰脊。嘱患者仰卧位，施用运运颤颤法（图184），点按关元，以培肾固本，补益元气，共达补益肾虚，强腰益精，温肾壮腰之效。

【预防】

加强腰背肌功能锻炼，防止受凉受寒及坐卧湿冷之处，避免劳欲太过。

此节主要是指外感、内伤引起腰痛的，表现为肾虚为本，感受外邪。按摩推拿手法治疗以除散寒邪，清利湿热，活血化瘀，补肾强壮腰脊为主。应用按摩推拿手法治疗腰痛极为广泛，是最常见的治

辨证治疗

（一）内科

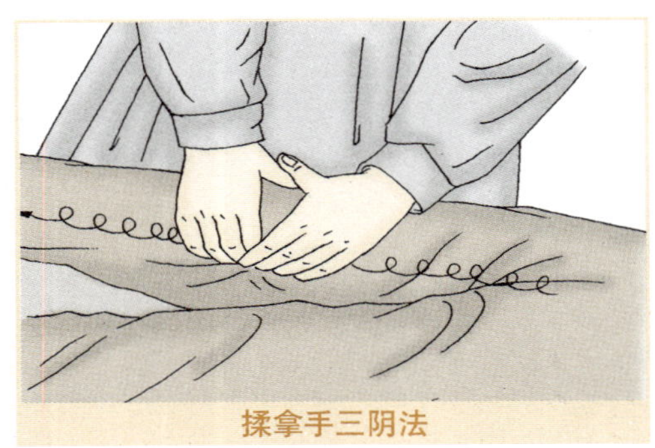
揉拿手三阴法

疗方法之一，无论是伤科、内科、妇科都有腰痛的症状，应用手法治疗均可奏效。

痿 症

痿症是指肢体筋脉弛缓，软弱无力，日久不能随意运动而致肌肉萎缩的一种症证。

【病因病机】

痿证是由五志六淫，房劳食滞导致五脏内虚，肢体失于濡养所致。其病虚多实少，热多寒少，以肺热伤津，湿热侵淫，脾胃湿热，肝肾髓枯为病机。

【辨证论治】

以下肢痿躄最为常见，多见肌肉痿削，甚则瘫痪。多因七情六欲致痿病，主要以补养治疗，兼以清湿热，化痰，祛瘀，清郁热等辨证论治。

1．肺热伤津，筋失濡养

主要症状：病起发热或热后突然出现肢体软弱无力，皮肤枯燥，心烦口渴，咳嗽少痰，咽干不利，便干溲黄。舌质红，苔黄，脉细数。

病因分析：湿热之邪犯肺，肺脏气阴受伤，津液不足以敷布全身，遂致筋脉皮肤失养，肢体痿软，皮肤干燥；热邪伤津，故心烦口渴，便燥溲短；肺津不能上润肺系，故咽干不利，咳呛少痰，均为阴伤津亏，虚热内炽之象。

按摩推拿手法治疗 第一步：患者坐位，医者以双手施提拿肩井法，点按肩髃，以调阳明气血，疏风活络，调和气血，通利关节：以一手握患腕，另一手施用揉拿手三阴法（图140），点按尺泽、列缺、少海、合谷、少商，以清泄肺热，疏调阳明气血，清热保津，濡润筋脉。第二步：嘱患者仰卧位，施用提拿足三阳法（图198），点按足三里、阳陵泉、环跳、风市，以舒筋活络，荣养筋脉。共达清热润燥，养肺生津，濡润肌肤筋脉之效。

2．湿热浸淫，气血不运

主要症状：四肢痿软，身体困重，或麻木微肿，尤以下肢多见。或足胫热气上腾，有发热，胸痞满闷，溲短赤涩痛，苔黄腻，脉细数。

病因分析：湿热浸渍肌肤，故肢体困

重或微肿；湿热下注，气血运行不畅，故见麻木；湿热浸淫经脉，气血阻滞，故痿软无力；湿热郁蒸，气机不化，可见身热不尽，胸痞满闷，乃湿阻气机之故；湿热下注，而小溲热赤涩痛，均为湿热内蕴之征。

按摩推拿手法治疗 第一步：患者坐位，医者以拇指点按胆俞、小肠俞、肝俞，以清利下焦湿热，清泄肝胆热邪，理气宽胸，泄热调气；医者一手握患腕，另一手施用揉拿手三阳法（图139），点按肩贞、曲池、合谷、外关，以通调阳明，调理气血，理气化湿，养阴清热，活血通络。第二步：嘱患者仰卧位，施用提拿足三阳法（图198），点按足三里、阴陵泉、三阴交、髀关、解溪，以疏通下肢，调和气血，调整筋脉，共达清热利湿，通利筋脉。

3．脾胃亏虚，精微不运

主要症状：肢体痿软无力，逐渐加重，食少，便溏，腹胀，面浮，面色不华，气短，神疲乏力，苔薄白，脉细。

病因分析：脾胃虚弱，气血化源不充，则筋脉失养，而致肢体痿软，渐渐加重；脾不健运而食少；脾虚清阳不升，故便溏腹胀；气虚不能运化水湿，故气短面浮，神疲乏力，面色不华，皆为脾胃虚弱，气血不足所致。

按摩推拿手法治疗 第一步：患者坐位，医者以双手拇指点按脾俞、胃俞、大杼，以健脾和胃，补益脾气，振奋胃阳，促其运化；医者一手握患腕，另一手施用揉拿手三阴法（图140），点按内关、曲池、肩髃、合谷，以疏通阳明，调理气血，舒筋活络。嘱患者仰卧位，施用推脾运胃法（图179），以补益脾土，调和脾胃，促进运化，通经活络，益气健脾；施用提拿足三阳法（图198），点按足三里、三阴交、阳陵泉、悬钟。嘱患者俯卧位，点按环跳，共达健运脾胃，资生气血，促生化之源，补益脾气，健运升清，气血充足，筋骨得养。

4．肝肾阴亏，髓枯筋痿

主要症状：起病缓慢，下肢痿软无力，腰背酸软，不能久立。伴有目眩发落，咽干耳鸣，遗精遗尿，妇女月经不调，甚至步履全废，腿胫大肉渐脱，舌红少苔，脉细数。

病因分析：肝肾亏虚，精血不能濡养筋骨，故渐成痿证；肾主骨，精髓不足，故腰背酸软，不能久立；目为肝之窍，耳为肾之窍，发为血之余，肝肾精血亏虚不能上承，故见目眩发落，咽干耳鸣；肾虚不能藏精，故见遗精遗尿；久则髓枯筋燥，腿胫大肉消脱，成为废痿不起，均为阴亏内热之征。

按摩推拿手法治疗 第一步：患者坐位，医者以双手拇指点按肝俞、肾俞，以滋补肾阴，清利肝胆。医者一手握患腕，另一手施用揉拿手三阴法（图140）点按曲池、阳池、肩贞，以舒筋活络。嘱患者俯卧位，施用提拿足三阳法（图198），点按环跳、太溪，搓运八髎，以调和气血，通经活络。嘱患者仰卧位，施用提拿足三阴法（图199），点按三阴交、悬钟、阳陵泉，以补益肝肾，滋阴清热。

辨证治疗

（二）外科

癥　瘕

指腹内的积块，或胀或痛的一种病症，称为癥瘕。癥瘕下焦病变多见于妇科疾患。

【病因病机】

正气不足是本病的主要原因。多因内伤饮食，痰滞交阻，或因寒湿失调，正虚瘀凝，七情郁结，气滞血凝，日久而成。

【辨证论治】

主要症状：初起多见于凸起粟米样小泡，根盘坚硬而深，痒麻多而疼痛轻，容易被人忽视。约3～5天，局部肿势扩大，疼痛增剧，发热口渴，小溲赤黄，大便秘结。舌苔白腻，脉沉实而数。重者寒战发热，不思饮食，恶心呕吐，肿热扩大，烦躁胸闷，甚至神昏谵语，苔黄糙，质红降，脉洪数。

病因分析：初起七情郁结，脉络受阻，而发为粟米样小泡。气滞血凝不散，故盘根硬结而深。寒湿失调，正虚瘀凝，日久化热，又因正气不足，则局部肿热扩大，疼痛剧增，久之更甚。湿热为毒，而烦躁胸闷，甚则神昏，为热极之征。

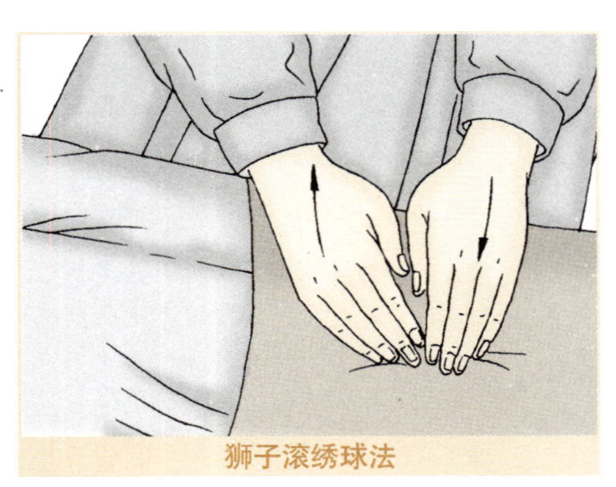
狮子滚绣球法

按摩推拿手法治疗　患者仰卧位，医者于癥瘕周围施用点掐法，以行气活血，消积止痛；施用狮子滚绣球法（图183），点按中脘、天枢、气海，以理气行滞，补益中气，扶正祛邪，施用提拿足三阳法（图198），点按足三里、三阴交，以理气行滞，调补中气，滋阴养血，活血化瘀，扶正软坚；施用肿块疏散法，以软坚化结。

输尿管结石

腰部一侧或少腹部发生疼痛，或刺痛，导致小腹溺痛，排尿困难或终断者，称为输尿管结石。归属中医“石淋”、“气淋”范畴。

【病因病机】

肾主水、藏精，司二便，肾虚则精亏，气化温煦无力，尿中杂质易于沉积，而成砂石。

脾不健运，寒湿郁久化热，结于下焦，尿液受湿热煎熬，形成砂石。

肝主疏泄，情志所伤，肝郁气滞，升降失序，三焦气化失司，水液通利失常。

肝肾同源，肝气不舒亦影响肾的正常功能，尿中逐渐凝结成石。关键是本虚所致，体内正气不足时多发此病。

【辨证论治】

主要症状：多见于一侧腰部或少腹部发生剧烈疼痛，牵引小腹，尿难、尿痛、淋沥不止或中断，尿中见血，或尿中时夹砂石，或尿液混浊，发作时伴有恶心，呕吐，食欲不振。

病因分析：肝郁气滞，升降失序，故小溲痛、小腹满痛；舌质青暗，脉沉弦，均为气化失司之征。

偏于肾虚者，肾主水，司二便，肾虚则精亏，故腰酸神疲，气化温煦无力，尿中杂质易于沉积，舌质红，脉细数。

偏于脾气虚者，小腹坠痛，迫急作痛，故尿有余沥，面色苍白，均属中气不足之征。

偏于湿盛者，腰腹绞痛难忍，甚则尿中带血，均属湿盛困脾及下注膀胱之征。

按摩推拿手法治疗 第一步：患者坐位，医者以双手拇指点按肝俞、肾俞，以益肝补肾，扶正祛邪。第二步：嘱患者仰卧位，施用狮子滚绣球法（图183），点按天枢、水道、以通调肠腑，理气消滞，通利水道、利尿止痛；施用提拿足三阴法（图199），点按三阴交，水泉，以扶正祛邪，舒窍利水。

偏于中气不足者，施用运运颤颤法（图184），点按关元、三阴交，以健脾补肾，调气利水，培补脾肾，调气通淋。

偏于气滞者，施用提拿足三阴法（图199）点按中封、蠡沟，以疏利肝气，通

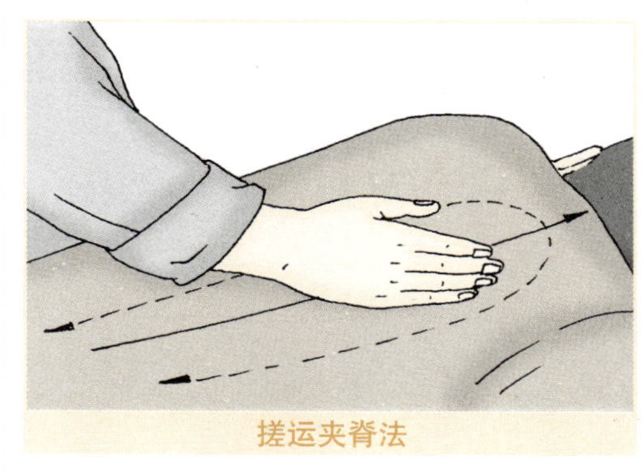
搓运夹脊法

结止痛。

偏于肾虚者，施用搓运夹脊法（图158），点按环俞，以疏窍利水，通利气化。

■ 急性胰腺炎

凡暴食暴饮肥甘厚腻之后，突然急性上腹部疼痛的病症，称为急性胰腺炎。属中医“胃脘痛”范畴。

【病因病机】

多因暴饮、暴食肥甘厚味而诱发胆管梗阻，胰液外溢，感染，胆汁逆流入胰管所致。另外脾胃湿热、蛔虫上扰，肝郁气滞、脾胃实热、均可致病。

【辨证论治】

1. 肝气郁滞

主要症状：常见脘腹阵痛，或走窜胁肋，胸胁胀闷，不欲食，每因情绪波动而发作。舌苔薄黄，脉弦细。

病因分析：气滞经络，故胸胁胀闷，走窜肋肋。肝主疏泄，气滞郁阻脘腹，故阵痛，情绪波动而加剧。均属肝气郁滞经络，横逆犯胃之征。

辨证治疗

（二）外科

按摩推拿手法治疗 患者仰卧位，施用梳胁开胸顺气法（图175），以舒肝理气，解郁行滞，降逆止痛；施用提拿足三阳法（图198），点按足三里、阳陵泉、太冲，以健脾和胃，舒缓筋脉，和胃宽胸，理气止痛，疏肝解郁。

2. 脾胃实热

主要症状：身热，满腹疼痛拒按，脘腹疼痛胀满，腹硬。口干，舌燥，大便燥结而硬，尿短赤。舌红，苔黄腻而厚，脉洪数。

病因分析：热邪阻滞阳明，故见满腹疼痛、拒按。热邪伤津耗液，故口干舌燥，便干而结，溲短赤。均为脾胃实热之征。

按摩推拿手法治疗 第一步：患者坐位，医者施用揉拿手三阳法（图139），点按曲池，以调和气血，泻热通阳明。第二步：嘱患者仰卧位，施用点三脘开四门法（图188），以调和胃气，和胃降逆，通调胃腑，除散实热；施用提拿足三阳法（图198），点按足三里、阳陵泉、陷谷，以清泄热邪，健脾和胃，舒缓筋脉，散热止痛，攻下阳明腹实。

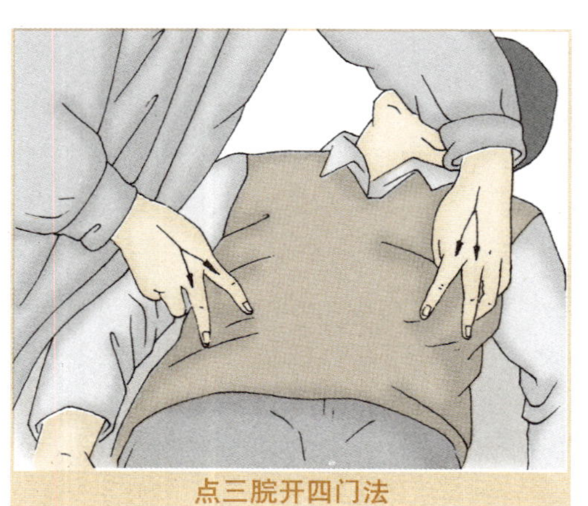

点三脘开四门法

3. 脾胃湿热

主要症状：右上腹疼痛拒按，身热，舌红，苔黄腻而厚，脉弦滑或数。黄疸，口苦、咽干，恶心呕吐，胁痛溲黄。

病因分析：湿热内蕴脾胃，故身热、黄疸，饮食减少，溲黄；灼热伤津耗液，故口、咽干。湿热停滞中焦，故在右上腹痛；均属脾胃湿热之征。

按摩推拿手法治疗 第一步：患者坐位，医者施用揉拿手三阴法（图140），点按内关，以镇静安神，缓痛止呕。第二步：嘱患者仰卧位，施用推运胃脘法（图187），点按中脘，以和胃消滞，平胃降逆，除湿止痛，缓肌散热；施用提拿足三阴法（图199），点按足三里、阳陵泉、阴陵泉，以健脾和胃，舒缓筋脉，健脾利湿，清热除湿，和胃止痛。

【预防】

防止暴饮暴食肥甘厚味，节制饮食，情绪舒畅，防止暴怒伤肝。

■ 风疹块

皮肤出现大小不一的风团疙瘩之隆起，皮表潮红或发白者称之为风疹块，俗称鬼风疙瘩。现代医学称之为“荨麻疹”，是一种常见的过敏性皮肤疾病。

【病因病机】

多因风湿热邪侵袭肌肤，或因风热，或因风湿，或因风寒，或因气血虚，或胃肠郁热，而复感风邪，邪气郁于皮表腠理而成，均可致发病。

【辨证论治】

主要症状：皮表出现大小不一的风团，小如麻疹，大如豆瓣，成片成块。风寒者：丘疹色白，剧痒，恶风，舌苔薄白。风热者：丘疹色鲜红，剧痒，灼热，舌红，脉浮数；脉浮弦。风湿者：疹色微红，兼见胸闷，四肢酸重，舌苔厚腻，脉浮而缓。

病因分析：风性善动，闭塞脉络，寒主收引，腠理不开，故风寒闭阻，丘疹色白，剧痒，均为风寒之征。

风性善动，风袭肌表，腠理不开，热不得宣发，蕴于皮内，丘疹色鲜红，故剧痒，灼热，均为风热之征。

风袭于表，湿阻于皮内，不得宣发，故疹色微红，兼有胸闷，湿性粘腻，故四肢酸重，均为风阻湿邪之征。

按摩推拿手法治疗　第一步：患者坐位，医者施用揉拿项肌法（107），点按大椎、风池，以疏散风热，疏风解表；医者以双手拇指点按膈俞，以清血清热；施用揉拿手三阳法（图139），点按曲池、合谷，以清热解表，疏散风邪。第二步：患者仰卧位，施用狮子滚绣球法（图183），点按中脘、天枢，以调理胃肠，畅通气机，腹痛自愈；施用提拿足三阳法（图198），点按委中、血海、三阴交、风市，以活血凉血，清除血热、滋阴养血。

【预防】

避免久居湿处，汗出受凉。

对于过敏者应尽量忌食海味、辛辣之物。

■ 阑尾炎

以腹痛右下部为主，兼有低热等的病症者，称为阑尾炎。阑尾炎分为急性、慢性。归属中医“肠痈”、“内痈”范畴。病位在肠，与气血、胃肠均有密切关联。

【病因病机】

多因饱后急剧运动，导致肠腑传导功能失常，饮食不节，宿食留滞，或气机壅滞，气血瘀滞，日久化热，热瘀互结，血败肉腐而成痈疾。

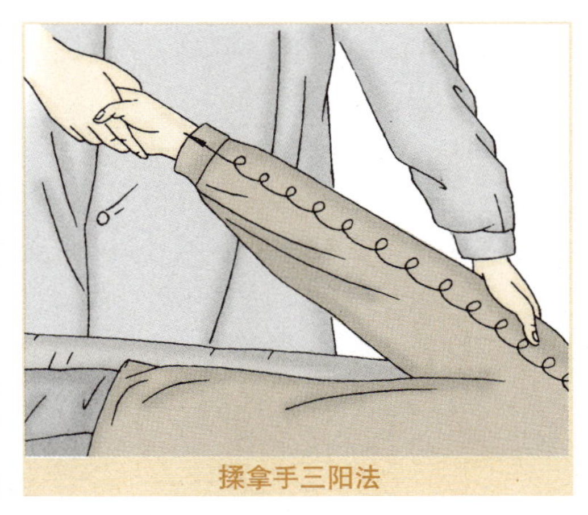
揉拿手三阳法

辨证治疗

（二）外科

【辨证论治】

主要症状：上腹部以脐周围开始，初起发热恶寒，阵发性疼痛，逐渐加重，尔后疼痛逐渐转至右少腹部，急痛拒按，痛处固定不移，反跳疼为阳性。或伴有呕吐，腹泻或便秘，右腿屈而不能伸直。舌苔厚腻，脉多弦滑而数。

病因分析：宿食停滞，或热瘀互结，故初起发热严寒，里实表虚症，逐渐转移右下腹痛，固定不移，急痛拒按。又因腐败血肉，涉及腹膜，故反跳疼痛试验为阳性加剧。并发生呕吐腹泻、便秘，又因右腿伸直加重腹膜刺激，故右腿屈而不能伸，使局部减少互相干扰。均为血肉腐败滞留腹内之征。

按摩推拿手法治疗 第一步：患者仰卧位，医者以双手提拿足三阳法（图198），点按阑尾穴、足三里、上巨虚，以调理胃肠气机、散瘀止痛、调节阳明之气，通畅经脉气血，消散瘀肿；施用运运颤颤法（图184），点按天枢，以宣畅肠腑之气机，通调气血，理气解郁、消食化积；施用揉拿手三阳法（图139），点按合谷、内关，以宽胸降膈，止呕，疏泄邪热，共达气机通达，清热解毒，行气散瘀之功，瘀血消散，肠痈可愈。

■ 脑震荡

外伤后脑结构出现暂时的功能障碍，而使脑组织发生抑制的一种病症者，称为脑震荡。中医属于“头痛”、“头晕”范畴。

【病因病机】

多因外伤，使络脉瘀阻，气血运行不畅，髓海不足，而致头痛头晕，暂短的意识障碍，醒后有暂短的逆行健忘，但无器质性损伤征象。

【辨证论治】

主要症状：头痛头晕，恶心耳鸣，失眠健忘，儿童可伴有呕吐，同时出现躁动不安，或嗜睡状态。舌红，苔白，脉弦。

病因分析：外伤震脑，脉络瘀阻，气血运行不畅，故见头痛头晕。髓海不足，故见暂时性意识障碍。因震后脑髓逆乱短暂，故出现短暂的逆行遗忘，醒后可出现躁动不安。均为髓海气血不足之征。

按摩推拿手法治疗 患者仰卧位，医者施用一指托天法（图101），以回阳救逆，开窍宁神，补虚益气；施用揉拿手三阳法（图139），点按风池、合谷，以清眩止痛，清脑安神，疏调气血；施用提拿足三阴法（图199），点按太溪、太冲，以滋阴补肾，补肾水，益脑海，生髓补脑。

头晕者加用揉拿手三阴法（图140），

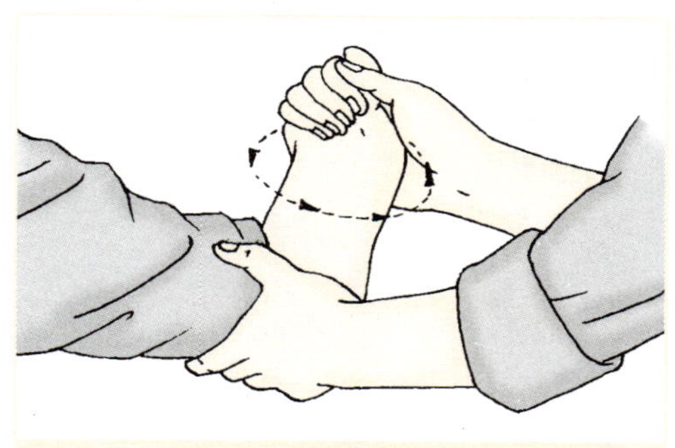
踝关节摇法

点按内关，以宁心安神，通经活络，镇静止痛；施用五指拿推法（图105），以活血止痛，明目清脑。

耳鸣者，加用双指开宫法（图116），点按翳风，以开窍益聪，通络镇痛，通经络，开耳窍，止痛益聪。

【预防】

（1）高空作业者应佩带安全帽防护。

（2）初学滑冰、机动车操作者应佩带头盔以防头部受震。

颈椎病

颈部脊柱、椎间盘发生退行性病理改变，使颈椎神经根、颈段脊髓及周围软组织受刺激或压迫而引起颈、肩、上肢疼痛麻木，头晕，上肢无力等症状的常见病，称为颈椎病。

【病因病机】

多因年老体弱，肝肾阴亏，肾主骨生髓，肾气不足，骨髓空虚，骨失荣养，骨骼脆弱无力，骨枯髓减故发为骨痿。外感内寒，颈部经筋经络受阻，或外伤瘀阻经筋，或因劳累气血壅滞筋经，均可导致发病。

【辨证论治】

1.颈型

主要症状：由于退行性变的颈椎刺激，压迫周围韧带、关节束，引起损伤性质性反应，通过颈脊神经后支的反射，出现颈后、肩背疼痛。

病因分析：因内寒闭阻经筋，故使颈后肩背疼痛。或因伤后瘀阻经筋，故损伤性质性反应，可出现颈后肩背疼痛，均属颈型之征。

按摩推拿手法治疗 者坐位，医者施用提拿双肩井法、揉捏项肌法，点按风池、大椎，以通阳解表，疏风活络，解肌止痛；施用揉拿手三阳法（图139），点按曲池、合谷、外关，以活血化瘀，止痛消肿，舒筋止痛，通经活络，疏风解表，调和气血；施用合掌刁预法（图119），以消除痉挛，缓解肌筋，解除疲劳；施用搓运夹脊法（图158），以理气活血，解郁除闷，温经散寒。

2.神经根型

主要症状：由于椎体后面及钩突的骨赘或变型的椎间盘，或脊椎滑脱等因素，刺激、压迫相应的神经根，引起神经节段放射性的疼痛、麻木感。临床多见臂丛神经受累的症状和体征，少数人出现肌肉萎缩。

病因分析：肾气不足，骨失荣养，故而出现疼痛、麻木，肌肉萎缩等症，均属神经根之征。

按摩推拿手法治疗 第一步：患者坐

辨证治疗

（二）外科

位，医者以双手施用提拿肩井法、揉拿颈肌法，以松解肌筋，通经活络，补益气血，濡养肌筋；施用揉拿手三阴法（图140）、揉拿手三阳法（图139），点按循经穴位，以通调气血，疏风散寒，通经活络，濡养肌筋；施用摇头捋颈法（图120），以通经活络、滑利关节，缓解痉挛。第二步：嘱患者仰卧位，施用牵颈旋转法（图121），以通经活络，松弛肌筋，消失止痛。

3．椎动脉型

主要症状：头晕，头痛，体位性的晕仆，当头部转到某一个位置时，即出现眩晕，恶心呕吐，耳鸣，听力障碍，患肢发凉、肿胀，视力不清。

病因分析：风湿寒阻滞经络，故头晕，短气，欲吐，关节疼痛，或外邪直入关节筋脉，均使经脉闭阻。

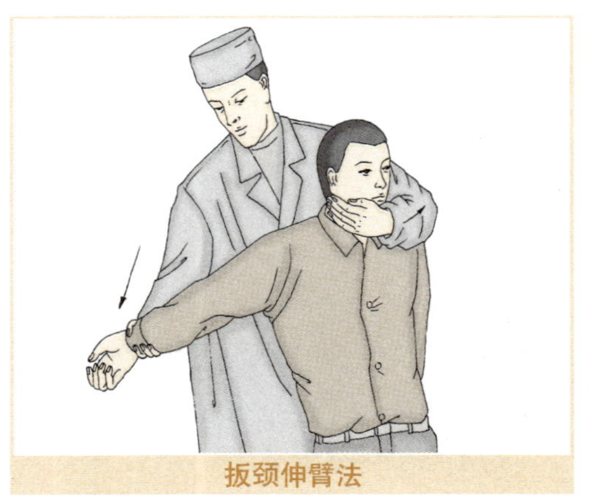

扳颈伸臂法

按摩推拿手法治疗　患者坐位，医者施用五指拿法（图97），以通经活络，滋阳潜阳，通调气血；施用揉拿手三阴法（图140）、揉拿手三阳法（图139），点按诸穴达，以通经舒络，散风解表，调节气机；施用扳颈伸臂法（图123），以松弛筋肌，活利关节，活血止痛，消除疲劳；施用合掌刁颈法（图119），以祛风散寒，消除痉挛；施用干洗头法（图102），以温通经络，行气活血。

4．交感神经型

主要症状：头痛或偏头痛，平衡失调，心前区痛，心律紊乱，视力模糊，多汗或无汗。由于血管痉挛，而出现的肢体发凉，指端发红、发热、疼痛感觉过敏。

病因分析：经络闭阻，气血调和失宜，故头痛。气血郁滞，故心前区痛，或心律紊乱。气血不能上承，故清窍失养，视力模糊。腠理开合失宜，故多汗或无汗，为营卫不固之征。

按摩推拿手法治疗　患者坐位，医者施用搓运夹脊法（图158），以理气和血，解郁除闷，温经散寒；施用三指拿推法（图104），以调通督脉，散风祛邪，疏通阳脉；施用恶马回头法（图122），以通经活络，松弛肌筋，解除粘连，疏风定痛。

5．脊髓型

主要症状：上肢两侧有麻木、胀、灼

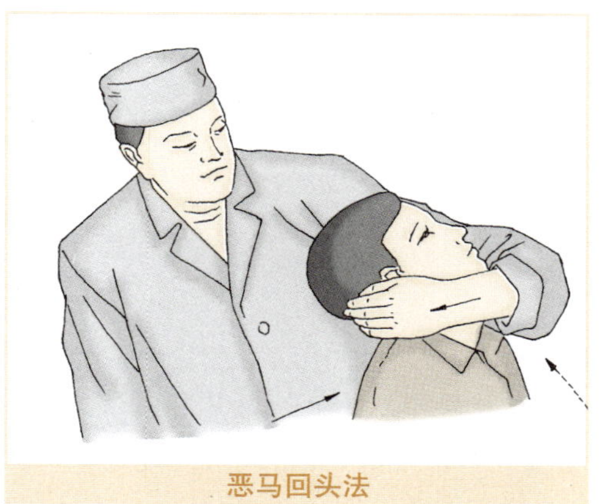
恶马回头法

热、疼痛、发抖或无力感；下肢有运动障碍、感觉障碍，表现为笨掘发抖，下肢无力，感觉异常。

病因分析：素体虚弱，腠理疏松，感受风寒湿邪，故发生经络闭阻、疼痛、麻木等。营卫不固，筋脉失养，故有下肢感觉障碍。均为经筋失司之征。

按摩推拿手法治疗 患者坐位，医者施用揉拿手三阳法（图139），点按诸穴，提拿足三阴法（图199）、提拿足三阳法（图198），点按诸穴，以疏松肌筋，恢复功能，散寒疏风，除湿清热，解除痉挛。

【预防】

颈项避免受凉，加强颈椎活动，颈椎适当锻炼。不宜自行乱施颈椎扳、牵法。

■ 落枕

睡眠之后，自觉一侧颈项肌肉酸痛、强直、痉挛，活动受限的一种病症，称为落枕，俗称“失枕”。

【病因病机】

多因体质虚弱，劳累过度，睡眠时枕头过高或过低，躺卧姿势不良等因素，使一侧肌群处于过度紧张状态，以致发生痉挛（主要是胸锁乳突肌、斜方肌及肩胛提肌痉挛）。亦有少数患者因夜眠时，肩部暴露，肩部当风，感受风寒外邪，气血凝滞，经络闭塞而发生拘急疼痛。少数患者因突然扭伤，或肩扛重物使部分肌肉扭伤或发生痉挛。

【辨证论治】

主要症状：患者一侧或两侧颈项肌发生痉挛、僵硬、疼痛，重者头向患侧倾斜，下颌转向健侧，颈部活动明显受限，向患侧活动障碍尤为明显；甚者疼痛牵头部、上背部及上臂，患处有肌肉紧张、明显压痛。

病因分析：劳累过度，体质虚弱，睡卧不当，风寒外袭，风寒入侵，经络闭阻，故项背疼痛，肌筋痉挛。寒主收引，故动则痛剧，牵扯疼痛。均为风寒客于肌筋，闭阻经络之征。

按摩推拿手法治疗 第一步：患者坐位，医者一手扶头顶，另手以拇指与余四指指腹于项颈部施用揉拿项肌法，点按风池，以舒松肌筋，缓解酸痛，散风活络，疏风定痛。第二步：施用提拿肩井法，点按天宗，以驱风散寒，通经活络，舒缓痉肌，散风舒络、缓痉止痛；施用揉拿手三阳法（图139），点按合谷、曲池，以疏风止痛，驱风散寒；施用摇头捋颈法（图120），以通经活络，滑利关节，活血散瘀，缓解痉挛。

辨证治疗

（二）外科

【预防】

睡眠时枕头高低适宜。注意肩颈保暖，以防风寒入侵。

肩关节脱位

肩关节、关节囊撕裂，肱骨头移位，同时肩关节周围的软组织发生不同程度的损伤者，称为肩关节脱位。好发于20～50岁男性患者。

【病因病机】

多因直接暴力，打击或冲击直接作用于肩关节。如：患者向后跌倒，肩部着地者；或因肩后方的冲击力，使肱骨头向前脱出。间接暴力、传达暴力，患者侧向跌倒，患肢手掌或肘后着地，暴力沿肱骨干传致肱骨头，形成啄突下脱位。杠杆作用力，如手掌支撑地暴力上传，形成盂下脱位。

【辨证论治】

主要症状：患侧肩疼痛肿胀，出现功能障碍，肩部失去膨隆丰满的外形，肩峰明显突出，下部空虚，形成方肩畸形。患臂弹性固定于肩外展20～30度位，在喙突下或腋窝内或锁骨下，可触及肱骨头，患侧手部不能搭于对侧肩部。

病因分析：直接或间接暴力传导在肱骨头，冲破关节囊之约束，而脱出臼窝，故患者外形改变呈方肩畸形。肩关节失去膨隆丰满之外形，故表现为关节空虚，呈弹性固定征，均属髃骨骱失之征。

按摩推拿手法治疗 患者仰卧位，医者施用蹬拉法（图84），以理筋复位，活血止痛，消肿散瘀，捺正理筋；施用屈肘内旋固定之。如不应，施用点按肩髃、肩贞、臂臑，以通经活络，止痛镇痛，调和

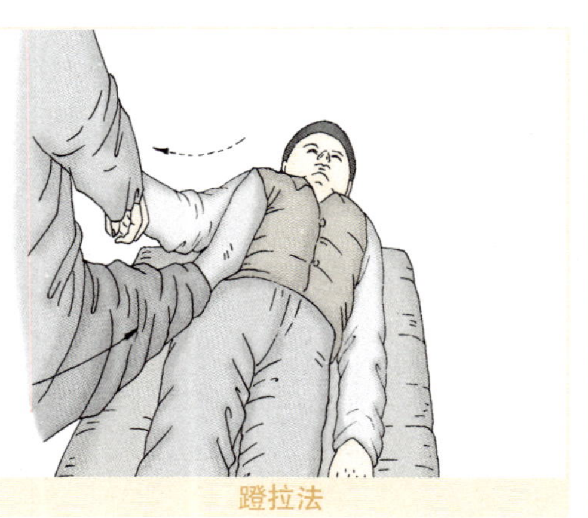
蹬拉法

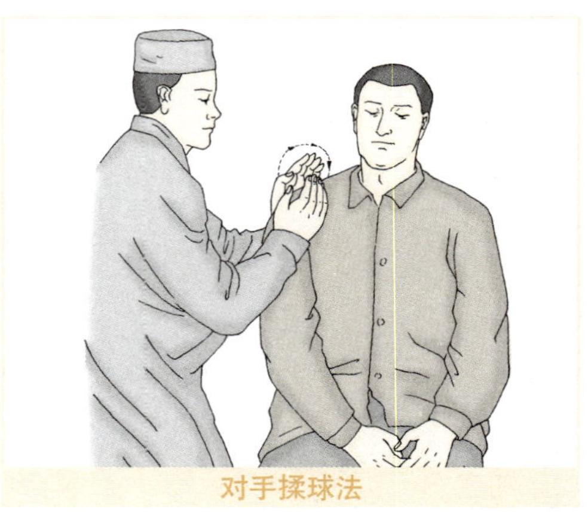
对手揉球法

气血，通利关节。再复施蹬拉法。

对于习惯性脱位，需施用对手揉球法（图134），达以濡养肌筋，活血通络，通利关节，消肿止痛；施用双龙点肩法（图135），以止痛，缓解痉挛，解除粘连；施用蹬拉法，以捺正入臼，理筋复位，活血止痛。

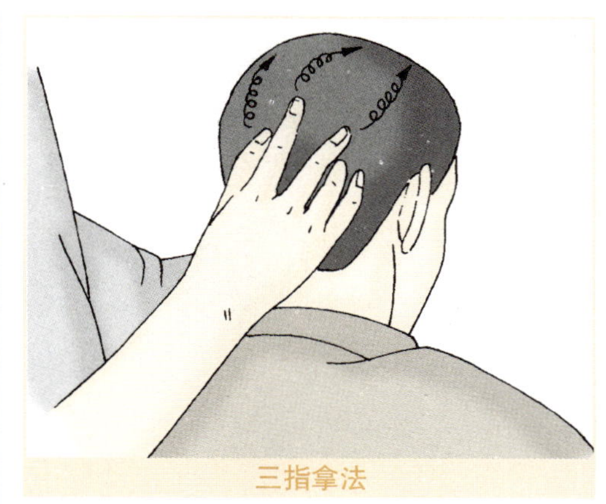

三指拿法

肩胛胸壁关节症

肩胛胸壁关节症表现为肩胛内缘疼痛，表面无明显变化，常与肩周炎、颈椎病、胸椎小关节紊乱症相混。

【病因病机】

多因肩关节在突然过伸活动时，受到外力的突然牵拉，使肩胛胸臂关节离位，而发为此症。

根据症候，肩胛骨与胸臂之间无关节，但在功能上可视为关节的一部分，此间隙被前锯肌分为前后两部，在肩胛下肌与前锯肌之间的间隙为腋窝的延续部，含有疏松的结缔组织、肩胛下动静脉、肩胛下神经及胸背神经干均在此间隙通过。前锯肌和胸廓外部筋膜之间为后间隙，充满蜂窝组织，肩胛骨即在此间隙沿胸臂活动。当肩关节突然受到外暴力牵拉，由于肩关节周围肌肉丰富，在其反射性的保护下，致使肩胛胸臂离位，而发为本症。

【辨证论治】

主要症状：当肩关节受到外力突然牵拉后，肩关节活动自如，有轻度疼痛感。肩关节在上举位或内收时，有肩胛骨内缘牵扯性疼痛，但不能准确触及疼痛点，脊椎无压痛，以肩痛就诊，无肩痛症状。常常误认为肩痛，各种治疗不能奏效。

病因分析：由于肌筋过度牵拉，局部气血凝滞，筋脉闭阻，而疼痛不止。因疼痛发于肩胛胸壁之中，故不能述说准确的疼痛部位，描述其特征。均属筋骨所伤，筋骨离错之征。

按摩推拿手法治疗　第一步：患者俯卧位，头、胸及双肩部紧紧贴住诊床。以临床特点及检查诊断为依据，确认肩胛胸壁关节症之部位，医者以双手掌根重叠，置于患处略向内侧，施用擅法（图49），随患者呼吸而施力。该手法不宜乱施，避免误伤。当施用擅压法时，可闻及掌下之肩胛内缘部有轻脆之弹响声，则愈。手法如未成功，可再重复1～2次，再以掌指于背部施用疏揉法等。

肩周炎

肩周炎是肩关节活动发生功能障碍，好发于五十岁左右，故称之“五十肩”。常于睡眠时，肩部受凉引起，又称为“漏肩

辨证治疗

（二）外科

风”。因活动功能受限形成冻结，故又称之为“冻结肩”。

【病因病机】

多因年老体弱，肾气不足，气血虚弱，营养失调，加之劳累，风寒湿邪侵袭，积久筋凝气聚，而肩痛；或因卧露受凉，寒凝筋膜，称之为漏肩风；亦可见因外伤而诱发者，伤后忽视了关节功能锻炼，发生肩关节周围“冻结”而致病。

【辨证论治】

主要症状：无外伤史者，肩关节初微痛，1～2 周后，疼痛渐增，肩关节外展、外旋功能开始受限；因外伤诱发者，外伤后肩关节外展功能迟迟不能恢复，肩周围疼痛不愈，甚至逐渐加重，有功能障碍。被动活动时，肩部随之高耸，触摸肩胛下角时可触及肩胛随之向外上转动；重型者，肩臂萎缩，尤以三角肌较为明显，疼痛较重，夜间尤甚，外展及内旋、外旋均严重受限。病程一般一年内，长者可 1～2 年。

病因分析：肩周炎因筋脉凝滞，肝肾虚损，气血渐亏，故易感风寒湿邪；或因寒邪外袭，故发为肩痛肩凝。所以治疗应以补益气血，益肝肾，温通经络，祛风散寒为主，再以养血荣筋，滑利关节等治之。因伤后治疗不及时，忽视锻炼，故气郁瘀滞，局部筋肌粘连。

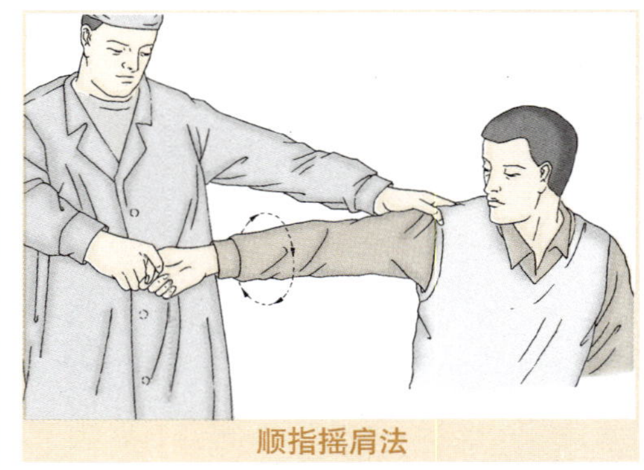

顺指摇肩法

按摩推拿手法治疗 第一步：患者坐位，医者一手握患腕，另手施用轻拿法于肩部，以舒筋活络，放松肌筋；以拇指与余四指施用揉拿法，揉拿诸肌，（三角肌、前锯肌、胸大肌、肱二头肌等）；再施掌揉法于肩胛部，由轻而重揉按之，以濡养肌筋，活血散瘀，解除粘连；施用以牵臂、手导引患侧臂部逐渐外展、外旋、上举等，以通利关节，解除痉挛；待将患侧肩关节充分放松后施用顺指摇肩法（图 127）、摇臂抻抖法（图 128）、大鹏展翅

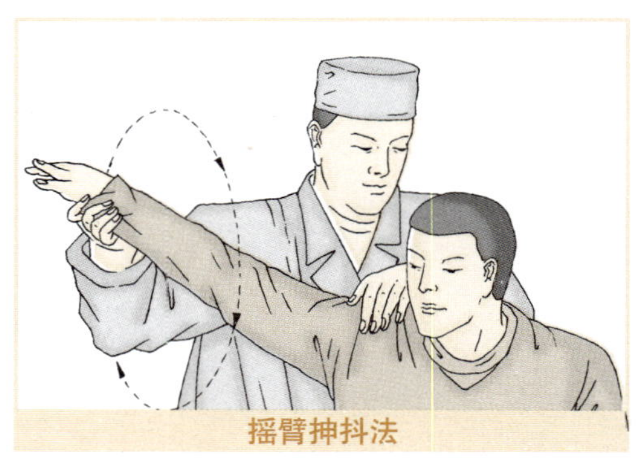

摇臂抻抖法

法（图129）、怀中抱月法（图130）、对手揉球法（图134）、双龙点肩法（图135）而结束之。

【预防】

经常坚持做肩关节防治操；以防止粘连为主，凡是肩痛者必须及时治疗。

肩部挫伤

凡外力打击或碰撞，使人体之肩部受到损伤者，称之肩部挫伤，也称“肩部伤筋”。

【病因病机】

多因外伤引起肌筋、脉络受损，或撒裂致使瘀肿疼痛，功能障碍。当上肢突然外展或已外展的上肢受外力作用，使之突然下降，都可使岗上肌腱部分或全部断裂。如伤筋严重，肌膜大片受伤，肿痛剧烈，往往导致瘀肿难以消除，如不及时治疗，可形成慢性过程，形成继发性肩痹。

【辨证论治】

主要症状：明显外伤史后局部肿胀、疼痛，有活动功能障碍，轻者几日瘀血吸收而痊愈。重者组织纤维断裂，局部焮肿，皮下常见青紫，压痛拒按，日久气血不畅，而为肩痹。

病因分析：外伤后经筋受损，微细脉络破损，故血溢脉外，停于皮下而焮肿，皮下青紫，故局部压疼，拒按，因损及脉络，故外观无畸形无特殊姿势及弹性固定症，均为经筋所伤，功能紊乱，血溢脉外之征。

按摩推拿手法治疗　当时如无骨折、错位者，施用手法应在损伤之后第二、三天开始。患者坐位，医者施用提拿肩法，肩贞，以通经活络，调和气血，通利关节，止痛镇痛；施用揉拿手三阳法（图139），点按合谷，曲池、天宗、肩井，以通经活络，调和气血，活利关节，施用摇臂抻抖法（图128），以滑利关节，顺理肌筋，活血散瘀，濡养肌筋，施用顺指摇臂法（图127），以活血止痛，放松肌筋；施用对手揉球法（图134），以活血通络，清除肿胀；施用双龙点肩法（图135），以通经活络，缓经止痛，解除粘连。

肘关节损伤

肘关节在外力的作用下，超出其屈伸正常范围，无论是旋转，或内、外旋而发生的肌筋、脉络、皮肉等损伤者，称为肘关节损伤。如不及时治疗，或治疗不当，可造成关节气血凝滞，筋脉失养而关节不利。

【病因病机】

多因间接外力致伤，提重物，过量举重，翻身卧压，反复推刨、扭拧、冲击，肘过伸位跌倒，以外侧及前侧伤筋常见。新伤误治，延误为陈伤，瘀阻关节不消，筋伤囊骨能力下降，血阻经络，趋于机化，导致关节挛缩不利。

【辨证论治】

主要症状：初起肘伤疼痛，活动无力，屈转活动时，疼痛加剧，肿胀有压痛，

辨证治疗

（二）外科

关节屈伸困难，关节内积液，鹰嘴窝脂肪垫，或肱桡关节后滑囊肿胀而加重，伸肘时鹰嘴窝消失肘前压痛，屈伸功能明显受限，前臂的旋转活动亦受到影响。

病因分析：外力过度，超其屈伸范围，故发生肘关节损伤。伤及手三阴经筋，故肘部疼痛，肘关节活动无力。因关节气血凝滞不消，筋伤囊骨失约，血阻经络，趋于机化，故肱桡关节后囊肿加重，肘窝压痛。关节挛缩不利，故屈伸活动明显受限及前臂旋转受到影响。均属关节失于濡润之征。

按摩推拿手法治疗 患者坐位，医者施用揉拿手三阴法（图140），点按曲泽、曲池、少海、尺泽、手三里，以调和气血，通经活络，活血止痛；施用屈伸法（图57），以滑利关节，解除粘连，舒筋活络；施用金凤摆尾法（图144），以顺理肌筋，松弛痉挛，活血止痛；施用五龙搭肩法（图148），以通利关节，解除粘连，消炎止痛。

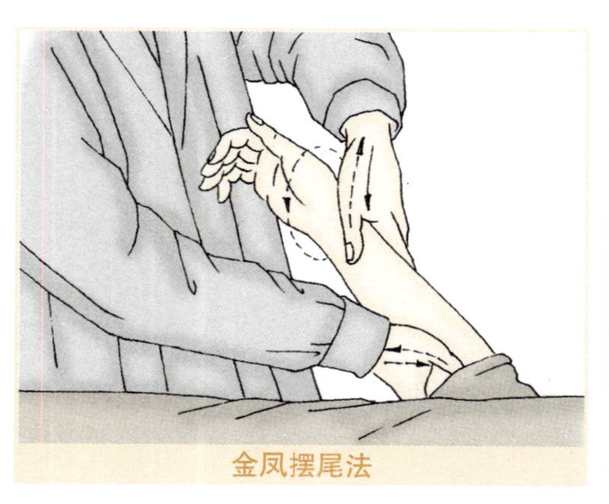

金凤摆尾法

■ 腕关节扭伤

腕关节扭伤是腕关节在外力的作用下，超出其关节活动的正常角度，使关节韧带或肌腱受到过度牵拉或挤压，引起局部血肿或撕裂，统称为腕关节扭伤。

【病因病机】

多因直接或间接外力牵拉，旋转最为多见。引起尺桡侧副韧带的扭伤和撕裂或纤维软骨破裂，或下尺桡关节的分离等。由于经筋损伤，气血阻滞，经脉损伤不能周荣或瘀阻内结，从而破坏了腕正常气血濡养，气血的通调，发生瘀阻疼痛，关节活动受限等。

【辨证论治】

主要症状：轻者腕部疼痛无力，重则肿痛，证温增高，压则拒按，活动障碍或功能受限，时轻时重，缠绵不愈，遇劳则加重，尤以拧扭动作时而诱发加重。

病因分析：瘀血凝结作痛，故腕部扭伤后疼痛拒按，活动障碍或功能受限，伤后数年，遇阴天仍作痛，缠绵不愈，时轻时重，遇劳则重，尤以拧扭动作时而诱发，均属营卫之气滞。筋骨作痛者，肝肾之气伤也。

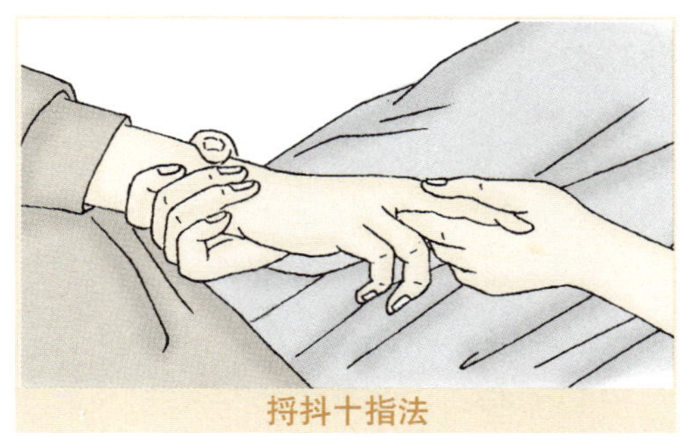
捋抖十指法

按摩推拿手法治疗 医者以双手施用揉拿手三阳法（图139），以通经活络，疏利肌筋；施用抖指法，可以活血止痛，放松肌筋，顺理肌筋，通利关节，解除粘连；施用金凤摆尾法（图146），以活血止痛，滑利关节，舒筋活络，顺理肌筋，松弛痉挛；施用捋抖十指法（图145），以温通经络，活血散瘀，通利关节，顺理肌筋；施用掐点五窝法（图207），以调和气血，通经活络，止痛消炎。

凡下尺桡关节分离者，施用手法治疗后，应用手帕叠均三横指宽带捆绑固定之，以增加其腕力。

掌指关节扭伤

掌指关节扭伤是在外力作用下，掌指过度牵拉或旋转，使关节囊致伤，而屈伸不利，局部粗隆症。

【病因病机】

主要症状：伤后剧痛，关节活动障碍，握力锐减，关节囊破裂者皮下青紫，明显压痛，有轻度移位，外观歪斜。转为慢性者，肿痛减轻，但仍有不同程度的受限，数日后，还存在细微纤维断裂症，可见掌指间关节粗隆、活动受限。

病因分析：过度屈伸，筋经损伤，故伤后剧痛，有关节活动障碍，握力锐减。经筋断裂，络脉破损，伤及血络，故皮下青紫，明显压痛。骨骼错移，故外观歪斜，若治疗不当转为慢性局部粗隆。均属痛彻筋骨之征。

按摩推拿手法治疗 者坐位，医者以一手握患者腕，另手握紧扭伤之指，施用抻拔牵拉之法，以顺利肌筋，通利关节，牵正复位，疏筋活络；施用屈伸法（图57），以滑利关节，解除粘连，舒筋活络。

遇有关节撕裂者，急性期应限制关节活动，以利关节囊损伤之恢复。

弹响指

弹响指是指手指屈而不能伸，伸而不能屈，屈伸均可发生弹响者，称为弹响指。

【病因病机】

多因屈指肌腱过劳，血不荣筋；或因受凉引起气血凝滞，不能濡养经筋而发病。手指经常屈伸，使屈肌腱与骨性纤维管反复摩擦，或长期握持硬物，使骨性纤维管受硬物与掌骨头的挤压，而发生局部充血、水肿，继之纤维管变性，使管腔狭窄，屈指肌腱受压而变细，两端膨大呈葫芦状，屈指时，肌腱膨大部分通过狭窄的纤维管时便出现手指的弹响症。

【辨证论治】

主要症状：初起患指不能屈伸或屈伸不利，用力屈伸时疼痛，并出现弹跳动

辨证治疗

（二）外科

作，以晨起和劳动后症状较重，活动或热敷后症状减轻，可触及米粒大小的结节。压住此结节，患者作屈伸活动时，有明显压痛，并可感到弹响由此发出，由于屈伸受限，而影响工作和生活。严重者，患者屈曲后疼痛不能自行伸直，须用健手扳之，故又称为“扳机指”。

病因分析：长期机械刺激诱发，故患指屈而不能伸，伸而不能屈，纤维管水肿增厚，继而纤维化，管腔狭窄，肌腱膨大变粗故屈伸活动压痛，出现弹响。局部过劳，血不荣筋，或受凉，气血凝滞，故痛甚。均为肌筋失于濡养之征。

按摩推拿手法治疗　患者坐位，医者以一手握患腕，另一手握患指，先以拇食指轻度疏揉，以疏解肌筋，活血散瘀；再施用搓揉结节，及抻牵患指，以疏理肌筋，松解痉挛，消炎止痛，通经活络。

腰椎间盘突出症

凡是典型的腰椎间盘之髓核脱出盘状纤维环，并引起腰腿疼痛者，称为腰椎间盘突出症。多发生于20～40岁之间，临床上以腰椎4、5，腰5和骶椎之间的椎间盘最易发生病变，典型的髓核突出不发生于老年人。

【病因病机】

多因外伤或受寒所致，根据椎间盘突然的方向分为左突、右突、前突（滑脱）、后突（中央）型。

（1）外伤：积累劳损是引起纤维环破裂的最重要原因。当人们向前弯腰时髓核向后方移动，由于受到体重、肌肉和韧带等张力影响，髓核产生强大的反抗性弹力，加之体位的改变及纤维环本身生理缺陷，造成髓核冲破纤维环，而向后方（膨出）突出，造成神经根、马尾或脊髓压迫症状。

（2）受寒：由于椎间盘有发育上的缺陷，受寒后使腰背肌肉痉挛和小血管收缩，影响局部的血循环，进而影响椎间盘的营养。同时肌肉的紧张痉挛，可增加对椎间盘的压力，特别对于已有变性的椎间盘，可造成更进一步的损害，致使髓核突出。

【辨证论治】

主要症状：腰部疼痛，有反复腰痛发作史，休息后症状减轻。咳嗽、喷嚏，或大便用力时均可诱发疼痛加重。下肢放射性疼痛，循足太阳及足少阳经筋和下放射性疼痛，严重者可影响站立或行走，突出部位如在中央，则有马尾神经症状，脊椎侧弯；突出位于神经根的腋部，即神经根与马尾成角处，脊柱为了使神经根躲开突出物，乃凸向健侧；若突出物位于神经根的肩部，则脊柱凸向患侧，以避开突出物对神经根的压迫。病程较久者，常出现主观麻木感，多局限于足太阳、足少阳经筋之下段。中央型髓核突出可发生马鞍区麻痹，患侧温度下降，由于经筋失其濡养，气血闭阻，而发生肢体温度下降。

病因分析：过度劳累及牵拉使髓核脱出，故出现腰部疼痛。久之，而使经筋闭阻，故发生足太阳、足少阳循行放射性向下串疼痛。筋脉阻络，督脉受损，故腰部活动障碍，脊柱侧弯。久之，经脉闭阻，经筋失养，故经筋麻木及患肢温度下降。再因外感风寒，故肌筋痉挛而疼痛更甚，均为髓核脱出，经筋阻滞之征。

按摩推拿手法治疗 第一步：患者俯卧位，医者施用揉拿腰背肌法（图164）、推按腰前法，以通经活络，活血化瘀，舒筋活血；施用理腰三击掌跪点双窝法（图161），以疏利腰膝，调补肾气，松弛肌筋，疏风定痛；施用擅法（图49），以顺理肌筋复平捺正，还纳髓核。如不应（未达到效果）者，第二步：嘱患者侧卧位（患侧

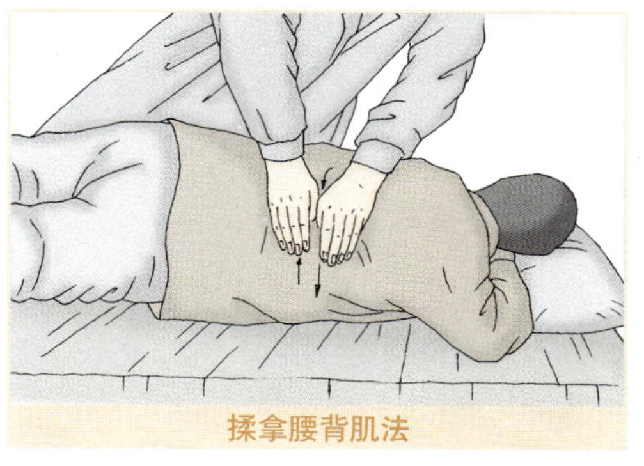

揉拿腰背肌法

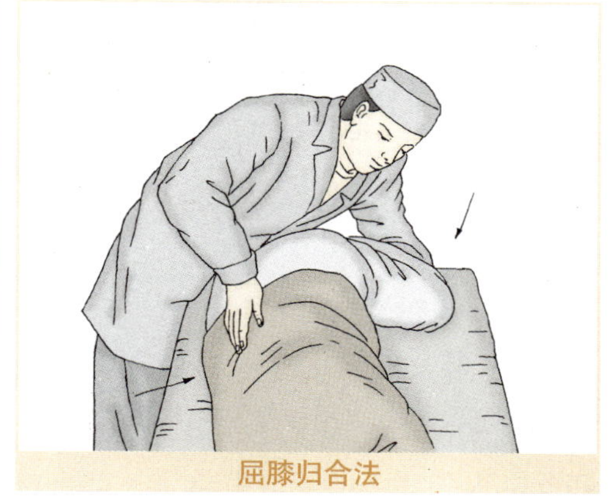

屈膝归合法

在上），医者施用侧牵摇晃，屈膝归合法（图170），以回纳捺正，舒展肌筋，理气活血，通利关节。患者俯卧位，医者施用提踝抖腰法（图172），以通利关节，活血散瘀；施用点抹秩跳法（图209），以强健腰脊，缓解肌筋；施用提拿足三阴法（图199）、提拿足三阳法（图198），点按委中、承山、承扶、太溪、昆仑、风市等穴，以通经活络，濡养肌筋，疏风止痛。

【预防】

防止腰椎的过度牵拉、扭伤；治疗期间须卧硬板床休息，注意腰部保暖，避免受凉。

■ 急性腰扭伤

凡突然暴力或间接暴力，或用力过度，体位不正，而引起的腰部筋肉瘀血，郁滞而疼痛者，称为急性腰扭伤。

【病因病机】

多因负重过大，或暴力冲击，造成韧带损伤；或过度后伸与前屈，扭转弯曲，

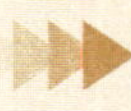

辨证治疗

（二）外科

超过了腰部正常活动范围；或搬运重物，负重过大；或因用力过大及劳动姿势不正确；或扛抬重物时配合不协调及跌仆或暴力冲击，使腰部肌肉组织受到剧烈扭转、牵拉而卒然受伤而致为本症。

【辨证论治】

主要症状：伤较重者，随即发生腰部疼痛，活动不便。坐卧翻身都有困难，甚至起床、咳嗽、深呼吸都感疼痛加剧。也有患者在扭、闪腰肘，腰部疼痛并不剧烈，连续工作1～2日后，腰疼才逐渐加剧。

病因分析：无论是暴力或姿势不良，均使脊柱活动超出正常生理功能位置，故发生肌肉组织过度牵拉、扭转，致使气血阻滞，筋脉瘀阻，肌筋损伤而腰痛。由于损伤程度不同，扭闪当时并无明显症状，逐渐发生筋脉瘀阻，故腰痛逐渐加剧。均为气血不能正常循行，筋脉不得舒展，肌筋不得濡养之征。

按摩推拿手法治疗 患者俯卧位，医者施用推按腰背法（图171），以通经活络，理气和血，开导闭塞；施用揉拿腰背肌法（图164），以舒筋活血，散瘀止痛；施用擅法，以顺理肌筋，复平捺正；施用俯撑掌击法（图167），以通理腰脊，理血化瘀，缓解痉挛；施用提拿足三阳法（图198），点按环跳、委中，以强健腰腿，舒筋活络；施用提引理腰法（图173），以解除痉挛，缓解肌筋，活血散瘀。

【预防】

工作中思想集中，特别是改变体位时，注意避免扭伤。平时加强腰背肌功能锻炼。

慢性腰肌劳损

凡是腰部肌肉、筋膜与韧带软组织慢性损伤，称为慢性腰肌劳损，是腰腿痛中最常见的疾病之一。

【病因病机】

（1）在日常劳动中，长期维持某种不平衡的体位，如：常用一侧肩部扛抬重物，或长期从事弯腰工作，造成习惯性姿势不良，导致软组织的疲劳而引起腰脊酸痛。

（2）腰部软组织急性扭伤后，压迫刺

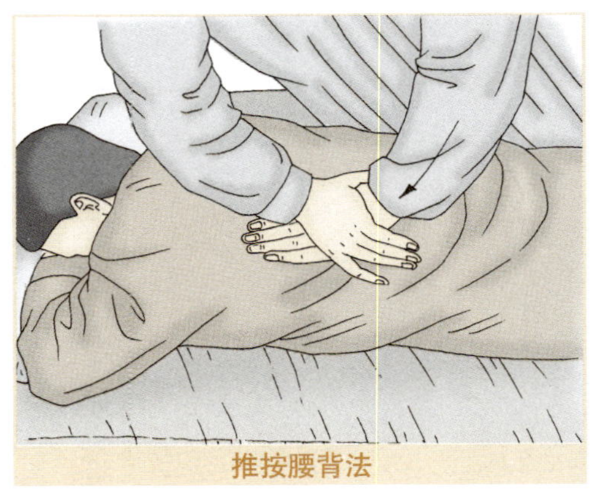

推按腰背法

激神经，又未作及时治疗，或治疗不彻底，或因反复多次扭伤，局部出血、渗液，产生纤维性疤痕组织，而致慢性腰痛。

（3）由于先天性畸形，造成椎间小关节两侧不对称，腰骶活动不一致而腰痛。

【辨证论治】

主要症状：长期腰痛，反复发作，腰骶一侧或两侧酸痛不适，时轻时重，压痛不明显。酸痛在劳累后加剧，休息后减轻，与气候有关。腰腿活动一般无明显障碍，但活动时有牵制不适感。急发作时，各种症状均显著加重，并可有肌痉挛、腰脊柱侧弯、下肢牵制作痛等症状出现。

病因分析：长期从事弯腰及腰部的不良姿势工作者，均可引起筋膜松弛或瘀血凝滞及细微损裂，故腰痛缠绵不愈，或先天结构异常，或汗出当风，诱发腰痛，均属肌筋松弛，筋骨懈惰，平衡失调之征。

按摩推拿手法治疗　第一步：患者俯卧位，医者施用揉拿腰背肌法（图164）以通筋活络，活血化瘀，消除疲劳，增进肌力；医者施用推按腰背法（图171），以理气和血，开导闭塞，镇痛化滞。第二步：嘱患者侧卧位，施用肩髋推拉法（图169），以捺正理筋，消肿散瘀，通经活络；施用拢腿运腰法（图163），以顺理肌筋，活血散瘀，强腰壮骨；施用提拿足三阳法（图198），点按八髎、秩边，以疏通经络、强健腰膝；施用提踝抖腰法（图172），以通利腰脊、舒展肌筋，活血散瘀。

【预防】

经常做腰背肌功能锻炼，注意劳累后不要受凉。

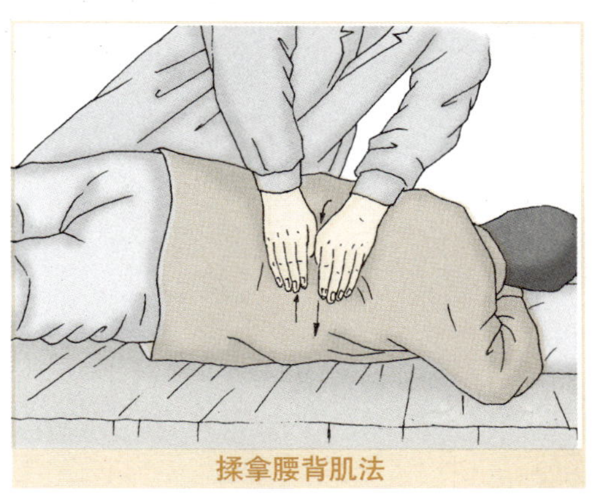

揉拿腰背肌法

■ 踝关节扭伤

踝关节扭伤，以外侧为多。由于步履急促，道路不平，使其平衡重心一时性改变而发生扭伤。

【病因病机】

多因身体失其平衡，踝部重心一时发生改变，踝关节处于跖屈时，距骨两侧轻微活动而使踝关节不稳定而引起损伤。多见于跖内翻，亦有跖外翻及反复损伤者。

【辨证论治】

主要症状：有急性扭伤史，踝部出现明显肿胀疼痛，不能着地，内外踝下方均有压痛，皮肤呈紫色。外踝扭伤者，将其踝关节内翻时，外踝痛剧。

病因分析：无论步履急促，或道路不平衡，使踝关节之重心一时性改变，而出现扭伤。局部经筋受牵，损伤脉络，故局部血肿、压痛，重则牵及骨膜或错移。均为局部气血所伤之征。

按摩推拿手法治疗　第一步：患者在踝关节扭伤急性期（24～48小时之内）内不宜施用手法，已经排除骨折、经筋断裂

辨证治疗

（二）外科

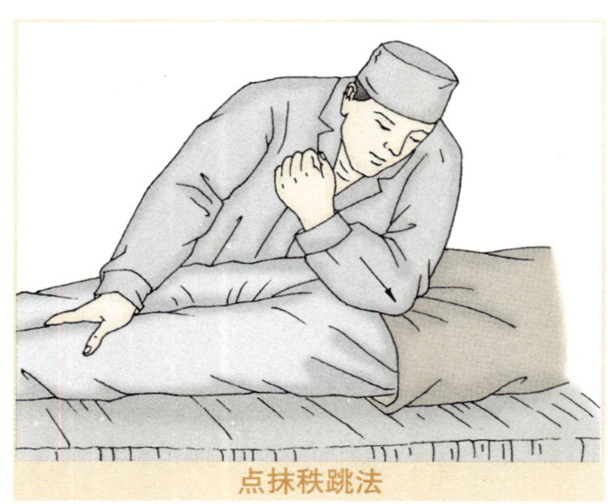
点抹秩跳法

及错位，针对性的予以急治复位，整复即可。第二步：患者仰卧位，医者以一手握患足跟，另手施用踝关节摇法（图 100），点按太溪、昆仑、绝骨、解溪、太冲，以滑利关节，活血化瘀，消肿止痛，顺理肌筋，通经活络，解除粘连，恢复其功能，强筋壮骨；施用提拿足三阴法（图 199）、提拿足三阳法（图 198），以通经缓急，促进伤患恢复。患者俯卧位，施用点抹秩跳法（图 209），以活血散瘀，通经活络，通利腰腿。

【预防】

对于反复发生踝关节扭伤者可佩带护踝，以防重心过度移动而伤及骨关节。行走时，精神集中，尽量避免东张西望，以防扭伤。

足跟痛

行走或站立时感觉足跟疼痛者，称为足跟痛，是中老年人常见的一种病症。

【病因病机】

多因年老体弱，肾阴不足，或风寒湿热之邪外侵，致使经脉之气痹阻。或由于走路站立致使养筋骨髓离位，因其张力的作用，而发为足跟痛。

【辨证论治】

主要症状：患者足跟多以初走或站立初时疼痛明显，走久或站久反而疼痛减轻，经反复发作后，严重者疼痛不能着地，受凉痛甚。

病因分析：肾阴不足，经脉之气痹阻而发为足跟痛。又因养筋骨髓离位之张力，故后期遇冷痛甚。均为肾气不足及风寒闭阻于经络、肌筋之征。

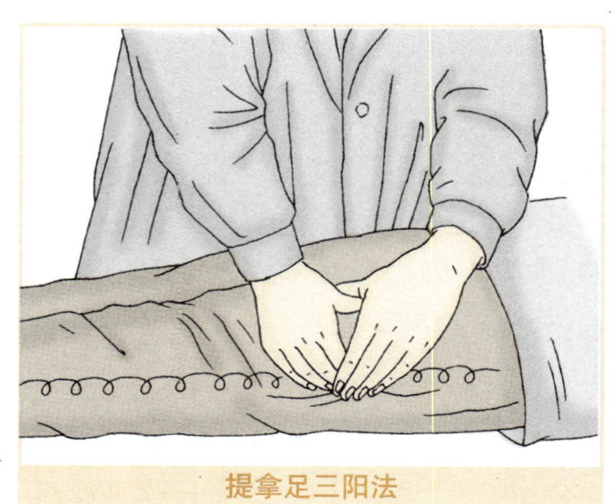
提拿足三阳法

按摩推拿手法治疗 第一步：患者俯卧位，医者施用足跟捻压法，点按太溪、委中、承山，以散寒止痛，通筋活络，强健筋骨；施用提拿足三阳法（图198），点按三阴交、足三里，以疏筋活络，补益中气，滋阴养肾，舒经活络。如明确诊断为养筋骨髓离位足跟痛者（即：拍片无骨刺增生者），可应用锤击法。

【预防】

每天用温水泡双足；不宜穿高跟或硬底鞋。

跟腱扭伤

凡跑跳不慎者，而使跟骨后周围发生疼痛、拒按，局部无明显挛缩者，称为跟腿扭伤。

【病因病机】

多因急性拉伤引起，如运动前踝、跟部准备活动不充分即做踏跳或急速起跳动作，肌肉猛力收缩而拉伤腱周围软组织；也可因反复做超过本人活动能力的跑跳运动，逐渐劳损而发病；或因肝肾亏虚，血不养筋或寒邪客于经筋，过度行走，慢性劳损而致跟腱扭伤，导致腱周围各层与跟腱三角产生粘连。

【辨证论治】

主要症状：跟腱周围疼痛，早期疼痛主要发生于活动开始，一旦活动开后，疼痛反见减轻。但猛力跑跳时疼痛可加重，随着病情的加重，凡牵拉跟腱部位时，可诱发疼痛。由于压痛跟腱部位表浅，特别

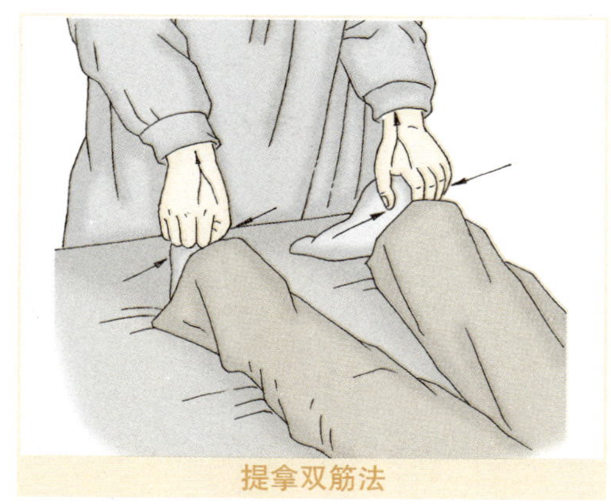

提拿双筋法

是捻动表面跟腱时疼痛明显，晚期出现跟腱变形，形成中医“聚筋之征”。跟腱失其韧性，挤压时缺乏弹性，出现抗阻性疼痛。

病因分析：急性拉伤，经筋约束不及，故气血运行不及而疼痛。一旦活动后，疼痛反见减轻。或因肝肾亏虚，血不养筋，故病情逐渐加重，牵拉跟腱部位时，可诱发疼痛。筋脉长期失其濡养，故“筋聚”而失其韧性，缺乏弹性。均为经筋损伤，经筋失养之征。

按摩推拿手法治疗 患者俯卧位，医者施用提拿足三阳法（图198），点按太溪、昆仑、绝骨、申脉，以通经活络，调补肾气，强健腰膝，消肿止痛；施用提拿双筋法（图212），以补益肾气，理气活血，缓解疼痛，通经活络，消除痉挛。

【预防】

剧烈运动前充分做好准备活动，寒冬季节尽量减少剧烈活动。老年人步履宜稍缓慢，不宜奔走急促。

辨证治疗

（三）妇科

月经先期

月经提前一周以上者称为月经先期，亦称“月经提前”。

【病因病机】

本病发生主要是由血热妄行，气血虚，冲任不固所致。

【辨证论治】

1．血热型

主要症状：月经先期，量多，色红或紫、质稠，伴有面赤，心烦口渴，小溲黄。舌质红，苔薄白，脉多滑数或弦数为实热。

病因分析：素体阴虚，郁而化热。故经色红或紫。阴虚火旺，故面赤，心烦口渴，五心烦热。均为血热伤及冲任之征。

按摩推拿手法治疗 第一步：患者坐位，医者以双手拇指点按膈俞、肝俞、大肠俞、肓俞，以通调气血，通调肠腑，补益脾气，促进生化之源。第二步：嘱患者仰卧位，医者施用运运颤颤法（图184），点按关元、气冲，以滋阴潜阳，凉血止血，补益肾气，清热凉血，调理冲任。

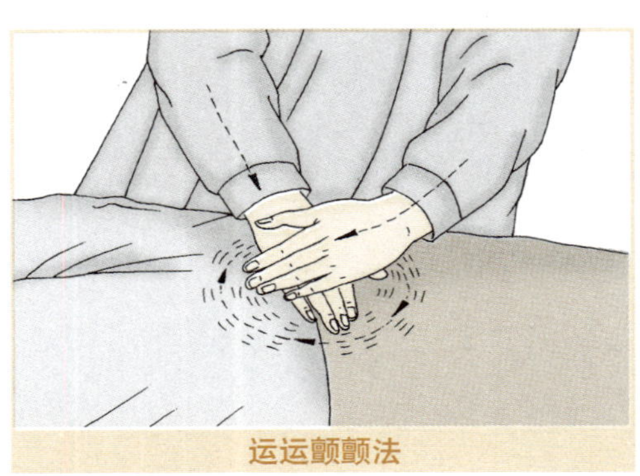
运运颤颤法

2．气虚型

主要症状：月经先期，量多，经色红，质稀。面色萎黄。神疲倦怠，饮食无味。心悸，气短。小腹空坠感。舌质淡、脉虚。

病因分析：肝脾虚、气虚，则不摄血，致使月经先期；脾气虚，运化失职，故神倦怠，纳差；气虚、血虚，心脉失养，故动则心悸，气短。

按摩推拿手法治疗 第一步：患者坐位，医者以双手点按肺俞、肝俞、脾俞、心俞、膈俞，以调理肺气，调理气血，安宁心神，泄热调气，通调三焦气血，补益脾气，促进运化，补益气血。第二步：嘱患者俯卧位，施用搓髎点强法（图166），以调和下焦气血。患者仰卧位，施用运运颤颤法（图184），点按气海、中脘，以补中益气，补益肾气，振奋元阳，固涩理血，共奏益气养血，滋阴养血之效。

月经后期

月经期迟于35天者，称为月经后期，亦称“月经错后”、“经迟”，是一种妇女病症。

【病因病机】

多因气血运行不畅，冲任受阻，以致

血海无能按时满盈。

血寒：经期感受寒凉，或过食生冷，冒雨涉水，或素体阳虚，阳气不足，阴寒内盛，寒邪搏于冲任，血为寒滞，经脉不通，以致经行后期。

血虚：因长期失血，或重病久病，血虚气弱，血海不足，经水不能如期来潮。

气滞：愤怒忧思，气滞血瘀，运行不畅，冲任受阻，以致月经后期。

【辨证论治】

1.血寒型

主要症状：经期迟后，量少有块，色暗红，小腹冷痛。得热则减，或畏寒、肢冷。面色苍白，舌质正常，苔白滑，脉沉紧，属实寒。经后期，色淡量少，质稀淡，腹痛绵绵，喜暖喜按。小溲清长，腰酸无力，面色苍白者属虚寒。

病因分析：阴寒内盛，寒邪搏于冲任，故而经迟。寒邪塞于内，故畏寒肢冷。均属寒症。

按摩推拿手法治疗 患者坐位，医者以双手拇指点按肺俞、脾俞，以调理脾气，促进运化，调和营血，补益肺气。嘱患者俯卧位，医者施用搓运夹脊法（图158），以温经散寒，理气和血；施用搓髎点强法（图166），以温补下焦。嘱患者仰卧位，施用运运颤颤法（图184），点按气海，以通调气血，温经散寒。

2.血虚型

主要症状：月经后期，量少色淡，质清稀。小腹空痛，头晕心悸，面色萎黄。舌质淡，苔少，脉虚细。

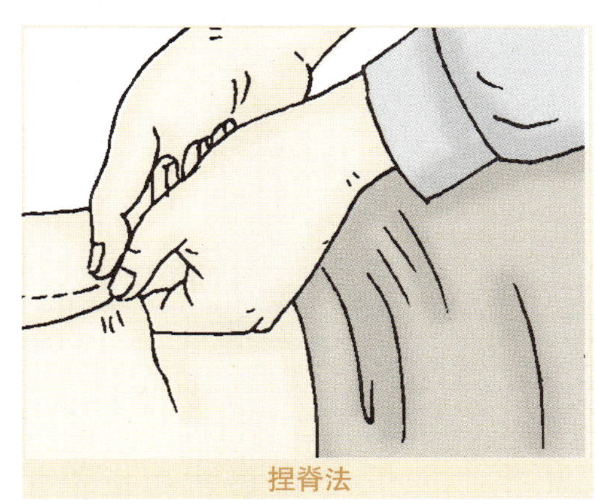
捏脊法

病因分析：血虚气弱，血海不足，故而经水量少，色淡。血少不能上奉清窍，故头晕。脾气不足，生化之源无能，故面色萎黄。气血不足，心脉失充故动则心悸，均属血虚气弱之征。

按摩推拿手法治疗 第一步：患者俯卧位，医者施用搓运夹脊法（图158），点按肺俞、肾俞、脾俞、三焦俞，以滋补肾阴，调气利水，调理肺气；施用横搓命门法（图66），以补气益血。第二步：嘱患者仰卧位，施用运运颤颤法（图184），点按关元、气海，以滋阴养血，补益下元，调节冲任；施用提拿足三阳法（图198），点按足三里，以补益中气，调和气血，强健脾胃，共奏补血益气之功。

3.气滞型

主要症状：月经后期，量少或色正常，或暗红有块，胸胁、乳房痛或小腹胀痛。舌苔正常或薄黄，脉沉弦无力。

病因分析：气滞血瘀，运行不畅，故胁痛腹胀。冲任受阻，月经后期。均为气滞血瘀症。

按摩推拿手法治疗 第一步：患者坐

辨证治疗

（三）妇科

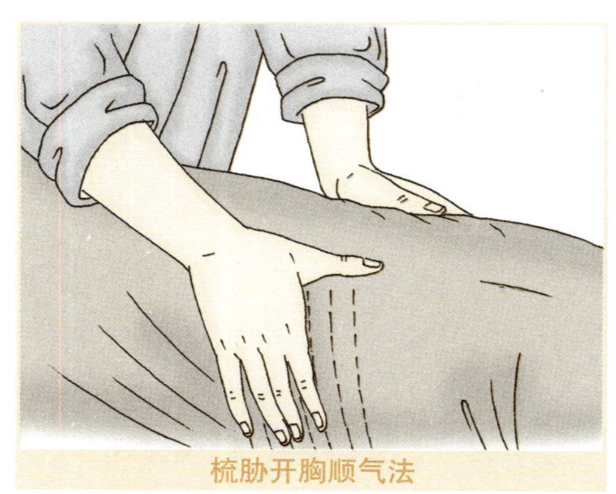
梳胁开胸顺气法

位，医者以双手点按肺俞、肝俞、三焦俞，以调理肺气，舒肝利胆，调气利水。第二步：嘱患者仰卧位，医者施用梳胁开胸顺气法（图175），点按膻中，以通经活络，疏肝解郁，调理气机，顺气降逆；施用双点章门法（图182），以调和阴阳，理气消滞；施用运运颤颤法（图184），点按气海，以调下元之气，共达解郁行血，通调冲任之效。

月经先后无定期

凡月经不按周期，提前或延后无一定规律的，称为月经先后无定期，又称“愆期”。

【病因病机】

肝郁：肝主疏泄，喜条达，因情志郁结，愤怒过度，以致肝气逆乱，血随气下，气乱则血亦乱。冲任因而失调，故经期先后无定期。

肾虚：禀素体弱，肾气不足，或房事不节，损伤冲任，肾气失守，闭藏失职；或接近绝经期年龄，肾气衰竭，以致天癸生化失期，血海蓄溢失常，则月经错乱。

【辨证论治】

1.肝郁型

主要症状：经期先后无定期，行而不畅，胸闷不舒。乳房、两胁及小腹胀痛。苔薄、脉弦。

病因分析：肝主疏泄喜条达，肝气逆乱，血随气下，气乱则血乱，故经期或先、或后。肝滞经络，气机不利，故胸闷不舒，两胁胀痛。经脉闭阻，故行血不畅。均为肝郁之征。

按摩推拿手法治疗　第一步：患者俯卧位，医者施用点按肺俞、肝俞、肠俞、肾俞，以通调肺气，补益肾气，调理气血，舒肝理气；施用搓髎点强法（图166），以通经活络，调和下焦气血。第二步：嘱患者仰卧位，医者施用运运颤颤法（图184），点按气海，以补益下元，通调气血，调理冲任，理气行滞；施用提拿足三阴法（图199），点按三阴交、太冲以调和气血，舒理肝气，共达舒肝养血之功。

2.肾虚型

主要症状：经来或先或后，量少、色淡，质稀薄；面色晦暗，头晕耳鸣。腰酸如折，小腹空坠而痛。舌质淡，苔白滑，脉沉细。

病因分析：肾虚闭藏失职，以致天癸生化失期，血海蓄溢失常，故月经错乱。均为肾虚不足之征。

按摩推拿手法治疗 第一步：患者坐位，医者以双手拇指点按肝俞、脾俞、肾俞、以舒利肝气，补益脾气，促生化之源，补益肾元，以助闭藏。第二步：嘱患者仰卧位，医者施用运运颤颤法（图184），点按气海、归来以调补下焦气机，强健腰肾；施用提拿足三阴法（图199），点按足三里、三阴交共达补中益气，滋阴潜阳，补肾益肝之效。

■痛 经

妇女在月经经期前后，或行经过程中，小腹部剧烈疼痛、腰酸，甚则影响工作和学习的称为痛经。

【病因病机】

本病的发生，主要是气血运行失调所致，即为“不通则痛”，临床一般分虚、实。实者，气滞血瘀，寒湿凝滞；虚者，肝肾亏虚，气血虚弱。

【辨证论治】

1. 气滞血瘀

主要症状：经前或经期小腹剧烈胀痛、拒按，经量少，行而不畅，经色紫暗有血块，胸胁或乳房胀痛。舌质正常或有紫点，脉沉弦。

病因分析：肝郁不舒，气滞血瘀，运行不畅，经血滞于胞中，小腹剧烈胀痛，气机不利而胸胁胀痛。均为气滞血瘀之征。

按摩推拿手法治疗 第一步：患者坐位，医者以双手拇指点按三焦俞、肝俞，以调理气机，通调气血。第二步：嘱患者俯臣位，施用搓髎点强法（图166），以调理下焦气血。第三步：嘱患者仰卧位，施用运运颤颤法（图184），点按天枢，以通调气血，理气解郁；施用提拿足三阴法（图199），点按血海、三阴交，以疏通经络，通调气血，补益肝肾，行滞止痛。

2. 寒湿凝滞

主要症状：经前或经期小腹冷痛，得热则痛减，量少，有血块，白带多。舌质紫暗，苔白腻，脉沉紧或沉迟。

病因分析：寒湿客于胞宫，经血受阻，而血行不畅，故小腹冷痛，均属寒湿凝滞之征。

按摩推拿手法治疗 第一步：患者俯卧位，医者施用横搓命门法（图66），以培元补肾，调理肾气，祛寒除湿；点按脾俞、盲俞，以补益中气，调和营血，益气补虚；施用提拿足三阳法（图198），点

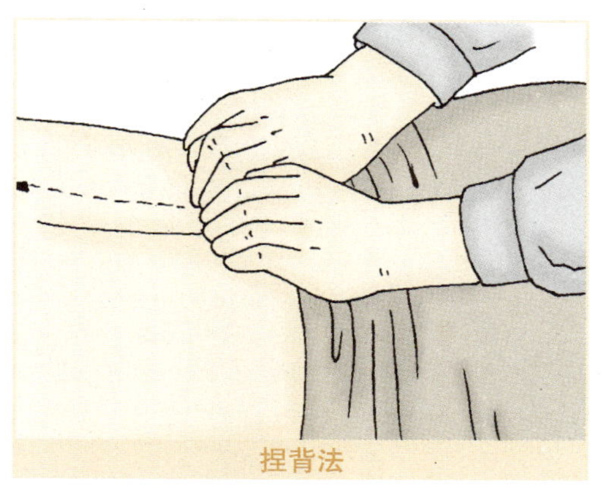

捏背法

辨证治疗

（三）妇科

按环跳，以通经活络，驱风散寒。第二步：嘱患者仰卧位，施用运运颤颤法（图186），点按中极、阳陵泉，以通经活络，培补元阳，调理气血，共达温经散寒，理气化瘀之功。

3. 气血虚弱

主要症状：行经期间或经停时小腹绵绵作痛，且有小腹空坠不适，按之痛减，经量少，色淡，质稀。面色苍白，头晕无力。舌质淡，苔薄，脉虚细。

病因分析：血海空虚，血运无力，故行经前或经停时小腹作痛。虚则喜按，故痛减。均属气血虚弱之征。

按摩推拿手法治疗 第一步：患者俯卧位，医者以双手拇指点按膈俞、脾俞、肝俞以调理气血，益气营血，补益气血；施用搓髎点强法，以通调下焦，调和气血，补益虚损。第二步：嘱患者仰卧位，施用运运颤颤法（图184），点按关元，以补益元阳，调和气血；施用提拿足三阴法（图199），点按足三里、三阴交，以宣通气血，活血化瘀，通经活络，补益虚弱，调理气血，共达补益气血之效。

4. 肝肾亏损

主要症状：经来色淡量少，行经后小腹作痛，腰肌酸痛，头晕耳鸣。舌质淡红，苔薄，脉沉弦。

病因分析：肝肾亏损，冲任不足，血海空虚，不能上奉，故头晕耳鸣。血虚不能下行，故胞宫失养。肾为腰之府，肾亏虚损，故腰肌酸痛。均为肝肾亏损，胞脉失养之征。

按摩推拿手法治疗 患者俯卧位，医者以双手拇指点按肝俞、脾俞、肾俞、肓俞，以益气补肾，补益虚损，调补气血，强健腰脊，调补脾气，促进运化。嘱患者仰卧位，施用运运颤颤法（图184），点按中脘、气海，以通调冲任，温固下元，调解下滞，共达补益肝肾，濡养胞脉之功。

■ 闭 经

凡年满十八岁，月经尚未来潮；或月经周期建立，忽数月不来，并伴有其他症状者称为闭经。前者为“原发性闭经”；后者为“继发性闭经”。

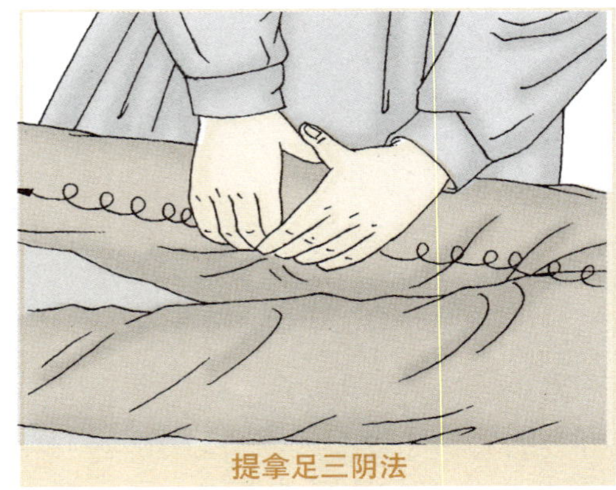

提拿足三阴法

【病因病机】

气血虚弱：饮食不调，损伤脾气，化源不足。失血过多，或重病久病，虫积等，损伤气血，冲任失养，血海空虚而闭经。

气滞血瘀：因七情内伤，肝郁气滞，久滞血瘀，胞脉闭阻。或妇女素食酸冷之物，或行经期受寒着凉，使血凝于下，瘀结而成。

肝肾亏损：先天肾气不足，或房事不节，损伤冲任。或血虚日久，肝肾亏损，导致冲脉不盛，任脉不通而经闭。

寒湿凝滞：经来之际，感受寒湿，或过食生冷，脾虚湿盛，寒湿之邪乘虚客于冲任，血为寒湿所滞，壅滞不通而致闭经。

【辨证论治】

1. 气血虚弱

主要症状：停经，面色萎黄，头晕，心悸气短，神倦，舌淡薄苔脉虚细。

病因分析：气血虚弱，冲任失调而停经，血虚不能上奉，故头晕。气血虚弱，心脉空虚，故动则气短。均为虚症。

按摩推拿手法治疗　第一步：患者俯卧位，医者以双手拇指点按脾俞、膈俞、肾俞，以活血化瘀，补益虚损，调气营血，补益脾气，促生化之源，补益肾气；施用搓髎点强法（图166），以调和气血，疏通经络。第二步：嘱患者仰卧位，施用运运颤颤法（图184），点按气海、中脘以健脾和胃，通调人行脉，温固下元，调气滞，补肾虚；施用提拿足三阴法（图199），点按三阴交，以滋阴潜阳，以行气血，共达滋阴养血，填补冲任之效。

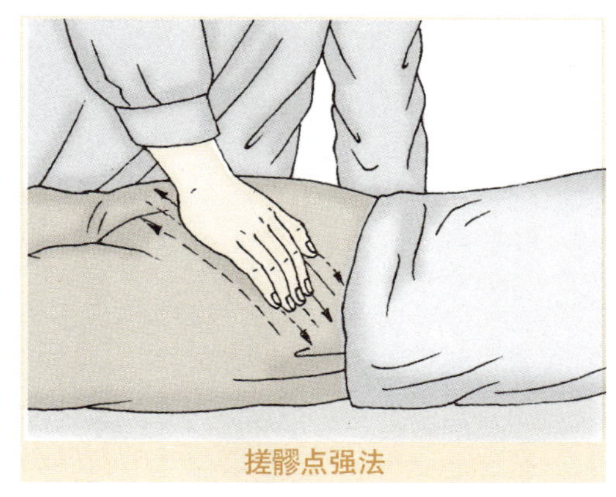

搓髎点强法

2. 气滞血瘀

主要症状：停经，面色晦暗，精神抑郁，烦躁易怒，胸闷胁胀，腰酸带下，脉弦。兼瘀血内阻者，小腹胀痛，按之尤甚。舌紫苔白，脉弦涩。

病因分析：七情内伤，久滞血瘀，故易怒胁胀。胸脉闭阻，故腹胀痛拒按，按之尤甚。均属肝气郁结，经脉闭阻之征。

按摩推拿手法治疗　第一步：患者坐位，医者以双手拇指点按肝俞、膈俞，以疏调气滞，活血化瘀。第二步：嘱患者仰卧位，施用运运颤颤法（图184），点按中极、归来以宣通下焦气机，通调冲任；施用提拿足三阴法（图199），点按血海、三阴交、行间，共达活血通络，疏经活络，理气活血，疏肝补肾，疏通肝气之功。气行则滞化，气行则血行，血行则化瘀。

3. 肝肾亏损

主要症状：停经，面色晦暗，耳鸣腰酸，神疲。阴虚者，身体消瘦，午后潮热，盗汗，手足心热；阳虚者，肢冷畏寒，夜间小溲多。

病因分析：肝肾亏损，冲任不盛，血

辨证治疗

（三）妇科

不能上承，故面色晦暗，耳鸣。肾为腰之府，肾亏损，腰不顾，故腰酸痛，神疲。

按摩推拿手法治疗 第一步：患者坐位，医者以双手拇指点按肾俞、肝俞，以补益肾气，疏肝利胆。肾阴虚者，点按膈俞、肝俞，以补益气血，滋阴养血；横搓命门，以温补肾阴，滋阴潜阳。第二步：嘱患者仰卧位，施用运运颤颤法（图184），点按关元、气海、中极，以通调冲任，补益肾阳，培固元阳；肾阴虚者，施用提拿足三阴法（图199），点按公孙，以调理脾胃，通调冲任。

4．寒湿凝滞

主要症状：停经，目窝发青，四肢不温，小腹冷痛，胸闷恶心，大便溏，白带多，苔白厚腻，脉濡缓或沉紧。

病因分析：血为寒湿所凝，壅滞不通而停经，寒邪偏盛，故小腹冷痛。湿邪为重，故胸闷恶心，便溏，白带多。均为湿寒下注之征。

按摩推拿手法治疗 偏寒者：第一步：患者坐位，医者以拇指点按脾俞、肾俞，以调补肾气及调脾气、和营血。第二步：嘱患者俯卧位，施用推按腰背法（图171），以理气和血，温经散寒，通经活络。第三步：嘱患者仰卧位，施用运运颤颤法（图184），点按中极，以补益下元，通调冲任，温经散寒。

偏湿者：第一步：患者坐位，医者施用点按风门、脾俞，以疏风调气，调理脾气，养血和营，祛除水湿。第二步：嘱患者仰卧位，施用提拿足三阳法（图198），点按阳陵泉、关元，以培肾固本，补益下元，除湿散寒，燥湿化浊。

■ 缺 乳

凡产后乳汁少，或全无者称为缺乳，或称乳汁不足。

【病因病机】

多因身体虚弱，气血生化之源不足；或因肝郁气滞，乳汁运行受阻所致。

【辨证论治】

浮汁缺少分为虚实，实者胀硬而痛，伴有发热，为肝郁气滞；虚者乳房柔软，不胀不痛，多为气血虚弱。

1．气血虚弱

主要症状：产后乳少或全无，浮汁清稀，乳房柔软，无胀痛感。面色少华，神疲食少，舌淡少苔，脉虚细。

病因分析：脾胃虚弱，生化之源不足，气虚血少，故产后乳少或全无，均为气血虚弱之征。

按摩推拿手法治疗 第一步：患者坐位，医者以拇指点按膈俞、脾俞，以促气血生化之源，除水湿，助运化，补脾阳，益营血，补益气血，通调气血。第二步：嘱患者仰卧位，施用晨笼解罩法（图174），点按乳根、膻中，以通经活络，理气祛邪，补益肺气，宣通乳络，活血化郁；施用揉拿手三阳法（图139），点按少泽，以通经活络，开窍利乳；施用提拿足三阳法（图197），点按足三里，以补益脾胃，宣通气血，通经活络，补益气血，佐以通乳。

2. 肝郁气滞

主要症状：产后乳汁分泌少，甚或全无，胸胁胀闷，情志抑郁不乐，或有微热感，饮食不振。舌正常、苔薄黄，脉弦细或数。

病因分析：气机不畅，经脉涩滞，故产后浮汁分泌少。肝郁气滞则胸胁胀闷。均属肝气郁阻之征。

按摩推拿手法治疗　第一步：患者坐位，医者以双手拇指点按肝俞，以清肝利胆；施用揉拿手三阳法（图139），点按少泽，以通经活络，开窍利乳。第二步：嘱患者仰卧位，施用梳胁开胸顺气法（图175），点按乳根、期门，以活血化郁，宣通乳络，通调肺气，疏肝解郁，活血化瘀，共达疏肝解郁，通络下乳之功。

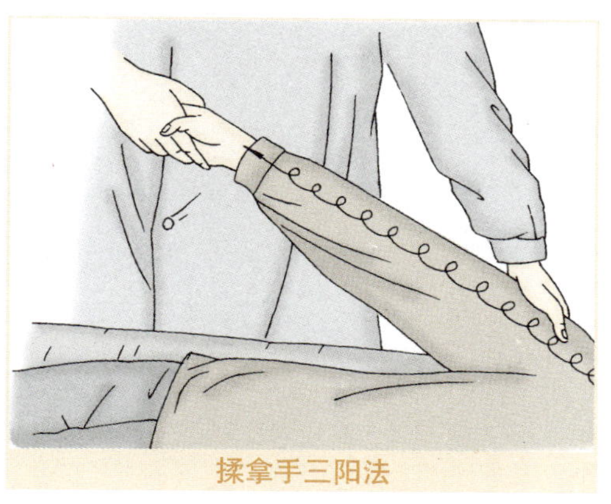
揉拿手三阳法

乳痈

凡初产妇哺乳期发生乳部灼红，肿胀，伴有发热、恶寒、头痛等全身症状，日久作脓者称为乳痈，或称为“吹乳痈”。亦有发生在妊娠期者称为“内吹乳痈”。

【病因病机】

多因乳汁瘀滞，乳络不通，败腐蓄久成脓。

乳汁瘀积：乳头破损，畸形内陷，哺乳时剧痛，影响充分哺乳，或因乳汁过多，婴儿不能吸空，而致乳汁瘀滞，乳络不畅，日久败乳蓄积，则易酿脓。

肝胃不和：情志内伤，肝气不舒，产后饮食不节，阴阳积热。依据经脉循行分布，乳头属足厥阴肝经，乳房属足阳明胃经，乳汁属气血所生化，而源出于胃，实水谷之精华。肝主疏泄，能调乳汁的分泌，若肝气不舒，胃热蕴滞，肝胃不和，以致经络阻塞，气滞血瘀，邪热蕴积而成肿块，热盛肉腐而成脓。

【辨证论治】

主要症状：乳房肿块触痛，皮色红赤，结块或有或无，乳汁排泄不畅，伴有形寒、发热，周身关节酸痛，数日后肿块增大，灼热疼痛，发热持续不退，硬块中渐软，按之有波动感，脉弦数者，提示已到化脓阶段。数日后破溃，而出稠脓，脓排尽后，肿块渐消，逐渐愈合。

辨证治疗

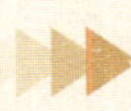

（三）妇科

病因分析：浮汁因吸吮不尽，或肝郁气滞，阻塞乳络而成痈。若继而失治，则发生全身发热，乳中结块，热盛肉腐等症。均为实邪内蕴之征。

按摩推拿手法治疗 第一步：患者坐位，医者施用提拿肩井法，点按乳根、膻中，以开胸顺气，疏肝行滞，活血化瘀，宣通乳络；施用揉拿手三阳法（图139），点按曲池，以清泄阳明之火。第二步：嘱患者仰卧位，施用梳胁开胸顺气法（图175），点按期门，以通经活络，疏肝解郁，清泄肝火；施用提拿足三阳法（图198），点按足三里行间，以清泄肝火，疏肝理气，解郁散结；施用蹬拉法（图84），以消肿止痛，通乳消郁。

【预防】

初产妇应注意哺乳卫生，养成定时授乳的规律，每次将乳汁吸尽为止。在授乳过程中，应随时自我抚按乳房，如婴儿吸吮不尽者，应及时借助于吸乳器，将其余乳吸尽，以防郁积成痈。乳妇哺乳期内，尽量防止精神刺激，以防扰乳，发生乳痈。

不孕症

凡是妇女在婚后，夫妻同居，男子无病，经三年以上，未行避孕而不能受孕者，称为“不孕症”。

【病因病机】

多因素体虚弱，气血不足，无以养胎；或房事过劳，损伤肾气，肾精亏乏；或因气滞血瘀，积于胞中，不能成孕；或胞中寒冷，或胞中热甚，不能摄精成孕。现代医学亦有子宫畸形者。

【辨证论治】

1．精亏血少

主要症状：形体消瘦，经期错后，经血量少，色淡。肢体酸软乏力，头晕、心悸，精神倦怠，性欲减退，面色萎黄。舌淡苔薄白，脉虚细。

病因分析：素体虚弱，形体消瘦，故无以养胎。精亏血少，故经血量少，色淡。肾虚，故肢体酸软无力。精亏血少，无能上举，故乏力、头晕、心悸。均为肾虚之征。

按摩推拿手法治疗 第一步：患者坐位，医者以双手拇指点按脾俞、肝俞、肾俞、膈俞，以补益脾气，培补后天之本，补益肾气、调补冲任，补血养血。第二步：嘱患者仰卧位，施用运运颤颤法（图184），点按精宫，以补肾阴、益精髓；施用提拿足三阴法（图199），点按血海、复溜，以充盈肾气，益气养血，共达养血、补肾、益精之功。冲任不虚，阴阳交合而能有子。

2. 胞宫寒冷

主要症状：经期错后，行而不畅，颜色暗红，下肢冷痛，四肢不温，大便溏泻，白带量多。苔白而润，脉沉迟。

病因分析：寒滞胞宫，故行经期错后，行而不畅。胞宫寒凝，故不能摄精身孕。寒滞经脉，故四末不温。下肢冷痛。均属胞宫寒冷之征。

按摩推拿手法治疗　第一步：患者坐位，医者施用横搓命门法，以温补命门，温煦胞宫。第二步：嘱患者仰卧位，施用运运颤颤法（图184），点按中极、关元、归来，以温通胞宫，驱散寒邪，通调冲任；施用提拿足三阳法（图198），点按照海，以通经活络，补益肾元，温通下焦，气机通畅，阴寒得散，暖宫驱寒。

3. 肝郁气滞

主要症状：数年不孕，经期先后不定，经期乳房胀痛，精神抑郁，烦躁易怒，胸胁胀闷。舌质淡红，苔薄脉弦。

病因分析：气滞血瘀，经脉闭阻，故随情志变化，经期先后不定。经络不通，故乳房胀痛，烦躁易怒。均为肝郁气滞之征。

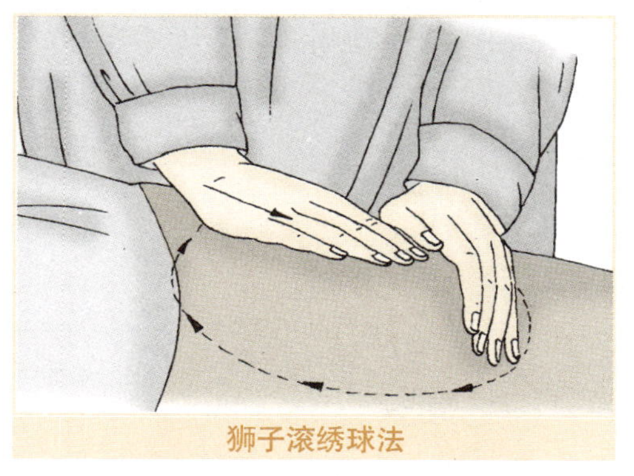
狮子滚绣球法

按摩推拿手法治疗　第一步：患者坐位，医者以双手拇指点按肝俞，以疏泄肝胆，疏达肝气。第二步：嘱患者仰卧位，施用狮子滚绣球法（图183），点按中极，以通调冲任，调理下焦之气机；施用提拿足三阴法（图199），点按三阴交、血海、行间，以调气理肝，气血调和，月经正常，易受胎孕。

黄　带

凡妇女出现自阴道内流出淡黄色、粘稠臭秽的液体，甚至色浓如茶，湿郁化热，伤及任脉所致的病症者称为黄带。

【病因病机】

多因湿热为患，脾虚生湿，肝经郁热，湿热下注而成。或因行经产后，手术创伤，湿热邪毒内侵，损伤任带二脉，以致秽浊之液下流，色黄如脓，或浊如米泔样。

【辨证论治】

主要症状：带下量多，色黄如脓，或兼黄绿色，或赤黄相兼，粘稠秽臭。或如米泔呈泡沫样，阴部搔痒，或灼热而痛，小溲赤短，口苦咽干，发热。舌质红，苔黄腻，脉滑数。

病因分析：湿热为患，脾虚生湿，肝经有热，秽浊之液下注，故色黄带下，或混浊如米泔，或黄色如脓。产后、术后创伤，湿热邪毒内侵，故带下赤黄相兼。均属湿热下注之征。

按摩推拿手法治疗　第一步：患者仰

辨证治疗

（三）妇科

卧位，医者以双手拇指与余四指之合力施用提拿足三阳法（图198）、提拿足三阴法（图199），点按行间、阳陵泉、足临泣、三阴交，以通经活络，活血化瘀，清除脾经之热，疏泄肝胆之邪热，清热利湿。第二步：嘱患者俯卧位，施用搓髎点强法（图167），以清利下焦，助清热除湿。

【预防】

注意个人卫生，勤换洗内裤，去除臭秽之浊。

胎位不正

凡胎位异常者（指孕妇胎位七个月后，胎儿在子宫内的位置异常），称为胎位不正，多见于经产妇，或腹壁松弛的孕妇。

【病因病机】

多因孕妇气虚劳倦过度，饮食失调，以致脾气虚弱所致。

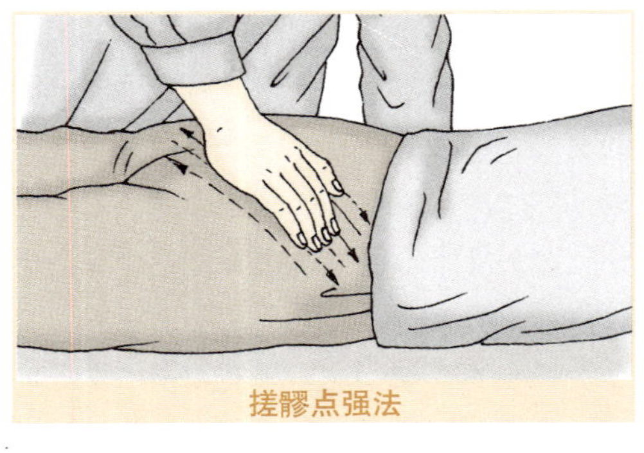

搓髎点强法

【辨证论治】

主要症状：孕妇本身自觉无明显症状，多经产科检查确定，或现代B型超声之诊断为臀位、横位等。

病因分析：因孕妇脾气虚弱，冲任失调，故胎儿任意转运，使胎位不正而致为本症。

按摩推拿手法治疗　患者屈膝仰卧位，或胸膝位跪姿，医者以双手于胎头、胎臀，依照胎位不正之姿，循其正位之热，施用狮子滚绣球法（图183），辅以正位；施用搓推至阴，以调节足太阳之气，辅以转胎为正。

【预防】

孕妇定期到妇科进行检查，尤在七个月左右时，如发现胎位不正，可遵医嘱自行胸膝位纠正。

实行计划生育，防止多产而造成腹壁松弛。不孕期注意休息及适当营养。

胎衣不下

凡胎儿娩出后，衣胞不能相继而下，称为胎衣不下。

【病因病机】

多因产时用力过早，胎儿娩出之后，产妇身体已极疲惫，无能继续用力娩出胞衣。或产时感受风寒，血液凝滞，因恶露注入胞衣，胞衣胀大，亦使胎衣不下。

【辨证论治】

1. 寒凝血瘀

主要症状：少腹冷痛，中有硬块，按之疼痛，胸腹胀满。舌质紫暗，脉弦有力。

病因分析：产时感受寒邪，而少腹冷痛。恶露注入胞衣，故胞衣胀大，按之疼痛，胸腹胀满。均为寒凝血瘀之征。

按摩推拿手法治疗　患者仰卧位，医者施用运运颤颤法（图 184），点按关元、气海、中极，以驱风散寒，温益下焦，调补下元，行气散瘀；施用提拿足三阴法（图 199），点按血海、三阴交，以行气散瘀，活血行血，温经散寒，行气益血，促下胞衣。

2. 元气虚弱

主要症状：面色苍白，倦怠无力，头晕眼花，心悸气短，胞衣不下。舌淡少苔，脉虚细。

病因分析：初产时用力过早，胎儿娩出后产妇身体极度疲惫，耗血伤神，故面色苍白，倦怠无力。或因元气大伤，无力娩出胞衣，故胎衣不下。均为元气虚弱之征。

按摩推拿手法治疗　第一步：患者侧卧位，医者以拇指点按脾俞、肾俞，以补益脾气，益气养血，培补肾元。第二步：嘱患者仰卧位，施用运运颤颤法（图 184），点按气海，以通调气血，总调一身之元气；施用提拿足三阳法（图 198），点按足三里，以补中益气，元气充足，身健有力，胞衣可娩。

■ 乳腺增生

妇女特别是未婚妇女乳房内有一个或数个大小不等的囊肿，称为乳腺增生，中医属“乳癖”范畴。

【病因病机】

多与卵巢机能紊乱有关。患者多伴有月经失调，或因忧思郁怒，肝脾失调，致气血运行不畅，气滞血瘀，痰湿凝结，或因肾气不足，冲任失调而致本病。

【辨证论治】

主要症状：在一侧或双侧乳房可扪及到圆形大小不一的易于推动的结节肿物，局部常感隐痛或刺痛，尤以月经前疼痛较为明显。有时肿块较大，并有囊性感，乳房表面正常，大多无触痛和压痛，腋下无瘰疬，个别患者有乳头溢液，患者常兼见头眩、烦躁、易怒、口苦、咽干等。舌质淡红，苔薄白，脉弦或沉弦。

病因分析：冲任失调，肾气不足，故卵巢机能紊乱，月经失调。忧思郁怒，肝脾失调，故气血运行不畅，痰气互结而为囊肿，或痰湿凝结而成为囊肿增生。郁怒伤肝，故气机不畅，而头眩，烦躁易怒。肾气不足，阴虚则火旺，故咽干，口苦。均为肝肾虚之征。

按摩推拿手法治疗　第一步：患者仰卧位，医者施用梳胁开胸顺气法（图 175），点按乳根，以舒胁理气，通调祛滞；施用双点章门法，以调和阴阳，舒经活络，舒肝理气，解郁消滞；施用双爪拿翅法，以通经活络，活血散瘀；施用囊肿疏散法，可以疏散囊肿，活血化瘀，通经活络。

辨证治疗

（四）儿科

小儿感冒

感冒俗称伤风，由于气候四季变化，小儿脏腑娇嫩，易感外邪出现夹痰、夹滞、夹惊及化热为喘等。

【病因病机】

小儿感冒多因肺、胃有热。小儿形体未充，肌腠疏薄，表卫不固，一旦外界气候变化，冷热失常，外邪入侵而致病。肺热，外邪侵肺，自口鼻、皮毛而入于肺，导致卫表调节失司，肺失宣降而出现恶寒、发热、头痛、鼻塞、流涕、咳嗽。肺失清肃，津液凝聚成痰，痰阻气道，而肺闭痰鸣。胃热，因脾气不足，又易感受风邪，影响脾胃运化，造成乳食积滞呕吐，腹泻残食。热邪不退，扰乱神明，引起肝风，出现烦躁不安抽搐等。

【辨证论治】

小儿感冒分为风寒、风热两种。

1. 风寒感冒

主要症状：发热怕冷，无汗，鼻塞，流清涕，喷嚏，头身疼痛，喉痒，咳嗽，痰淡稀。舌质淡红，脉浮紧，指纹淡红。

病因分析：风为阳邪，其性开泄，寒为阴邪，易伤阳气，又因稚幼，卫表肌腠疏薄，感受风寒之邪，故而发生肺失宣降，而出现上感症状。肺失疏肃，津液凝聚而成痰浊。

按摩推拿手法治疗 嘱患者仰卧位，施用推攒竹（两眉正中），推坎宫（两眉弓），揉太阳，以疏风解表，发散外邪；清脾经（拇指腹），清河水（前臂正中），以清肺热；推三关（前臂桡侧），以温阳散寒，发汗解表；掐揉二扇门（掌背中指根本节两侧凹处），以发汗法解表，退热平喘。

2. 风热感冒

主要症状：高热，微恶寒，汗少，喷嚏，鼻塞，流黄涕，头痛面赤，咽红咳吐黄痰。舌尖稍红，苔薄白，脉浮数，指纹红紫。

病因分析：风属阳邪，火为阳邪，其性炎上，火易耗津，易生风动血，故小儿感受风热而伤津液，面红咽红，灼热伤津，炼液为痰，故咳而多痰。

按摩推拿手法治疗 第一步：患儿仰卧位，医者施用推攒竹，推坎宫，揉太阳，以清肺经，清河水。第二步：嘱患者坐位，施用推脊（背部大椎至长强），以退热，清热，解表。咳嗽痰鸣者加用揉膻中，揉肺俞，揉丰隆，以理气清热，升清降浊，宣通肺气；嗳呕者，点按中脘，以通调中焦，补益胃气，降逆止呕。

【预防】

加强小儿的营养，进用清淡饮食，加强小儿的耐寒锻炼，冬季不宜包裹太严，在感冒流行时尽量不到公共场所。

小儿咳嗽

有声无痰谓之咳，有痰无声谓之嗽，合称为咳嗽。多因外邪侵肺，引起咳嗽。

【病因病机】

外感咳嗽：多因卫外不固，在寒冷季节或气候突变时风寒外邪入侵。

内伤咳嗽：外感致咳日久转变而成。肺脏虚弱，或脾胃有病累及肺脏所致。

【辨证论治】

1. 外感咳嗽

（1）风寒咳嗽

主要症状：初起咳嗽无痰，鼻塞流清涕，头身疼痛，恶寒不发热，无汗，苔薄白，脉浮缓或浮紧，指纹淡红。

病因分析：风寒袭肺，肺失清肃，上逆为咳，或从皮毛而受，故身痛；或从口鼻而入，故鼻塞流清涕，均为风寒之征。

按摩推拿手法治疗 第一步：患者仰卧位，施用推天门，推坎宫，揉太阳，以疏风解表，揉膻中，运八卦（手掌面即掌心），以宽胸理气，化痰止咳；清肺经，揉乳旁，宣肺化痰；推三关，掐揉二扇门，以驱风散寒。第二步：嘱患者俯卧位施用分推肩胛，揉肺俞，以利肺化痰，理气止咳。

（2）风热咳嗽

主要症状：咳嗽，痰黄稠，咳痰不爽，发热恶风，汗出，口渴唇燥，流涕，咽干痛或痒，便秘，溲黄。舌红苔黄，脉数，指纹鲜红。

病因分析：风热犯肺，耗伤津液，故而唇干咽痛，便干，溲黄。灼热炼液为痰，故痰黄稠，咳痰不爽，均为灼热伤津之征。

按摩推拿手法治疗 除上述手法外加用清天河水，以清热解表，泻火除烦，共达疏风解表，宣肺止咳之功。

2. 内伤咳嗽

（1）阳虚咳嗽

主要症状：咳声不扬，便溏，痰稀色白，易出汗，神疲无力，畏寒肢冷，食欲不振，动则气急。苔薄白，舌淡红，脉缓无力。

病因分析：阳虚则寒，以里寒为主，故而咳声不扬，痰稀色白。里寒温煦，功能减弱，故畏寒肢冷，不能下利清谷，均为阳虚之征。

按摩推拿手法治疗 嘱患者坐位，施用补脾经，补肺经，以益气健脾；推揉膻中，揉乳旁，揉中脘，以宽胸理气，化痰止咳；揉肺俞，以宣肺止咳；施用提拿足三阳法（图198），点揉足三里，以健脾胃，助运化。

（2）阴虚咳嗽

主要症状：干咳无痰或痰少，吐痰胶粘，咽喉干痛，大便干燥，甚则口苦，低热或不发热。舌红无苔，脉多弦细或细数。

病因分析：阴虚而干咳，咳嗽胶粘，咽喉干痛，便干，均为火旺之征。阴虚无能制火故而低热。

按摩推拿手法治疗 除应用以上手法外，加用揉二马（手背无名指及小指掌关节后陷中）；痰咳不利加用丰隆，以升清

辨证治疗

（四）儿科

降浊，共达滋阴补肾，顺气散结，健脾养肺，止咳化痰之功。

【预防】

加强耐寒锻炼，注意饮食调节，不宜过量、或过食甘、咸之物。

■ 小儿支气管哮喘

哮喘是小儿常见的一种肺系病症，常以阵发性呼吸困难，呼气延长，喉间有哮鸣声，严重时张口抬肩，难以平卧为特征。多见于春秋，以气候突变、寒湿失宜、饮食不当为诱因。

【病因病机】

内有壅塞之气，外有非时之感，膈有胶固之痰，三者相合，闭拒气道，搏击有声，发为哮喘病。

【辨证论治】

1．寒喘

主要症状：咳嗽喘促，喉间有痰鸣声，吐痰清稀，色白多沫，形寒无汗，面色苍白，四肢不温，口不渴或渴喜热饮，小溲清长。舌质淡红，苔薄白，脉数或浮滑。

病因分析：寒伏脏系，聚液生痰，故咳喘，喉间有痰鸣声。寒邪为阴于内，故四肢不温等，均为寒邪之征。

按摩推拿手法治疗 患者坐位，医者施用清肺经，以清肺止咳；施用推揉膻中，以清肺宽胸；揉天突，以降气引痰；运内八卦，揉肺俞，以降气平喘，化痰止咳；推三关，揉外劳宫，以补气行气，温阳散寒，宽胸利气，通滞散结。

2．热喘

主要症状：咳嗽气喘，呼吸憋气，不能平卧，喉间痰鸣，痰稠色黄，发热面经，胸膈满闷，烦躁不安，渴喜冷饮，溲黄便干。舌质红，苔薄黄，脉浮数，指纹深红。

病因分析：热为阳邪，痰热郁肺，故咳嗽，呼吸憋气，不能平卧，发热面红等，均为邪热之征。

按摩推拿手法治疗 除以上手法外，加用清天河水，以清热解表，泻火除烦。

3．寒哮并阳虚

主要症状：兼面青唇紫，口不渴，倦怠乏力，食少纳差，头汗涔涔，张口抬肩，端坐喘息，四肢欠温，小溲清长。舌淡、苔薄白，脉濡而无力，指纹淡白。

病因分析：哮喘反复发作，肺气耗散，肾阳亏虚，气不摄纳，故出现张口抬肩，端坐喘息，四肢欠温等寒喘兼阳虚之征。

按摩推拿手法治疗 除以上手法治疗外，加用推三关，补肺经，补脾经，补肾经，揉丹田，以补气养血，补益肺气，温补下元，补气行气，温阳散寒，分清降浊，降气平喘，化痰之效。

【预防】

预防呼吸道感染，防止接触化学物品。

■ 百日咳

百日咳是由百日咳嗜血杆菌引起的呼吸道传染病，病程较长，临床以阵发性痉挛性咳嗽后，伴有特殊的回声为特征，易诱发肺炎等，出现严重并发症。

【病因病机】

由于感受时行风邪，小儿肺脏娇嫩，时行风邪从口鼻而入，郁阻于肺，而肺合皮毛，卫气失宣，初起在表，与感冒相似。肺失肃降，上逆而咳。时邪化火，炼液为痰，痰火互结，阻塞气道，肺不能通达，痉咳阵作不已，当粘稠之痰咳出，胃内容物吐出，气道通畅，痉痰缓解。日久，肺阴耗伤，痰火内聚，灼伤肺络，血随气上，可见咯血、衄血。婴幼，神气怯弱，痰浊蒙蔽心窍，而昏迷、抽搐等。

【辨证论治】

1. 初期

主要症状：形似感冒，咳嗽，流涕，并有发热，日渐咳嗽加重。日轻夜重，以致出现痉挛阵发性咳嗽。

病因分析：感受时行风邪袭肺，卫气失宣，故咳嗽频发。

按摩推拿手法治疗　患者坐位，施用清肺经，清天河水，以清肺降气，祛痰利膈；施用揉掌小横纹，掌面小指根下、尺侧掌纹头处，掐揉小天心（大小鱼际交界凹处），以清热散结，宽胸宣肺，化痰止咳，推揉膻中，理气宽胸。

2. 中期

主要症状：阵咳连声，夜重于昼，面红眼赤，咳声短促，伴有鸡鸣样回声，咳吐呼吸道分泌物及胃内容物后，痉咳暂停。

病因分析：时邪化火，炼液为痰，痰火互结，气道阻塞而阵咳连声，咳吐后气道通畅则咳暂停。

按摩推拿手法治疗　以上手法加用清胃经（拇指掌面近掌端第一节），以清中焦湿热，和胃降逆，清泻胃火；运内八卦（掌背侧正中）以宽胸利气，通滞散结。

3. 末期

主要症状：咳嗽逐渐减少，回声逐渐消失。

病因分析：咳嗽日久，耗伤肺阴，痰火内聚，神气怯弱，咳声渐减。

按摩推拿手法治疗　除施用以上手法外，加用补脾经，补肾经，揉肾经，共达收敛元气，固表止汗，补气养血，健脾和胃，温养下元，清肺降气，镇咳化痰之功。

【预防】

发现百日咳婴幼儿应隔离，住室应空气流通，日光充足，对易感儿童注意营养和健康，在流行季节不宜去公共场所。

■ 小儿呕吐

小儿呕吐是由于胃失和降，气逆于上所致。所以有物有声为呕，有物无声为

辨证治疗

（四）儿科

吐，有声无物为干呕，并称为呕吐。

【病因病机】

脾胃受寒，过食生冷或贪凉，致寒邪入胃脘，脾胃虚弱，升降失和，下行受阻，上逆而呕吐。

脾胃蕴热，暑湿、湿热之邪，侵犯胃腑或乳食积滞而化热，导致热气上逆而呕吐。

乳食不节，损伤脾胃，导致胃不复纳，脾失运化，升降失司，胃气不能下行，气逆于上而发为呕吐。

【辨证论治】

1.胃寒呕吐

主要症状：呕吐时作时止，时轻时重，吐物不化，或为清稀粘液，无酸腐气味，进食稍多亦易呕吐。形寒肢冷，肠鸣，腹痛，大便溏薄，完谷不化，小溲清长，精神萎靡，面色少华。舌质淡，苔薄白，脉细无力，指纹淡。

病因分析：小儿脾胃虚弱，阳易受病，寒从内生，故进食呕吐。脾阳受困，运化失常，水谷不运而四末不顾，故体寒肢冷。均属寒邪之征。

按摩推拿手法治疗 嘱患者俯卧位，施用推天柱，以和胃降逆，祛寒止呕。嘱患者坐位，施用揉横纹、推扳门，以和胃止呕；施用补脾经，揉中脘，以健脾和胃，温中散寒，降逆止呕；施用推三关，揉外劳宫，以温阳散寒，温中止呕，共达温中散寒，和胃降逆之效。

2.胃热呕吐

主要症状：食入即吐，吐物恶臭或为黄水，口渴、唇干，身热面赤，烦躁不安，胃脘疼痛或胀闷不适，或伴两胁胀满，大便稀臭或便结不通，小溲黄少。舌质红，苔黄，脉数，指纹色红或紫。

病因分析：湿热之邪蕴于胃腑，热气上逆故而食入即吐。食滞蕴而化热故吐物恶臭，属热邪之征。

按摩推拿手法治疗 第一步：患者坐位，医者施用清脾胃法，以和胃降逆止呕；施用清大肠经，以泄热通便；运内八卦，揉横纹，推扳门，以宽胸理气，和胃止呕。第二步：嘱患者俯卧位，施用推天柱，以清中焦积热，和胃降逆；施用推下七节骨以泄热通便，使胃气得以通降下行，共达清热和胃，降逆止呕之功。

3.伤乳食吐

主要症状：呕吐频繁，吐物酸臭，伴未消化之乳片或食物残渣；嗳腐厌食，矢气恶臭，脘腹痞闷或疼痛不适，吐后则舒，大便秘结或泻下酸臭不化，泻后痛减。苔厚腻或黄腻，脉滑数，指纹红紫。

病因分析：乳食过量，损伤脾胃，升降失司，胃不能下行而气逆于上故呕为食物残渣，矢气恶臭，脘腹痞满等，均属内积食滞之征。

按摩推拿手法治疗 患者坐位，医者施用补脾经，揉中脘，按摩足三里，以健脾和胃，助消化；施用揉扳门，运内八卦，以宽胸理气，消食导滞。嘱患者仰卧位，施用分推腹阴阳，横纹推扳门，以降逆止呕，共达消食导滞，和中降逆之功。

【预防】

小儿食后不要立即剧烈运动，养成良好的饮食习惯，不宜偏食，不宜过度饮用生冷食物。

小儿腹痛

【病因病机】

小儿腹痛常因风寒暑湿等外邪和脏腑虚弱，内伤食乳所致。主要病机是中焦气机壅遏，经脉失调，故不通则痛。小儿腹痛有寒、积、虚，瘀四种，现代医学所说的腹痛涉及疾病更多，此只限于小儿内科常见腹痛而言，外科急腹症不在此例述之。

【辨证论治】

1. 寒痛

主要症状：腹痛迅速，阵发作痛，啼叫不安，额上出汗，按之痛缓，腹部喜温，得热则舒，肠鸣漉漉，便溏轻泻，泻后痛减，面色苍白，四肢不温，溲清长。舌淡苔白，脉沉弦，指纹红色。

病因分析：寒邪入侵，袭脐腹，故腹痛迅速。寒邪入腹，郁结胃肠，中阳受遏，肠鸣漉漉，故腹泻便溏。均为寒邪之征。

按摩推拿手法治疗 第一步：患者坐位，医者施用补脾经，摩腹，以温中健脾；推三关、揉外劳宫，以助阳除寒；掐揉一窝风，以散寒理气止泻。第二步：嘱患者仰卧位，施用拿肚角，以温中散寒，理气止痛。

2. 虚寒腹痛

主要症状：腹部隐隐作痛，绵绵不止，痛处喜按喜温，时有腹泻，食欲欠佳，形体消瘦，手足欠温，面色淡白少华。舌质淡，苔薄白，脉沉细软。

病因分析：脾胃虚寒，中阳不振，故腹痛隐隐，形体消瘦，面色淡白少华，均为虚寒之征。

按摩推拿手法治疗 第一步：患者坐位，医者施用补脾经，补肾经，推三关，揉外劳宫，以温脾肾，益气也痛。第二步：嘱患者仰卧位，医者施用揉中脘、揉脐、按揉足三里，以健脾和胃，温中散寒，增进食欲，温补脾肾，益气止痛。

3. 伤食痛

主要症状：腹部胀满，疼痛拒按，嗳腐吞酸，矢气恶臭，或有呕吐，吐物酸馊，或有腹泻，泻后痛减，乳食不思。舌苔白腻，脉弦。

病因分析：饮食不节，乳食积滞，而腹部胀痛拒按，均为伤食之征。

按摩推拿手法治疗 第一步：患者坐位，医者施用补脾经、清大肠、揉扳门，以健脾和胃，消食导滞，理气止痛；运内八卦，以宽胸理气，调和气血。第二步：

辨证治疗

（四）儿科

嘱患者仰卧位，施用分推腹阴阳，揉天枢、拿肚角，以疏调肠腑，消食导滞，和中止痛。

■ 小儿便秘

小儿便秘是指不能按时排便，便坚硬或干燥，排便时间延长或排时不爽的一种病症。本病是由于大肠传导功能失常，粪便在肠腔内停留过久，内含水分过量吸收，使粪便过于干燥坚硬所致。

【病因病机】

先天不足，久病脾虚，运化无能，气血生化无源，气血两亏，气虚阳亏，温煦无权，阴气凝结，大便传导无力，而大便艰涩难下；又因津少不能滋润大肠而便秘。

饮食不节，食滞停积，郁而化热，津液亏耗，燥结肠道，传导失司造成便结。

【辨证论治】

1. 实秘

主要症状：大便干结，嗳气酸腐，烦热口臭，纳食减少，易怒眼红，腹部胀满，口干唇赤，小溲黄少。苔多厚腻或黄燥，脉弦滑，指纹色紫。

病因分析：郁而化热故大便干结。燥结肠道故腹部胀满。津液耗伤，输布无权，津少不能滋润大肠而便结。均属肠腑燥热之征。

按摩推拿手法治疗 第一步：患者坐位，医者施用清大肠、揉天枢，以涤荡肠腑之邪热积滞；施用运内八卦，以顺气行滞；施用按揉膊阳池、退六腑，以通便泻热。第二步：嘱患者仰卧位，施用摩腹、按揉足三里，以健脾和胃，行滞稍食。施用搓摩胁肋，以疏肝理气。嘱患者俯卧位，施用推下七节骨，以通便清热，共达顺气行滞，清热通便之效。

2. 虚秘

主要症状：大便微干或不硬，但便出不畅，努挣难下。形瘦无力，被疲气怯，唇淡，爪甲无华。舌质淡，苔薄白，脉细软，指纹色淡。

病因分析：大便微干，但便出不畅，属气虚，大肠传导无力而大便艰涩。形瘦无力，神疲气怯，唇淡，为脾虚、血少。津少不能滋润大肠，故而排便不爽。均为虚秘之征。

按摩推拿手法治疗 患者坐位，医者施用补脾经、推三关、捏脊、按摩足三里，以补气养血，健脾调中，强健身体；施用清大肠、按揉膊阳池、揉上马（手背无名指及小指、掌指关节后凹中）、揉脐、揉肾俞，以滋阴润燥，理肠通便，共达益气养血，滋阴润燥之功。

【预防】

防止小儿偏食，增强小儿自主运动，养成好的排便习惯。

疳积

疳积是消化吸收功能长期障碍的一种慢性消耗性疾病，与现代医学的所谓营养不良相类似。

临床主要以形体消瘦，气血不荣，毛发憔悴，精神萎顿，腹部胀大，青筋暴露，食性怪癖等。严重时不仅影响小儿生长发育，而且容易并发其他疾患，造成机体恶性循环，故应及早防治。

【病因病机】

乳食伤脾：小儿乳食不节，饥饱无度，损伤脾胃，或恣食肥甘生冷，脾胃损伤，乳食壅滞内停，运化失职，升降失司，水谷精微不能输布，气血精液无从生化，脏腑、毛发、肌肤失于润养，渐见形体消瘦，气液亏损，形成疳积。

久病体虚：小儿腹泻、痢疾、寄生虫等病久治不愈，或误治失治，气血津液逐渐消耗，使元气亏虚，气血不荣，形体羸瘦，形成疳积。

【辨证论治】

1. 前期积滞伤脾

主要症状：面色无华，形体消瘦，精神不振，纳呆少食，脘腹胀满，腹痛拒按，呕吐食物残渣，夜眠不宁，毛发成穗，皮肤干涩，喜怒无常，便溏或干腻臭，小溲混浊，伴有发热，手足心热。舌苔厚腻，脉弱或滑数。

病因分析：面色无华，形体消瘦，精神不振，纳呆，均为脾胃损伤。食滞胃脘，而腹痛腹胀，拒按。运化失职，升降失司，故肌肤失于濡养而皮肤干涩，毛发成穗等，均为积滞伤脾之征。

按摩推拿手法治疗　第一步：患者坐位，施用揉扳门，推四横纹，运内八卦，以消食化滞，疏调肠胃积滞，理气调中，补脾经；点足三里，以健脾开胃。先天不足，久病脾虚，运化无能，气血生化无源，气血两亏，气虚阳亏，温煦无权，阴气凝结，大便传导无力，而大便艰涩难下；又因津少不能滋润大肠而便秘。嘱患者俯卧位，施用揉中脘、揉天枢，分推腹阴阳，以消食导滞，疏调肠胃，共达消食和中，调理脾胃之功。

2. 后期气血两亏

主要症状：面色萎黄表情淡漠，毛发憔悴稀疏乃脱，精神萎顿，或烦躁啼哭，啼声低沉，夜不安卧，睡眠露睛，腹部膨胀，青筋暴露，头大颈细，骨瘦如柴，外貌成小老头状，四肢不温，纳呆，善肌，水泻，瘦如米泔，汗出。舌苔淡薄，脉细无力。

病因分析：元气亏虚，面色萎黄，表情淡漠，气血不荣，故毛发憔悴，稀疏乃脱，形体消瘦，外貌呈小老头状，头大颈长等，均为气血亏虚之征。

按摩推拿手法治疗　第一步：患者坐位，医者施用补脾经、推三关，以温中健脾；运内八卦，揉外劳宫，以温阳助运，

辨证治疗

（四）儿科

理气和血；施用掐揉四横纹，以治疳积。嘱患者仰卧位，施用揉中脘，点按足三里以温中健脾，调和气血。先天不足，久病脾虚，运化无能，气血生化无源，气血两亏，气虚阳亏，温煦无权，阴气凝结，大便传导无力，而大便艰涩难下；又因津少不能滋润大肠而便秘。第二步：嘱患者俯卧位，施捏脊，以温中健脾，益气补血；阴虚火旺者，加用补肝经，补肾经，揉上马，运内劳宫，以滋阴降火。

【预防】

合理喂养婴儿，避免偏食，增强小儿自我活动，促进消化吸收。

■ 小儿泄泻

小儿腹泻又称消化不良，是脾胃功能失调而致的一种消化道症状。临床是以小儿大便次数增加，便质稀薄或呈水样，兼有未消化的乳食残渣及粘液为特征。本病以夏秋季多见，因感受湿邪、暑湿，或过食生冷，饮食不洁，脾胃虚弱，内伤食乳而致脾胃功能失调等。日久可影响小儿生长发育。

【病因病机】

泄泻本病在于脾胃，小儿脾胃发育尚未完善，消化机能减弱，故无论外感六淫或内伤食乳，均可使脾胃纳运升降功能失调而泄泻。

按摩穴位治疗儿童腹泻

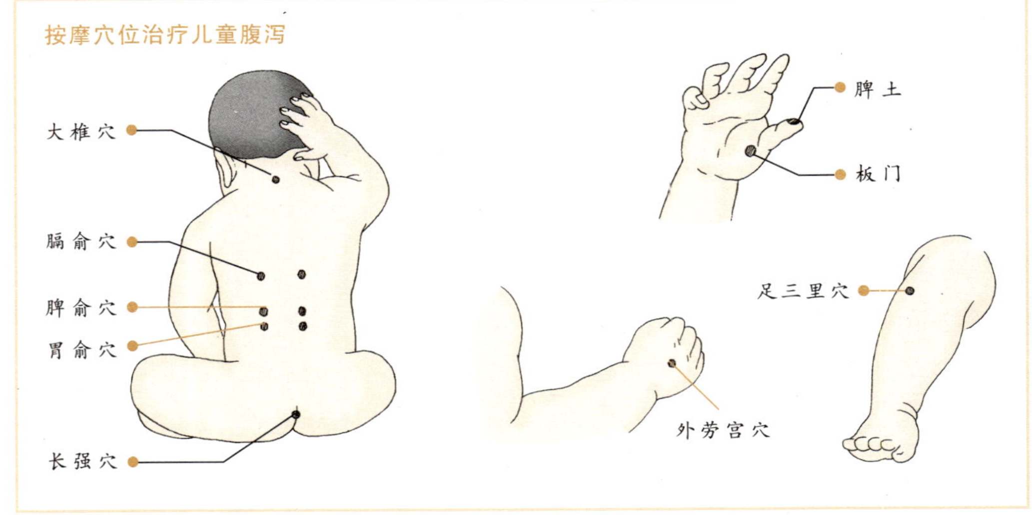

【辨证论治】

1. 寒湿泻

主要症状：大便稀薄多沫，色淡，无臭味或臭味较轻，腹痛，肠鸣，或伴有发热，鼻塞流涕，轻度咳嗽，厌食，口不渴，面色淡白。苔白腻，脉濡，指纹红色。

病因分析：寒湿邪客中焦，湿困脾而受纳运化无权，邪客中宫，阳气受遏，运化失常故腹痛，肠鸣，寒束肌表而腠理不开，出现上感症状，均为寒湿之征。

按摩推拿手法治疗 第一步：患者坐位，医者施用补脾经，揉三关，补大肠（食指桡侧），揉外劳宫，以温阳散寒，健脾化湿，湿中散寒。第二步：嘱患者俯卧位，医者施用上推七节骨（第四腰椎龟尾端）、揉龟尾（合为搓骨点强法），共达温中止泻；肠重肠鸣重者，加揉一窝风（手背腕横纹正中凹处）。第三步：嘱患者仰卧位施用拿肚角（脐下二寸，石门旁开二寸大筋），体虚加捏脊；惊烦不安，加清肝经，掐揉五指节（手背五指第一指间关节），共达温中散寒，化湿止泻之功。

2. 湿热泻

主要症状：腹痛即泻，急迫暴泄，黄褐热臭，身有微热，尿少色黄。苔黄白腻，脉滑数，指纹色紫。

病因分析：湿热困脾，受纳无权，故而腹痛即泻。清浊不分故黄热臭等。均为湿热之征。

按摩推拿手法治疗 第一步：患者坐位，医者施用清胃经、脾经，调大肠、小肠（小指尺侧边缘，自指尖到指根成一直线），以清中焦湿热；揉天柱，清利肠腑湿热积滞；退六腑，以清热化湿。第二步：嘱患者俯卧位，施用揉龟尾法，以利肠止泻，共达清热利湿，调中止泻之效。

3. 伤食泻

主要症状：大便量多，酸臭如败卵，含有未消化食物残渣，泻前哭闹不安，似有腹痛，泻后痛减，矢气，常伴有恶心，呕吐，口嗳酸气，纳呆，不思乳食。苔厚或垢腻，脉滑。

病因分析：内伤乳食，损伤脾胃，运化失司，故大便量多，不能腐熟水谷，而致大便酸臭如败卵；浊气阻碍气机，故腹痛，矢气等。均为内伤乳食之征。

按摩推拿手法治疗 第一步：患者坐位，医者施用补脾经，揉中脘，揉扳门，摩腹，以健脾和胃，行气消食，清大肠；揉天枢以疏调肠腑积滞。第二步：嘱患者俯卧位施用揉龟尾，以利肠止泻，共达消食导滞和助中运化之功。

4. 脾虚泻

主要症状：久泻不愈，大便水样，次数频多，四肢厥冷，精神萎靡。舌淡苔薄，脉软无力。

病因分析：小儿脏腑娇嫩，脾常不足，易受损伤，致使脾阳不振，运化失常，故久泻。水湿滞留，大便水样。脾虚损及肾阳，引起四肢厥冷之危证。均属脾虚之征。

按摩推拿手法治疗 第一步：患者坐位，医者施用补脾经，补大肠以健脾益气，通调肠腑，固肠实便；推三关，摩腹，推上七节骨，以温中固阳，健脾止泻。第二

辨证治疗

（四）儿科

步：嘱患者俯卧位施用揉龟尾法，以健脾益气，温阳止泻。

【预防】

注意小儿饮食卫生，忌生冷、油腻、不易消化之食物，注意冬季保暖，夏季防暑湿。

小儿肠梗阻

当肠内容物在肠道内的正常运行发生障碍不能顺利通过时，称为肠梗阻。常以腹痛，腹胀，呕吐，无大便，无肛门排气为主要症状。一般分为机械性肠梗阻和动力性肠梗阻。

起病急骤，变化迅速，严重时不及时正确处理常危及生命，因此对本病必须引起足够的重视，以免延误病机。

【病因病机】

主要是大肠、小肠的内容物通过障碍所致。如饮食积滞，燥屎内结，蛔虫团阻或手术后瘀血留滞等，影响肠道通降机能而致肠梗阻。

【辨证论治】

主要症状：腹痛，腹胀，呕吐，无大便及肛门无排气，是肠梗阻共同症状。肠套叠，则阵发性腹痛，突然哭闹不安，下肢屈曲，面色苍白，无汗等。蛔虫梗阻，虫团阻塞于肠腑，出现阵发性腹痛，可触及大小不等的细索条样包块，包质柔软，揉之可致变形状及部位。粪块阻塞，腹胀腹痛，嗳气泛酸，大便秘结不通，腹部可触及粪块。

按摩推拿手法治疗 患者仰卧位，施用摩腹，揉脐，揉中脘，分推阴阳以调理肠道，通滞启闭。腹痛甚者，可加用点按脾俞、大肠俞、胃俞，以止痛通腑；肠套叠者，逆时针摩腹，以退纳套叠之肠腑；粪块者施用推下七节骨以通调下焦之气，以利通调肠腑；蛔虫者，施用摩腹，搓挤，以调理肠道，驱蛔虫止痛通滞启闭。

小儿虫积

小儿腹痛除与感受外邪、饮食内伤等因素有关外，尚有因感染蛔虫，扰动肠中而致腹痛者。

【病因病机】

由于小儿饮食不洁，食生冷瓜果；或饮食前不洗手，随饮食入口而成病。小儿感染蛔虫，扰动肠胃，影响受纳运化气机或窜行胆道，或虫多扭结成团，阻止气机而致气滞作痛。

【辨证论治】

主要症状：蛔虫引起腹痛，往往突然发生，时发时止，一般以脐周为甚，有时可在腹部触及到蠕动之块状物，时隐时现，多数有便虫或吐虫史。食欲异常，而黄肌瘦，瞳孔扩大，睡卧不安，有时磨牙。严重时腹部胀大，青筋暴露，若蛔虫窜行胆道痛如钻顶，大便化验有虫卵。

按摩推拿手法治疗 嘱患者仰卧位，医者施用摩腹，抖揉肚脐，以健脾和胃，行气止痛；施用揉一窝风，揉外劳营，推三关，以温中安蛔；拿肚角，以安蛔缓痛。

【预防】

注意饮食卫生，严格把好病从口入第一关，忌食生冷不洁的食物。

小儿遗尿

小儿遗尿亦称“尿炕”，凡三岁以上小儿在睡眠中发生小溲自遗，称为夜尿症。轻者隔日或数日1次，重者每夜1～2次，或一日多次。多由于先天肾气不足，下元虚冷而膀胱虚寒；或肾与膀胱之气俱虚，不制约水道，或脾气虚，肺气损，气虚下陷，水道制约无权，均可发生遗尿。

【病因病机】

小儿正常排尿，有赖于膀胱与三焦功能的健全，三焦的气化上焦以肺为主，中焦以脾为主，下焦以肾为主。若三脏功能失常，皆可影响尿的排泄，其中肾与遗尿的关系尤为重要。

【辨证论治】

1. 肾气虚

主要症状：多见面色苍白，智力迟钝，腰腿酸软，喜暖畏寒，四肢欠温，小溲清长而频数。

病因分析：肾气闭藏，开窍于二阴，与膀胱互为表里，肾气虚，气化不足，关门不固，水道失约故发生遗尿。肾主筋骨，坚虚则腰腿酸软等。

按摩推拿手法治疗 患者坐位，医者施用补肾经，按揉肾俞、横擦命门（166），以温补肾气，壮命门火，固涩下元；施用一指托天法（图101），揉外劳宫，以温阳升提，共达温补肾气，固摄水道之效。

2. 脾虚

主要症状：表现为四肢困倦，少气懒言，形体消瘦，面色苍黄少华，胃纳欠佳，大便溏薄。舌苔薄白或兼白腻，脉沉。

病因分析：脾主运化，脾虚运化失常，故形体消瘦，面色苍黄少华，均为脾虚不健运之征。

按摩推拿手法治疗 第一步：患者坐位，医者施用补脾经、肺经，推三关，以健脾益气；施用一指托天法（图101），以温阳升提；施用点按脾俞，以补益脾气，

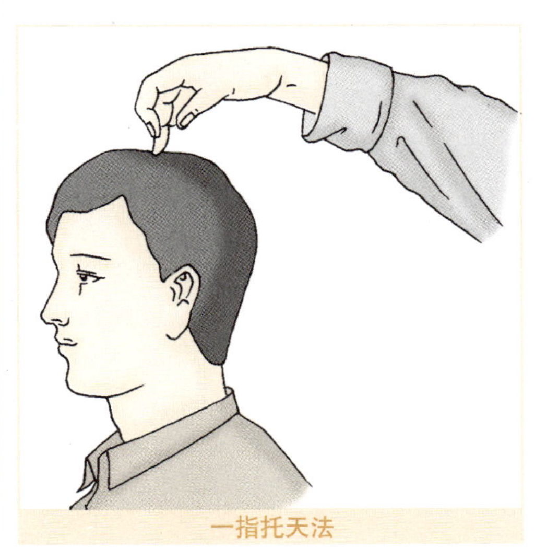
一指托天法

辨证治疗

（四）儿科

促进运化。第二步：嘱患者仰卧位，施用揉三阴交，以通调水道，滋阴潜阳，培补肾气，共达补脾益气，固涩下元之功。

3．肺气虚

主要症状：多表现为头晕，多涎唾而不渴，面白神疲，自汗或盗汗，或有便溏，舌淡，脉缓。

病因分析：肺主气，上虚不能治下，下虚不能上承，运化无力，节制无权，则水液趋下，膀胱失约，关门不固而遗尿，卫表不实而自汗、盗汗等。

按摩推拿手法治疗　第一步：患者坐位，医者施用补肺经，推三关，以健脾益气；施用一指托天法（图101），揉外劳宫，以温阳升提。第二步：嘱患者仰卧位，施用揉丹田，以温补肾气，按摩三阴交，以通调水道。

【预防】

养成按时排尿的卫生习惯，合理安排生活，不宜过度疲劳。发生遗尿现象早诊断、治疗，加强营养，注意休息，不要歧视和训斥患儿。入睡前排尿，夜间定时排尿。

■ 小儿痢疾

小儿痢疾是较常见的一种传染性疾病，时疫作痢，一方一家之内，上下感染，症状相似，故名为“时疫痢”。

本病多发生于夏秋季节，临床以腹痛、腹泻，里急后重，痢下赤白为主症，大多由于感受时邪疫毒，或内伤肠滞所致。

【病因病机】

由于饮食不洁，感受湿热或疫毒等病邪所致。也有因脾胃素虚，大肠气弱，感受风寒暑湿之邪而得病者。

【辨证论治】

1．湿热痢

主要症状：下痢赤白粘冻，腹痛，里急后重，肛门灼痛，小便短赤，或伴有发热，恶寒，纳呆。舌质红，苔薄黄腻，脉濡数或滑数。

病因分析：湿热蕴结于胃肠之间与气血相搏，故腹痛。气机受阻，升降失和，肠壁脉络受损，下痢赤白。均为湿热之征。

按摩推拿手法治疗　第一步：患者坐位，医者施用清胃经、清大肠、揉天枢、清河水、退六腑，以清理肠胃之湿热，通滞调中；施用清小肠，除湿热以利小溲。嘱患者仰卧位，施用分推腹阴阳，运内八卦，以理气行滞；拿肚角，以调腑止痛；施用退六腑、清肺经，以治里急后重。第二步：嘱患者俯卧位，施用推下七节骨，以清除肠道湿热，通便导滞，共达清热化湿，理气通滞之效。

2. 寒湿痢

主要症状：腹痛痢下赤白色粘冻，白多红少，食少神疲，畏寒腹胀，四肢欠温。苔白腻，脉弦细缓。

病因分析：凝结肠胃以致气机不畅故而腹痛，下痢赤白。寒邪内阻，不能达四末，故畏寒腹痛，四肢不温。均为寒湿之征。

按摩推拿手法治疗 第一步：患者坐位，医者施用补脾经，补大肠俞，以健脾理中，温运除湿，施用揉外劳宫，推三关，以温中散寒。第二步：嘱患者仰卧位施用分推腹阴阳、摩腹、按足三里，以健脾开胃，增进饮食；施用揉脐，点按一窝风，以温通元阳，化寒湿除积滞。

3. 休息痢

主要症状：痢疾日久不愈，时发时止，或轻或重，面色萎黄，神疲乏力，纳呆，发时下痢脓血，腹痛，里急后重，平时大便时干时稀，稍受凉或饮食不当即复发。

病因分析：迁延日久，耗伤脾胃，中阳不健故面色萎黄，神疲乏力，纳差，均为脾胃虚弱之征。

按摩推拿手法治疗 第一步：患者坐位，施用补脾经、调大肠，以健脾理中，温运除湿；施用揉外劳宫、推三关，以温中散寒。第二步：嘱患者仰卧位，施用摩腹、按揉足三里，以健脾开胃，增进饮食；施用一指托天法（图101），以温阳化气；施用补肾经法，以补益肾气，共达温中健脾，益气化湿之效。

■ 小儿脱肛

脱肛又称直肠脱垂，是指直肠的粘膜层或整个直肠壁脱出肛门外的一种症状，多因气虚下陷或湿热下注所致。

【病因病机】

气虚：小儿素体虚弱，加之营养不良，或久泻久痢，正气耗损，气虚下陷，升摄无权而引起。

湿热：积于大肠，便干，排便困难，大便努挣而增加腹内无力，也可使直肠脱垂。

【辨证论治】

1. 气虚下陷

主要症状：每逢大便直肠粘膜脱出肛门外，轻者便后能自动回纳复位，重者便后需用手揉托方能还纳。严重的脱肛，不仅大便时脱垂，而平时哭啼、咳嗽使腹内压增加时也会脱出。脱出的直肠色淡红，常有少量粘液。患儿形体消瘦，精神不振，面色少华。舌淡苔薄，指纹色淡。

病因分析：小儿素体虚弱，久病，正气耗损，而大便时直肠粘膜脱出肛门。升摄无权，气虚下陷则凡遇啼哭、咳嗽腹内压增加之时便会脱出。均为气虚下陷之征。

按摩推拿手法治疗 第一步：患者坐位，施用一指托天法（图101），以升阳提肛；施用补脾经、补肺经、推三关、补大肠，以补中益气，理肠固脱。第二步：嘱患者俯卧位，施用捏脊、推上七节骨、揉龟尾，以补中益气，理肠固脱，理肠提肛。

2. 湿热便秘

辨证治疗

（四）儿科

主要症状：脱出的直肠色鲜红，有少量鲜红渗出液，口干苔黄，小便色黄，大便干燥，指纹色紫。

病因分析：湿热积于肠腑，耗伤津液，而大便干燥。脱出直肠，色鲜红，有少量鲜红渗出液，属湿热之征。

按摩推拿手法治疗 第一步：患者坐位，医者施以清大肠，揉天枢、退六腑，以清理肠腑积热；施用清脾经，清小肠，以利湿热；施用按揉膊阳池。第二步：嘱患者俯卧位，施用推下七节骨，以清热通便；施用揉龟尾，以理肠提肛。

【预防】

保持大便通顺，患有疾病及时治疗，避免日久耗伤气血，损及脾胃。

■ 小儿惊风

惊风是由多种疾患引起的一种症候，临床表现以突然意识丧失，牙关紧闭，四肢强直，痉挛或不停地抽动为主要特征。多因小儿脏腑娇嫩，不能耐受高热及突然的刺激，因而在儿童病患中惊厥，抽风统称为惊风。

【病因病机】

外感风湿时邪所致，暴受惊恐，乳食积滞等均可致惊风。

【辨证论治】

1. 高热惊风

主要症状：急性热病，均可引起烦躁不安，神昏谵语，牙关紧闭，四肢抽搐。舌质降红，舌苔黄粘，脉数，指纹青紫。

病因分析：高热内闭，扰乱神明，引动肝风，而致惊风。

按摩推拿手法治疗 患者仰卧位，医者施用掐人中、拿合谷、掐端正，以清热开窍，回阳救逆，镇痛宁神，疏风解表；施用清肝经、清心经、清肺经、清天河水、退六腑，以清热退心火，平肝泻火，熄风镇惊，解湿除烦，宣肺清热，清热解表，泻火除烦，凉血解毒，共达清热镇惊之功。

2. 暴受惊恐

主要症状：惊慌不安，睡卧不宁，或昏迷不醒，醒时啼哭，手足抽搐，轻微发热或不发热，面色乍青乍赤，脉较细数而弦。

病因分析：暴受惊恐，神志不宁，精神失守而惊慌不安，睡卧不宁，手足抽搐。

按摩推拿手法治疗 患者仰卧位，医者施用拿合谷、曲池、肩井，以驱风镇惊，安神止疼；施用拿百虫、掐端正、掐老虎，以通经络止抽搐，开窍醒神。

3. 乳食积滞

主要症状：呕吐，不思饮食，腹部饱满，腹痛，便秘，发热，目瞪视呆，昏迷惊厥，呼吸短促，舌苔黄腻，脉滑数。

病因分析：饮食不节故纳呆，腹胀满。运化失司，积滞于肠胃而化热，生风，故昏迷惊厥而作。

按摩推拿手法治疗　第一步：患者仰卧位，医者施用清胃经、清脾经、清大肠经、揉扳门，以清利湿热，化痰止呕，清利肠腑，除湿导滞，和胃降逆，除烦止渴，消食化滞；施用揉中脘、天枢，按揉足三里，以补中益气，通调肠腑。第二步：嘱患者侧卧位，施用推下七节骨，以泻热通便，共奏清热除烦，调理脾胃，镇惊止厥之效。

4. 慢惊风

主要症状：起病缓慢，病程长，精神不振，形体消瘦，四肢抽搐无力，头目颤动时作时止，口鼻气冷，或吐或泻，痰鸣，四肢不温，面色萎黄，脉弱，指纹色淡。

病因分析：日久迁延，耗伤津液、气血，而肝血不足，筋失濡养，故四肢抽搐。四肢不温，水谷不化，升降失司，水湿上泛而为痰饮等，属气血不足，津液亏虚之征。

按摩推拿手法治疗　患者仰卧位，医者施用补脾经、补肾经、推三关、揉中脘、摩腹、按揉足三里、捏脊，以健脾和胃，增补元气；施用清肝经，拿曲池、拿委中，以平肝息风，镇惊止疼；施用一指托天法（图101），以回阳救逆。

■ 小儿暑热症

小儿暑热症又称夏季热，是暑天长期发热，伴有饮食减退，口渴、多饮、多尿、少汗的一组综合性病症。

【病因病机】

小儿脏娇，形体未充，卫外不固，外感暑气之侵袭，蕴遏肺胃，肺主皮毛，暑邪熏灼腠理闭塞不开，汗不能泄，留恋三焦，下注膀胱，故小溲量多。暑气内蕴化火，胃阴耗损，而口渴引饮，久热不退，引起小儿饮欲减退，面色少华，形体消瘦，精神痿靡，热邪扰乱神明，则出现烦躁不安，惊跳等症状。

【辨证论治】

主要症状：盛夏时节渐起发热，持续不退，随天气变化，气温愈高，体温亦随之上升。天气转凉，体温随之下降，口渴多饮，多尿，闭汗，伴有消化及感冒症状。高热时可见惊跳，嗜睡，极少有惊厥、昏迷重症，热度持久不退，出现慢性病容。

病因分析：盛夏时节婴儿为稚阴稚阳之体，阴气未充，阳气未盛，故卫外不固，易感暑邪。暑热之邪蕴于肺胃，再因室内通风不良，腠理闭塞，汗不得泻，热不得散，而造成暑热不退。若热邪扰乱神明而烦躁不安。病久耗伤津液、气血，则面色无华，口渴，多饮等。

按摩推拿手法治疗　患者仰卧位，施用清胃经、清肺经，（拇指第二节，无名指指腹），以清肺、胃之热，滋阴降火，清泻里热；施用推三关、退六腑、清天河水，以调和营卫，养气养血；施用揉二扇门，

辨证治疗

（四）儿科

能清热解表，生津止渴；施用揉天柱、推脊，以除风解表，脾虚者施用补脾经、揉中脘、点按足三里、摩腹，以健脾和胃，通畅气机；惊跳者加用掐十大王、揉小天心以镇惊。嗜睡昏迷状态者施用按揉百会，以开窍安神，除惊宁神。

■ 夜啼

一岁以内的哺乳婴儿经常夜间间歇啼哭，或持续不已，甚致通宵达旦，而白天如常，谓之夜啼，民间俗称“哭夜郎”。多由于脾寒心热，惊骇，食积等引起。

【病因病机】

脾寒，心热，惊骇，乳食不节而导致卧不安因而入夜啼哭。

【辨证论治】

1.脾寒

主要症状：夜啼，神怯困倦，四肢欠温，食少便溏，睡善俯卧，痛时收腹，啼哭声低，面色青白，唇舌淡白。舌苔薄白，脉沉细，指纹淡红。

病因分析：四肢不温，为寒邪入侵，纳差便溏，均为寒邪凝滞。

按摩推拿手法治疗 第一步：患者坐位，医者施用补脾经、揉外劳宫，以健脾助运。第二步：嘱患者仰卧位施用摩腹、按摩足三里，以健脾助运，补益气血；施用推三关、揉中脘、揉脐，以健脾温中，祛寒止啼。

2.心热

主要症状：夜啼，喜仰卧，面赤唇红，心神不宁，烦躁不安，哭声高粗，见灯火，啼哭愈甚，便秘溲赤，舌尖红，苔白，脉数有力，指纹青紫。

病因分析：胎中受热，结于心脾，故心神不安，烦躁不宁。心火太盛，哭声高粗，见灯火，啼哭，愈甚，均为肝胆热盛而致。

按摩推拿手法治疗 患者坐位，医者施用清心经、清肝经，以养心安神，平肝镇惊；施用掐心经、水底捞月、清天河水、退下六腑，以清热降火，清热解表，泻火除烦，清热凉血。

3.惊骇

主要症状：夜啼，声惨而紧，呈恐惧状，心神不宁，睡中易醒，神气怯弱，惊惕不安，面色乍清乍白，紧偎母怀，脉象与唇舌多无异常。

病因分析：小儿神气不足，心气怯弱，故啼哭声惨而紧，呈恐惧状。心神不宁而惊惕不安，均为惊骇之征。

按摩推拿手法治疗 患者坐位，医者施用按摩小天心、清心经、清肝经，以养血安神，平肝镇惊；施用掐十宣、掐老虎、揉精宁、揉威灵，共达安神宁心，醒神开窍之效。

4．乳食积滞

主要症状：夜啼，厌食吐乳，嗳腐吞酸，睡卧不安，大便酸臭。舌苔厚，指纹紫滞。

病因分析：食滞胃脘，运化失司，胃不和则卧不安，故卧睡不安，入夜啼哭。

按摩推拿手法治疗 第一步：患者仰卧位，医者施用补脾经、摩腹、按摩足三里，以健脾助运，补益气血；施用清脾经、清胃经、清大肠、摩中脘，以消食导滞。第二步：嘱患者俯卧位，施用推下七节骨，以清泄下焦之热结。

■ 小儿麻痹后遗症

小儿麻痹后遗症又称“小儿瘫”，属于痿症范畴，多指小儿肢体弛缓拘急，肌肉萎缩无力，多发生在1～5岁。

本病是一种传染病，临床常以发热为特征，伴有咳嗽，咽痛，头痛，呕吐，腹泻，肢体疼痛等主要症状，后期出现不规则的弛缓性肢体瘫痪及萎缩症状。

【病因病机】

本病多由风、湿、热一类时行病毒从口鼻而入，侵袭肺胃二经所致。肺为清肃之脏，主一身之气，乃脉之所汇，运行气血至全身，肺之津液耗源于脾、肝、肾之精血，亦有赖于脾胃之不断补充。湿热蕴蒸，津液耗伤，气血亏损，来源不足，无以输四肢百骸，筋脉失养，精血不足，不能灌溉四末，气虚不能濡养筋骨，筋骨经脉失去濡养则成为痿症；肝阴不足，则筋膜干而不能滑利关节，故后期出现肢体松弛，大肉削减，骨骼畸形，肢端发凉而色暗。

【辨证论治】

本病愈后，有瘫与不瘫两种。其瘫痪程度、部位是与小儿抵抗力强弱，感受病邪之深浅，侵袭部位的不同及诊断治疗的及时与否有密切关系。

1．前驱期与瘫痪期

主要症状：发热，全身不适，食欲不振，头痛，多汗，伴有恶心呕吐，腹痛腹泻和咽痛、流涕、咳嗽等呼吸道及消化道症状，约经1～4天后退热，其它症状亦随之消失，但退热后1～6天再起，并出现烦躁或嗜睡，出汗，头痛，咽痛或呕吐，继而出现全身过敏，肢体疼痛，拒绝抱扶，颈项强直。

按摩推拿手法治疗 患者坐位，医者施用双拿肩井法，以提气益气；施用搓运夹脊法（图158），点按风池、大椎、肺俞，以理气和血，解郁除闷，温经散寒，解表通阳，理气降逆，疏风散寒，调理肺气，疏风解热，清头开窍；一手握患腕，另手施用揉拿手三阴法（图140）、揉拿

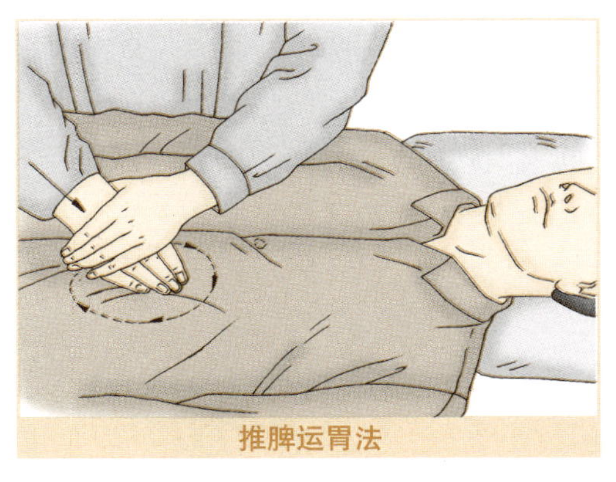
推脾运胃法

辨证治疗

（四）儿科

手三阳法（图139），点按合谷、曲池，以通经活络，疏风解表，舒筋活血；施用推脾运胃法（图179），以补益脾胃，养益胃气，调和脾胃；施用提拿足三阴法（图199）、提拿足三阳法（图198），点按足三里、三阴交、太溪，以舒筋活血，通经活络，补益肝肾，滋阴潜阳，补益中气，通调三焦。

2．瘫痪与恢复期

主要症状：一般在瘫痪前3—4天出现瘫痪症状，瘫痪后1～5天退热，直至其它症状也逐渐消失，退热后48小时一般瘫痪不再发展。其特点弛缓性瘫痪，部位分布不规则，不对称，以下肢为常见，但面、颈、腰、腹部位也可出现瘫痪，1～2周开始恢复。轻状，1～3个月恢复正常；重症，需6～12个月才能恢复，或进入后遗症期。

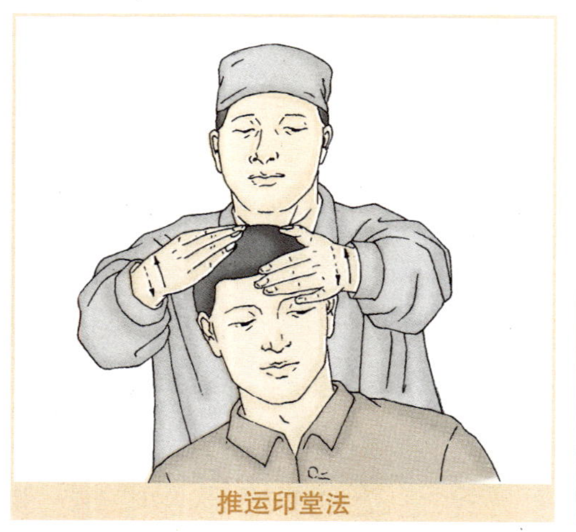

推运印堂法

按摩推拿手法治疗 一般在患处有关穴位施用拿、推、揉手法，根据不同部位具体施用。

头面部：施用一指托天法（图101），以开窍醒神，补虚益气；施用干洗脸法（图114），点按瞳子髎、颊车、地仓，以防风祛寒，温通经络，行气活血，疏散风热，清头明目，疏风活络，扶正续痛；施用推运印堂法（图112），以祛风热，宁头痛，开腠理，通经活络，调和气血。

颈部及上肢：施用揉拿项肌法，以通经活络，通阳解表；施用揉拿手三阴法（图139）、揉拿手三阴法（图140），点按合谷、曲池、肩井等以活血化瘀，疏通手三阳、手三阴之经筋，疏风解表，散寒止疼。

腰背部：点按俞穴，以通调五脏六腑，强壮腰脊。

下肢：施用提拿足三阴法（图199），提拿足三阳法（图198），点按阴陵泉、阳陵泉、足三里、三阴交，太溪、绝骨等，以通经活络，松弛机筋，强筋散寒，解除痉挛，通调气血，补益中气，滋阴潜阳，补益肾气，强筋壮骨，共达助长肌肉之恢复，缓解肌肉之挛缩，使筋脉得到濡养之效。

3．后遗症期

主要症状：一年以上不能恢复者，并

遗留残余症状，称为后遗症。主要表现症状为肌肉明显萎缩，肢体持久麻痹，挛缩，出现各种畸形。

按摩推拿手法治疗　一般在患处有关经穴位施用拿、擦、推、揉手法，根据不同部位具体施用。

头面部：施用一指托天法（图101），以开窍醒神，补虚益气；施用干洗脸法（图114），点按瞳子髎、颊车、地仓，以除风祛寒，温通经络，行气活血，疏散风热，清头明目，疏风活络，扶正镇痛；施用推运印堂法（图112），以祛风热，宁头痛，开腠理，通经活络，调和气血。

颈部及上肢：施用揉拿项肌法，以通经活络，通阳解表；施用揉拿手三阴法（图140）、揉拿手三阳法（图139），点按合谷、曲池、肩井等以活血化瘀，疏通手三阳、手三阴之经筋，疏风解表，散寒止疼。

腰背部：点按俞穴，以通调五脏六腑，强壮腰脊。

下肢：施用提拿足三阴法（图199）、提拿足三阳法（图198），点按阴陵泉、阳陵泉、足三里、三阴交、太溪、绝骨等，以通经活络，松弛肌筋，强筋壮骨，共助肌肉之恢复，缓解肌肉之萎缩，使筋脉得到濡养。

【预防】

积极服用预防糖丸，发现患儿发烧应引起注意，特别是流行季节更应重视。

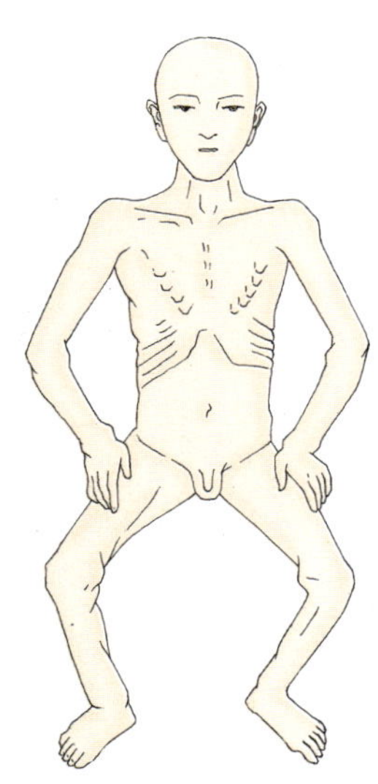

佝偻病

佝偻病是由于婴儿时期慢性营养缺乏而引起的一病症，临床多见幼儿，尤以6～12个月乳幼儿发病率为高。属中医“五迟”、“五软”、“解颅”、“鸡胸”之范畴。

【病因病机】

本症的发病原因与孕妇的健康情况有密切关系，胎中失养，先天不足，起居不卫生，护理不当，营养失宜，脾肾亏损，都可致病。

【辨证论治】

1. 脾胃虚弱

主要症状：虚胖懒动，头颅骨软，囟门宽大，久不闭合，发稀色黄，面色无华，神情呆滞，肌肉松弛，四肢懒怠，不能挺立，虚弱多汗，夜眠不安，易受惊惕，大便多稀。舌苔薄白，脉缓，指纹红淡。

病因分析：脾主运化，脾气不足，运化失司，气血虚亏，故虚胖懒动。肾气主骨，肾气亏虚则骨不坚，故头颅骨软。脾

辨证治疗

（四）儿科

肾俱虚故而五迟、五软等。

按摩推拿手法治疗 第一步：患者坐位，医者施用补脾经、补胃经、运水入土、运内八卦、推三关，以健脾胃，补气血，助运化，润燥通便，补气行气，宽胸利膈。第二步：嘱患者仰卧位施用摩腹、揉中脘、按揉足三里，以健脾和胃，消食和中。嘱患者俯卧位施用捏脊、揉脾俞、胃俞，以健脾和胃，促运化，通调阴阳，理气血，和脏腑，通经络，培元气，强壮身体。

2. 肾气不足

主要症状：形体瘦弱，头颅方大，面色无华，表情迟钝，数岁不语或言语不清，齿迟，或有鸡胸、龟背，腹及后肢弯曲，发育迟缓，骨骼明显畸形。苔少质淡，脉迟无力，指纹淡。

病因分析：肾主骨髓，肾气不足则生长发育迟缓，故形体瘦弱，五迟、鸡胸、龟背，骨骼软弱，明显畸形，均为肾气不足之征。

按摩推拿手法治疗 患者坐位，施用补肺经、补肾经、补脾经，以补益肺气，健脾和胃，补气血，补肾益脑，温养下元；施用一指托天法（图101），以升阳举陷。嘱患者仰卧位，施用摩腹，以健脾和胃，共达补益肾气之功。

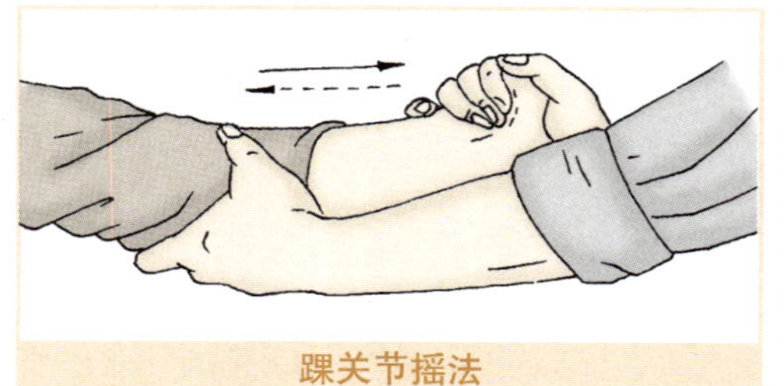
踝关节摇法

小儿先天手足畸形

手足畸形是小儿常见病之一，是指肢体远端的形状发生变化，大多由于先天禀赋不足，或母体孕期体虚过劳，或产伤等因素所致。

【病因病机】

小儿先天性手足畸形，一般认为与母体妊娠初期患传染病，营养缺乏及缺氧、内分泌紊乱、药物中毒、放射线影响、产伤及遗传因素等有密切关系。手足畸形，主要是因胚胎所致。

【辨证论治】

根据肢端的形态分为各种不同角度的畸形，所以根据各种畸形采取相应的治疗矫正手法。

1. 马蹄形内翻足

按摩推拿手法治疗 患者仰卧位，医者施用自患腿向背侧从膝至足做掌推、多指揉、拇指弹筋法，以温通经络，调和气血，强筋活络，顺理肌筋，通经活络，缓解痉挛，解除粘连；在踝关节周围施用拔法以解痉止痛，疏理肌筋，通经活络，解除粘连，然后向内后、向外做旋转摇法；施用足踝关节摇法（图208），以清利关节，活血化瘀，顺理肌筋，通经活络，解除粘连，恢复功能。最后再做足背屈、外展运动，以矫正畸形。

2. 仰趾形外翻足

按摩推拿手法治疗　取仰卧位，在小腿前外侧从膝至足做掌根推，在踝关节周围做拇指拨揉法。然后再旋转摇法及足跖屈运动法，以清利关节，活血化瘀，顺理肌筋，通经活络，解除粘连，恢复功能。

3. 外翻转手

按摩推拿手法治疗　医者在患肢掌和前臂内侧面，从上而下做多指揉、拇指揉、多指理筋。然后从前面经内侧向外侧做旋转摇法，拇指拨揉腕关节周围，在手背和前臂两侧从下而上掌根推、多指揉、拇指理筋等，以清利关节，活血化瘀，顺理肌筋，通经活络，解除粘连，恢复功能。

4. 外翻旋转手

按摩推拿手法治疗　医者在患肢掌和前臂内侧面从下而上做多指揉、拇指揉、多指理筋。然后从前面经外侧向内侧作旋转摇法，在腕关节周围拇指拨揉，在手背和前臂外侧从上而下掌根推、多指揉、拇指理筋等。

■ 婴儿湿疹

婴儿湿疹是一种多发性反复发作具有瘙痒性的皮肤疾患，形状各异，皮肤损伤，遍及全身，以颜面部开始，逐渐发展，所以又称为“奶癣”或“奶敛疮”。

【病因病机】

奶癣多为体质过敏，风湿所袭，搏于气血或胎中受毒，生后受风，风湿客于皮肤蕴结而成。急性者多由风、湿、热之邪所致；慢性者多由病久血虚、肌肤失于濡养所致。

【辨证论治】

1. 干性湿疹

主要症状：初起如粟粒，散在或密集，疹暗红色或灰色，搔破后起白屑，皮肤变厚粗糙，尤以夜甚。舌质淡，苔白腻，指纹淡红。

病因分析：患者肌肤失于濡养，故而皮肤无华。搔破后出现红糜，无明显流溢，奇痒，夜间尤甚，属血虚。

按摩推拿手法治疗　嘱患者坐位，医者施用补脾经、补肾经，以补益脾气，培补肾气；医者一手握患腕，另手施用揉拿手三阴法（图139），点按曲池，以疏通经络，散风止痒；施用点揉风门、大杼，以解表疏风；施用密拿法，拍打风市上下（图197），以祛风散寒，疏通闭塞，引邪出经。

2. 湿性湿疹

主要症状：皮肤起粟，搔痒无度，破则流水，侵淫成片。苔黄腻，指纹红紫。

病因分析：起病急剧，皮肤很快出现红斑、丘疹、水疱，搔破后流溢，滋水淋漓，均为湿热之征。

按摩推拿手法治疗　第一步：患者坐

辨证治疗

（五）五官科

位，施以点按大椎、推天枢，以清热除湿；施用揉拿手三阴法，点按曲池，以解热除风止痒。第二步：嘱患者仰卧位，施用提拿足三阴法（图199），点按阴陵泉、血海，以除热利湿，清热和营，共达祛湿热之功。

【预防】

注意小儿的皮肤卫生及护养，如发现粟粒，防止小儿搔抓，必要时应用手罩，但要保持清洁。

目赤肿胀

两眼刺痛，有异物感，分泌物增多，晨起上下睑被粘着，不易睁眼、结膜充血，严重者来势较猛，称为目赤肿痛，俗称“风火眼痛”。

【病因病机】

多因气轮热阻血瘀，肺经伏热，气机郁遏壅塞目络而出现气轮脉络阻滞或血瘀壅络。

【辨证论治】

1.外感风热

主要症状：目赤肿痛，羞明流泪，白睛赤络纵横，组细不等，或生目翳，身热头痛。舌红，苔白，脉弦数。

病因分析：邪热伏肺，或恣酒嗜燥，近火熏烟，热邪客肺，故目赤肿痛，气轮热阻，故羞明流泪，赤络纵横。

按摩推拿手法治疗 第一步：患者坐位，医者施用揉拿手三阳法（图141），点按少商、合谷，以清热解表，清泄湿热。第二步：嘱患者仰卧位，施用双运太阳法（图110），点按上星、风池，以散郁清热，明目止痛，疏散风热。

2.肝胆胃热

主要症状：风轮生翳，目赤口苦，咽干纳呆，小溲赤黄，视物不清，迎风流泪，眼涩难睁，两胁胀满。舌苔黄腻，脉弦滑而数。

病因分析：湿热内蕴，循厥阴之脉上淫眼系，故而风轮生翳，疼痛涩明，流泪，情绪急躁，均为肝胆胃热之征。

按摩推拿手法治疗 患者仰卧位，医者施用抹双柳法（图115），点按瞳子髎，

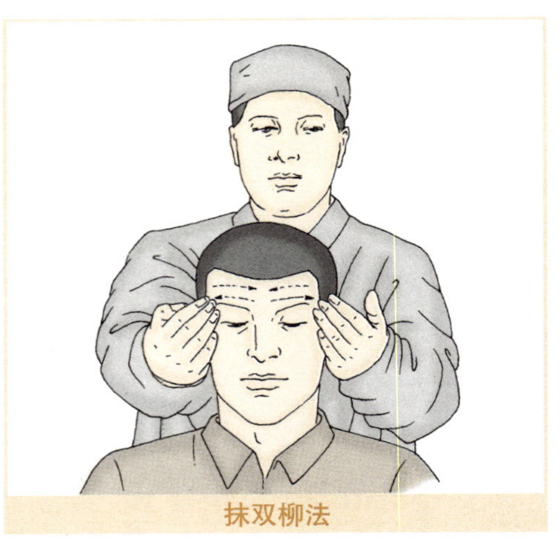

抹双柳法

以疏泄肝胆，清热明目；施以双运太阳法（图110），点按头临泣，以清郁除热，醒脑明目，疏散郁热，泄热消肿；施用提拿足三阴法（图200），点按行间，太冲、内庭，侠溪，以疏肝利胆，清热泄火，清胃热，共奏舒肝解郁，清胃泻火之效。

【预防】

夏时游泳后应立即用净水冲洗，眼有不适，不宜乱揉眼部。周围有发病者应注意隔离，特别是脸盆、毛巾等。

■ 视神经炎

凡眼外无形色可辨，视力下降慢缓者，中医属“视瞻昏渺”；视力下降迅速者属“暴盲”范畴，均为视神经炎。

【病因病机】

多与肝失条达，玄府郁遏有关。郁怒伤肝，气郁化火；或因情志不舒，忧思过度，肝气郁结，枢机不利，窍闭不通，气血逆乱而卒发“暴盲”或“慢性视瞻昏渺”之证。或因邪热伤阴，水不涵木，上扰清窍，而发为目暗之疾。

【辨证论治】

1．肝经郁热

主要症状：视力下降迅速，面赤目干，头痛耳鸣，胸胁胀满，口苦咽干。舌苔黄质红，脉弦数有力。

病因分析：玄府郁闭，暴怒伤肝，气机逆乱，上扰清窍，而视力迅速下降。肝郁阻络而头痛，面赤口干。均为肝经郁热之征。

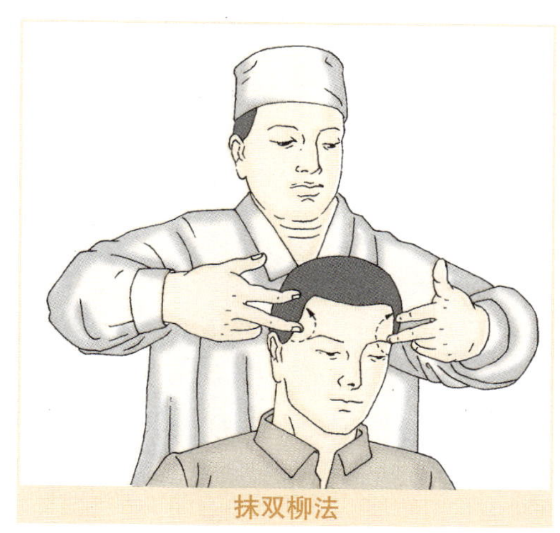

抹双柳法

按摩推拿手法治疗 第一步：患者坐位，医者以双手拇指点按肝俞、胆俞、三焦俞，以泄热调气，舒肝利胆，宽胸利膈，清头明目，通调三焦，引热下行。第二步：嘱患者仰卧位，施用推运印堂法（图112），点按睛明、攒竹、丝竹空，以疏风泄热，通络明目，平肝熄风，宣泄太阳热气，活络明目；施用双运太阳法（图108），点按风池以疏风解表，清热明目；施用提拿足三阴法（图199），点按太冲，光明、行间，以疏肝理气，清热活血，清降泄火，理气明目。

2．肝郁气滞

主要症状：视力缓慢下降，胸闷善太息，口干。舌苔白，质暗红，脉弦。

病因分析：情志不舒，忧思过度，肝气郁结，枢机不利，窍闭不通，故视力缓慢下降。肝郁不舒，故胸闷善太息。均为脉络郁阻之征。

按摩推拿手法治疗 患者仰卧位，施用双运太阳法（图108），以清热明目；医

辨证治疗

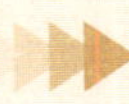

（五）五官科

者施用疏胁开胸顺气法（图175）、双点章门法（图182），以疏肝解郁，行滞除躁，通经活络，散郁明目；施用提拿足三阴法（图199），点按太溪，太冲、光明，以清肝明目，舒肝解郁，活血祛瘀。

3.热伤营阴

主要症状：热病之后，视力骤减，口干欲饮，便干溲黄。舌红少苔，脉弦细数。

病因分析：邪热伤阴，水不涵木，故视力骤减。热邪上扰清窍，故发目暗。均为玄府不通之征。

按摩推拿手法治疗 患者仰卧位，医者施用双运太阳法（图108）点按睛明、攒竹，以清热明目，疏风泄热，通络明目，泄热活络；施用提拿足三阴法（图199），点按太溪、三阴交、光明，以滋阴潜阳，清热降火，疏肝理气，明目滋阴。

【预防】

积极治疗原发病，视力出现变化立即求治，不宜延误。

■ 咽喉肿痛

咽喉疼痛，为常见的病症，属中医“喉痹”范畴。

【病因病机】

多因外感风热之邪，侵袭肺卫结于咽喉。或因肾阴亏虚，虚火上炎，咽喉局部气血瘀滞，发为咽喉肿痛，阻塞不利，吞咽不爽，以致吞咽难下等。

【辨证论治】

1.风热

主要症状：发热重，恶寒轻，头痛，口微渴，咽喉肿痛。舌红，苔薄黄，脉浮数。

病因分析：肺经外感风寒，郁而化热，熏灼肺系，故咽喉肿痛；扰清窍而头痛。均为风热结于咽喉之征。

按摩推拿手法治疗 患者坐位，医者施用揉拿手三阳法（图139），掐点合谷、少商、曲池，以清肺泻热，清利咽喉，清热止痛，清肺胃热，疏风解表，泄诸窍邪热；医者施用揉拿项肌法（107），点按风池、大椎，以通阳解表、祛风解表、清除风热。

2.实热

主要症状：发热不退，不恶寒，面红目赤，咽痛剧烈，吞咽困难，便燥溲赤、舌红，苔黄燥，脉濡数。

病因分析：肺胃热毒炽盛，上蒸壅滞咽喉，故疼痛剧烈，吞咽困难。热毒炽盛，耗液伤津，故溲赤便干。

按摩推拿手法治疗 第一步：患者坐位，医者施用揉拿手三阳法（图139），掐点少商、合谷、尺泽、关冲，以泻肺经实热，清热解表，清肺泄热。第二步：嘱患者仰卧位医者施用提拿足三阳法（图198），点按陷谷，以清胃热，泻郁火，共奏清利咽喉，消炎止痛之效。

3. 虚热

主要症状：咽痛，潮热颧红，腰酸膝软，耳鸣耳聋，舌红少苔，脉细数。

病因分析：肾阴虚损，相火妄动而炎上，故咽喉作痛。虚火上扰，故面色潮红。肾虚筋骨不顾，故腰酸膝软；上承不足而耳鸣耳聋。均为阴虚火旺之征。

按摩推拿手法治疗 第一步：患者坐位，医者施用揉拿手三阴法（图140），点按少商、合谷，以清热利肺，疏风解表。第二步：嘱患者仰卧位，施用提拿足三阴法（图199），点按复溜、照海，以补益肾阴，降虚火，导虚火下行，并滋阴潜阳，清利咽喉。

■ 牙痛

牙痛是临床常见病之一。牙为骨之余，常见于各种牙疾，如“齿燥”、齿龈结瓣等症。

【病因病机】

因外感风邪，侵袭经络郁居阳明而化火，或素体火盛，或过食辛辣，饮热酒等致使胃火循经上炎，而发为疼痛；或因阴液不足，虚火上炎，亦有多食酸、甘、厚味致腔不洁，垢秽蚀齿而作痛。

【辨证论治】

1. 风火牙痛

主要症状：牙齿肿痛，身热头痛，口渴欲饮，牙齿完整。舌绛红，苔薄白，脉浮而数。

病因分析：外感风邪，内蕴胃火，风火相搏。故而齿发作痛。风袭于上而头痛。内蕴胃火上循而口渴欲饮。均属风火客居阳明之征。

按摩推拿手法治疗 第一步：患者坐位，医者施用双运太阳法（图108），点按风池、颊车，以祛风解表，疏散风热，疏调阳明。嘱患者仰卧位，医者施用揉拿手三阴法（图140），点按合谷、外关，以疏风散热，通阳解表，活络止痛；施用提拿足三阳法（图198），点按内庭以清理胃肠湿热，理气止痛，清热泄火。

2. 虚火上炎

主要症状：牙痛隐隐，时发时止，牙齿松动不固，伴有腰酸腿软，脉细而数。

病因分析：肾主筋骨，牙为骨之余，肾气虚不能上奉，故牙齿松动不固。腰为肾之府，肾气虚，故伴有腰酸腿软等。肾虚不能制火，故虚火上炎而牙痛隐隐。均属阴虚火旺之征。

按摩推拿手法治疗 患者仰卧位，医者施用双揪铃铛法（图118），点按下关，以疏风活络开窍止痛，补益肾气，通调气血，活络止痛；施用提拿足三阴法（图199），点按太溪、涌泉、行间以滋肾益水，除降虚火，清热泄虚火，益气止痛。

【预防】

注意口腔卫生，保护牙齿，尤在睡前不应食用酸甘之品。

辨证治疗

（六）急症

休克

休克是由于多种原因引起的周围循环衰竭的综合症，如：大出血、严重感染、剧烈的疼痛、药物过敏反应、心脏疾患，中毒、脱水、外伤及环境刺激，均可导致急性周围循环的衰竭而休克。属中医“厥症”、“脱症”、“亡阴”、“亡阳”之范畴。

【病因病机】

亡阳：多因元气素弱，每遇过度疲劳，悲伤惊恐之时，又突受外邪侵袭，致正气虚陷，阳气不升。

亡阴：多由于失血、大汗、泄泻等阴血暴脱，使阳随阴亡，所无依附。

阴阳俱脱：阴阳气血互为因果，病机可相互转化，阴病及阳，阳病损阴，所以亡阴亡阳的后期可见阴阳俱脱之重症。

【辨证论治】

主要症状：面色苍白，四肢厥冷，凉汗，气息微弱，烦躁不安，口渴，唇紫暗，

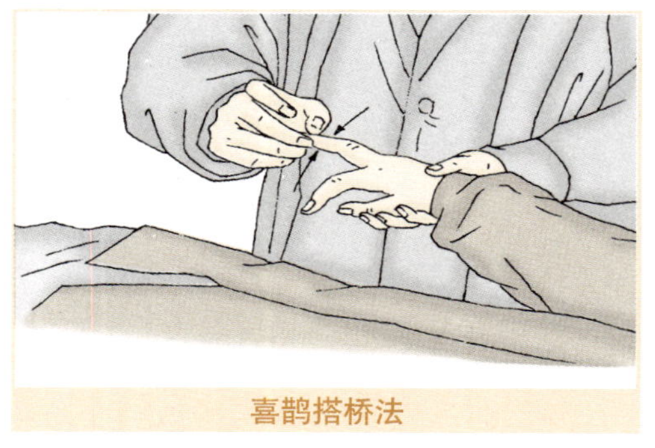

喜鹊搭桥法

突然昏迷晕仆，脉微欲绝。

病因分析：气血俱脱而昏仆，四肢厥冷为亡阴。面色苍白为亡阳。突然昏仆，脉微欲绝为阴阳俱脱之征。

按摩推拿手法抢救　患者仰卧位，医者施用一指托天法（图101），以醒脑开窍；施用掐点人中、涌泉以升阳救逆；施用喜鹊搭桥法（图147），以开窍醒神，调节阴阳；施用运运颤颤法（图184），点按关元，以培元固本。

四肢厥冷者：加用揉拿手三阳法（图139），点按内关、合谷，以和胃降逆。

烦燥不安者：加用提拿足三阴法（图140），点按太冲、足三里，以平肝潜阳，降逆宽胸，补中益气。

晕厥

凡因体位的突然改变，引起暂时性脑缺血所致一时性意识丧失的病症，称为晕厥。

【病因病机】

多因情绪激动、惊恐，体弱过度疲劳等引起气血不能上循于清窍，神窍受阻，阳气不能达于四肢，营卫之气逆乱所致。

【辨证论治】

主要症状：突然昏倒，神志不清，面色苍白，四肢逆冷，血压下降，脉沉缓无力。

病因分析：气血虚弱，外因突然改变体位，或直立过久，血上循清窍或气血不能上循于头，清窍被遏，故突然四末不顾而昏倒，神志不清。阳气不能通于四肢，故四肢逆冷。均为气血不能上奉之征。

按摩推拿手法抢救　立即将患者平卧，略呈头低脚高位置于通风处，掐点人中，中冲，以疏通经络，醒脑清神；施用揉拿手三阳法（图140），点按合谷，以通关开窍；施用提拿足三阴法（图199），点按太冲，以行气活血；施用一指托天法（图101），用于体虚者，加用补泻神阙法（图186），点按关元，以恢复元气，补益虚损。

【预防】

持久直立者，避免精神过度紧张，加强体育锻炼。夏日突然直立时尤应注意，颈椎病患者应避免颈项突然转运。

■ 电击伤

凡因直接或间接误触电流，电流通过人体所致的损伤，称为电击伤。

【病因病机】

多因误触电路、电流，或雷光闪电，人体组织除有大量而严重不等的灼伤、程度不等的休克外，大都由于心室纤维性颤动及呼吸中枢衰竭而致病。

【辨证论治】

主要症状：轻者可有头晕，肌肉痉挛和抽搐；重则呼吸中枢麻痹，出现昏迷，呼吸微弱或停止，心室纤维颤动者，也可有昏迷，心音和脉搏消失，电击灼伤的创伤面较深，甚则烧焦、碳化。

病因分析：直接或间接误触电流或雷电触击人体，当电流通过人体时发生强烈的电刺激，故发生轻者头晕，重者肌纤维收缩、痉挛等应激反应。电刺激发生在骨骼肌时四肢痉挛、抽搐；发生在平滑肌时呼吸受抑；发生于心肌时心跳骤然改变，甚至心音消失等，此均为中医之气血逆乱，现代医学之休克。

按摩推拿手法抢救　立即切断电流，将患者抬置于通风处，解开领扣，使呼吸道畅通；施用掐点涌泉、人中，以开窍苏厥；施用揉拿手三阴法（图140），点按内关，以安宁心肌，除心颤。施用胸外心脏按摩术，以醒苏复脉。施用人工呼吸（仰卧人人工呼吸法），以恢复心跳、呼吸为止。

头痛、头晕者，点揉颈后、捏拿颈肌、点按风池，以清脑镇痛。

四肢抽搐者，施用揉拿手三阳法（图139）、提拿足三阴法（图140），点按合谷、阳陵泉、太冲，以镇痉止痛。

【预防】

注意安全用电，严格电工操作规程，禁止违章操作。雷雨天不宜在树下或旷野，以防雷电击伤。

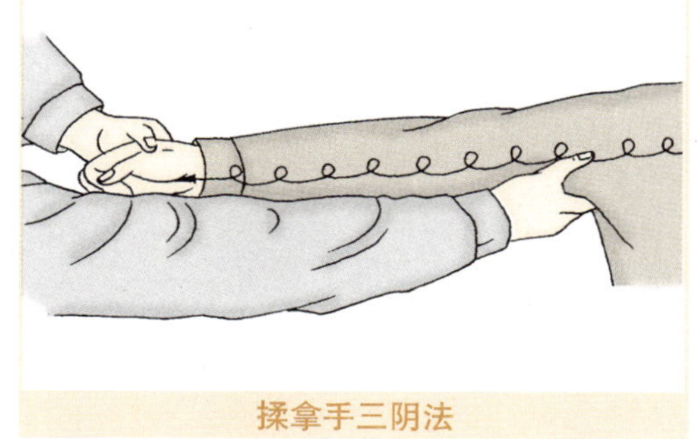

揉拿手三阴法

辨证治疗

（六）急症

溺水

由于落水后，大量水液吸入肺旨起的窒息、缺氧，导致的咽喉部痉挛，不能呼吸，人体缺氧的现象称为溺水。

【病因病机】

由于游泳、潜泳或误落水中被淹没，水进入呼吸道造成憋气，不能呼吸而窒息。人体缺氧，导致代谢性酸中毒，阴阳失衡，如不及时抢救，多因缺氧严重而死亡。

【辨证论治】

主要症状：溺水者面色青紫，球结膜充血，鼻和口腔、气管充满泡沫。由于胃中充满积水而上腹胀大，肢体冰凉，不省人事，严重者出现呼吸和心跳停止，瞳孔散大。

按摩推拿抢救：迅速将溺水者打捞上岸，呈俯卧位，头低脚高，清除口内泥沙异物，将舌拉出口外，使呼吸通畅，待将呼吸道及胃中积水倾倒出后，患者仰卧位，施用人工呼吸及心脏胸外按摩，配合施用点按涌泉、足三里、内关，以达清神宁志，开窍苏蹶，调补中气，开窍启闭之功，在抢救同时可考虑其它现代医学急救措施。

中暑

凡在烈日下或从事高温作业，由于过度疲劳，或体虚而突然发病者称中暑，属中医“暑厥”范畴。

【病因病机】

多因夏季炎热，汗出过多，中气耗伤，以致暑热内迫，气火壅遏，甚则阴阳之气紊乱，清窍闭塞而致病。

【辨证论治】

主要症状：突然在夏日炎炎之处晕倒，身热恶心，呕吐，烦躁大汗（或无汗），气粗，面色苍白，脉细数或昏迷不醒，四肢抽搐，牙关紧闭，手足厥冷至肘膝部。

病因分析：暑邪入中，中气耗伤，故气机逆乱，而昏仆，不省人事，面色苍白，牙关紧闭，手足厥冷，均为暑厥之征。

按摩推拿手法抢救　将患者立即抬置阴凉通风处，解开衣扣，医者以食指掐点人中，以开窍苏厥；施用喜鹊搭挢法（图147），以窍醒神，疏通经络，必要时可在曲泽、委中放血，以泄清阳热，而解暑邪。

四肢抽搐者，施用揉拿手三阴法（图140）、提拿足三阴法（图199），点掐阳陵泉，以解痉止搐。

恶心、头晕者，施用揉拿手三阴法（图140），点按内关、风池，以调和胃气，镇静安神，定心止呕。

【预防】

重视防暑降温工作，适当改善工作环境，在炎热暑季工作尽量饮用低盐饮料。